中医临床研究与疾病诊治

主编 赵玉成 刘国庆 孔玉霞 舒华丽
刘宁 高磊 孙乙铭 李慧

上海科学技术文献出版社

Shanghai Scientific and Technological Literature Press

图书在版编目（CIP）数据

中医临床研究与疾病诊治 / 赵玉成等主编 .-- 上海：
上海科学技术文献出版社,2024
ISBN 978-7-5439-9089-0

Ⅰ.①中… Ⅱ.①赵… Ⅲ.①中医治疗法 Ⅳ.
①R242

中国国家版本馆CIP数据核字（2024）第110359号

组稿编辑： 张　树
责任编辑： 王　珺
封面设计： 宗　宁

中医临床研究与疾病诊治
ZHONGYI LINCHUANG YANJIU YU JIBING ZHENZHI
主　　编：赵玉成　刘国庆　孔玉霞　舒华丽
　　　　　刘　宁　高　磊　孙乙铭　李　慧
出版发行：上海科学技术文献出版社
地　　址：上海市长乐路746号
邮政编码：200040
经　　销：全国新华书店
印　　刷：山东麦德森文化传媒有限公司
开　　本：787mm×1092mm　1/16
印　　张：26
字　　数：666千字
版　　次：2024年6月第1版　2024年6月第1次印刷
书　　号：ISBN 978-7-5439-9089-0
定　　价：200.00元

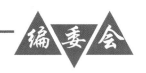

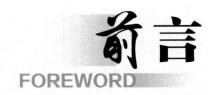

前言
FOREWORD

中医学是中华民族在数千年的生产、生活实践，以及同疾病的斗争过程中逐步形成并不断发展的一门科学，为中华民族的繁衍昌盛做出了不可磨灭的贡献，也对世界医学科学的进步起到了积极影响，是人类共同的财富。随着社会的发展，大量的临床研究、实验探索、临床专著使中医学达到了新的水平。中医对疾病病因病机的认识已日益明确和深化，对疾病的诊断、辨证分型更加规范，防病治病方法上也有了许多创新，这就需要广大的中医学工作者不断更新知识、提升专业水平。为了拓宽临床医师的知识领域，了解和掌握病症的诊断方法与治疗规范，提高医学水平，我们邀请相关专家共同编写了《中医临床研究与疾病诊治》一书。

本书首先简单介绍了中医辨证思维、中医诊断方法、中医治则治法等中医学的基础知识；接着着重介绍了神经内科、心内科、呼吸内科、消化内科等临床各科常见疾病的病因病机、临床表现、诊断、辨证论治等内容。本书在论述疾病病因病机时注重理论性，在陈述临床表现、诊断及辨证论治等方面时突出实用性和操作性，充分体现了中医治疗疾病的优势。本书层次清晰、简明扼要、重点突出，符合中医医务人员和医疗单位的需要，可作为中医临床医师及中医学院学生的参考用书。

由于各编者的编写水平有限，书中难免存在不足之处，恳请各位读者提出宝贵意见和建议，以便不断完善。

《中医临床研究与疾病诊治》编委会
2024 年 3 月

目录
CONTENTS

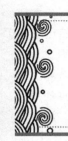

第一章 中医辨证思维

第一节 八 纲 辨 证

八纲是指表、里、寒、热、虚、实、阴、阳八个纲领。

通过对四诊所获得的病情资料，运用八纲进行综合分析，从而辨别疾病现阶段病变部位的浅深、病情性质的寒热、邪正斗争的盛衰和病证类别的阴阳，以作为辨证纲领的方法，称为八纲辨证。

八纲是从各种具体证的个性中抽象出来的带有普遍规律的纲领性证。表、里是用以辨别疾病病位浅深的基本纲领；寒、热和虚、实是用以辨别疾病性质的基本纲领；阴与阳则是区分疾病类别、归纳证的总纲，并用来概括表、里、寒、热、虚、实六纲。通过八纲辨证，可找出疾病的关键，掌握其要领，确定其类型，推断其趋势，为治疗指出方向。因此，八纲辨证是用于分析各种疾病共性的辨证方法，是其他辨证方法的基础，在诊断过程中能起到执简驭繁、提纲挈领的作用。

然而，八纲辨证对疾病本质的认识，尚不够深刻、具体。如八纲中的里证，还不能明确病变所在的具体脏腑；寒与热不能概括湿、燥等邪气的病理性质；虚证与实证所涵盖的各种具体证的内容尚未论及等。因此，八纲毕竟只是"纲"，八纲辨证的结果是比较笼统、抽象的，临床时不能只满足于对八纲的分辨，而应结合其他辨证分类方法，对疾病的证候进行深入的分析判断，才能为论治提供全面、可靠的依据。

八纲辨证是从8个方面对疾病本质做出纲领性的辨别，并不意味着把患者的各种临床表现划分为孤立而毫不相关的、界限分明的8个证。实际上，八纲之间既相互区别，又相互联系而不可分割。八纲之间的关系可概括为相兼、错杂、转化及真假等。因此，对于八纲辨证的内容，既要掌握八纲的基本证，又要熟悉八纲之间相互组合形成的各种证类型。

一、八纲基本证

（一）表证与里证

表、里是辨别病变部位外内、浅深的2个纲领。

表与里是相对的概念，如皮肤与筋骨相对而言，皮肤属表，筋骨属里；脏与腑相对而言，腑属表，脏属里；经络与脏腑相对而言，经络属表，脏腑属里；经络中三阳经与三阴经相对而言，三阳经属表，三阴经属里等。

1

表、里主要代表辨证中病位的外内、浅深,一般而论,身体的皮毛、肌腠、经络在外,属表;血脉、骨髓、脏腑相对在内,属里。因此,临床上一般把外邪侵犯肌表,病位浅者,称为表证;病在脏腑,病位深者,称为里证。从病势上看,外感病中病邪由表入里,是病渐增重为势进;病邪由里出表,是病渐减轻为势退。因而前人有病邪入里一层,病深一层,出表一层,病轻一层的认识。

辨别表里对于外感疾病来说,尤为重要。这是由于内伤杂病的证候一般属于里证范畴,主要应辨别"里"所在的具体脏腑的病位。而外感病则往往具有由表入里、由浅而深、由轻而重的发展传变过程,因此,表里辨证是对外感病发展的不同阶段的基本认识,它可说明病情的轻重、浅深及病机变化的趋势,可为把握疾病演变的规律及取得诊疗的主动性提供依据。

1.表证

表证指外感疾病的初期阶段,正(卫)气抗邪于肤表浅层,以新起恶寒发热为主要特征的轻浅证。

临床表现:新起恶风寒,或恶寒发热,头身疼痛,打喷嚏,鼻塞流涕,咽喉痒痛,微有咳嗽、气喘,舌淡红,苔薄,脉浮。

证候分析:六淫、疫疠等邪气,经皮毛、口鼻侵入机体,正邪相争于肤表,阻遏卫气的正常宣发、温煦功能,故见恶寒发热;外邪束表,经气郁滞不畅,不通则痛,故有头身疼痛;肺主皮毛,鼻为肺窍,皮毛受邪,内应于肺,鼻咽不利,故打喷嚏、鼻塞流涕,咽喉痒痛;肺气失宣,故微有咳嗽、气喘;病邪在表,尚未入里,没有影响胃气的功能,舌象没有明显变化,故舌淡红、苔薄;正邪相争于表,脉气鼓动于外,故脉浮。

辨证要点:新起恶寒发热、脉浮等症状共见。

2.里证

里证指病变部位在内,即脏腑、气血、骨髓等受病所反映的证。

临床表现:里证的范围极为广泛,凡非表证及半表半里证的特定证候,一般都属里证的范畴,因此其表现多种多样。

证候分析:里证形成的原因有3个方面,一是外邪袭表,表证不解,病邪传里,形成里证;二是外邪直接入里,侵犯脏腑等部位,即所谓"直中"为病;三是情志内伤、饮食劳倦等因素,直接损伤脏腑气血,或脏腑气血功能紊乱而出现各种证候。由于里证形成的原因及发病机制不同,其证候表现亦各不相同。

辨证要点:脏腑、气血、津液等失常所致的症状共见。

3.半表半里证

半表半里证指病变既非完全在表,又未完全入里,病位处于表里进退变化之中,以寒热往来等为主要表现的证。

临床表现:寒热往来,胸胁苦满,心烦喜呕,默默不欲饮食,口苦,咽干,目眩,脉弦。

证候分析:多属六经辨证中的少阳病证,是由在外感病邪由表入里的过程中,邪正分争,少阳枢机不利所致。

辨证要点:寒热往来,胸胁苦满,口苦,咽干,目眩,脉弦等症状共见。

4.表证与里证的鉴别

表证和里证的辨别,主要是以审察寒热症状、内脏症状是否突出及舌象、脉象等的变化为要点。

(1)外感病中,发热恶寒同时并见者属表证;但热不寒或但寒不热者属里证;寒热往来者属半表半里证。

（2）表证以头身疼痛、鼻塞、打喷嚏等为常见症状，内脏的症状表现不明显；里证则以内脏症状，如咳喘、心悸、腹痛、呕泻之类表现为主症，鼻塞、头身疼痛等非其常见症状；半表半里证则有其独特表现。

（3）表证及半表半里证的舌象变化不明显，里证舌象多有变化；表证多见于浮脉，里证多见于沉脉或其他多种脉象。

此外，辨表里证尚应参考起病的缓急、病情的轻重及病程的长短等。

（二）寒证与热证

寒、热是辨别疾病性质的两个纲领。

病邪有阳邪与阴邪之分，正气有阳气与阴液之别，寒证与热证实际上是机体阴阳偏盛、偏衰的具体表现，正如张景岳所说"寒热乃阴阳之化也"。阴盛或阳虚则表现为寒证，阳盛或阴虚则表现为热证。《素问·阴阳应象大论篇》所言"阳胜则热，阴胜则寒"及《素问·调经论篇》所说"阳虚则外寒，阴虚则内热"即是此意。

寒象、热象与寒证、热证既有区别，又有联系。如恶寒、发热等可被称为寒象或热象，是疾病的表现征象，与反映疾病本质的寒证或热证是不同的。一般情况下，疾病的本质和表现的征象多是相符的，热证多见于热象，寒证多见于寒象。但反过来，出现某些寒象或热象时，疾病的本质不一定就是寒证或热证。因此，寒热辨证，不能孤立地根据个别症状做判断，而应在综合分析四诊资料的基础上进行辨识。

辨清寒证与热证，对于认识疾病的性质和指导治疗具有重要意义，是确定"寒者热之，热者寒之"治疗法则的依据。

1.寒证

寒证指感受寒邪，或阳虚阴盛，导致机体功能活动减退所表现的具有"冷、凉"特点的证。由于阴盛可表现为寒的证候，阳虚亦可表现为寒的证候，故寒证又有实寒证与虚寒证之分。

临床表现：恶寒（或畏寒）喜暖，肢冷蜷卧，冷痛喜温，口淡不渴，痰、涕、涎液清稀，小便清长，大便溏薄，面色白，舌质色淡，苔白而润，脉紧或迟等。

证候分析：由感受寒邪，或过服生冷寒凉所致，起病急骤，体质壮实者，多为实寒证；因内伤久病，阳气虚弱而阴寒偏胜者，多为虚寒证；寒邪袭于表者，多为表寒证；寒邪客于脏腑，或由阳虚阴盛所致者，多为里寒证。阳气虚弱，或因外寒阻遏阳气，形体失去温煦，故见恶寒（或畏寒）喜暖、肢冷蜷卧、冷痛喜温等症；阴寒内盛，津液未伤，所以口淡不渴，痰、涕、涎液、大小便等分泌物、排泄物澄澈清冷，苔白而润；外寒阻遏阳气或阳气不足，气血不能运行于面，则见面色白，舌质色淡；寒邪束遏阳气则脉紧，阳虚推动缓慢则脉迟。

辨证要点：恶寒喜暖与分泌物、排泄物澄澈清冷等症状共见。

2.热证

热证指感受热邪，或脏腑阳气亢盛，或阴虚阳亢，导致机体功能活动亢进所表现的具有"温、热"特点的证。由于阳盛可表现为热的证候，阴虚亦可表现为热的证候，故热证又有实热证、虚热证之分。

临床表现：发热，恶热喜冷，口渴欲饮，面赤，烦躁不宁，痰涕黄稠，小便短黄，大便干结，舌红少津，苔黄燥，脉数等。

证候分析：由外感火热阳邪，或过服辛辣温热之品，或寒湿郁而化热，或七情过激，五志化火等导致体内阳热过盛所致，病势急骤，形体壮实者，多为实热证；因内伤久病，阴液耗损而阳气偏亢者，多为虚热证；风热之邪袭于表者，多为表热证；热邪盛于脏腑，或由阴虚阳亢所致者，多为里热证。由于阳热偏盛，津液被耗，或因阴液亏虚而阳气偏亢，故见发热、恶热、面赤、烦躁不宁、舌红、苔黄、脉数等一派热象；热伤阴津，故见口渴欲饮、痰涕黄稠、小便短黄、大便干结、舌红少津等症。

辨证要点：发热、恶热与分泌物、排泄物黏浊色黄等症状共见。

3.寒证与热证的鉴别

寒证与热证是机体阴阳偏盛、偏衰的反映，寒证的临床表现以"冷、凉"为特点，热证的临床表现以"温、热"为特点。临床上在鉴别寒证与热证时，应对疾病的全部表现进行综合观察，尤其是应以恶寒发热、对寒热的喜恶、口渴与否、面色的赤白、四肢的温凉及二便、舌象、脉象等作为鉴别要点(表1-1)。

表1-1　寒证与热证的鉴别

鉴别要点	寒证	热证
寒热喜恶	恶寒喜温	恶热喜凉
口渴	不渴	渴喜冷饮
面色	白	红
四肢	冷	热
大便	稀溏	秘结
小便	清长	短黄
舌象	舌淡，苔白润	舌红，苔黄燥
脉象	迟或紧	数

（三）虚证与实证

虚、实是辨别邪正盛衰的2个纲领，主要反映病变过程中人体正气的强弱和致病邪气的盛衰。

《素问·通评虚实论篇》说："邪气盛则实，精气夺则虚。"《景岳全书·传忠录》亦说："虚实者，有余不足也。"实主要指邪气盛实，虚主要指正气不足，所以实与虚是用以概括和辨别邪正盛衰的2个纲领。

由于邪正斗争是疾病过程中的根本矛盾，阴阳盛衰及其所形成的寒热证，亦存在着虚实之分，所以分析疾病过程中邪正的虚实关系，是辨证的基本要求，因而《素问·调经论篇》有"百病之生，皆有虚实"之说。通过虚实辨证，可以了解病体的邪正盛衰，为治疗提供依据。实证宜攻，虚证宜补，虚实辨证准确，攻补方能适宜，才能免犯实实虚虚之误。

1.虚证

虚证指人体阴阳、气血、津液、精髓等正气亏虚，以邪气不著为基本病理所导致的各种证。

临床表现：由于损伤正气的不同及影响脏腑器官的差异，虚证的表现也各不相同。

证候分析：虚证多由先天禀赋不足、后天失调或疾病耗损所致。如饮食失调，营血生化不足；思虑太过、悲哀惊恐、过度劳倦等，耗伤气血营阴；房事不节，耗损肾精元气；久病失治、误治，损伤正气；大吐、大泻、大汗、出血、失精等，使阴、阳、气、血耗损，均可形成虚证。

辨证要点：临床表现具有"不足、松弛、衰退"的特征。

2.实证

实证指人体感受外邪，或疾病过程中阴阳气血失调，体内病理产物蓄积，以邪气盛实、正气不虚为基本病理所导致的各种证。

临床表现：由于感邪性质与病理产物的不同，以及病邪侵袭、停积部位的差别，实证的表现也各不相同。

证候分析：实证的形成主要有2个方面，一是由风、寒、暑、湿、燥、火、疫疠及虫毒等邪气侵犯人体，正气奋起抗邪所致；二是由内脏功能失调，气化失职，气机阻滞，形成痰、饮、水、湿、脓、瘀血、宿食等有形病理物质，壅聚停积于体内所致。

辨证要点：临床表现具有"有余、亢盛、停聚"的特征。

3.虚证与实证的鉴别

虚证与实证主要可从病程、体质及症状与舌脉的特点等方面加以鉴别（表1-2）。

表1-2　虚证与实证的鉴别

鉴别要点	虚证	实证
病程	较长（久病）	较短（新病）
体质	多虚弱	多壮实
精神	多萎靡	多亢奋
声息	声低息微	声高气粗
疼痛	喜按	拒按
胸腹胀满	按之不痛，胀满时减	按之疼痛，胀满不减
发热	多为低热	多为高热
恶寒	畏寒，添衣近火得温则减	恶寒，添衣近火得温不减
舌象	舌质嫩，苔少或无	舌质老，苔厚腻
脉象	无力	有力

（四）阴证与阳证

阴、阳是归类病证类别的2个纲领。

阴阳是辨别病证的基本大法。阴、阳分别代表事物相互对立的2个方面，它无所不指，也无所定指，故疾病的性质、证的类别及临床表现，一般都可用阴阳进行概括或归类。《素问·阴阳应象大论篇》说："善诊者，察色按脉，先别阴阳。"《类经·阴阳类》说："人之疾病……必有所本，或本于阴，或本于阳，病变虽多，其本则一。"《景岳全书·传忠录》亦说："凡诊病施治，必须先审阴阳，乃为医道之纲领，阴阳无谬，治焉有差？医道虽繁，而可以一言蔽之者，曰阴阳而已。"由此可见阴阳在辨别病证中的重要性。

阴证与阳证的划分是根据阴阳学说中阴与阳的基本属性。凡临床上出现具有兴奋、躁动、亢进、明亮、偏于身体的外部与上部等特征的临床表现、病邪性质为阳邪和病情变化较快的表证、热证、实证时，一般可归属为阳证的范畴；出现具有抑制、沉静、衰退、晦暗、偏于身体的内部与下部等特征的临床表现、病邪性质为阴邪和病情变化较慢的里证、寒证、虚证时，一般可归属为阴证的范畴。

阴阳是八纲中的总纲。表证与里证、寒证与热证、虚证与实证反映了病变过程中几种既对立又统一的矛盾现象。此三对证是分别从不同的侧面来概括病情的，所以只能说明疾病在某一方面的特征，而不能反映出疾病的全貌。六类证相互之间虽然有一定的联系，但既不能相互概括，也不能相互取代，六者在八纲中的地位是相等的。因此，为了对病情进行更高层面或总的归纳，可以用阴证与阳证概括其他六类证，即表证、热证、实证属阳，里证、寒证、虚证属阴，因此，阴阳两纲可以统帅其他六纲而成为八纲中的总纲。

阴证与阳证的划分不是绝对的，是相对而言的。如与表证相对而言，里证属于阴证，但里证又有寒热、虚实之分，相对于里寒证与里虚证而言，里热证与里实证则又归于阳证的范畴。因此，临床上在对具体病证归类时会存在阴中有阳、阳中有阴的情况。

二、八纲证之间的关系

八纲中，表里、寒热、虚实、阴阳各自概括着一个方面的病理本质，然而病理本质的各个方面是互相联系着的。寒热病性、邪正相争不能离开表里病位而存在，反之也没有可以离开寒热、虚实等病性而独立存在的表证或里证。因此，用八纲来分析、判断、归类证，并不是彼此孤立、绝对对立、静止不变的，而是可有相兼、错杂、转化、甚至真假难辨，并且随病变发展而不断变化。临床辨证时，不仅要注意八纲基本证的识别，更应把握八纲证之间的相互关系，只有将八纲综合起来对病情作综合性的分析考察，才能对证有比较全面、正确的认识。

八纲证间的相互关系，主要可归纳为证的相兼、证的错杂、证的转化及证的真假4个方面。

（一）证的相兼

广义的证的相兼，指各种证的相兼存在。本处所指狭义的证的相兼，是指在疾病的某一阶段，其病位无论是在表、在里，但病情性质上没有寒与热、虚与实等相反的证存在的情况。

表里、寒热、虚实各自从不同的侧面反映疾病某方面的本质，故不能互相概括、替代，临床上的证不可能只涉及病位或病性的某一方面。因而辨证时，无论病位之在表、在里，必然要区分其寒热、虚实性质；论病性之属寒属热，必然要辨别病位在表或在里、是邪盛或是正虚；论病情之虚实，必察其病位之表里、病性之寒热。

根据证的相兼的概念，除对立三纲（表与里、寒与热、虚与实）之外的其他任意三纲均可组成相兼证。经排列组合可形成表实寒证、表实热证、表虚寒证、表虚热证、里实寒证、里实热证、里虚寒证、里虚热证8类证。但临床实际中很少见到真正的表虚寒证与表虚热证。以往关于"表虚证"有2种说法：一是指外感风邪所致有汗出的表证（相对外感风寒所致无汗出的"表实证"而言）。其实表证的有无汗出，只是在外邪的作用下，毛窍的闭与未闭，是邪正相争的不同反映，毛窍未闭、肌表疏松而有汗出，不等于疾病的本质属虚，因此，表证有汗出者并非真正的虚证。二是指肺脾气虚所致卫表（阳）不固证（偏于虚寒），但实际上该证属于阳气虚弱所致的里虚寒证。

相兼证的临床表现一般多是相关纲领证候的叠加。如表实寒证与表实热证，既同属于表证的范畴，又分别属于寒证与热证，分别以恶寒重发热轻、无汗、脉浮紧及发热重恶寒轻、口微渴、汗出、脉浮数等为辨证要点；里实寒证与里实热证既同属于里实证的范畴，又分别属于寒证与热证，分别以形寒肢冷、面白、口不渴、痰稀、尿清、冷痛拒按、苔白、脉沉或紧及壮热、面赤、口渴、大便干结、小便短黄、舌红苔黄、脉滑数或洪数为辨证要点；里虚寒证与里虚热证既同属于里虚证的范畴，又分别属于寒证与热证，分别以畏寒肢冷、神疲乏力、尿清便溏、冷痛喜温喜按、舌淡胖苔白、脉沉迟无力及形体消瘦、五心烦热、午后颧红、口燥咽干、潮热盗汗、舌红绛、脉细数为辨证要点。

(二)证的错杂

证的错杂指在疾病的某一阶段,八纲中相互对立的两纲病证同时并见所表现的综合性证。在错杂的证中,矛盾的双方都反映着疾病的本质,因而不可忽略。临床辨证当辨析疾病的标本缓急,因果主次,以便采取正确的治疗。八纲中的错杂关系,从表与里、寒与热和虚与实角度,分别可概括为表里同病、寒热错杂、虚实夹杂,但临床实际中表里与寒热、虚实之间是可以交互错杂的,如表实寒里虚热、表实热里实热等,因此临证时应对其进行综合分析。

1.表里同病

在同一患者身上,既有表证,又有里证,称为表里同病。表里同病的形成常见于以下3种情况:一是初病即同时出现表证与里证的表现;二是表证未罢,又及于里;三是内伤病未愈而又感外邪。

表里同病以表里与虚实或寒热分别排列组合,包括表里俱寒、表里俱热、表里俱虚、表里俱实、表热里寒、表寒里热、表虚里实与表实里虚8种情况。除去临床上少见的"表虚证",表里同病可概括为以下6种情况。

(1)表里俱寒:如素体脾胃虚寒,复感风寒之邪,或外感寒邪,同时伤及表里,表现为恶寒重发热轻、头身疼痛、流清涕、脘腹冷痛、大便溏泄、脉迟或浮紧等。

(2)表里俱热:如素有内热,又感风热之邪,或外感风热未罢,又传及与里,表现为发热重恶寒轻、咽痛、咳嗽气喘、便秘尿黄、舌红苔黄、脉数或浮数等。

(3)表寒里热:如表寒未罢,又传及于里化热,或先有里热,复感风寒之邪,表现为恶寒发热、无汗、头身疼痛、口渴喜饮、烦躁、便秘尿黄、苔黄等。

(4)表热里寒:如素体阳气不足,复感风热之邪,表现为发热恶寒、有汗、头痛、咽痛、尿清便溏、腹满等。

(5)表里俱实:如饮食停滞,复感风寒之邪,表现为恶寒发热、鼻塞流涕、脘腹胀满、厌食便秘、脉浮紧等。

(6)表实里虚:如素体气血虚弱,复感风寒之邪,表现为恶寒发热、无汗、头身疼痛、神疲乏力、少气懒言、心悸失眠、舌淡脉弱等。

2.寒热错杂

在同一患者身上,既有寒证的表现,又有热证的症状,称为寒热错杂。寒热错杂的形成有3种情况:一是先有热证,复感寒邪,或先有寒证,复感热邪;二是先有外感寒证,寒郁而入里化热;三是机体阴阳失调,出现寒热错杂。

结合病位,可将寒热错杂概括为表里的寒热错杂与上下的寒热错杂。表里的寒热错杂包括表寒里热与表热里寒,详见表里同病;上下的寒热错杂包括上热下寒及上寒下热。

(1)上热下寒:如患者同时存在上焦有热与脾胃虚寒,则既有胸中烦热、咽痛口干、频欲呕吐等上部热证表现,又兼见腹痛喜暖、大便稀薄等下部寒证的症状。

(2)上寒下热:如患者同时存在脾胃虚寒与膀胱湿热,则既有胃脘冷痛、呕吐清涎等上部寒证的表现,同时又兼见尿频、尿痛、小便短黄等下部热证的症状。

3.虚实夹杂

同一患者,同时存在虚证与实证的表现,即为虚实夹杂。虚实夹杂的形成主要有2种情况:一是因实证邪气太盛,损伤正气,而致正气虚损,同时出现虚证;二是先有正气不足,无力祛除病邪,以致病邪积聚,或复感外邪,又同时出现实证。

结合病位,虚实夹杂可概括为表里或上下的夹杂。但辨别虚实夹杂的关键是分清虚实的孰多孰少,病势的孰缓孰急,为临床确立以攻为主或以补为主或攻补并重的治疗原则提供依据,因此,可将虚实夹杂概括为以虚为主的虚证夹实、以实为主的实证夹虚及虚实难分的虚实并重3种类型。

(1)虚证夹实:如温热病后期,虽邪热将尽,但肝肾之阴已大伤,此时邪少虚多,表现为低热不退、口干口渴、舌红绛而干、少苔无苔、脉细数等,治法当以滋阴养液为主,兼清余热之邪。

(2)实证夹虚:如外感温热病中常见的实热伤津证,为邪多虚少,表现为既见发热、便秘、舌红、脉数等里实热的实象,又见口渴、尿黄、舌苔干裂等津液受伤的虚象,治法当以清泻里热为主,兼以滋阴润燥。

(3)虚实并重:如小儿疳积证,往往虚实并重,既有大便泄泻、完谷不化、形销骨立等脾胃虚弱的表现,又有腹部膨大、烦躁不安、贪食不厌、舌苔厚浊等饮食积滞、化热的症状,治疗应消食化积与健脾益气并重。

(三)证的转化

在疾病的发展变化过程中,八纲中相互对立的证之间在一定条件下可以互易其位,相互转化成对立的另一纲证。但在证转化这种质变之前,往往有一个量变的过程,因而在证真正的转化之前,又可以呈现出证的相兼或错杂现象。

证转化后的结果有2种可能:一是病情由浅及深、由轻而重,向加重方向转化;二是病情由重而轻、由深而浅,向痊愈方向转化。

八纲证的转化包括表里出入、寒热转化、虚实转化3种情况。

1.表里出入

在一定条件下,病邪从表入里,或由里透表,致使表里证发生变化,称为表里出入。

(1)表邪入里是指先出现表证,因表邪不解,内传入里,致使表证消失而出现里证。例如,外感病初期出现恶寒发热、头身疼痛、无汗、苔薄白、脉浮紧等症状,为表实寒证。如果失治误治,表邪不解,内传于脏腑,继而出现高热、口渴、舌苔黄、脉洪大等症状,即是表邪入里,表实寒证转化为里实热证。

(2)里邪出表是指某些里证在治疗及时、护理得当时,机体抵抗力增强,驱邪外出,从而表现出病邪向外透达的症状或体征。其结果并不是里证转化为表证,而是表明邪有出路,病情有向愈的趋势。例如,麻疹患儿疹不出而见发热、喘咳、烦躁等症,通过恰当调治后,使麻毒外透,疹子发出而烦热、喘咳等减轻、消退;外感温热病中,出现高热、烦渴等症,随汗出而热退身凉,烦躁等症减轻,便是邪气从外透达的表现。

邪气的表里出入,主要取决于正邪双方斗争的情况,因此,掌握病势的表里出入变化,对于预测疾病的发展与转归,及时调整治疗策略具有重要意义。

2.寒热转化

寒证或热证在一定条件下相互转化,形成相对应的证,称为寒热转化。

(1)寒证化热是指原为寒证,后出现热证,而寒证随之消失。寒证化热常见于外感寒邪未及时发散,而机体阳气偏盛,阳热内郁到一定程度,则寒邪化热,形成热证;或是寒湿之邪郁遏,而机体阳气不衰,由寒而化热,形成热证;或因使用温燥之品太过,亦可使寒证转化为热证。例如,寒湿痹病,初为关节冷痛、重着、麻木,病程日久,或过服温燥药物,而变成患处红肿灼痛等,则使寒证转化为热证。

（2）热证转寒是指原为热证，后出现寒证，而热证随之消失。热证转寒常见于在邪热毒气严重的情况之下，因失治、误治，使邪气过盛，耗伤正气，阳气耗散，从而转为虚寒证，甚至出现亡阳的证候。例如，疫毒病初期，表现为高热烦渴、舌红脉数、泻痢不止等。由于治疗不及时，　　出现冷汗淋漓、四肢厥冷、面色苍白、脉微欲绝等症，则是由热证转化为了寒证（亡阳证）。

寒证与热证的相互转化，是由邪正力量的对比所决定的，其关键又在机体阳气的盛　转化为热证，是人体正气尚强，阳气较为旺盛，邪气才会从阳化热，提示人体正气尚能抗御邪　热证转化为寒证，是邪气虽衰而正气不支，阳气耗伤并处于衰败状态，提示正不胜邪，病情加重。

3.虚实转化

在疾病的发展过程中，由于正邪力量对比的变化，致使虚证与实证相互转化，形成对应的证，称为虚实转化。实证转虚为疾病的一般规律，虚证转实临床少见，实际上常常是因虚致实，形成本虚标实的证。

（1）实证转虚是指原先表现为实证，后来表现为虚证。邪正斗争的趋势，或是正气胜邪而向愈，或是正不胜邪而迁延。故病情日久，或失治误治，正气伤而不足以御邪，皆可由实证转化为虚证。例如，外感热病的患者，始见高热、口渴、汗多、烦躁、脉洪数等实热证的表现，因治疗不当，日久不愈，导致津气耗伤，而出现形体消瘦、神疲嗜睡、食少、咽干、舌嫩红无苔、脉细无力等虚象，即是由实证转化为虚证。

（2）虚证转实是指正气不足，脏腑功能衰退，组织失去濡润、充养，或气机运化无力，以致气血阻滞，病理产物蓄积，邪实上升为矛盾的主要方面，而表现以实为主的证，因此，实为因虚致实的本虚标实证。例如，心阳气虚日久，温煦无能，推运无力，则可使血行迟缓而成瘀，在原有心悸、气短、脉弱等心气虚证的基础上，而后出现心胸绞痛、唇舌紫暗、脉涩等症，则是心血瘀阻证，此时血瘀之实的表现较心气之虚的表现更为突出。

总之，所谓虚证转化为实证，并不是指正气来复，病邪转为亢盛，邪盛而正不虚的实证，而是在虚证基础上转化为以实证为主要矛盾的证。其本质是因虚致实，本虚标实。

（四）证的真假

当某些疾病发展到严重或后期阶段时，可表现出一些与疾病本质不一致，甚至相反的"假象"，从而干扰对疾病真实面貌的认识，此即所谓证的真假。"真"是指与疾病内在本质相符的证；"假"是指在疾病发展过程中表现出的一些不符合常规认识的"假象"，即与病理本质所反映的常规证候不相应的某些表现。当出现证真假难辨时，一定要注意全面分析，去伪存真，抓住疾病的本质，以避免治疗时犯虚虚实实、寒寒热热的错误。

八纲证的真假主要可概括为寒热真假与虚实真假2种情况。

1.寒热真假

一般来说，寒证多表现为寒象，热证多表现为热象，只要抓住寒、热证的几个鉴别要点就可作出判断。但在某些疾病的严重阶段，当病情发展到寒极或热极的时候，有时会出现一些与其寒热病理本质相反的"假象"症状或体征，从而影响对寒、热证的准确判断。具体来说，有真热假寒和真寒假热2种情况。

（1）真热假寒是指疾病的本质为热证，却出现某些"寒象"的表现，又称为"热极似寒"。如里热炽盛之人，除出现胸腹灼热、神昏谵语、口臭息粗、渴喜冷饮、小便短黄、舌红苔黄而干、脉有力等里热证的典型表现外，有时会伴随出现四肢厥冷、脉迟等"寒象"症状。从表面来看，这些"寒象"似乎与疾病的本质（热证）相反，但实际上这些表现是由邪热内盛，阳气郁闭于内而不能布达于外所致，而且邪热越盛，厥冷的症状可能越重，即所谓"热深厥亦深"，因此，这些"寒象"实为热极格阴的表现，本质上也是热证疾病的反映，只不过是较常规热证的病机和表现更为复杂而已。

（2）真寒假热是指疾病的本质为寒证，却出现某些"热象"的表现，又称为"寒极似热"。如阳气虚衰、阴寒内盛之人，除出现四肢厥冷、小便色清、便质不燥甚至下利清谷、舌淡苔白、脉无力等里虚寒证的典型表现外，尚可出现自觉发热、面色发红、神志躁扰不宁、口渴、咽痛、脉浮大或数等"热象"症状。从表面来看，这些"热象"似乎与疾病的本质（寒证）相反，但实际上这些表现是由阳气虚衰，阴寒内盛，逼迫虚阳浮游于上、格越于外所致，而非体内真有热。同时，这些"热象"与热证所致有所不同。如虽自觉发热，但触之胸腹无灼热，且欲盖衣被；虽面色发红，但为泛红如妆，时隐时现；虽神志躁扰不宁，但感疲乏无力；虽口渴，却欲热饮，且饮水不多；虽咽喉疼痛，但不红肿；虽脉浮大或数，但按之无力。因此，这些"热象"实为寒极格阳的表现，本质上也是寒证疾病的反映，但较一般寒证的病机和表现更为复杂。

当出现上述"热极似寒"或"寒极似热"的情况时，一定要注意在四诊合参、全面分析的基础上，透过现象抓本质。在具体辨别时，应注意以下几个方面：①了解疾病发展的全过程。一般情况下，"假象"容易出现在疾病的后期及危重期。②辨证时应以身体内部的症状及舌象等作为判断的主要依据，外部、四肢的症状容易表现为"假象"。③"假象"和真象存在不同。如"假热"之面赤，是面色苍白而泛红如妆，时隐时现，而里热炽盛的面赤却是满面通红；"假寒"常表现为四肢厥冷伴随胸腹部灼热，揭衣蹬被；而阴寒内盛者则往往身体蜷卧，欲近衣被。

2.虚实真假

一般来说，虚证的表现具有"不足、松弛、衰退"的特征，实证的表现具有"有余、亢盛、停聚"的特征。但疾病较为复杂或发展到严重阶段，可表现出一些不符合常规认识的征象，也就是当患者的正气虚损严重，或病邪非常盛实时，会出现一些与其虚、实病理本质相反的"假象"症状或体征，从而影响对虚、实证的准确判断。具体来说，有真实假虚和真虚假实2种情况。

（1）真实假虚是指疾病的本质为实证，却出现某些"虚羸"的现象，即所谓"大实有羸状"。如实邪内盛之人，出现神情默默、身体倦怠、不愿多言、脉象沉细等貌似"虚羸"的表现，是由于火热、痰食、湿热、瘀血等邪气或病理产物大积大聚，以致经脉阻滞，气血不能畅达，其病变的本质属实。因此，虽默默不语但语时声高气粗，虽倦怠乏力却动之觉舒，虽脉象沉细却按之有力，与虚证所导致的真正"虚羸"表现不同。同时还伴随疼痛拒按、舌质苍老、舌苔厚腻等实证的典型表现，是"大实有羸状"的复杂病理表现。

（2）真虚假实是指疾病的本质为虚证，反出现某些"盛实"的现象，即所谓"至虚有盛候"。如正气内虚较为严重之人，出现腹胀腹痛、二便闭涩、脉弦等貌似"盛实"的表现，是由脏腑虚衰，气血不足，运化无力，气机不畅所致，其病变的本质属虚。因此，腹虽胀满而有时缓解，不似实证之持续胀满不减；腹虽痛，不似实证之拒按，而是按之痛减；脉虽弦，但重按无力，与实证所致表现不同，同时伴随神疲乏力、面色无华、舌质娇嫩等虚证的典型表现，是"至虚有盛候"的复杂病理表现。

当出现上述"大实有羸状"或"至虚有盛候"的情况时，一定要注意围绕虚、实证的表现特点及鉴别要点综合分析，仔细辨别，从而分清虚、实的真假。

（赵玉成）

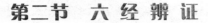

第二节 六 经 辨 证

六经辨证是汉代医家张仲景根据《素问·热论篇》的有关论述,在其《伤寒论》中创立的,用以阐明外感病发生、发展、传变规律的一种辨证方法。六经辨证将外感病发生、发展过程中所表现的不同证,以阴阳为纲,归纳为三阳病(太阳病、阳明病、少阳病)和三阴病(太阴病、少阴病、厥阴病)两大类病证,分别从邪正斗争关系、病变部位、病势进退缓急等方面阐述外感病各个阶段的病变特点。

六经病证的临床表现,均以经络脏腑为病理基础。其中,三阳病证以六腑的病变为基础,三阴病证以五脏的病变为基础。一般而言,三阳病阶段,抗病力强,病势亢奋,性质多实多热;三阴病阶段,抗病力弱,病势衰减,性质多虚多寒。六经辨证的重点在于分析外感风寒所引起的一系列病理变化及其传变规律,但由于风寒之邪入里可以化热,寒湿郁久亦可发热,因此,六经辨证中亦广泛"论热"。

六经辨证的应用,不限于外感病,也可用于内伤杂病。但在证治规律方面,其具有重于外而轻于内、详于寒而略于温的倾向,所以六经辨证不能完全等同于内伤杂病的脏腑辨证与经络辨证,也未能完全概括所有外感病的辨证,而主要适用于外感风寒一类病变的辨证论治。六经辨证为中医临床辨证之首创,为后世各种辨证方法的形成奠定了基础。

一、六经病证

辨六经病证主要是将伤寒病变的过程中所表现的各种症状和体征,结合人体抗病能力的强弱及病势的进退缓急等各种情况,进行病位、病因、病性、病势等方面的综合分析,并明确其演变规律,将其众多而各异的证候归纳为太阳病、阳明病、少阳病、太阴病、少阴病、厥阴病六大类证型,作为临床论治的依据。各经的病变,在病理的进程中,常会累及其所主的经络及相关的脏腑,反映出相应的病理证候。

(一)太阳病证

太阳之经上自头项,下至背足,循行人体最外围,且太阳之经统摄营卫之气,外应皮毛,故主一身之表,为诸经之藩篱。风寒之邪外袭人体,大多从太阳经而入,正气奋起抗邪,于是首先表现出来的就是太阳病。

太阳病的主要脉症是"恶寒,头项强痛,脉浮"。由于风寒束表,卫阳被遏,肌腠失于温煦,故恶风寒;太阳经脉受邪,经气不利,气血运行受阻,则头项及背部作痛;正邪抗争于表,脉气鼓动于外,故脉浮。故无论病程长短,但见此主要脉症,即可诊断为太阳病。

邪犯太阳,随其浅深而证有经腑之分。正邪抗争于肤表浅层所表现的证,即成太阳经证;若太阳经证不愈,病邪可循经入腑,乃成为太阳腑证。

1.太阳经证

太阳经证是指风寒之邪侵犯人体肌表,正邪抗争,营卫失和所表现的证。太阳经证为伤寒病的初起阶段,由于患者感受风寒邪气偏重不同及患者体质的差异,临床又有太阳伤寒证、太阳中风证之分。

（1）太阳伤寒证是指以寒邪为主的风寒之邪侵犯太阳经脉,卫阳被遏,以恶寒、无汗、脉浮紧等为主要表现的证。

临床表现:恶寒,发热,头项强痛,身体疼痛,无汗,脉浮紧,或见气喘。

证候分析:风寒外邪以寒邪为主而侵犯太阳之表,卫阳被遏,肌表失于温煦,则见恶寒;寒邪郁表,卫阳奋起抗邪,正邪交争,故发热;寒性收引,卫阳郁遏,经气不畅,筋脉失于温养,故头身疼痛;寒性阴凝,致使肌腠致密,玄府不开,故虽身热而无汗;寒邪凝束,正气抗邪,故脉浮而紧。寒邪袭表,若内舍于肺,肺气失宣,则可见呼吸喘促。

辨证要点:恶寒、无汗、脉浮紧等症状共见。

（2）太阳中风证是指以风邪为主的风寒之邪侵袭太阳经脉,卫强营弱,以恶风、汗出、脉浮缓等为主要表现的证。

临床表现:发热,恶风,头痛,汗出,脉浮缓,或见鼻鸣,干呕。

证候分析:卫为阳,营为阴,风寒外邪以风邪为主侵犯太阳经,卫受邪而阳浮于外,与邪气相争则发热;邪郁太阳之经,风性轻扬向上,常致头部经气不畅而头痛;风性开泄,以致卫外不固,营不内守则汗出,由于汗出,肌腠疏松,故而恶风。肌疏汗出,营阴不足,故脉浮缓。若外邪侵及于肺胃,肺气失宣则鼻鸣;胃气失降则干呕。由于本证汗出而肌腠疏松,脉浮而缓,所以又有"表虚证"之称,这是相对于太阳伤寒证的"表实证"而言的,并非是绝对的虚证。

辨证要点:恶风、汗出、脉浮缓等症状共见。

2.太阳腑证

太阳腑证是指太阳经证不解,病邪由太阳之表内传其膀胱或小肠等太阳之腑所表现的证。根据病因、病机、病位之不同,临床又分为太阳蓄水证和太阳蓄血证。

（1）太阳蓄水证是指太阳经证不解而内传膀胱腑,邪与水结,膀胱气化不利,水液停蓄,以太阳经证及小便不利、小腹胀满并见为主要表现的证。

临床表现:发热,恶寒,小便不利,小腹胀满,渴欲饮水,或水入即吐,脉浮或浮数。

证候分析:太阳经证不解,故仍见发热、恶寒、脉浮或浮数等表证症状。表邪内传膀胱之腑,气化功能失职,邪与水结,水液停蓄,故见小便不利、小腹胀满。水停而气不化津,津液不能上承,故渴欲饮水。但若饮多则水阻气机益甚,以致水逆犯胃,胃失和降,则出现饮入即吐的"水逆"之症。

辨证要点:太阳经证及小便不利、小腹胀满等症状共见。

（2）太阳蓄血证是指太阳经证失治,邪热内传,与血相结于手太阳小肠腑,以少腹急结、神乱如狂、但小便自利为主要表现的证。

临床表现:少腹急结或硬满,神乱如狂,小便自利,大便色黑如漆,脉沉涩或沉结。

证候分析:太阳经证失治,邪热随经内传,与血相结,瘀热结于下焦少腹（手太阳小肠腑）,故致少腹急结,甚则硬满;热瘀内结,上扰心神,故见神志错乱如狂,甚则发狂;病在肠腑,未影响膀胱气化功能,故小便自利;瘀血下行随大便而出,则大便色黑如漆。脉沉涩或沉结,是由瘀热阻滞,脉道不利所致。

辨证要点:少腹急结、神乱如狂、但小便自利等症状共见。

（二）阳明病证

在外感伤寒病变发展过程中,是阳热亢盛、胃肠燥热所表现的证。其性质属实热证,为邪正斗争的极期阶段。

阳明病的主要病机在《伤寒论》中简要地概括为"胃家实"。"胃家"包括胃与大肠；"实"指邪气亢盛，正盛邪实。阳明病的成因可以是多方面的，多由太阳经证不解，表邪内传阳明，化热入里而成；或因少阳病失治，邪热传入阳明而成；或因素体阳盛，初感外邪迅速从阳化热；亦可在三阴病正气恢复，阳胜阴退的过程中，转出阳明而经历本病的可能。

阳明病的主要脉症为"身热，不恶寒，反恶热，汗自出，脉大"。由于阳明经为多气多血之经，里热炽盛，蒸腾于外，故见身热；邪热迫津外泄，则汗自出；表邪已入里化热，阳明邪热独盛，故不恶寒，反恶热；热盛而气涌，脉道充盈，故脉大而有力。

阳明病证之中，可因邪热内实的机制不同，又分为阳明经证和阳明腑证两类。一般来说腑证较经证为重，从病的发展来说，往往经证的邪热进一步亢盛，消烁津液，导致肠燥腑实则形成腑证。

1.阳明经证

阳明经证是指邪热亢盛，充斥于阳明之经，弥漫于全身，而肠中尚无燥屎内结，以大热、大汗、大渴、脉洪大等为主要表现的证。

临床表现：身大热，不恶寒，反恶热，汗大出，大渴引饮，或心烦躁扰，气粗似喘，面赤，苔黄燥，脉洪大。

证候分析：邪入阳明，化热化燥，充斥阳明经，弥漫于全身，故身大热；邪热炽盛，迫津外泄，故汗大出；热盛伤津，且汗出复伤津液，故口大渴而引饮；邪热上扰，心神不安，则见心烦躁扰；热斥气血，涌盛于面，故面赤；热迫于肺，呼吸不利，故气粗似喘；热灼津伤，故舌苔黄燥；热壅脉道，气血涌盛，故脉洪大有力。

辨证要点：大热、大汗、大渴、脉洪大"四大"症状共见。

2.阳明腑证

阳明腑证是指邪热内盛于里，邪热与肠中糟粕相搏，燥屎内结，阻滞肠道，以潮热汗出、腹满便秘、舌苔黄燥、脉象沉实为主要表现的证。本证往往是阳明经证进一步发展的结果。

临床表现：日晡潮热，手足濈然汗出，脐腹胀满，疼痛拒按，大便秘结不通，甚则神昏谵语、狂躁、不得眠，舌苔黄厚干燥，或起芒刺，甚至苔焦黑燥裂，脉沉实，或滑数。

证候分析：肠腑实热弥漫，阳明经气旺于晡时，邪正相争更剧，故潮热日晡更盛；四肢禀气于阳明，热逼津泄甚于四末，故手足濈然汗出；邪热与糟粕结于肠中，致使大便秘结，腑气不通，故脐腹胀满，痛而拒按；邪热亢盛，上扰心神，轻则不得眠，重则神昏谵语，甚至狂乱不宁；苔黄燥而有芒刺，或焦黑燥裂，为燥热内结，津液被劫之故；有形之邪壅实于里，阻滞气机，抑遏血脉，脉气不利，故脉反沉迟但必有力；若邪热结而不甚，热迫血涌则脉滑数。

辨证要点：潮热汗出、腹满便秘、舌苔黄燥、脉象沉实等症状共见。

（三）少阳病证

少阳病证是指邪犯少阳胆腑，枢机不利，经气不畅，以寒热往来、胸胁苦满、脉弦等为主要表现的证。因邪郁于机体表里之间，故又称为半表半里证。

临床表现：寒热往来，口苦，咽干，目眩，胸胁苦满，默默不欲饮食，心烦喜呕，脉弦。

证候分析：少阳病证多由病邪已离太阳之表，而尚未进入阳明之里所致，亦可由厥阴病证自里达表，转出少阳而成。

邪正相争于半表半里，正胜则邪出于表与阳争而发热；邪胜则邪入于里与阴争而恶寒，邪正进退交争，故见寒热往来不定。胆热上泛则口苦；胆热灼津则咽干；胆热上扰清窍则头目昏眩；胆热扰神则心烦;邪郁少阳,经气不利,故胸胁苦满;胆热扰胃,胃失和降,则默默不欲饮食,甚至欲呕;脉弦为肝胆受病之征。

辨证要点:寒热往来、胸胁苦满、脉弦等症状共见。

(四)太阴病证

太阴病证是指由多种原因导致脾阳虚衰,寒湿内生,以腹满时痛、自利、口不渴等为主要表现的证。太阴病为三阴病之轻浅阶段,其病变特点为虚寒证。

临床表现:腹满而吐,食不下,口不渴,自利,时腹自痛,四肢欠温,脉沉缓而弱。

证候分析:太阴病的发生,可由三阳治疗不当,损伤脾阳而陷入;也可由于内阳虚怯,风寒之邪直犯而起病。

脾阳虚衰,寒湿内生,气虚湿阻,中焦气机不利,则腹满;阳虚寒凝,腹中挛急,则时腹自痛;阳虚寒湿内盛,水液不化则口淡不渴;寒湿下趋,并走于下,故而自利;脾病及胃,脾虚失运,胃失和降,则食纳减少,或见呕吐;脾主四肢,中阳内虚,不能温煦四末,则四肢欠温;脾虚气弱,脉气亦鼓动无力,故脉沉缓而弱。

辨证要点:腹满时痛、自利、口不渴等症状共见。

(五)少阴病证

少阴病证是指伤寒六经病变的后期出现心肾功能减退、全身阴阳衰惫的虚寒病证。少阴病的形成,可在三阳阶段汗下过度,内夺阳气;或吐泻不止,津脱阳亏;亦可外邪入侵,直犯少阴。少阴病通常是伤寒病变发展过程的后期阶段,也往往是病情最危险的阶段。

少阴之为病,以"脉微细,但欲寐"为主要脉症。由于阳气衰微,营血不足,不鼓血行,不充脉道,故脉微而细;心肾衰减,神气失养,精神极度衰惫,似睡而非睡,呈昏沉迷糊"但欲寐"之状。

由于少阴为心肾,统水火之气,故少阴病证有从阴化寒与从阳化热两类。但就伤寒病而言,少阴病仍以阳虚寒化为主证,故以"脉微细,但欲寐"为主要脉症。

1.少阴寒化证

少阴寒化证是指病邪深入少阴,心肾阳气衰惫,从阴化寒,阴寒独盛,以精神疲惫、下利清谷、四肢厥冷、脉微细等为主要表现的虚寒证。

临床表现:无热恶寒,脉微细,但欲寐,四肢厥冷,下利清谷,小便清长,或呕吐不食,或口渴喜热饮,饮而不多。

证候分析:少阴阳气衰微,阴寒内盛,周身失于温养,四末失于通达,故无热恶寒、四肢厥冷;心肾阳衰,脉气鼓动亦微,则脉微细;阳气不振,神失鼓舞,故呈但欲寐的疲惫之状;心肾阳虚,火不暖土,升降失常,故见下利清谷、呕吐不食;下焦阳气虚寒,不能主持水液,化气升津,故小便清长、渴喜热饮但饮而不多。

辨证要点:精神疲惫、下利清谷、四肢厥冷、脉微细等症状共见。

2.少阴热化证

少阴热化证是指病邪深入少阴从阳化热,阴虚阳亢,以心烦不眠、口燥咽干、脉细数等为主要表现的虚热证。

临床表现:心中烦热,夜不得眠,口燥咽干,或咽痛,舌红少苔,脉细而数。

证候分析:邪入少阴从火化热,灼伤真阴,水不济火,心火独亢,内扰心神,则心中烦热、夜不得眠;阴液不足,苗窍失润则口燥咽干;阴不制阳,虚火循肾经上攻咽喉,则咽痛;少阴阴血不充,虚火内炽,故舌红少苔、脉细而数。

辨证要点:心烦不眠、口燥咽干、脉细而数等症状共见。

(六)厥阴病证

厥阴病证是指伤寒病发展到较后阶段,出现阴阳对峙、寒热错杂、厥热胜复等为特点的证的概括。厥阴为六经之末,故厥阴病多由他经传变而成,常见于伤寒病变末期病情出现生死转机的阶段。

厥阴经是阴经之尽,阳经之始,故其生理乃循阴尽阳生之机,而由阴出阳,主司阴阳之气的交接。病至厥阴,势必干扰阴阳出入和交接之机,产生阴阳逆乱、变化多端的病变,其证候既可以极寒或极热,也可寒热错杂。由于足厥阴肝经属肝络胆而挟胃,因此,厥阴病证以肝、胆、胃的症状为主要表现。

厥阴病证以阴阳错杂为主线,而又各有偏寒和偏热的区别,常以"上热下寒"为厥阴病的提纲。

临床表现:消渴,气上撞心,心中疼热,饥而不欲食,食则吐蛔。

证候分析:此处所述为上热下寒、寒热错杂的症状。上热为胃中有热,表现为消渴、气上撞心、心中疼热;下寒为肠中有寒,症状为饥而不欲食、食则吐蛔;邪入厥阴,厥热上逆,上冲胃脘,则自觉气上撞心、心中疼热;胃热消烁津液,则消渴饮水不止。同时,虽胃热而知饥,但肠中有寒,寒郁而食之不化,故又不欲食;若勉强进食,则必引起胃气上逆而致呕吐,若肠内有蛔虫者,常可因呕逆剧烈而引发吐蛔。

辨证要点:胃热肠寒、寒热交错等症状共见。

二、六经病证的传变

六经病证既是脏腑经络病理变化的临床反映,而脏腑、经络之间又是不可分割的整体,所以某一经的病变,常常会涉及另一经,从而表现出传经、直中以及合病、并病的证候。

(一)传经

病邪从外侵入,逐渐向里传变,由某一经的病证转变为另一经的病证,称为"传经"。传经与否,决定于感邪的轻重、病体的强弱及治疗的当与否3个方面。邪胜正衰,则发生病传;正胜邪退,则病证转愈。体强者,病多传于三阳经;体弱者,病易转三阴经。识别六经病证的界线,是辨别传变的关键。六经病变传经的一般规律有以下3条。

1.循经传

按伤寒六经顺序传变者,称为循经传。如太阳病不愈,传入阳明;阳明不愈,传入少阳;三阳不愈,传入三阴,其中,首传太阴,次传少阴,终传厥阴。此外,另有一说,即按太阳→少阳→阳明→太阴→厥阴→少阴相传。

2.越经传

不按上述循经次序,而是隔一经或隔两经相传者,称为越经传。如太阳病不愈,不传少阳而传阳明;或太阳病不传少阳、阳明而直传太阴。越经传的产生多由病邪偏盛,正气不足所致。

3.表里传

六经中互为表里的阴阳两经相传者,称为表里传。例如,足太阳膀胱经传足少阴肾经;足阳明胃经传足太阴脾经;足少阳胆经传足厥阴肝经。表里相传中,从阳经传入阴经的,是邪盛正虚,由实转衰,病情加重的表现;而从阴经传出阳经者,则为正能胜邪,病情向愈的机转。

（二）直中

伤寒病的发病，凡病邪不由阳经传入而直入阴经发病者，称为直中。直中多发于正气先虚而又复感重邪之人，较之传经更为严重。一般而言，直中太阴者病尚浅，直中少阴者病较深；直中厥阴者则病更深。但亦有学者认为，直中者并非不经过体表，只因感邪太盛，伤于表后迅速入里，其表证短暂轻浅，而里证非常显著而已。

（三）合病

凡伤寒未经传变，两经或三经证候同时出现者，称为合病。如《伤寒论》中有"太阳阳明合病""太阳少阳合病"和"三阳合病"等。在合病中，往往某一经偏盛，其症状较为突出，临证应予注意。

（四）并病

伤寒病凡一经病证未罢又出现另一经证候者，称为并病。如《伤寒论》中有"太阳阳明并病""太阳少阳并病""阳明少阳并病"。一般来说，并病者的两经症状可以明显区分，且先后出现。

（刘国庆）

第三节　卫气营血辨证

卫气营血辨证是清代医家叶天士在《外感温热篇》中所创立的一种论治外感温热病的辨证方法。温热病是一类由外感温热病邪所引起的热象偏重，并具有一定的季节性和传染性的外感疾病。叶氏借用《黄帝内经》中关于"卫""气""营""血"4 种物质的分布、功能不同而又密切相关的生理概念，将外感温热病发展过程中所反映的不同病理阶段分为卫分证、气分证、营分证、血分证4 类，用以阐明温热病变发展中病位的浅深、病情的轻重和传变的规律，并指导临床治疗。

卫气营血在辨证理论中已不再是单纯的 4 种物质概念，而是具有突出的病情浅深层次意义。第一，它标志着温热病发展的不同 4 个病理阶段。《外感温热篇》指出："大凡看法，卫之后方言气，营之后方言血。"温热病邪从口鼻而入，首先犯肺，由卫及气，由气入营，由营入血，病邪步步深入，病情逐渐加深。卫分证主表，病在皮毛而关系于肺，是最浅表的一层，见于温热病的初起；气分证主里，病在肌肉而关系于胸、膈、胃、肠、胆等脏腑；营分证邪入心营，病在心与包络；血分证耗血、动血，病已深入心、肝、肾。第二，它反映了温热病邪由表入里的 4 个浅深层次的传变。由卫分证→气分证→营分证→血分证，说明病情逐渐加重。第三，它代表着温热病邪耗伤津血的程度。卫分与气分均主津液，病邪伤于卫分则邪气轻浅而伤津不甚；病邪伤于气分则温热病邪深入，多耗伤津液而热象明显。营分和血分多动血而耗阴。动血表现为血热妄行、发疹发斑等出血症状；耗阴则表现为机体失养和阴虚内热的证候。

卫气营血辨证是在六经辨证的基础上发展起来的，它弥补了六经辨证的不足，形成了六经辨伤寒、卫气营血辨温病的证治格局，完善并丰富了中医对外感病的辨证方法和内容。

一、卫气营血病证

（一）卫分证

卫分证是指各种温热病邪侵犯肌表，致使卫气功能失常，以发热、微恶风寒、舌边尖红、脉浮数等为主要表现的一类证。病属表热，常见于外感温热病的初起阶段。

临床表现：发热，微恶风寒，头痛，口干微渴，舌边尖红，苔薄黄，脉浮数，或伴有咳嗽，咽喉肿痛。

证候分析：温热病邪，犯于肤表，卫为邪郁，故发热微恶风寒；温为阳邪，所以常多发热重而恶寒轻。温热之邪上扰清窍，则头痛。温热为阳邪，但病属初起，伤津不甚，故见口干微渴。邪热在表，故舌质边尖红而脉浮数。温邪犯肺，肺气失宣，故见咳嗽；温热上灼，气血壅滞，所以咽喉红肿疼痛。由于温邪有风、火、暑、燥的不同，故不同温邪犯卫，其卫分证候亦有所差别。

辨证要点：发热微恶风寒、舌边尖红，脉浮数等症状共见。

(二)气分证

气分证是指温热病邪内传脏腑，正盛邪实，阳热亢盛，以发热不恶寒、反恶热、汗出、口渴、舌红苔黄、脉数有力等为主要表现的一类实热证。多见于外感温热病极期阶段。根据邪热侵犯肺脏、胸膈、肠道、胆腑等脏腑的不同而兼有不同的症状。本证多由卫分证不解，邪传入里所致，亦有初感则温热邪气直入气分而成者。

临床表现：身热不恶寒，反恶热，汗出，口渴，舌红苔黄，脉数有力。或见咳喘，胸痛，咳痰黄稠；或见心烦懊侬，坐卧不安；或见日晡潮热，便秘腹胀，痛而拒按，甚或谵语、狂乱，苔黄干燥，甚则焦黑起刺，脉沉实；或见口苦咽干，胸胁满痛，心烦，干呕，脉弦数。

证候分析：邪入气分，其病机变化主要为正邪剧争和热扰气机两个方面。里热炽盛，邪正剧争，故身热亢盛，且不恶寒，反恶热。邪热逼津外越，则汗出；热灼津伤，则口渴；热盛则气血涌盛，舌红苔黄，脉数有力。邪热内壅于肺，肺失清肃，故咳喘，胸痛；热甚灼伤津液，故痰黄黏稠。若热扰胸膈，心神不宁，则心烦懊侬，坐卧不安。热结肠道，灼津化燥，热结成实，腑气不通，故便秘腹胀，痛而拒按；热扰心神，故谵语、狂乱，燥热内结，故苔黄而干燥，甚则焦黑起刺，脉沉实。若热郁胆经，胆气上逆则口苦咽干；胆气郁滞，经气不利，故胸胁满痛；胆热扰心则心烦；胆火犯胃，胃失和降，则干呕；胆经有热则脉弦数。

辨证要点：发热不恶寒，反恶热，汗出，口渴，舌红苔黄，脉数有力等症状共见；再根据兼见症状之不同，进一步判断何脏何腑受病。

(三)营分证

营分证是指温病邪热内陷，营阴受损，心神被扰，以身热夜甚、心烦不寐、舌质红绛、脉细数等为主要表现的证。营分证是温热病发展过程中较为深重的阶段。根据温病邪热的兼挟不同，营分证又有不同的证型。

本证可由气分证不解，邪热传入营分而成，或由卫分证直接传入营分而成，称为"逆传心包"；亦有营阴素亏，初感温热之邪盛，来势凶猛，发病急骤，起病即见营分证者。

临床表现：身热夜甚，口不甚渴或不渴，心烦不寐，甚或神昏谵语，斑疹隐隐，舌质红绛无苔，脉细数。

证候分析：营行脉中，内通于心。邪热入营，灼伤营阴，夜与入阴之卫阳相搏，则身热夜甚；邪热蒸腾营阴上潮于口，故口渴不如气分热重口渴甚；热深入营，易扰心神，故心烦不寐，甚至神昏谵语；邪热入营，灼伤血络，则斑疹隐隐；营分有热，劫伤营阴，故舌质红绛无苔，脉细而数。

辨证要点：身热夜甚、心烦不寐、舌质红绛、脉细而数等症状共见。

(四)血分证

血分证是指温病邪热深入阴血，导致动血、动风耗阴所表现的一类证。血分证是温热病发展过程中最为深重的阶段。

本证是由邪在营分不解,传入血分而成;或气分炽热,劫营伤血,径入血分而成;或素体阴亏,已有伏热内蕴,温热病邪直入血分而成。根据病理改变及受损脏腑的不同,血分证可分为血分实热证和血分虚热证。

1.血分实热证

血分实热证是指温热病邪,深入血分,血分热盛,闭扰心神,迫血妄行,或燔灼肝经,引动肝风,以身热夜甚,躁扰神昏,并见出血症状,或并见动风症状等为主要表现的证。本证多为血分证的前期阶段,性质为实热证。

临床表现:身热夜甚,心烦不寐,更见躁扰不宁,神昏谵语,舌绛紫,脉弦数;或更见斑疹显露,色紫黑,吐血、衄血、便血、尿血;或更见四肢抽搐,颈项强直,角弓反张,目睛上视,牙关紧闭等。

证候分析:邪热由营及血,病势更深一层,症必更重。除身热夜甚、心烦不寐等营分证之外,因血热内扰心神,则躁扰不宁,或神昏谵语,舌也绛而兼紫。邪热迫血妄行,溢于脉外则斑疹显露,斑色紫黑,吐血、衄血、便血、尿血。燔灼肝经,炽伤筋脉,则可引动肝风,导致四肢抽搐、颈项强直,甚至角弓反张、目睛上视、牙关紧闭等。

辨证要点:营分重证身热夜甚,躁扰神昏与出血等症状共见,或并见动风等症状。

2.血分虚热证

血分虚热证是指血热久羁,耗伤肝肾之阴,虚热不退,机体失养,或虚风内动,以虚热不退并见机体失养,或并见虚风内动等为主要表现的证。本证多为血分证的后期阶段,性质为虚热证。

临床表现:持续低热,暮热早凉,五心烦热,或更见口干咽燥,形体干瘦,神疲耳聋,舌干少苔,脉虚细,或更见手足蠕动,瘛疭。

证候分析:邪热久羁,劫灼阴分,余热未净,则持续低热、暮热早凉、五心烦热。伤阴耗液,穷必及肾,上窍失润,则口干咽燥,舌干少苔;形体失养,则形体干瘦,脉虚细;阴耗精损,不能上充脑髓,神窍失养则神疲耳聋。肝阴亏损,筋脉失濡,虚风内动则手足蠕动,甚或瘛疭。

辨证要点:虚热不退并见机体失养,或与虚风内动等症状共见。

二、卫气营血病证的传变

温热病的整个发展过程,实际上就是卫气营血病证的转变过程。卫气营血病证之间的传变关系体现了温病发生、发展的规律性。其传变有顺传和逆传2种形式。

(一)顺传

顺传是指病变顺着由浅而深、由表而里、由轻而重的层次依序递传,即从卫分开始,按照卫分→气分→营分→血分的次序传变。顺传标志着邪气步步深入,病情逐渐加重。

(二)逆传

逆传即不依上述次序传变。如卫分证不经气分,而直接传入营分、血分,出现神昏谵语的重笃病情。标志着邪气太盛或正气大虚,病势比较危急凶险。

此外,温病的传变,由于病邪和机体反应的特殊性,也有不按上述2种形式传变的。如发病之初无卫分证,而径见气分证或营分证;卫分证未罢,又兼气分证,而致"卫气同病",气分证尚存,又出现营分证或血分证,称"气营两燔"或"气血两燔"。

总之,温病有病发于表和病发于里的不同。一般来说病发于表的多从卫分开始,而传入气分渐次深入营分、血分,但这仅是一般的演变,并非固定不变的,由于感受温邪类别的差异及患者体质的不同,亦有在发病初起就无卫分证候,而从营分和气分开始,以里热偏盛为特点。病发于表的温病,有在卫分,经治疗疾病即痊愈而不向里传变的;有治疗失时失当很快传入营分、血分的;也有邪传营分、血分,而卫分、气分之邪尚未全罢的。至于病发于里的温病,有初起即见气分证候而后又陷入营血的;亦有先见营分、血分证候,转出气分之后,邪热未得及时清解,又复陷入营血的;也有营血之邪透出气分,由于一时不能透尽,致气血两燔的。由此可见,温热病过程中卫气营血证的相互转化,其形式是非常复杂的。温热病整个发生、发展和演变过程中,卫、气、营、血4个阶段并非孤立的,而是相互联系的。

(孙乙铭)

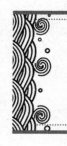

第二章 中医诊断方法

第一节 望 诊

望诊是医师运用视觉观察患者的神色形态、局部表现,舌象、分泌物和排泄物色质的变化来诊察病情的方法。望诊应在充足的光线下进行,以自然光线为佳。

一、全身望诊

全身望诊主要是望患者的精神、面色、形体、姿态等,从而对病性的寒热虚实,病情的轻重缓急,形成总体的认识。

(一)望神

神,广义是指高度概括的人体生命活动的外在表现,狭义是指神志、意识、思维活动。望神即是通过观察人体生命活动的整体表现来判断病情。

1.得神

得神多见精力充沛,神志清楚,表情自然,言语正常,反应灵敏,面色明润含蓄,两目灵活明亮,呼吸顺畅,形体壮实,肌肉丰满等。

2.少神

少神多见于神气不足,精神倦怠,动作迟缓,气短懒言,反应迟钝,面色少华等。

3.失神

失神多见于神志昏迷,或烦躁狂乱,或精神萎靡;目睛呆滞或晦暗无光,转动迟钝;形体消瘦,或全身水肿;面色晦暗或鲜明外露;还可见到呼吸微弱,或喘促鼻扇,甚则猝然仆倒,目闭口开,手撒遗尿,或撮空理线,寻衣摸床等。

4.假神

假神多见大病、久病、重病之人,精神萎靡,面色暗晦,声低气弱,懒言少食,病未好转,突然见精神转佳,两颊色红如妆,语声清亮,喋喋多言,思食索食等。也称"回光返照""残灯复明"。

(二)望色

望色是指通过观察皮肤色泽变化以了解病情的方法。能了解脏腑功能状态和气血盛衰、病邪的性质及邪气部位。

1.常色

正常的面色与皮肤色,包括主色与客色。

(1)主色:终生不变的色泽。

(2)客色:受季节、气候、生活和工作环境、情绪及运动的因素影响所致气色的短暂性改变。

2.病色

病色包括五色善恶与五色变化。五色善恶主要通过色泽变化反映出来,明润光泽而含蓄为善色;晦暗枯槁而显露为恶色。五色变化主要表现有青、赤、黄、白、黑五色,主要反映主病、病位、病邪性质和病机。

(1)青色:主寒证、痛证、惊风、血瘀。

(2)赤色:主热。

(3)黄色:主湿、虚、黄疸。

(4)白色:主虚、寒,失血。

(5)黑色:主肾虚、水饮、瘀血。

(三)望形体

形体指患者的外形和体质。

1.胖瘦

胖瘦主要反映阴阳气血的偏盛偏衰的状态。

2.水肿

面浮肢肿而腹胀为水肿证;腹胀大如裹水,脐突、腹部有青筋是鼓胀之证。

3.瘦瘪

大肉消瘦,肌肤干瘪,形肉已脱,为病情危重之恶病质。小儿发育迟缓,面黄肌瘦,或兼有胸廓畸形,前囟迟闭等,多为疳积之证。

(四)望动态

动态指患者的行、走、坐、卧、立等体态。

1.动静

阳证、热证、实证者多以动为主;阴证、寒证、虚证者多以静为主。

2.咳喘

呼吸气粗,咳嗽喘促,难于平卧,坐而仰首者,是肺有痰热,肺气上逆之实证;喘促气短,坐而俯首,动则喘甚,是肺虚或肾不纳气;身肿心悸,气短咳喘,喉中痰鸣,多为肾虚水泛,水气凌心射肺之证。

3.抽搐

抽搐多为动风之象。手足拘挛,面颊牵动,伴有高热烦渴者,为热盛动风。伴有面色萎黄,精神萎靡者为血虚风动;手指震颤蠕动者,多为肝肾阴虚,虚风内动。

4.偏瘫

猝然昏仆,不省人事,偏侧手足麻木,运动不灵,口眼㖞斜,为中风偏枯。

5.痿痹

关节肿痛,屈伸不利,沉重麻木或疼痛者多是痹证;四肢痿软无力,行动困难,多是痿证。

二、局部望诊

局部望诊是对患者的某些局部进行细致的观察,而了解病情的方法。

(一)望头面

头部过大过小均为异常,多由先天不足而致;囟门陷下或迟闭,多为先天不足或津伤髓虚;面肿者,或为水湿泛溢,或为风邪热毒;腮肿者,多为风温毒邪,郁阻少阳;口眼㖞斜者,或为风邪中络,或为风痰阻络,或为中风。

(二)望五官

1.望眼

眼部内应五脏,可反映五脏的情况。其中目眦血络属心,白睛属肺,黑睛属肝,瞳子属肾,眼胞属脾。望眼主要包括望眼神、色泽、形态的变化以了解人体气血盛衰的变化。

2.望耳

耳主要反映肾与肝胆情况。

3.望鼻

鼻主要反映肺与脾胃的情况。

4.望口唇

口唇主要反映脾胃的情况。

5.望齿龈

齿龈主要反映肾与胃的情况。

(三)望躯体

见瘿瘤者,为肝气郁结,气结痰凝;见瘰疬者,为肺肾阴虚,虚火灼津,或感受风火时毒,郁滞气血;项强者,为风寒外袭,经气不利,或为热极生风;鸡胸者,多为先天不足,或为后天失养;腹部深陷,多为久病虚弱,或为新病津脱;腹壁青筋暴露者,多属肝郁血瘀。

(四)望皮肤

主要观察皮肤的外形变化及斑疹、痘疮、痈疽、疔疖等情况。

(五)望毛发

主要为色泽、分布及有无脱落等情况。

三、望排出物

望排出物包括望排泄物和分泌物。如痰、涎、涕、唾,呕吐物,大小便等,通过观察性状、色泽、量的多少等辨别疾病的寒热虚实,脏腑的盛衰和邪气的性质。

四、望小儿指纹

望小儿指纹适用于3岁以内的小儿,与成人诊寸口脉具有相同的诊断意义。小儿指纹是手太阴肺经的分支,按部位可分为风、气、命三关。示指第一节为风关,第二节为气关,第三节为命关。正常指纹为红黄隐隐于示指风关之内。其临床意义可概括为纹色辨寒热,即红紫多为热证,青色主惊风或疼痛,淡白多为虚证;淡滞定虚实,即色浅淡者为虚证,色浓滞者为实证;浮沉分表里,即指纹浮显者多表证,指纹深沉者多里证;三关测轻重,即指纹突破风关,显至气关,甚至显于命关,表明病情渐重,若直达指端称为"透关射甲",为临床危象。

五、望舌

舌诊对了解疾病本质,指导辨证论治有重要意义。

望舌时应注意光线充足,以自然光线为佳。患者应自然伸舌,不可太过用力。并注意辨别染苔。正常舌象可概括为淡红舌,薄白苔,即舌质淡红明润,胖瘦适中,柔软灵活;舌苔薄白均匀,干湿适中,不黏不腻,揩之不去。

(一)望舌质

1.舌色

(1)淡白舌:舌色红少白多,色泽浅淡,多为阳气衰弱或气血不足,为血不盈舌,舌失所养而致。主虚证、寒证。

(2)红舌:舌色鲜红或正红,多由热邪炽盛,迫动血行,舌之血脉充盈所致。主热证。

(3)绛舌:舌色红深,甚于红舌。主邪热炽盛,主瘀。

(4)青紫舌:色淡紫无红者为青舌,舌深绛而暗是紫舌,二者常常并见。青舌主阴寒,瘀血;紫舌主气血壅滞,瘀血。

2.望舌形

(1)老嫩:舌质粗糙,坚敛苍老,主实证或热证,多见于热病极期;浮胖娇嫩,或边有齿痕,主虚证或寒证,多见于疾病后期。

(2)胖瘦:舌体肥大肿胀为胖肿舌,舌体瘦小薄瘪为瘦瘪舌。

(3)芒刺:舌乳头增生、肥大高起,状如草莓星点,为热盛之象。

(4)裂纹:舌面有裂沟,深浅不一,浅如划痕,深如刀割,常见于舌面的前半部及舌尖侧,多因阴液耗伤。

(5)齿印:舌边有齿痕印记称为齿痕舌,多属气虚或脾虚。

(6)舌疮:以舌边或舌尖为多,形如粟粒,或为溃疡,局部红痛,多因心经热毒壅盛而成。

(7)舌下络脉:舌尖上卷,可见舌底两侧络脉,呈青紫色。若粗大迁曲,兼见舌有瘀斑瘀点,多为有瘀血之象。

3.望舌态

(1)痿软:舌体痿软无力,伸卷不灵,多为病情较重。

(2)强硬:舌体板硬强直,活动不利,言语不清,称舌强。

(3)震颤:舌体震颤抖动,不能自主。常因热极生风或虚风内动所致。

(4)歪斜:舌体伸出时,舌尖向左或向右偏斜,多为风中经络,或风痰阻络而致。

(5)卷缩:舌体卷缩,不能伸出,多为危重之证。

(6)吐弄:舌体伸出,久不回缩为吐舌。舌体反复伸出舐唇,旋即缩回为弄舌,为心脾经有热所致。

(7)麻痹:舌体麻木,转动不灵称舌麻痹。常见于血虚风动或肝风挟痰等证。

(8)舌纵:舌体伸出,难以收回称为舌纵,多属危重凶兆。

(二)望舌苔

1.苔质

(1)厚薄:透过舌苔能隐约见到舌质者为薄,不见舌质者为厚。苔质的厚薄可反映病邪的浅深和轻重。苔薄者多邪气在表,病轻邪浅;苔厚者多邪入脏腑,病较深重。由薄渐厚,为病势渐增;由厚变薄,为正气渐复。

(2)润燥:反映津液之存亡。苔润表示津液未伤;太过湿润,水滴欲出者为滑苔,主脾虚湿盛或阳虚水泛。苔燥多为津液耗伤,或热盛伤津,或阴液亏虚。舌质淡白,口干不渴,或渴不欲饮,多为阳虚不运,津不上承。

(3)腐腻:主要反映中焦湿浊及胃气的盛衰情况。颗粒粗大,苔厚疏松而厚,易于刮脱者,称为腐苔,多为实热蒸化脾胃湿浊所致;颗粒细小,状如豆腐渣,边缘致密而黏,中厚或糜点如渣,多为湿热或痰热所致;苔厚,刮之不脱者,称为腻苔,多为湿浊内蕴,阳气被遏所致。

2.苔色

(1)白苔:多主表证、寒证、湿证。

(2)黄苔:多主里证、热证。黄色越深,热邪越重。

(3)灰苔:多主痰湿、里证。

(4)黑苔:主里证,多见于病情较重者。苔黑干焦而舌红,多为实热内炽;苔黑燥裂,舌绛芒刺,为热极津枯;苔薄黑润滑,多为阳虚或寒盛。

3.苔形

舌苔布满全舌为全苔,分布于局部者为偏苔,部分剥脱者为剥苔。全苔主痰湿阻滞;偏苔,多属肝胆病证;苔剥多处而不规则称花剥苔,主胃阴不足;小儿苔剥,状如地图者,多见于虫积;舌苔光剥,舌质绛如镜面,为肝肾阴虚或热邪内陷。

(舒华丽)

第二节 闻 诊

闻诊是通过听声音和嗅气味来诊察疾病的方法。

一、听声音

(一)声音

实证和热证,声音重浊而粗、高亢洪亮、烦躁多言;虚证和寒证,声音轻清、细小低弱,静默懒言。

(二)语言

1.谵语

神志不清,语无伦次,语意数变,声音高亢。多为热扰心神之实证。

2.郑声

神志不清,声音细微,语多重复,时断时续。为心气大伤,精神散乱之虚证。

3.独语

喃喃自语,喋喋不休,逢人则止。属心气不足之虚证,或痰气郁结清窍阻蔽所致。

4.狂言

精神错乱,语无伦次,不避亲疏。多为痰火扰心。

5.言謇

舌强语謇,言语不清。多为中风证。

(三)呼吸

1.呼吸

呼吸主要与肺肾病变有关。呼吸声高气粗而促,多为实证和热证;呼吸声低气微而慢,多为虚证和寒证。呼吸急促而气息微弱,为元气大伤的危重证候。

2.气喘

呼吸急促,甚则鼻翼翕动,张口抬肩,难以平卧,多为肺有实邪或肺肾两虚所致。

3.哮

呼吸时喉中有哮鸣音。哮证有冷热之别,多时发时止,反复难愈,多为缩痰内状,或外邪所诱发。

4.上气

气促咳嗽,气逆呕呃。多为痰饮内停,或阴虚火旺,气道壅塞而致。

5.太息

时发长吁短叹,以呼气为主。多为情志抑郁,肝不疏泄。

(四)咳嗽

有声无痰为咳,有痰无声为嗽,有痰有声为咳嗽。暴咳声哑为肺实;咳声低弱而少气,或久咳暗哑,多为虚证。

(五)呕吐

胃气上逆,有声有物自口而出为呕吐,有声无物为干呕,有物无声为吐。虚证或寒证,呕吐来势徐缓,呕声低微无力;实证或热证,呕吐来势较猛,呕声响亮有力。

(六)呃逆

气逆于上,自咽喉出,其声呃呃,不能自主,俗称"打呃"。虚寒者,呃声低沉而长,气弱无力;实热者,呃声频发,高亢而短,响而有力。

二、嗅气味

(一)口气

酸馊者是胃有宿食;臭秽者,是脾胃有热,或消化不良;腐臭者,可为牙疳或内痈。

(二)汗气

汗有腥膻味为湿热蕴蒸;腋下汗臭者,多为狐臭。

(三)痰涕气味

咳唾浊痰脓血,味腥臭者为肺痈;鼻流浊涕,黄稠有腥臭为肺热鼻渊。

(四)二便气味

大便酸臭为肠有积热;大便溏薄味腥为肠寒;失气奇臭为宿食积滞;小便臭秽黄赤为湿热;小便清长色白为虚寒。

(五)经带气味

白带气味臭秽,多为湿热;带下清稀腥臊多为虚寒。

(舒华丽)

第三节 问 诊

问诊包括询问一般情况、主诉、既往史、个人生活史、家族史并围绕主诉重点询问现在证候等。

一、问寒热

(1)恶寒发热：恶寒与发热同时出现，多为外感病初期，是表证的特征。

(2)但寒不热：多为里寒证。新病畏寒为寒邪直中；久病畏寒为阳气虚衰。

(3)但热不寒：高热不退，为壮热，多为里热炽盛；按时发热，或按时热盛为潮热(日晡潮热者，为阳明腑实证；午后潮热，入夜加重，或骨蒸痨热者，为阴虚)。

(4)寒热往来：恶寒与发热交替而发，为正邪交争于半表半里，见于少阳病和疟疾。

二、问汗

主要诊察有是否汗出，汗出部位、时间、性质、多少等。

(1)表证辨汗：表实无汗，多为外感风寒；表证有汗，为表虚证或表热证。

(2)里证辨汗：汗出不已，动则加重者为自汗，多因阳气虚损，卫阳不固；睡时汗出，醒则汗止为盗汗，为阴虚内热；身大热大汗出，为里热炽盛，迫津外泄；汗热味咸，脉细数无力，为亡阴证；汗凉味淡，脉微欲绝者，为亡阳证。

(3)局部辨汗：头汗可因阳热或湿热；半身汗出者，多无汗部位为病侧，可因痰湿或风湿阻滞，或中风偏枯；手足心汗出甚者，多因脾胃湿热，或阴经郁热而致。

三、问疼痛

(一)疼痛的性质

新病疼痛，痛势剧烈，持续不解而拒按者为实证；久病疼痛，痛势较轻，时痛时止而喜按者为虚证。

(二)疼痛的部位

1.头痛

痛连项背，病在太阳经；痛在前额或连及眉棱骨，病在阳明经；痛在两颞或太阳穴附近，为少阳经病；头痛而重，腹满自汗，为太阴经病；头痛连及脑齿，指甲微青，为少阴经病；痛在巅顶，牵引头角，气逆上冲，甚则作呕，为厥阴经病。

2.胸痛

多为心肺之病。常见于热邪壅肺，痰浊阻肺，气滞血瘀，肺阴不足及肺痨、肺痈、胸痹等证。

3.胁痛

多与肝胆病关系密切，可见于肝郁气滞、肝胆湿热、肝胆火盛、瘀血阻络及水饮内停等病证。

4.脘腹痛

其病多在脾胃。可因寒凝、热结、气滞、血瘀、食积、虫积、气虚、血虚、阳虚所致。喜暖为寒，喜凉为热，拒按为实，喜按为虚。

5.腰痛

或为寒湿痹证,或为湿热阻络,或为瘀血阻络,或为肾虚所致。

6.四肢痛

多见于痹证。疼痛游走者,为行痹;剧痛喜暖者,为寒痹;重着而痛者,为湿痹;红肿疼痛者,为热痹。足跟或胫膝酸痛为气血亏虚,经气不利常见。

四、问饮食口味

主要问食欲好坏,食量多少,口渴饮水,口味偏嗜,冷热喜恶,呕吐与否等情况,以判断胃气有无及脏腑虚实寒热。

五、问睡眠

主要有失眠与嗜睡。不易入睡,或睡而易醒不能再睡,或睡而不酣,易于惊醒,甚至彻夜不眠者为失眠,为阳不入阴,神不守舍所致。时时欲睡,眠而不醒,精神不振,头沉困倦者为嗜睡,多见于痰湿内盛、困阻清阳、阳虚阴盛或气血不足。

六、问二便

主要了解二便的次数、便量、性状、颜色、气味以及便时有无疼痛、出血等方面。

七、问小儿及妇女

(一)问小儿

主要应了解出生前后的情况,及预防接种和传染病史与传染病接触史,小儿常见致病因素有易感外邪、易伤饮食、易受惊吓等。

(二)问妇女

应了解月经的初潮、月经周期、行经天数、经量、经色、经质、末次月经,或痛经、带下、妊娠、产育以及有无经闭或绝经年龄等情况。

(高 磊)

第四节 切 诊

一、脉诊的部位和方法

脉诊的常用部位是手腕部的寸口脉,并分为寸、关、尺三部。通常以腕后高骨为标记,其内侧为关,关前(腕侧)为寸,关后(肘侧)为尺。其临床意义大致为左手寸候心、关候肝胆,右手寸候肺、关候脾胃,两手尺候肾。

以中指定关位,示指切寸位,环指(无名指)切尺位。诊脉时用轻力切在皮肤上称为浮取或轻取;用力不轻不重称中取;用重力切按筋骨间称为沉取或重取。诊脉时,医师的呼吸要自然均匀,以医师正常的一呼一吸的时间去计算患者的脉搏数。切脉的时间必须在 50 秒以上。

二、正常脉象

正常脉象:三部有脉,沉取不绝,一息四至(每分钟70～80次),不浮不沉,不大不小,从容和缓,流畅有力。临床所见斜飞脉、反关脉均为脉道位置的变异,不属于病脉。

三、常见病脉及主病

(一)浮脉

1.脉象

轻取即得,重按反减;举之有余,按之稍弱而不空。

2.主病

主表证,为卫阳与邪气交争,脉气鼓动于外而致。也见于虚证,多因精血亏损,阴不敛阳或气虚不能内守,脉气浮散于外而致。内伤里虚见浮脉,为虚象严重。

(二)洪脉

1.脉象

脉形宽大,状如波涛,来盛去衰。

2.主病

气分热盛。证属实证,乃邪热炽盛,正气抗邪有力,气盛血涌,脉道扩张而致。

(三)大脉

1.脉象

脉体阔大。但无汹涌之势。

2.主病

邪盛病进,又主正虚。根据脉之有力与无力,辨别邪正的盛衰。

(四)沉脉

1.脉象

轻取不应,重按始得。

2.主病

里证。里实证可见于气滞血瘀、积聚等,为邪气内郁,气血困阻,阳气被遏,不能浮应于外而致,多脉沉而有力按之不衰。里虚证,为气血不足,阳气衰微,不能运行营气于脉外所致,多脉沉无力。

(五)弱脉

1.脉象

轻取不应,重按应指细软无力。

2.主病

气血不足,元气耗损。阳气衰微鼓动无力而脉沉。阴血亏虚,脉道空豁而脉细无力。

(六)迟脉

1.脉象

脉来缓慢,一息脉动不足四至。

2.主病

寒证。脉迟无力,为阳气衰微的里虚寒证。脉迟有力,为里实寒证。

（七）缓脉

1.脉象

一息四至,应指徐缓。

2.主病

湿证、脾虚、亦可见正常人。

（八）结脉

1.脉象

脉来缓中时止,止无定数。

2.主病

主阴盛气结,寒痰瘀血,气血虚衰。实证者脉实有力,迟中有止,为实邪郁遏,心阳被抑,脉气阻滞而致。虚证者脉虚无力,迟中有止,为气虚血衰,脉气不相顺接所致。

（九）数脉

1.脉象

脉来急促,一息五至以上（每分钟 90 次以上）。

2.主病

热证。若数而有力,多因邪热鼓动,气盛血涌,血行加速而致。数而无力,多因精血亏虚、虚阳外越、致血行加速、脉搏加快。

（十）促脉

1.脉象

往来急促,数而时止,止无定数。

2.主病

实证多为阳盛热实或邪实阻滞,见脉促有力。前者因阳热亢盛,迫动血行而脉数,热灼阴津,津血衰少,致急行血气不相接续,故脉有歇止。后者由气滞、血瘀、痰饮、食积等有形之邪阻闭气机,脉气不相接续而致;虚证多为脏气衰败,可见脉促无力。多因阴液亏耗,真元衰惫,气血不相接续而致。

（十一）虚脉

1.脉象

举之无力,按之空虚,应指软弱。

2.主病

虚证,多见于气血两虚。因气虚则血行无力,血少则脉道空虚而致。

（十二）细脉

1.脉象

脉细如线,应指明显,按之不绝。

2.主病

主气血两虚,诸虚劳损;又主伤寒、痛甚及湿证。虚证因营血亏虚,脉道不充,血运无力而致。实证因暴受寒冷或疼痛,则脉道拘急收缩,细而弦紧。湿邪阻遏脉道,则见脉象细缓。

（十三）代脉

1.脉象

脉来迟缓力弱,时发歇止,止有定数。

2.主病

虚证多脉代而无力,良久不能自还,为脏气衰微,脉气不复所致。实证多脉代而有力,多为痹证、痛证、七情内伤、跌打损伤等邪气阻遏脉道,血行涩滞而致。

(十四)实脉

1.脉象

脉来坚实,三部有力,来去俱盛。

2.主病

实证。乃邪气亢盛,正气不衰,正邪剧烈交争,气血涌盛,脉道坚满而致。若虚证见实脉则为真气外越之险候。

(十五)滑脉

1.脉象

往来流利,应指圆滑,如盘走珠。

2.主病

痰饮、食积、实热。为邪正交争,气血涌盛,脉行通畅所致。脉滑和缓者,可见于青壮年的常脉和妇人的孕脉。

(十六)弦脉

1.脉象

形直体长,如按琴弦。

2.主病

肝胆病、诸痛、痰饮、疟疾。弦为肝脉,以上诸因致使肝失疏泄,气机失常,经脉拘急而致;老年人脉象多弦硬,为精血亏虚,脉失濡养而致。此外,春令平脉亦见弦象。

(十七)紧脉

1.脉象

脉来绷紧有力,屈曲不平,左右弹指,如牵绳转索。

2.主病

寒证、痛证、宿食。乃邪气内扰,气机阻滞,脉道拘急紧张而致。

(十八)濡脉

1.脉象

浮而细软。

2.主病

主诸虚,又主湿。

(十九)涩脉

1.脉象

脉细行迟,往来艰涩不畅,如轻刀刮竹。

2.主病

气滞血瘀,伤精血少,痰食内停。

四、按诊

按诊是医师用手直接触摸或按压患者某些部位,以了解局部冷热、润燥、软硬、压痛、肿块或其他异常变化,从而推断疾病部位、性质和病情轻重等情况的一种诊病方法。

(1)按胸胁:主要了解心、肺、肝的病变。

(2)按虚里:虚里位于左乳下心尖冲动处,反映宗气的盛衰。

(3)按脘腹:主要检查有无压痛及包块。腹部疼痛,按之痛减,局部柔软者为虚证;按之痛剧,局部坚硬者为实证。

(4)按肌肤:主要了解寒热、润燥、肿胀等内容。肌肤灼热为热证,清冷为寒证。

(5)按手足:诊手足的冷暖,可判断阳气的盛衰。

(6)按俞穴:通过按压某些特定俞穴以判断脏腑的病变。

(孔玉霞)

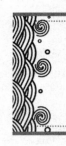

第三章 中医治则治法

第一节 治疗原则

治则是治疗疾病时所必须遵循的基本原则。它是在整体观念和辨证论治精神指导下而制定的治疗疾病的准绳,对临床立法、处方等具有普遍的指导意义。

治法与治则有别,治法是在一定治则指导下制定的针对疾病与证候的具体治疗大法、治疗方法和治疗措施。其中治疗大法是针对一类相同病机的证候而确立的,如汗、吐、下、和、清、温、补、消法等八法,其适应范围相对较广,是治法中的较高层次。治疗方法却是在治疗大法限定范围之内,针对某一具体证候所确立的具体治疗方法,如辛温解表、镇肝熄风、健脾利湿等,它可以决定选择何种治疗措施。治疗措施,是在治法指导下对病证进行治疗的具体技术、方式与途径,包括药治、针灸、按摩、导引、熏洗等。

治则与治法二者既有区别,又有联系。治则是治疗疾病时指导治法的总原则,具有原则性和普遍性意义;治法是从属于一定治则的具体治疗大法、治疗方法及治疗措施,其针对性及可操作性较强,较为具体而灵活。如从邪正关系来探讨疾病,则不外乎邪正盛衰,因而扶正祛邪就成为治疗的基本原则。在这一总原则的指导下,根据不同的虚证而采取的益气、养血、滋阴、扶阳等治法及相应的治疗手段就是扶正这一治则的具体体现;而在不同的实证中,发汗、清热、活血、涌吐、泻下等治法及采取的相应的治疗手段就是祛邪这一治则的具体体现。

治则与治法的运用,体现出了原则性与灵活性的结合。由于治则统摄具体的治法,而多种治法都从属于一定的治则。因此,治疗上就可执简驭繁,既有高度的原则性,又有具体的可操作性与灵活性。

治病求本是指在治疗疾病时,必须辨析出疾病的病因病机,抓住疾病的本质,并针对疾病的本质进行治疗。故《素问·阴阳应象大论》说:"治病必求于本。"病因病机是对疾病本质的抽象认识,因其涵盖了病因、病性、病位、邪正关系、机体体质及机体反应性等,因而是疾病本质的概括。故"求本",实际上就是辨清病因病机,确立证候。治病求本是整体观念与辨证论治在治疗观中的体现,是中医学治疗疾病的主导思想。

临床实际操作中,对外感性疾病,着重病因的辨析;对内伤性疾病,则注重病机的辨析。如头痛病,既有因感受六淫邪气,如风寒、风热、风湿、风燥、暑湿等所致者,又有因机体自身代谢失调而产生气虚、血虚、瘀血、痰浊、肝阳上亢、肝火上炎等病理变化而发者。外感性头痛,辨清了病因,则能确立证候而施治,如风寒者以辛温散之,风热者以辛凉解之,风湿者用辛燥之品,风燥者宜辛润之药,暑湿者当芳香化湿。内伤性头痛,一般难以找到确切的病因,因而必须辨明病机,据病机确立证候,然后论治:属气虚者当补气,血虚者当补血,瘀血者当活血,痰浊者宜化痰,□□上亢者当平肝潜阳,肝火上炎者宜清肝泻火。

疾病的外在表现与其内在本质一般是统一的,但有时候是不完全一致的,因而透过□□探求疾病的本质,即病因病机,是十分重要的。治病求本是治疗疾病的主导思想,而正治与反□、治标与治本、扶正与祛邪、调整阴阳、调理精气血津液、三因制宜等,则是受此主导思想支配和指导的治疗原则。

一、正治与反治

在错综复杂的疾病过程中,病有本质与征象一致者,有本质与征象不一致者,故有正治与反治的不同。

正治与反治是指所用药物性质的寒热、补泻效用与疾病的本质、现象之间的从逆关系而言。即《素问·至真要大论》所谓"逆者正治,从者反治"。

(一)正治

正治是指采用与疾病的证候性质相反的方药以治疗的一种治疗原则。由于采用的方药与疾病证候性质相逆,如热证用寒药,故又称"逆治"。

正治适用于疾病的征象与其本质相一致的病证。实际上,临床上大多数疾病的外在征象与其病变本质是相一致的,如热证见热象、寒证见寒象等,故正治是临床最为常用的治疗原则。正治主要包括以下几种。

1.寒者热之

寒证热之是指寒性病证出现寒象,用温热方药来治疗。即以热药治寒证。如表寒证用辛温解表方药,里寒证用辛热温里的方药等。

2.热者寒之

热证寒之是指热性病证出现热象,用寒凉方药来治疗。即以寒药治热证。如表热证用辛凉解表方药,里热证用苦寒清里的方药等。

3.虚则补之

虚则补之是指虚损性病证出现虚象,用具有补益作用的方药来治疗。即以补益药治虚证。如阳虚用温阳的方药,阴虚用滋阴方药,气虚用益气的方药,血虚用补血的方药等。

4.实则泻之

实则泻之是指实性病证出现实象,用攻逐邪实的方药来治疗。即以攻邪泻实药治实证。如食滞用消食导滞的方药,水饮内停用逐水的方药,瘀血用活血化瘀的方药,湿盛用祛湿的方药等。

(二)反治

反治是指顺从病证的外在假象而治的一种治疗原则。由于采用的方药性质与病证中假象的性质相同,故又称为"从治"。

反治适用于疾病的征象与其本质不完全吻合的病证。由于这类情况较少见,故反治的应用相对也较少。究其实质,用药虽然是顺从病证的假象,却是逆反病证的本质,故仍然是在治病求本思想指导下针对疾病的本质而进行的治疗。反治主要包括以下内容。

1.热因热用

即以热治热,是指用热性药物来治疗具有假热征象的病证。它适用于阴盛格阳的真寒假热证。如格阳证中,由于阴寒充塞于内,逼迫阳气浮越于外,故可见身反不恶寒,面赤如妆等假热之象,但由于阴寒内盛是病本,故同时也见下利清谷,四肢厥逆,脉微欲绝,舌淡苔白等内真寒的表现。因此,当用温热方药以治其本。

2.寒因寒用

即以寒治寒,是指用寒性药物来治疗具有假寒征象的病证。它适用于阳盛格阴的真热假寒证。如热厥证中,由于里热盛极,阳气郁阻于内,不能外达于肢体起温煦作用,并格阴于外而见手足厥冷,脉沉伏之假寒之象。但细究之,患者手足虽冷,但躯干部却壮热而欲掀衣揭被,或见恶热、烦渴饮冷、小便短赤、舌红绛、苔黄等里真热的征象。这是阳热内盛,深伏于里所致。其外在寒象是假,里热盛极才是病之本质,故须用寒凉药清其里热。

3.塞因塞用

即以补开塞,是指用补益药物来治疗具有闭塞不通症状的虚证。适用于因体质虚弱,脏腑精气功能减退而出现闭塞症状的真虚假实证。如血虚而致经闭者,由于血源不足,故当补益气血而充其源,则无须用通药而经自来。又如肾阳虚衰,推动蒸化无力而致的尿少癃闭,当温补肾阳,温煦推动尿液的生成和排泄,则小便自然通利。再如脾气虚弱,出现纳呆、脘腹胀满、大便不畅时,是因为脾气虚衰无力运化所致,当采用健脾益气的方药治疗,使其恢复正常的运化及气机升降,则症自减。因此,以补开塞,主要是针对病证虚损不足的本质而治。

4.通因通用

即以通治通,是指用通利的药物来治疗具有通泻症状的实证。适用于因实邪内阻出现通泄症状的真实假虚证。一般情况下,对泄泻、崩漏、尿频等症,多用止泻、固冲、缩尿等法。但这些通泄症状出现在实性病证中,则当以通治通。如食滞内停,阻滞胃肠,致腹痛泄泻,泻下物臭如败卵时,不仅不能止泄,相反当消食而导滞攻下,推荡积滞,使食积去而泄自止。又如瘀血内阻,血不循经所致的崩漏,如用止血药,则瘀阻更甚而血难循其经,则出血难止,此时当活血化瘀,瘀去则血自归经而出血自止。再如湿热下注而致的淋证,见尿频、尿急、尿痛等症,以利尿通淋而清其湿热,则症自消。这些都是针对邪实的本质而治。

正治与反治相同之处,都是针对疾病的本质而治,故同属于治病求本的范畴;其不同之处在于:正治适用于病变本质与其外在表现相一致的病证,而反治则适用于病变本质与临床征象不完全一致的病证。

二、治标与治本

标与本是相对而言的,标本关系常用来概括说明事物的现象与本质,在中医学中常用来概括病变过程中矛盾的主次先后关系。

作为对举的概念,不同情况下标与本之所指不同。如就邪正而言,正气为本,邪气为标;就病机与症状而言,病机为本,症状为标;就疾病先后言,旧病、原发病为本,新病、继发病为标;就病位而言,脏腑精气病为本,肌表经络病为标等。

掌握疾病的标本,就能分清主次,抓住治疗的关键,有利于从复杂的疾病矛盾中找出和处理其主要矛盾或矛盾的主要方面。在复杂多变的疾病过程中,常有标本主次的不同,因而治疗上就有先后缓急之分。

（一）缓则治本

缓则治其本，多用在病情缓和，病势迁延，暂无急重病状的情况下。此时必须着眼于疾病本质的治疗。因标病产生于本病，本病得治，标病自然也随之而去。如痨病肺肾阴虚之咳嗽，肺肾阴虚是本，咳嗽是标，故治疗不用单纯止咳法来治标，而应滋养肺肾以治本，本病得愈，咳嗽也自然会消除；再如气虚自汗，则气虚不摄为本，出汗为标。单用止汗，难以奏效，此时应补气以治其本，气足则自能收摄汗液。另外，先病宿疾为本，后病新感为标，新感已愈而转治宿疾，也属缓则治本。

（二）急则治标

病证急重时的标本取舍原则是标病急重，则当先治、急治其标。标急的情况多出现在疾病过程中出现的急重，甚或危重症状，或卒病而病情非常严重时。如病因明确的剧痛，可先缓急止痛，痛止则再图其本。又如水鼓患者，就原发病与继发病而言，鼓胀多是在肝病基础上形成，则肝血瘀阻为本，腹水为标，如腹水不重，则宜化瘀为主，兼以利水；但若腹水严重，腹部胀满，呼吸急促，二便不利时，则为标急，此时当先治标病之腹水，待腹水减退，病情稳定后，再治其肝病。又如大出血患者，由于大出血会危及生命，故不论何种原因的出血，均应紧急止血以治标，待血止，病情缓和后再治其病本。

另外，在先病为本而后病为标的关系中，有时标病虽不危急，但若不先治将影响本病整个治疗方案的实施时，也当先治其标病。如心脏病的治疗过程中，患者得了轻微感冒，也当先将后病感冒治好，方可使先病即心脏病的治疗方案得以实施。

（三）标本兼治

当标本并重或标本均不太急时，当标本兼治。如在热性病过程中，热盛伤津耗阴，津液与阴气受损，凉润作用减退而致肠燥便秘不通，此时邪热内结为本，津液与阴气受伤为标，治当泻热攻下与滋阴增液通便同用；又如脾气虚衰运化失职，水湿内停，此时脾气虚衰是本，水湿内停为标，治可补脾与祛湿同用；再如素体气虚，抗病力低下，反复感冒，如单补气则易留邪，纯发汗解表则易伤正，此时治宜益气解表。以上均属标本兼治。

总之，病证之变化有轻重缓急、先后主次之不同，因而标本的治法运用也就有先后与缓急、单用或兼用的区别，这是中医治疗的原则性与灵活性有机结合的体现。区分标病与本病的缓急主次，有利于从复杂的病变中抓住关键，做到治病求本。

三、扶正与祛邪

正邪相搏中双方的盛衰消长决定着疾病的发生、发展与转归，正能胜邪则病退，邪能胜正则病进。因此，治疗疾病的一个基本原则，就是要扶助正气，祛除邪气，改变邪正双方力量的对比，使疾病早日向好转、痊愈的方向转化。

（一）扶正祛邪的概念

扶正，即扶助正气，增强体质，提高机体的抗邪及康复能力。适用于各种虚证，即所谓"虚则补之。"而益气、养血、滋阴、温阳、填精、补津以及补养各脏的精气阴阳等，均是扶正治则下确立的具体治疗方法。在具体治疗手段方面，除内服汤药外，还可有针灸、推拿、气功、食疗、形体锻炼等。

祛邪，即祛除邪气，消解病邪的侵袭和损害、抑制亢奋有余的病理反应。适用于各种实证，即所谓"实则泻之。"而发汗、涌吐、攻下、消导、化痰、活血、散寒、清热、祛湿等，均是祛邪治则下确立的具体治疗方法。其具体使用的手段也同样是丰富多样的。

(二)扶正祛邪的运用

扶正与祛邪两者相互为用,相辅相成,扶正增强了正气,有助于机体祛除病邪,即所谓"正胜邪自去";祛邪则在邪气被祛的同时,减免了对正气的侵害,即所谓"邪去正自安"。扶正祛邪在运用上要掌握好以下原则:①攻补应用合理,即扶正用于虚证,祛邪用于实证。②把握先后主次:对虚实错杂证,应根据虚实的主次与缓急,决定扶正祛邪运用的先后与主次。③扶正不留邪,祛邪不伤正。具体运用如下。

1.单独运用

(1)扶正:适用于虚证或真虚假实证。扶正的运用,当分清虚证所在的脏腑经络等部位及其精气血津液阴阳中的何种虚衰,还应掌握用药的峻缓量度。虚证一般宜缓图,少用峻补,免成药害。

(2)祛邪:适用于实证或真实假虚证。祛邪的运用,当辨清病邪性质、强弱、所在病位,而采用相应的治法。还应注意中病则止,以免用药太过而伤正。

2.同时运用

扶正与祛邪的同时使用,即攻补兼施,适用于虚实夹杂的病证。由于虚实有主次之分,因而攻补同时使用时亦有主次之别。

(1)扶正兼祛邪:即扶正为主,辅以祛邪。适用于以正虚为主的虚实夹杂证。

(2)祛邪兼扶正:即祛邪为主,辅以扶正。适用于以邪实为主的虚实夹杂证。

3.先后运用

扶正与祛邪的先后运用,也适用于虚实夹杂证。主要是根据虚实的轻重缓急而变通使用。

(1)先扶正后祛邪:即先补后攻。适应于正虚为主,机体不能耐受攻伐者。此时兼顾祛邪反能更伤正气,故当先扶正以助正气,正气能耐受攻伐时再予以祛邪,可免"贼去城空"之虞。

(2)先祛邪后扶正:即先攻后补。适应于以下两种情况:一是邪盛为主,兼扶正反会助邪;二是正虚不甚,邪势方张,正气尚能耐攻者。此时先行祛邪,邪气速去则正亦易复,再补虚以收全功。

总之,扶正祛邪的应用,应知常达变,灵活运用,据具体情况而选择不同的用法。

四、调整阴阳

阴阳失去平衡协调是疾病的基本病机,对此加以调治即为调整阴阳。调整阴阳,即指纠正疾病过程中机体阴阳的偏盛偏衰,损其有余、补其不足,恢复人体阴阳的相对平衡。

(一)损其有余

损其有余,即"实则泻之",适用于人体阴阳中任何一方偏盛有余的实证。

1.泻其阳盛

"阳胜则热"的实热证,据阴阳对立制约原理,宜用寒凉药物以泻其偏盛之阳热,此即"热者寒之"之意。若在阳偏盛的同时,由于"阳胜则阴病",每易导致阴气的亏减,此时不宜单纯地清其阳热,而须兼顾阴气的不足,即清热的同时,配以滋阴之品,即祛邪为主兼以扶正。

2.损其阴盛

"阴胜则寒"的实寒证,宜用温热药物以消解其偏盛之阴寒。此即"寒者热之"之意。若在阴偏盛的同时,由于"阴胜则阳病",每易导致阳气的不足,此时不宜单纯地温散其寒,还须兼顾阳气的不足,即在散寒的同时,配以扶阳之品,同样是祛邪为主兼以扶正之法。

（二）补其不足

补其不足，即"虚则补之"，适用于人体阴阳中任何一方虚损不足的病证。调补阴阳，又有据阴阳相互制约原理的阴阳互制的调补阴阳及据阴阳互根原理的阴阳互济的调补阴阳。阴阳两虚者则宜阴阳并补。

1.阴阳互制之调补阴阳

当阴虚不足以制阳而致阳气相对偏亢的虚热证时，治宜滋阴以抑阳，即唐·王冰所谓"壮水之主，以制阳光"（《素问·至真要大论》注语），《素问·阴阳应象大论》称之为"阳病治阴"。这里的"阳病"指的是阴虚则阳气相对偏亢，治阴即补阴之意。

当阳虚不足以制阴而致阴气相对偏盛的虚寒证时，治宜扶阳以抑阴，即王冰所谓"益火之源，以消阴翳"（《素问·至真要大论》注语）。《素问·阴阳应象大论》称之为"阴病治阳"。这里的"阴病"指的是阳虚则阴气相对偏盛，治阳即补阳之意。

2.阴阳互济之调补阴阳

对于阴阳偏衰的虚热及虚寒证的治疗，明·张介宾还提出了阴中求阳与阳中求阴的治法，他说："善补阳者，必于阴中求阳，则阳得阴助而生化无穷；善补阴者，必于阳中求阴，则阴得阳升而泉源不竭"（《景岳全书·新方八阵》）。此即阴阳互济的方法。即据阴阳互根的原理，补阳时适当佐以补阴药谓之阴中求阳，补阴时适当佐以补阳药谓之阳中求阴。其意是使阴阳互生互济，不但能增强疗效，同时亦能限制纯补阳或纯补阴时药物的偏性及不良反应。如肾阴虚衰而相火上僭的虚热证，可用滋阴降火的知柏地黄丸少佐温热的肉桂以阳中求阴，引火归源，即是其例。

3.阴阳并补

对阴阳两虚则可采用阴阳并补之法治疗。但须分清主次而用，阳损及阴者，以阳虚为主，则应在补阳的基础上辅以滋阴之品；阴损及阳者，以阴虚为主，则应在滋阴的基础上辅以补阳之品。

应当指出，阴阳互济之调补和阴阳并补两法，虽然用药上都是滋阴、补阳并用，但主次分寸不同，且适应的证候有别。

4.回阳救阴

此法适用于阴阳亡失者。亡阳者，当回阳以固脱；亡阴者，当救阴以固脱。由于亡阳与亡阴实际上都是一身之气的突然大量脱失，故治疗时都要兼以峻剂补气，常用人参等药。

此外，对于阴阳格拒的治疗，则以寒因寒用，热因热用之法治之。阳盛格阴所致的真热假寒证，其本质是实热证，治宜清泻阳热，即寒因寒用；阴盛格阳所致的真寒假热证，本质是寒盛阳虚，治宜温阳散寒，即热因热用。

总之，运用阴阳学说以指导治疗原则的确定，其最终目的在于选择有针对性的调整阴阳之措施，以使阴阳失调的异常情况复归于协调平衡的正常状态。

五、调理精气血津液

精气血津液是脏腑经络功能活动的物质基础，生理上各有不同功用，彼此之间又相互为用。因此，病理上就有精气血津液各自的失调及互用关系失调。而调理精气血津液则是针对以上的失调而设的治疗原则。

（一）调精

1.填精

填精补髓于肾精亏虚，此精指的是具有生殖、濡养、化气、生血、养神等功能的一般意义的精,包括先天之精和后天水谷之精。精之病多以亏虚为主,主要表现为生长发育迟缓,生殖功能低下或不能生育,及气血神的生化不足等,可以补髓填精之法治之。

2.固精

固精之法用于滑精、遗精、早泄,甚至精泄不止的精脱之候。其总的病机均为肾气不固,故治当补益肾气以摄精。

3.疏利精气

精之病尚见于阴器脉络阻塞,以致败精、浊精郁结滞留,难以排出;或肝失疏泄,气机郁滞而致的男子不排精之候。治当疏利精气,通络散结。

(二)调气

1.补气

用于较单纯的气虚证。由于一身之气的生成,源于肾所藏先天之精化生的先天之气(即元气),脾胃化水谷而生的水谷之精所化之气,以及由肺吸入的自然界清气。因此,补气多为补益肺、脾、肾。又由于卫气、营气、宗气的化生及元气的充养多与脾胃化生的水谷之气有关,故尤为重视对脾气的补益。

2.调理气机

用于气机失调的病证。气机失调的病变主要有气滞、气逆、气陷、气闭、气脱等。治疗时气滞者宜行气,气逆者宜降气,气陷者宜补气升气,气闭者宜顺气开窍通闭,气脱者则宜益气固脱。

调理气机时,还须注意顺应脏腑气机的升降规律,如脾气主升,肝气疏泄升发,常宜畅其升发之性;胃气主通降,肺气主肃降,多宜顺其下降之性。

(三)调血

1.补血

用于单纯的血虚证。由于血源于水谷精微,与脾胃、心、肝、肾等脏腑的机能密切相关。因此补血时,应注意同时调治这些脏腑的机能,其中又因"脾胃为后天之本""气血生化之源",故尤为重视对脾胃的补养。

2.调理血运

血运失常的病变主要有血瘀、出血等,而血寒是血瘀的主要病机,血热、气虚、瘀血是出血的主要病机。治疗时,血瘀者宜活血化瘀,因血寒而瘀者宜温经散寒行血;出血者宜止血,且须据出血的不同病机而施以清热、补气、活血等法。

(四)调津液

1.滋养津液

用于津液不足证。其中实热伤津,宜清热生津。

2.祛除水湿痰饮

用于水湿痰饮证。其中湿盛者宜祛湿、化湿或利湿;水肿或水鼓者,宜利水消肿;痰饮为患者,宜化痰逐饮。因水液代谢障碍,多责之肺、脾、肾、肝,故水湿痰饮的调治,从脏腑而言,多从肺、脾、肾、肝入手。

(五)调理精气血津液的关系

1.调理气与血的关系

由于气血之间有着互根互用的关系,故病理上常相互影响而有气病及血或血病及气的病变,结果是气血同病,故需调理两者的关系。

气虚生血不足,而致血虚者,宜补气为主,辅以补血,或气血双补;气虚行血无力而致血瘀者,宜补气为主,辅以活血化瘀;气滞致血瘀者,行气为主,辅以活血化瘀;气虚不能摄血者,补气为主,辅以收涩或温经止血。

血虚不足以养气,可致气虚,宜补血为主,辅以益气;但气随血脱者,因"有形之血不能速生,无形之气所当急固"(清·程国彭《医学心悟》),故应先益气固脱以止血,待病势缓和后再进补血之品。

2.调理气与津液的关系

气与津液生理上同样存在互用的关系,故病理上也常相互影响,因而治疗上就要调理两者关系的失常。

气虚而致津液化生不足者,宜补气生津;气不行津而成水湿痰饮者,宜补气、行气以行津;气不摄津而致体内津液丢失者,宜补气以摄津。而津停而致气阻者,在治水湿痰饮的同时,应辅以行气导滞;气随津脱者,宜补气以固脱,辅以补津。

3.调理气与精关系

生理上气能疏利精行,精与气又可互相化生。病理上气滞可致精阻而排出障碍,治宜疏利精气;精亏不化气可致气虚,气虚不化精可致精亏,治宜补气填精并用。

4.调理精血津液的关系

"精血同源",故血虚者在补血的同时,也可填精补髓;精亏者在填精补髓的同时,也可补血。"津血同源",病理上常有津血同病而见津血亏少或津枯血燥,治当补血养津或养血润燥。

六、三因制宜

"人以天地之气生"指人是自然界的产物,自然界天地阴阳之气的运动变化与人体是息息相通的,因此人的生理活动、病理变化必然受着诸如时令气候节律、地域环境等因素的影响。患者的性别、年龄、体质等个体差异,也对疾病的发生、发展与转归产生一定的影响。因此,在治疗疾病时,就必须根据这些具体因素作出分析,区别对待,从而制定出适宜的治疗方法,即所谓因时、因地和因人制宜。这也是治疗疾病所必须遵循的一个基本原则。

(一)因时制宜

根据时令气候节律特点,来制定适宜的治疗原则,称为"因时制宜"。因时之"时"一是指自然界的时令气候特点,二是指年、月、日的时间变化规律。《灵枢·岁露论》说:"人与天地相参也,与日月相应也。"因而年月季节、昼夜晨昏时间因素,既可影响自然界不同的气候特点和物候特点,同时对人体的生理活动与病理变化也带来一定影响,因此,就要注意在不同的天时气候及时间节律条件下的治疗宜忌。

以季节而言,由于季节间的气候变化幅度大,故对人的生理病理影响也大。如夏季炎热,机体当此阳盛之时,腠理疏松开泄,则易于汗出,即使感受风寒而致病,辛温发散之品亦不宜过用,以免伤津耗气或助热生变。至于寒冬时节,人体阴盛而阳气内敛,腠理致密,同是感受风寒,则辛温发表之剂用之无碍;但此时若病热证,则当慎用寒凉之品,以防损伤阳气。即如《素问·六元正纪大论》所说:"用寒远寒,用凉远凉,用温远温,用热远热,食宜同法。"即用寒凉方药及食物时,当避其气候之寒凉;用温热方药及食物时,当避其气候之温热。又如暑多夹湿,故在盛夏多注意清暑化湿;秋天干燥,则宜轻宣润燥等。

以月令而言,《素问·八正神明论》说:"月始生,则血气始精,卫气始行;月郭满,则血气实,肌肉坚;月郭空,则肌肉减,经络虚,卫气虚,形独居。"并据此而提出"月生无泻,月满无补,月郭空无治,是谓得时而调之"的治疗原则。即提示治疗疾病时须考虑每月的月相盈亏圆缺变化规律,这在针灸及妇科的月经病治疗中较为常用。

以昼夜而言,日夜阴阳之气比例不同,人亦应之。因而某些病证,如阴虚的午后潮热,湿温的身热不扬而午后加重,脾肾阳虚之五更泄泻等,也具有日夜的时相特征,亦当考虑在不同的时间实施治疗。针灸中的"子午流注针法"即是根据不同时辰而有取经与取穴的相对特异性,是择时治疗的最好体现。

(二)因地制宜

根据不同的地域环境特点,来制定适宜的治疗原则,称为"因地制宜"。不同的地域,地势有高下,气候有寒热湿燥,水土性质各异。因而,在不同地域长期生活的人就具有不同的体质差异,加之其生活与工作环境、生活习惯与方式各不相同,使其生理活动与病理变化亦不尽相同,因地制宜就是考虑这些差异而实施治疗。

如我国东南一带,气候温暖潮湿,阳气容易外泄,人们腠理较疏松,易感外邪而致感冒,且一般以风热居多,故常用桑叶、菊花、薄荷一类辛凉解表之剂;即使外感风寒,也少用麻黄、桂枝等温性较大的解表药,而多用荆芥、防风等温性较小的药物,且份量宜轻。而西北地区,气候寒燥,阳气内敛,人们腠理闭塞,若感邪则以风寒居多,以麻黄、桂枝之类辛温解表多见,且份量也较重。

也有一些疾病的发生与不同地域的地质水土状况密切相关,如地方性甲状腺肿、大骨节病、克山病等地方性疾病。因而治疗时就必须针对疾病发生在不同的地域背景而实施适宜的治疗方法与手段。

(三)因人制宜

根据患者的年龄、性别、体质等不同特点,来制定适宜的治疗原则,称为"因人制宜"。不同的患者有其不同的个体特点,应根据每个患者的年龄、性别、体质等不同的个体特点来制定适宜的治则。如清·徐大椿《医学源流论》指出:"天下有同此一病,而治此则效,治彼则不效,且不惟无效,而及有大害者,何也?则以病同人异也。"

1.年龄

年龄不同,则生理功能、病理反应各异,治宜区别对待。如小儿生机旺盛,但脏腑娇嫩,气血未充,发病则易寒易热,易虚易实,病情变化较快。因而,治疗小儿疾病,药量宜轻,疗程多宜短,忌用峻剂。青壮年则气血旺盛,脏腑充实,病发则由于邪正相争剧烈而多表现为实证,可侧重于攻邪泻实,药量亦可稍重。而老年人生机减退,气血日衰,脏腑机能衰减,病多表现为虚证,或虚中夹实。因而,多用补虚之法,或攻补兼施,用药量应比青壮年少,中病即止。

2.性别

男女性别不同,各有其生理、病理特点,治疗用药亦当有别。妇女生理上以血为本,以肝为先天,病理上有经、带、胎、产诸疾及乳房、胞宫之病。月经期、妊娠期用药时当慎用或禁用峻下、破血、重坠、开窍、滑利、走窜及有毒药物;带下以祛湿为主;产后诸疾则应考虑是否有恶露不尽或气血亏虚,从而采用适宜的治法。男子生理上则以精气为主,以肾为先天,病理上精气易亏而有精室疾病及男性功能障碍等特有病证,如阳痿、阳强、早泄、遗精、滑精以及精液异常等,宜在调肾基础上结合具体病机而治。

3.体质

因先天禀赋与后天生活环境的不同,个体体质存在着差异,一方面不同体质有着不同的病邪易感性,另一方面,患病之后,由于机体的体质差异与反应性不同,病证就有寒热虚实之别或"从化"的倾向。因而治法方药也应有所不同:偏阳盛或阴虚之体,当慎用温热之剂;偏阴盛或阳虚之体,则当慎用寒凉之品;体质壮实者,攻伐之药量可稍重;体质偏弱者,则应采用补益之剂。

三因制宜的原则,体现了中医治疗上的整体观念以及辨证论治在应用中的原则性与灵活性,只有把疾病与天时气候、地域环境、患者个体诸因素等加以全面的考虑,才能使疗效得以提高。

（孔玉霞）

第二节 治疗方法

一、汗法

汗法亦称解表法,即通过开泄腠理,促进发汗,使表证随汗出而解的治法。

(一)应用要点

汗法不仅能发汗,凡欲祛邪外出,透邪于表,畅通气血,调和营卫,皆可酌情用之。临床常用于解表、透疹、祛湿和消肿。

1.解表

通过发散,以祛除表邪,解除恶寒发热、鼻塞流涕、头项强痛、肢体酸痛、脉浮等表证。由于表证有表寒、表热之分,因而汗法又有辛温、辛凉之别。辛温用于表寒,以麻黄汤、桂枝汤、荆防败毒散为代表;辛凉用于表热证,以桑菊饮、银翘散等为代表。

2.透疹

通过发散,以透发疹毒。如麻疹初起,疹未透发,或难出而透发不畅,均可用汗法透之,使疹毒随汗透而散于外,以缓解病势。透疹之汗法,一般用辛凉,少用辛温,且宜选用具有透疹功能的解表药组成。如升麻葛根汤、竹叶柳蒡汤。尚需注意者,麻疹虽为热毒,宜于辛凉清解,但在初起阶段,应避免使用苦寒沉降之品,以免疹毒冰伏,不能透达。

3.祛湿

通过发散,以祛风除湿。故外感风寒而兼有湿邪,以及风湿痹证,均可酌用汗法。素有脾虚蕴湿,又感风寒湿邪,内外相会,风湿相搏,发为身体烦疼,并见恶寒发热无汗、脉浮紧等表证,法当发汗以祛风湿,兼以燥湿健脾,宜用麻黄加术汤。如有湿郁化热之象,症见一身尽疼、发热、日晡加剧者,则法当宣肺祛风、渗湿除痹,如麻黄杏仁薏苡甘草汤之类。

4.消肿

通过发散,既可逐水外出而消肿,更能宣肺利水以消肿。故汗法可用于水肿实证而兼有表证者。对于风水恶风、脉浮、一身悉肿、口渴、不断出汗而表有热者,为风水夹热,法当发汗退肿,兼以清热,宜越婢汤或越婢加术汤,如与五皮饮合方,疗效更佳。对于身面水肿、恶寒无汗、脉沉小者,则属少阴虚寒而兼表证,法当发汗退肿,兼以温阳,宜用麻黄附子甘草汤加减。

(二)注意事项

1.注意不要过汗

运用汗法治疗外感热病,要求达到汗出热退,脉静身凉,以周身微汗为度,不可过汗和久用。

发汗过多,甚则大汗淋漓,则耗伤阴液,可致伤阴或亡阳。张仲景在《伤寒论》中说:"温服令一时许,遍身杂杂微似有汗者益佳,不可令如水流漓,病必不除。"他强调汗法应中病即止,不必尽剂,同时对助汗之护理也甚重视。凡方中单用桂枝发汗者,要求啜热粥或温服以助药力,若与麻黄、葛根同用者,则一般不需啜热粥或温服。乃因药轻则需助,药重则不助,其意仍在使发汗适度。

2.注意用药峻缓

使用汗法,应视病情轻重与正气强弱而定用药之峻缓。一般表虚用桂枝汤调和营卫,属于轻汗法;而表实用麻黄汤发泄郁阳,则属于峻汗法。此外尚有麻桂各半汤之小汗法,以及桂二麻一汤之微汗法等。使用汗法,还应根据时令及体质而定峻缓轻重。暑天炎热,汗之宜轻,配用香薷饮之类;冬令严寒,汗之宜重,酌选麻黄汤之类。体质虚者,汗之宜缓,用药宜轻;体质壮实,汗之可峻,用药宜重。

3.注意兼杂病证

由于表证有兼杂证候的不同,汗法又当配以其他治法。如兼气滞者,当理气解表,用香苏散之类;兼痰饮者,当化饮解表,用小青龙汤之类。尤需注意的是,对于虚人外感,务必照顾正气,采用扶正解表之法。兼气虚者,当益气解表,如用参苏饮、人参败毒散;兼阳虚者,当助阳解表,如用麻黄附子细辛汤;兼血虚者,当养血解表,如用葱白七味饮;兼阴虚者,当滋阴解表,如用加减葳蕤汤。

4.注意不可妄汗

《伤寒论》中论述不可汗的条文甚多,概括起来就是汗家、淋家、疮家、衄家、亡血家、咽喉干燥、尺中脉微、尺中脉迟,以及病在里者,均不可汗。究其原因,或是津亏,或是血虚,或是阳弱,或兼热毒,或兼湿热,或种种因素兼而有之,故虽有表证,仍不可单独使用辛温发汗,必须酌情兼用扶正或清热等法。此外,对于非外感风寒之发热头痛,亦不可妄汗。

二、清法

清法亦称清热法,即通过寒凉泄热的药物和措施,使邪热外泄,消除里热证的治法。其内容十分丰富,应用也很广泛。

(一)应用要点

1.清热生津

温病出现高热烦躁、汗出蒸蒸、渴喜冷饮、舌红苔黄、脉洪大等症,是热入气分,法当清热生津,常用白虎汤之类;如正气虚弱,或汗多伤津,则宜白虎加人参汤;温病后期,余热未尽,津液已伤,胃气未复,又宜用竹叶石膏汤一类,以清热生津、益气和胃。

2.清热凉血

温病热入营血,症见高热烦躁、谵语神昏、全身发斑、舌绛少苔、脉细而数,或因血热妄行,引起咯血、鼻衄及皮下出血等,均宜清热凉血。如营分热甚用清营汤,血分热甚用犀角地黄汤,血热发斑用化斑汤等。

3.清热养阴

温病后期,伤津阴虚,夜热早凉,热退无汗;或肺痨阴虚,午后潮热,盗汗咳血,均宜清热养阴。如温病后期,伤阴虚热,用青蒿鳖甲汤之类;虚劳骨蒸,用秦艽鳖甲散之类。

4.清热解暑

暑热证,发热多汗、心烦口渴、气短倦怠,舌红脉虚;或小儿疰夏,久热不退,均宜清热解暑,或兼益气生津。如用清络饮解暑清热,用清暑益气汤消暑补气,用生脉散加味治疗暑热而致之气阴两虚等。

5.清热解毒

热毒诸证,如丹毒、疔疮、痈肿、喉痹、痄腮,以及各种疫证、内痈等,均宜清热解毒。如疔毒痈肿用五味消毒饮;泻实火、解热毒用黄连解毒汤;解毒、疏风、消肿,则用普济消毒饮等。

6.清热除湿

湿热为患,当以其病性病位不同而选用适当方药。如肝胆湿热用龙胆泻肝汤,湿热黄疸用茵陈蒿汤,湿热下痢用香连丸或白头翁汤等。

7.清泻脏腑

脏腑诸火,均宜清热泻火。如心火炽盛,见烦躁失眠、口舌糜烂、大便秘结,甚则吐衄者,用大黄泻心汤以清心火;心移热于小肠,兼见尿赤涩痛者,用导赤散泻心火兼清小肠;肝胆火旺,见面目红赤、头痛失眠、烦躁易怒、胸胁疼痛、便结尿黄者,用龙胆泻肝汤清泻肝胆;胃火牙痛,见口唇溃痛,用清胃散泻胃火;肺热咳嗽,用泻白散清肺火;肾虚火亢,见潮热、盗汗、遗精者,用知柏地黄汤泻肾火等。

(二)注意事项

1.注意真热假热

使用清法,必须针对实热之证而用,勿为假象所迷惑,对于真寒假热,尤须仔细辨明,以免误用清法,造成严重后果。正如《医学心悟》指出:"有命门火衰,浮阳上泛,有似于火者;又有阴盛格阳假热之证,其人面赤狂躁,欲坐卧泥水中;或数日不大便,或舌黑而润,或脉反洪大,峥峥然鼓击于指下,按之豁然而空者;或口渴欲得冷饮而不能下;或因下元虚冷,频饮热汤以自救。世俗不识,误投凉药,下咽即危矣。此不当清而清之误也。"

2.注意虚火实火

使用清法,又须分清外感与内伤、虚火与实火。外感多实,内伤多虚,病因各异,治法迥别。外感风寒郁闭之火,当散而清之;湿热之火,则渗而清之;燥热之火,宜润而清之;暑热伤气虽因感邪而致,仍应补而清之。对于内伤七情,火从内发者,应针对引起虚火的不同病因病机分别处治。气虚者补其气;血虚者养其血;其阴不足而火上炎者,当壮水之主;真阳虚衰而虚火上炎者,又宜引火归源。

3.注意因人而清

使用清法,还须根据患者体质之强弱以酌其轻重。对体虚者,不可清之过重,以免反伤正气,甚则产生变证。一般而论,壮实之体,患了实热之证,清之稍重;若本体虚,脏腑本寒,饮食素少,肠胃虚弱,或产后、病后之热证,亦宜轻用。倘清剂过多,则治热未已,而寒生矣。故清法之投,当因人而用。

4.注意审证而清

火热之证,有微甚之分,故清法亦有轻重之别。药轻病重,则难取效;病轻药重,易生变证。凡大热之证,清剂太微,则病不除;微热之证,而清剂太过,则寒证即至。但不及犹可再清,太过则常会引起病情的变化。所以临证之时,必须审证而清。

由于热必伤阴,进而耗气,因此尚须注意清法与滋阴、补气法的配合应用。一般清火泻热之药,不可久用,热去之后,即配以滋阴扶脾益气之药,以善其后。

三、下法

下法亦称泻下法,即通过通便、下积、泻实、逐水,以消除燥屎、积滞、实热及水饮等证的治法。

(一)应用要点

下法的运用甚为广泛。由于病有寒热,体有强弱,邪有兼杂,因而下法又有寒下、温下、润下及逐水之别。

1.寒下

里实热证,见大便燥结、腹满疼痛、高热烦渴;或积滞生热,腹胀而痛;或肠痈为患,腑气不通;或湿热下痢,里急后重特甚;或血热妄行、吐血衄血;或风火眼病等。凡此种种,均宜寒下。常用寒性泻下药,如大黄、芒硝、番泻叶等。应当根据不同的病机性质来选方,如阳明胃家实用大承气汤;阳明温病,津液已伤,用增液承气汤;肠痈用大黄牡丹皮汤;吐血用三黄泻心汤。

2.温下

脾虚寒积,见脐下硬结、大便不通、腹隐痛、四肢冷、脉沉迟;或阴寒内结,见腹胀水肿、大便不畅,皆可温下。常以温阳散寒的附子、干姜之类与泻药并用,如温脾汤、大黄附子汤;也有酌选巴豆以温逐寒积的,如备急丸。

3.润下

热盛伤津,或病后津亏,或年老津涸,或产后血虚而便秘,或长期便结而无明显兼证者,均可润下。常选用清润滑肠的五仁汤、麻仁丸等。

4.逐水

水饮停聚体内,或胸胁有水气,或腹肿胀满,或水饮内停且腑气不通,凡脉症俱实者,皆可逐水。常选十枣汤、舟车丸、甘遂通结汤等。

(二)注意事项

1.注意下之时机

使用下法,意在祛邪,既不宜迟,也不可过早,总以及时为要。只要表解里实,选用承气诸剂,釜底抽薪,顿挫邪势,常获良效。临床每见通便2~3次后,高热递退,谵语即止,舌润津复。如邪虽陷里,尚未成实,过早攻下,则邪正相扰,易生变证。如伤寒表证未罢,病在阳也,下之则会转为结胸;或邪虽入里,而散漫于三阴经络之间,尚未结实,若攻下之,可成痞气。然而临床若拘于"下不厌迟"和"结粪方下"之说,以致邪气入里成实,医者仍失时不下,可使津液枯竭,攻补两难,甚则势难挽回。故吴又可在《温疫论》中强调指出:"大凡客邪贵乎早逐,乘人气血未乱,肌肉未消,津液未耗,患者不至危殆,投剂不至掣肘,愈后亦易平复……勿拘于下不厌迟之说。"他又说:"承气本为逐邪,而非专为结粪而设也。如必俟其粪结,血液为热所搏,变证迭起,是犹酿痈贻害,医之过也。"

2.注意下之峻缓

使用下法逐邪,当度邪之轻重,察病之缓急,以定峻下缓下。如泻实热多用承气汤,但因热结之微甚而有所选择:大承气用于痞满燥实兼全者,小承气用于痞满燥而实轻者,调胃承气则用于燥实而痞满轻者。泻剂之剂量亦与峻缓有关。一般量多剂大常峻猛,量少剂小则缓和。此外泻下之峻缓,尚与剂型有关,攻下之力,汤剂胜于丸散,如需峻下,反用丸剂,亦可误事;如欲缓下,则宜丸剂,如麻仁丸之用于脾约证等。

3.注意分清虚实

实证当下,已如前述。虚人禁下,古籍早有明文,诸如患者阳气素微者不可下,下之则呃;患者平素胃弱,亦不可下,下之则易出变证。对这些虚人患病,又非下不可,则当酌选轻下之法,或选润导之法,或选和下之法;亦可采取先补而后攻,或暂攻而随后补。此皆辨虚人之下,下之得法之需也。

四、消法

消法亦称消导或消散法,即通过消导和散结,使积聚之实邪逐渐消散的治法。消法应用广泛,主要包括化食、磨积、豁痰、利水等几个方面。

(一)应用要点

1.化食

化食为狭义之消法,亦称消食法,即用消食化滞的方药以消导积滞。适用于因饮食不节,食滞肠胃,以致食欲缺乏厌食,上腹胀闷,嗳腐呕吐,舌苔厚腻等症。一般多选保和丸、楂曲平胃散之类。如病情较重,腹痛泄泻,泻下不畅,苔厚黄腻,多属食滞兼有湿热,又宜选用枳实导滞丸之类,以消积导滞、清利湿热;脾虚而兼食滞者,则宜健脾消导,常用枳术丸之类。

2.磨积

就气积之治疗而言,凡脾胃气滞,均宜行气和胃,如胃寒气滞,疼痛较甚者,用良附丸;如兼火郁,则用越鞠丸;肝郁气滞,宜行气疏肝,一般多用柴胡疏肝散;兼见血瘀刺痛者,加用丹参饮等。

就血积之治疗而言,则须视血瘀之程度而酌选活血、行血及破血之法。

(1)活血:是以调节寒热偏胜为主,辅以活血之品,以促进血液运行。如寒凝血瘀之痛经,用温经汤加减;温病热入营血兼有瘀滞,用清营汤加减等。

(2)行血:是以活血为主,配以行气之品,以收通畅气血、宣痹止痛之效。如用失笑散治真心痛及胸胁痛。

(3)破血:是以破血逐瘀为主,或与攻下药并用,以攻逐瘀血、蓄血及痞块,常用血府逐瘀汤、桃核承气汤、大黄蟅虫丸等。

3.豁痰

由于肺为贮痰之器,故豁痰则以治肺为主。而脾为生痰之源,故化痰常兼治脾。风寒犯肺,痰湿停滞,宜祛风化痰,如用止嗽散、杏苏散;痰热相结,壅滞于肺,又宜清热化痰,如用清气化痰丸;痰湿内滞,肺气上逆,则宜祛痰平喘,偏寒者用射干麻黄汤,兼热者用定喘汤;脾虚而水湿运化失权,聚而生痰,痰湿较显者用二陈汤。

4.利水

利水一法,既应区别水停之部位,又须辨明其性质。如水饮内蓄,其在中焦者,为渴为呕,为下利,为心腹痛,症状多端,一般可用茯苓、白术、半夏、吴茱萸等为主药;其在下焦者,虚冷则温而导之,如肾气丸;湿热则清而泄之,如八正散。水饮外溢者,必为水肿,轻则淡渗利湿,重则从其虚实而施剂。阴水宜温利之方,如实脾散;阳水宜清利之剂,如疏凿饮子等。

(二)注意事项

1.注意辨清病位

由于病邪郁滞之部位有在脏、在腑、在气、在血、在经络等不同,消散之法亦应按其受病部位之不同而论治,用药亦须使其直达病所,则病处当之,收效较快,且不致诛伐无辜。

2.注意辨清虚实

消法虽不及下法之猛烈,但总属攻邪之法,务须分清虚实,以免误治。如脾虚水肿,土衰不能制水而起,非补土难以利水;真阳大亏,肾衰不能主水而肿,非温肾难消其肿。他如脾虚失运而食滞者,气虚津停而酿痰者,肾虚水泛而饮停者,血枯乏源而经绝者,皆非消导所可行,如妄用或久用之,则常会导致变证的发生。

五、补法

补法亦称补益法,即通过补益人体的阴阳气血,以消除各种不足证候,或扶正以祛邪,促使病证向愈的治法。

(一)应用要点

补法的内容十分丰富,其临床应用甚为广泛,但究其大要,主要包括以下几个方面。

1.补气

气虚为虚证中常见的证候,但有五脏偏重之不同,故补气亦有补心气、补肺气、补脾气、补肾气、补肝气等不同法则。尚须指出的是,因少火生气,血为气之母,故补气中应区别不同情况,配以助阳药和补血药,则收效更佳。

2.补血

血虚临床亦甚常见,若出现头晕目眩,心悸怔忡,月经量少,色淡,面唇指甲淡白失荣,舌淡脉细等症,当用补血之法,方如四物汤等。因气为血帅,阳生阴长,故补血须不忘补气。

3.补阴

阴虚亦为虚证中常见之证候,其表现也很复杂,故补阴之要点重在分清病位,方能药证相对,收效显著。如不分清阴虚之所在,用滋肝阴之一贯煎去补肺阴,用养胃阴之益胃汤去补肾阴,缺乏针对性,势必影响效果。

4.补阳

阳虚的临床表现,主要为畏寒肢冷,冷汗虚喘,腰膝酸软,腹泻水肿,舌胖而淡,脉沉而迟等症,当用补阳之法,常选右归丸治肾阳虚,理中汤治脾阳虚,桂枝甘草汤治心阳虚等,都要注重分清病位。

(二)注意事项

1.注意兼顾气血

气血皆是人体生命活动的物质基础,气为血帅,血为气母,关系极为密切,气虚可致血虚,血虚可致气虚。故治气虚常兼顾补血,如补中益气汤之配用当归;治血虚又常注重补气,如当归补血汤之重用黄芪。至于气血两亏者,自应气血双补。

2.注意调补阴阳

阴和阳在整个病机变化过程中,可分不可离。一方虚损,常可导致对方的失衡。例如,肾阴虚久则累及肾阳,肾阳虚也可累及肾阴,常形成阴损及阳或阳损及阴的肾阴阳两虚。因此,不仅对肾阴阳两虚治以阴阳双补,而且对于单纯阴虚或阳虚之证,补益时也应顾及对方。所以张景岳在《景岳全书》中就强调:"善补阳者,必于阴中求阳,则阳得阴助而生化无穷;善补阴者,必于阳中求阴,则阴得阳升而泉源不竭。"此说极为精当。

3.注意分补五脏

每一脏腑的生理功能不同,其虚损亦各具特点,故《难经》提出了"五脏分补"之法。《景岳全书》也曾指出:"用补之法,则脏有阴阳,药有宜否。宜阳者必先于气,宜阴者必先于精,凡阳虚多寒者,宜补以甘温,而清润之品非所宜;阴虚多热者,宜补以甘凉,而辛燥之类不可用。"由于"肾为先天之本""脾为后天之本",故补益脾肾二脏,素为医家所重,至于补脾补肾,孰重孰轻,当视具体病情而各有侧重,不可偏废。

4.注意补之峻缓

补有峻缓,应量证而定。凡阳气骤衰,真气暴脱,或血崩气脱,或津液枯竭,皆宜峻补,使用大剂重剂,以求速效。如正气已虚,但邪气尚未完全消除,宜用缓补之法,不求速效,积以时日,渐以收功。对于病虽属虚,而用补法有所顾忌者,如欲补气而于血有虑,欲补血又恐其碍气,欲补上而于下有碍,欲补下而于上有损,或其症似虚非虚,似实非实,则可择甘润之品,用平补之法较为妥当。此外,对于虚不受补者,如拟用补,更当以平补为宜。

5.注意不可妄补

虚证当补,无可非议。但因药性皆偏,益于此必损于彼。大凡有益于阳虚者,必不利于阴;有益于阴虚者,必不利于阳。同时无毒之药,性虽和平,久用多用则亦每气有偏胜。由此可知,无虚之证,妄加以补,不仅无益,反而有害。此外,若逢迎病家畏攻喜补之心理而滥施补剂,则为害尤甚。

六、温法

温法亦称温阳法,即通过扶助人体阳气以温里祛寒、回阳,从而消除里寒证的治法。主要包括温里散寒、温经散寒和回阳救逆。

(一)应用要点

1.温里散寒

由于寒邪直中脏腑,或阳虚内寒,症见身寒肢凉、脘腹冷痛、呕吐泄泻、舌淡苔润、脉沉迟弱等,宜温中散寒,常选用理中汤、吴茱萸汤之类。若见腰痛水肿、夜尿频频等症,则属脾肾虚寒,阳不化水,水湿泛滥,又宜酌选真武汤、济生肾气丸等,以温肾祛寒,温阳利水。

2.温经散寒

由于寒邪凝滞于经络,血脉不畅,症见四肢冷痛,肤色紫黯,面青舌瘀,脉细而涩等,法当温经散寒,养血通脉,常选用当归四逆汤等。如寒湿浸淫,四肢拘急,发为痛痹,亦宜温散,常用乌头汤。

3.回阳救逆

由阳虚内寒可进而导致阳气虚脱,症见四肢厥逆,畏寒蜷卧,下利清谷,冷汗淋漓,气短难续,口鼻气冷,面色青灰,苔黑而润,脉微欲绝等,急宜回阳救逆,并辅以益气固脱,常酌选四逆汤、参附汤、回阳救急汤等。

(二)注意事项

1.注意辨识假象

使用温法,必须针对寒证,勿为假象所惑,对真热假寒,尤须仔细辨明,以免误用温法。如伤寒化燥,邪热传里,见口咽干、便闭谵语,以及发黄狂乱、衄血便血诸症,均不可温。若病热已深,厥逆渐进,舌则干枯,反不知渴;又或夹热下利,神昏气弱;或脉来涩滞,反不应指;或面似烟熏,形如槁木,近之无声,望之似脱;甚至血液衰耗,筋脉拘挛,但唇齿舌干燥而不可解者。凡此均属真热假寒之候,均不宜温。若妄投热剂,必致贻误,使病势逆变。

2.注意掌握缓急

寒证较重,温之应峻;寒证轻浅,温之宜缓。由于温热之药,性皆燥烈,因而临床常见温之太过,寒证虽退,但因耗血伤津,反致燥热之证。因此,如非急救回阳,宜少用峻剂重剂。寒而不虚,当专用温;若寒而且虚,则宜甘温,取其补虚缓寒。而兼痰、兼食、兼滞者,均宜兼而治之。故温法之运用,应因证、因人、因时,方能全面照顾。

七、和法

和法亦称和解法,即通过和解表里的方药,以解除半表半里证的一种治法。和法的内容丰富,应用广泛,究其大要,对外感疾病用于和解表里,对内伤杂病则主要用于调和肝脾、调和胆胃以及调和胃肠等方面。

(一)应用要点

1.和解表里

外感半表半里之证,邪正分争,症见往来寒热,胸胁苦满,心烦喜呕,口苦咽干,苔薄脉弦等,法当和解表里,以扶正祛邪、清里达表的小柴胡汤为代表。

2.调和肝脾

情志抑郁,肝脾失调,症见两胁作痛,寒热往来,头痛目眩,口燥咽干,神疲食少,月经不调,乳房作胀,脉弦而细者,宜选逍遥散疏肝解郁、健脾和中。传经热邪,阳气内郁,而致手足厥逆;或脘腹疼痛,或泻痢下重者,又宜用四逆散疏肝理脾,和解表里。如胁肋疼痛较显,用柴胡疏肝散较佳。若因肝木乘脾,症见肠鸣腹痛,痛则泄泻,脉弦而缓者,宜泻肝补脾,用痛泻要方之类。

3.调和胆胃

胆气犯胃,胃失和降,症见胸胁胀满,恶心呕吐,心下痞满,时或发热,心烦少寐,或寒热如疟,寒轻热重,胸胁胀痛,口苦吐酸,舌红苔白,脉弦而数者,法当调和胆胃,以蒿芩清胆汤为代表方。

4.调和胃肠

邪在胃肠,寒热失调,腹痛欲呕,心下痞硬等症,治宜寒温并用、调和胃肠,常以干姜、黄芩、黄连、半夏等为主组方。胃气不调,心下痞硬,但满不痛,或干呕、呕吐、肠鸣下利者,宜用半夏泻心汤,以和胃降逆,开结除痞。伤寒胸中有热,胃中有寒,升降失常,腹中痛,欲呕吐者,又宜用黄连汤,以平调寒热,和胃降逆。

(二)注意事项

1.辨清偏表偏里

邪入少阳,病在半表半里,固当用小柴胡以和解之,但有偏表偏里及偏寒偏热之不同,又宜适当增损,变通用之。一般而论,寒邪外袭,在表为寒,在里为热,在半表半里,则为寒热交界之所,故偏于表者则寒多,偏于里者则热多,用药须与之相称。

2.兼顾偏虚偏实

邪不盛而正渐虚者,固宜用和法解之,但有偏于邪盛或偏于正虚之不同,治宜适当变通用之。如小柴胡用人参,所以补正气,使正气旺,则邪无所容,自然得汗而解;但亦有表邪失汗,腠理闭塞,邪无出路,由此而传入少阳,热气渐盛,此非正气之虚,故有不用人参而和解自愈者,是病有虚实不同,则法有所变通。仲景有小柴胡汤之加减法,对出现口渴者,去半夏,加人参、栝楼根;若不渴而外有微热者,去人参,加桂枝,即是以渴不渴分辨是否伤津,从而增减药物,变通之用法。

3.不可滥用和法

由于和法适应证广,用之得当,疗效甚佳,且性平和,药势平稳,常为医者所采用,但又不可滥用。如邪已入里,燥渴、谵语诸症丛生,而仅以柴胡汤主之,则病不解;温病在表,未入少阳,误用柴胡汤,则变证迭生。此外,内伤劳倦,气虚血虚,痈肿瘀血诸证,皆可出现寒热往来,似疟非疟,均非柴胡汤所能去之。但柴胡汤也并非不可用于内伤杂病,若能适当化裁,斟酌用之,也常能收到良效。这些审证加减,则又不属滥用和法之例。

八、吐法

吐法是通过使之呕吐而排除留着于咽喉、胸膈、胃脘的痰涎、宿食和毒物等有形实邪,以达到治疗目的的治法。主要包括峻吐法、缓吐法与外探法3种。

(一)应用要点

1.峻吐法

用于体壮邪实,痰食留在胸膈、咽喉之间的病证。如症见胸中痞硬、心中烦躁或懊恼、气上冲咽喉不得息、寸脉浮且按之紧者,是痰涎壅塞胸中,或宿食停于上脘之证,宜涌吐痰食,用瓜蒂散之类。如浊痰壅塞胸中的癫痫,以及误食毒物尚在胃脘者,宜涌吐风痰,用三圣散之类。如中风闭证,痰涎壅塞,内窍闭阻,人事不省,不能言语,或喉痹紧急,宜斩关开闭,用救急稀涎散之类。峻吐法是适用于实证的吐法,如属中风脱证者则忌之。

2.缓吐法

用于虚证催吐。虚证本无吐法,但痰涎壅塞非吐难以祛逐,只有用缓和的吐法,邪正兼顾以吐之,参芦饮为代表方。

3.外探法

以鹅翎或指探喉以催吐,或助吐势。用于开提肺气而通癃闭,或助催吐方药迅速达到致吐目的。

(二)注意事项

1.注意吐法宜忌

吐法用于急剧之证,收效固然迅速,但易伤胃气,故虚人、妊娠、产后一般不宜使用,如定须催吐才能除病,可选用外探法、缓吐法。

2.注意吐后调养

催吐之后,要注意调理胃气,糜粥自养,不可恣进油腻煎炸等不易消化食物,以免更伤胃气。

(刘　宁)

第四章 临床常用中药

第一节 温化寒痰药

一、半夏

(一)别名

蝎子草、三步跳、地巴豆、地雷公、麻草子。

(二)处方名

半夏、清半夏、姜半夏、制半夏、法半夏。

(三)常用量

3～10 g。

(四)常用炮制

1.清半夏

取生半夏,用水浸泡8天,每天换水1次。再加白矾(每百斤加2斤白矾),与水共煮,至无白心、晾至六、七成干,切片,晒干。

2.姜半夏

半夏50 kg,生姜5 kg。取生姜汁,喷在干燥的半夏片上,拌匀晒干,以微火炒黄。

3.法半夏

半夏50 kg,生姜、皂角刺、甘草各3 kg,白矾冬季1.5 kg,夏季3 kg,芒硝夏季1.5 kg,冬季3 kg,除半夏外,洗净打碎。将上药分5份,先取1份用布包好,加水漂洗半夏,夏季3天,冬季4天,换水;再取另1份药,如前法浸泡;至5份药泡完后,再用清水泡1天,取出切片,晒干。

(五)常用配伍

1.配陈皮

行气化痰,用于治疗肺寒咳嗽痰白,慢性气管炎咳嗽痰多,胃肠炎恶心呕吐、腹胀腹痛等症。

2.配黄连

清胃止呕,用于治疗胃肠炎、痢疾所致之恶心呕吐、腹痛腹泻、肠鸣下坠等症。

3.配黄芩

清热化痰,用于治疗外感风热,咳嗽痰黄、咽干口苦以及慢性气管炎胸闷咳嗽、痰黄黏稠、咳吐不利等症。

4.配厚朴

温中除胀,用于治疗脾胃寒湿、脘腹胀满、肠鸣泄泻、食少纳呆等症。

(六)临床应用

1.慢性胃炎

姜半夏 12 g,黄芩 15 g,干姜 6 g,党参 9 g,黄连 5 g,陈皮 6 g,枳壳 9 g,炙甘草 6 g,大枣 4 枚。水煎服,日服 1 剂。

2.胃溃疡

清半夏 12 g,白芍 15 g,牡蛎 30 g,黄连 6 g,白及 15 g,香附 12 g,黄芪 30 g,炙甘草 9 g,生姜 6 g。水煎服,日服 1 剂。

3.妊娠呕吐

姜半夏 12 g,云苓 15 g,黄芩 6 g,黄连 3 g,党参 10 g,干姜 3 g,车前子 6 g(另包),炙甘草 2 g。水煎服,日服 1 剂。

4.慢性咽炎

法半夏 12 g,厚朴 10 g,云苓 15 g,紫苏叶 6 g,白芍 12 g,赤芍 12 g,蒲公英 30 g,天花粉 12 g,麦冬15 g。水煎服,日服 1 剂。

5.高血压

法半夏 10 g,云苓 30 g,天麻 10 g,炒杜仲 15 g,白术 15 g,黄芩 12 g,泽泻 9 g。水煎服,日服 1 剂。

6.感冒咳嗽

姜半夏 10 g,干姜 6 g,紫苏子 10 g,炒莱菔子 6 g,黄芩 10 g,党参 15 g,荆芥穗 6 g,炙甘草 6 g。水煎服,日服 1 剂。

7.癫痫

法半夏 10 g,竹茹 6 g,枳实 6 g,陈皮 6 g,云苓 9 g,全蝎 3 g,白僵蚕 6 g,天竺黄 6 g,酸枣仁 6 g,生姜 2 片,大枣 2 枚。水煎服,日服 1 剂。

8.内耳眩晕症

清半夏 10 g,白术 15 g,陈皮 6 g,竹茹 6 g,黄芩 10 g,泽泻 6 g,钩藤 20 g(后下),生姜 3 片。水煎服,日服 1 剂。

9.呕吐

姜半夏 10 g,党参 10 g。水煎服,日服 1 剂。

10.心悸

二夏清心片(炒半夏、云苓、陈皮、石菖蒲、炒枳实、葛根、炒竹茹、冬虫夏草、干姜、炙甘草),口服,一次 3 片,一天 3 次。

(七)不良反应与注意事项

(1)消化系统:生半夏粉吞服可致舌麻木、喉痒、咳嗽、恶心、腹痛、腹泻、转氨酶升高等。

(2)神经系统:过量可引起痉挛、四肢麻痹。

(3)呼吸系统:呼吸困难、不规则,严重时呼吸中枢麻痹。

(4)孕妇禁用。

(5)肝肾功能不全者禁用。

二、白芥子

(一)别名
芥菜子、辣菜子。

(二)处方名
白芥子、炒白芥子、芥子。

(三)常用量
3~9 g。

(四)常用炮制

1.白芥子
取原药材,拣净杂质,晒干即可。

2.炒芥子
取白芥子炒至黄色,微有香气为度。

(五)常用配伍

1.配紫苏子
止咳化痰。用于治疗风寒咳嗽以及气管炎咳嗽、胸闷喉痒、痰白不爽等症。

2.配地龙
止咳平喘。用于治疗慢性气管炎、支气管哮喘之咳嗽气喘、胸闷不适等症。

3.配桂枝
温经化痰。用于治疗寒湿关节疼痛、肢体麻木、腰膝怕冷等症。

(六)临床应用

1.渗出性胸膜炎
白芥子 15 g,柴胡 10 g,黄芩 12 g,半夏 12 g,白芷 9 g,陈皮 9 g,浙贝母 12 g,苦杏仁 10 g,穿山甲 10 g,皂角刺 8 g,昆布 15 g,葶苈子 10 g,海藻 12 g,云苓 18 g,赤芍 12 g,夏枯草 30 g,甘草 6 g。水煎服,日服 1 剂。

2.滑膜炎
白芥子 15 g,薏苡仁 30 g,苍术 15 g,白芷 10 g,云苓 30 g,木瓜 30 g,当归 10 g,土鳖虫 10 g,益母草 30 g,川芎 10 g,川牛膝 15 g,柴胡 6 g,甘草 6 g。水煎服,日服 1 剂。

3.耳软骨膜炎
白芥子 12 g,薏苡仁 30 g,半夏 10 g,泽泻 12 g,白术 15 g,云苓 30 g,柴胡 10 g,黄芩 15 g,通草 6 g,鹿角霜 30 g,蒲公英 30 g,牡蛎 30 g,甘草 6 g。水煎服,日服 1 剂。

4.淋巴结核
白芥子、百部、乌梅各等份,共研细末,拌醋调糊状,敷患处,第一次敷 7 天,第二次敷 5 天,第三次敷 3 天。每次间隔 3 天。

5.慢性气管炎
白芥子 12 g,陈皮 10 g,姜半夏 12 g,地龙 12 g,五味子 6 g,炒杏仁 10 g,紫菀 12 g,黄芩 15 g,甘草 6 g。水煎服,日服 1 剂。

6.急性腰扭伤
炒白芥子末,每次 5 g,每天 2 次,黄酒送服。连用 1~3 天。

(七)不良反应与注意事项

(1)胃肠道反应:恶心、呕吐、腹中隐痛等。

(2)外敷时间过长,可致皮肤发疱、疼痛、瘙痒等。

三、旋覆花

(一)别名

金沸花、金盏花。

(二)处方名

旋覆花、覆花、蜜旋覆花。

(三)常用量

3～9 g。

(四)常用炮制

1.旋覆花

取原药材,拣净杂质,筛去土。晒干。

2.蜜旋覆花

旋覆花0.5 kg,蜜180 g。先将蜜熔化,倒入旋覆花拌炒,至老黄色不黏手为度。

3.炒旋覆花

将旋覆花用微火炒至具焦斑为度。

(五)常用配伍

1.配半夏

降逆平喘。用于治疗胃肠炎呕吐及哮喘胸闷气喘,咳嗽痰多等症。

2.配前胡

止咳化痰。用于治疗咳嗽痰多、胸闷喉痒、痰白而稀等症。

(六)临床应用

1.呕吐

旋覆花10 g(另包),党参12 g,姜半夏12 g,生姜10 g,赭石20 g,甘草6 g,大枣4枚。水煎服,日服1剂。

2.胃神经官能症

旋覆花6 g(另包),香附12 g,党参12 g,炒白术15 g,鸡内金10 g,神曲30 g,淡豆豉15 g,木香6 g。水煎服,日服1剂。

3.膈肌痉挛

旋覆花6 g(另包),代赭石30 g(先煎),太子参15 g,制半夏12 g,丁香3 g,柿蒂9 g,麦冬12 g,黄芪15 g,竹茹6 g,甘草3 g。水煎服,日服1剂。

4.慢性气管炎

旋覆花9 g(另包),桔梗6 g,白前6 g,紫菀10 g,姜半夏12 g,陈皮10 g,前胡6 g,远志5 g,黄芩10 g,干姜6 g,沙参10 g,甘草6 g。水煎服,日服1剂。

(七)不良反应与注意事项

(1)恶心、呕吐、胸闷、烦躁等。

(2)变态反应:皮肤潮红、瘙痒、皮炎、哮喘等。

（3）大便溏泄者慎用。

四、白前

（一）别名

鹅管白前、鹅白前、南白前。

（二）处方名

白前、炒白前、蜜白前。

（三）常用量

3～10 g。

（四）常用炮制

1.白前

取原药材，洗净，切段，晒干。

2.炒白前

取白前段炒至黄色。

3.蜜白前

白前段 50 kg，蜜 12 kg。将蜜炼熟，加入白前段拌匀，炒至老黄色。

（五）常用配伍

1.配紫菀

止咳化痰。用于治疗外感风寒，咳嗽胸闷以及慢性气管炎咳嗽痰多，胸闷气喘等症。

2.配桑白皮

清肺止咳。用于治疗肺热咳嗽、痰黄黏稠、口苦咽干等症。

3.配百部

润肺止咳。用于治疗干咳少痰、喉痒胸闷、肺结核咳嗽咳血等症。

（六）临床应用

1.肺热咳嗽

前胡 9 g，赤芍 10 g，麻黄 3 g，川贝母 10 g，白前 12 g，大黄 3 g，陈皮 6 g，黄芩 10 g，甘草 3 g。水煎服，日服 1 剂。

2.支气管哮喘

白前 10 g，麦冬 15 g，桑白皮 15 g，炒白果 12 g，炙紫菀 15 g，炙麻黄 6 g，款冬花 10 g，百部 15 g，陈皮 9 g，地龙 15 g，黄芩 12 g，桃仁 g9，枳壳 10 g，细辛 4 g，紫苏叶 6 g，甘草 5 g。水煎服，日服 1 剂。

3.顽固咳嗽

白前 12 g，黄芪 15 g，枸杞子 15 g，前胡 10 g，当归 10 g，党参 15 g，金银花 18 g，连翘 15 g，牛蒡子 10 g，蝉蜕 10 g，百合 12 g，南沙参 10 g，北沙参 10 g。水煎服，日服 1 剂。

4.慢性气管炎

白前 10 g，桔梗 9 g，紫菀 12 g，百部 15 g，紫苏子 9 g，陈皮 10 g。水煎服，日服 1 剂。

5.跌打胁痛

白前 15 g，香附 10 g，青皮 6 g。水煎服，日服 1 剂。

（王玉雷）

第二节 清热化痰药

一、桔梗

(一)别名

苦梗、苦桔梗。

(二)处方名

桔梗、炒桔梗、蜜桔梗。

(三)常用量

5～12 g。

(四)常用炮制

1.桔梗

取原药材洗净,急速摊开,去芦,隔一夜,切片,晒干。

2.炒桔梗

取桔梗炒至微黄为度。

3.蜜桔梗

桔梗片 0.5 kg,蜜 150 g。先将蜜炼至起泡,或加入清水炼滚后,再加桔梗片,炒至蜜尽色黄为度。

(五)常用配伍

1.配半夏

止咳祛痰。用于治疗风寒咳嗽、咳痰不利、胸闷不适等症。

2.配紫苏

宣肺止咳。用于治疗风寒感冒、咳嗽吐痰、痰稀量多等症。

3.配白芷

开气排脓。用于治疗疮痈已溃,脓出不畅或脓成不溃等症。

(六)临床应用

1.肺脓肿

桔梗 10 g,桑白皮 15 g,川贝母 10 g,当归 12 g,瓜蒌仁 12 g,防己 9 g,百合 20 g,薏苡仁 30 g,五味子 9 g,地骨皮 10 g,知母 10 g,苦杏仁 9 g,葶苈子 12 g,黄芩 15 g,枳壳 6 g,甘草 5 g。水煎服,日服 1 剂。

2.咽喉炎

桔梗 10 g,牛蒡子 9 g,薄荷 6 g,甘草 6 g,蝉蜕 6 g,乌梅 10 g,射干 9 g,青果 6 g,麦冬 10 g。水煎服,日服 1 剂。

3.外感咳嗽

桔梗 9 g,远志 6 g,蜜款冬花 9 g,紫苏叶 6 g,黄芩 9 g,炙甘草 6 g,生姜 4 片。水煎服,日服 1 剂。

4.乳腺增生症

桔梗 15 g,川芎 15 g,枳实 10 g,皂角刺 6 g,白芍 10 g,桃仁 10 g,赤芍 12 g,牡丹皮 12 g,云苓 20 g,夏枯草 15 g,麦冬 15 g,黄芩 10 g,甘草 5 g。水煎服,日服 1 次。

5.细菌性痢疾

桔梗 20 g,黄连 10 g,陈皮 6 g,枳壳 9 g,白芍 10 g,黄柏 10 g,干姜 3 g。水煎服,日服 1 剂。

(七)不良反应与注意事项

(1)剂量过大,可引起恶心、呕吐、腹痛、腹泻等症。

(2)低血压反应,血压降低、头晕、乏力、心悸等。

(3)咯血者忌服。

二、前胡

(一)别名

冬前胡、信前胡、北前胡、南前胡。

(二)处方名

前胡、炙前胡、炒前胡。

(三)常用量

3～10 g。

(四)常用炮制

1.前胡

取原药材,去梢尾及芦头,切片,晒干。

2.炒前胡

取前胡片用微火炒至微焦为度。

3.蜜前胡

前胡 5 kg,蜜 1.5 kg。将蜜炼黄,加入前胡拌匀,炒至黄色即可。

(五)常用配伍

1.配杏仁

润肺止咳。用于治疗干咳少痰、咽喉发痒、胸闷气喘等症。

2.配紫菀

止咳化痰。用于治疗咳嗽痰多,久咳不止,胸中滞闷等症。

(六)临床应用

1.慢性气管炎

前胡 12 g,紫苏叶 6 g,桔梗 6 g,地龙 15 g,苦参 12 g,陈皮 10 g,黄芩 15 g,姜半夏 12 g,甘草 6 g。水煎服,日服 1 剂。

2.冠心病

前胡 15 g,枳实 10 g,延胡索 10 g,郁金 12 g,木香 6 g,党参 15 g,半夏 12 g,川芎 12 g,黄芪 30 g,香附 10 g,石菖蒲 10 g,丹参 18 g,泽泻 6 g。水煎服,日服 1 剂。

3.咽喉炎

前胡 12 g,柴胡 9 g,法半夏 10 g,桂枝 3 g,射干 15 g,紫苏叶 6 g,虎杖 6 g,葛根 12 g,川芎 12 g,桔梗 6 g,麦冬 15 g,金银花 12 g,甘草 3 g。水煎服,日服 1 剂。

4.过敏性鼻炎

前胡 10 g,防风 10 g,乌梅 9 g,黄芪 15 g,银柴胡 10 g,白术 12 g,辛夷 6 g,白芷 9 g,五味子 6 g,黄芩 12 g,桑寄生 15 g,白芍 10 g,甘草 6 g。水煎服,日服 1 剂。

三、瓜蒌

(一)别名
栝楼、油栝楼、野苦瓜。

(二)处方名
瓜蒌、全瓜蒌、糖瓜蒌、炒瓜蒌。

(三)常用量
9～15 g。

(四)常用炮制
1.全瓜蒌

取原药材,阴干至其皮萎缩为度。

2.瓜蒌丝

取原药材,切丝,晒干。

(五)常用配伍
1.配薤白

通气除痰,用于治疗冠心病胸痛、气短、心悸等症。

2.配天花粉

生津润肺,用于治疗糖尿病口渴咽干、多饮多尿之症。

3.配半夏

止咳化痰,用于治疗肺热咳嗽、口咽干燥、痰黄等症。

4.配杏仁

润肺止咳,用于治疗干咳少痰、胸痛气促、口咽干燥等症。

(六)临床应用
1.冠心病

全瓜蒌 30 g,薤白 12 g,制半夏 9 g,佛手 10 g,川芎 15 g,当归 10 g,丹参 15 g,姜黄 9 g,甘草 3 g。水煎服,日服 1 剂。

2.急性乳腺炎

全瓜蒌 30 g,炒牛蒡子 12 g,天花粉 10 g,黄芩 15 g,栀子 12 g,柴胡 10 g,连翘 30 g,皂角刺 6 g,金银花 18 g,青皮 9 g,陈皮 6 g,甘草 6 g。水煎服,日服 1 剂。

3.糖尿病

全瓜蒌 30 g,炒山药 30 g,炒白术 15 g,天花粉 15 g,玉竹 12 g,黄芩 15 g,槐花 6 g,天冬 30 g,青皮 10 g,夏枯草 15 g,车前草 30 g,五味子 6 g。水煎服,日服 1 剂。

4.慢性气管炎

瓜蒌 15 g,炒杏仁 10 g,川贝母 6 g,桔梗 6 g,黄芩 12 g,陈皮 6 g,紫苏叶 6 g,荆芥穗 6 g,地龙 15 g,白前 10 g,前胡 10 g,姜半夏 10 g,甘草 5 g。水煎服,日服 1 剂。

5.乳腺增生症

瓜蒌 30 g,天冬 30 g,玄参 10 g,枳壳 10 g,青皮 10 g,三棱 12 g,莪术 10 g,红花 6 g,当归 10 g,白芷 6 g,石斛 10 g,沙参 12 g,甘草 6 g。水煎服,日服 1 剂。

6.便秘

全瓜蒌 30 g,肉苁蓉 12 g,郁李仁 6 g,炒杏仁 10 g,知母 12 g,何首乌 10 g,枸杞子 6 g,当归 6 g,防风 6 g,百合 15 g,生地黄 30 g,甘草 3 g。水煎服,日服 1 剂。

(七)不良反应与注意事项

(1)胃部不适、腹泻。

(2)变态反应,皮肤丘疹、瘙痒、头晕、心悸、血压下降等。

(3)脾胃虚寒者慎用。

四、川贝母

(一)别名

乌花贝母、青贝母、松贝、炉贝、平贝。

(二)处方名

川贝母、川贝。

(三)常用量

3~10 g。

(四)常用炮制

取原药材,洗净,闷 3~6 小时,去心,晒干。

(五)常用配伍

1.配杏仁

润肺化痰,用于治疗外感咳嗽以及气管炎、哮喘等病所致之咳嗽痰多、胸闷气促等症。

2.配知母

清热化痰,用于治疗肺热咳嗽,痰稠而黏,咽喉干燥等症。

3.配玄参

清利咽喉,用于治疗慢性咽炎咽部干燥、咳嗽、胸闷不适等症。

(六)临床应用

1.上呼吸道感染

川贝母 10 g,款冬花 10 g,苦杏仁 9 g,炙甘草 10 g,黄芩 12 g,陈皮 12 g,紫苏叶 6 g,生姜 6 g。水煎服,日服 1 剂。

2.慢性咽炎

川贝母 9 g,玄参 15 g,青果 6 g,白芷 6 g,西瓜霜 10 g(冲服),麦冬 15 g,金银花 15 g,甘草 5 g。水煎服,日服 1 剂。

3.哮喘

川贝母 10 g,麻黄 6 g,黄芩 15 g,杏仁 10 g,生石膏 30 g,白花蛇舌草 15 g,荆芥穗 6 g,瓜蒌 30 g,枳壳 6 g,陈皮 10 g,厚朴 6 g,芦根 15 g,炙甘草 6 g。水煎服,日服 1 剂。

4.淋巴结核

川贝母 12 g,牡蛎 30 g,玄参 15 g,牡丹皮 15 g,黄芪 15 g,太子参 30 g,夏枯草 20 g,蜈蚣
2 条,甘草6 g。水煎服,日服 1 剂。

(七)不良反应与注意事项

(1)皮肤过敏,潮红、丘疹、瘙痒、药疹等。

(2)大便溏泄者慎用。

（王玉雷）

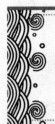

第五章 神经内科疾病的中医诊治

第一节 头 痛

头痛是指由于外感或内伤而引起,导致脉络不畅或失养,清窍不利,以患者自觉头部疼痛为特征的一种常见病证。本病可单独出现,也可见于多种急、慢性疾病过程中,有时亦是某些相关疾病加重或恶化的先兆。若头痛属某一疾病过程中所出现的兼症,则不属本节讨论范围。

头痛之记载源于《黄帝内经》(简称《内径》),在《素问·风论》中称之为"脑风""首风",提出外感内伤均可导致本病发生,如《素问·风论》曰:"新沐中风,则为首风";《素问·五藏生成》云:"是以头痛巅疾,下虚上实。"并指出六经病变皆可导致头痛。

汉代张仲景在《伤寒论》中指出了太阳病、阳明病、少阳病、厥阴病头痛的见证,创立了不同头痛的治疗方药。李东垣在《东垣十书》中将头痛分为外感与内伤两类,根据病因和症状不同,指出头痛有湿热头痛、偏头痛、真头痛、气虚头痛、血虚头痛、厥逆头痛等,还在《内经》和《伤寒论》的基础上,补充了太阴头痛和少阴头痛,为头痛分经用药奠定了基础。

《丹溪心法·头痛》中又提出了痰厥头痛和气滞头痛,并指出头痛"如不愈各加引经药,太阳川芎,阳明白芷,少阳柴胡,太阴细辛,厥阴吴茱萸",至今对临床仍有指导意义。

部分医著中还有"头风"的记载,实际上仍属于头痛。如《证治准绳·头痛》说:"医书多分头痛、头风为二门,然一病也,但有新久去留之分耳。浅而近者名头痛,其痛卒然而至,易于解散速安也;深而远者为头风,其痛作止不常,愈后遇触复发也。皆当验其邪所从来而治之。"

清代医家王清任在《医林改错·头痛》中论述血府逐瘀汤证时说:"头痛无表证,无里证,无气虚、痰饮等证,忽犯忽好,百方不效,用此方一剂而愈。"提出了瘀血导致头痛的学说。至此,对头痛的辨证施治理论已基本完备。

头痛见于西医学之内、外、精神、神经、五官等各科疾病中。本节主要讨论内科范畴的头痛,如血管性头痛、紧张性头痛、三叉神经痛、外伤后头痛、神经官能症等,其他各科头痛也可参考本节内容辨证论治。

一、病因病机

头痛的发生是因外感或内伤导致邪扰清窍,或脉络失养而为病。外感者以风邪为主,内伤者与肝、脾、肾关系密切。

(一)感受外邪

多由起居不慎,感受风寒湿热之邪,邪壅经络,气血受阻而发为头痛。因风为百病之长,"伤于风者,上先受之""巅高之上,惟风可到",故六淫之中以风邪为主要病因。

若夹寒邪,寒凝血滞,脉络不畅,不通则痛;若夹热邪,风热上炎,侵扰清窍而为头痛;若夹湿邪,风伤于巅,湿困清阳,蒙蔽清空而为头痛。若感湿较重,湿邪困脾,尚可致痰湿内生,清窍蒙蔽,形成外感与内伤并存。

(二)情志内伤

情志不遂,忧郁恼怒,肝失疏泄,郁而化火,上扰清窍,可发为头痛;若火郁日久,火盛伤阴,肝失濡养,肾精被伐,肝肾精血不能上承,也可引发头痛。

(三)先天不足或房事不节

先天禀赋不足,或纵欲过度,可使肾精亏虚。肾主骨生髓,脑为髓海,肾精亏损日久,可致髓海空虚而为头痛。少数肾虚头痛与阴损及阳、清阳不升有关。

(四)饮食劳倦或久病体虚

饮食不节或劳倦过度可使中焦脾胃受伤,脾为气血生化之源,脾虚气血生化乏源,气血不能上荣脑髓脉络,则发为头痛。

久病、产后、失血等也可形成营血亏损,脑髓失充,脉络失荣而头痛。若脾失健运,痰湿内生,痰浊闭阻清窍,清阳不升,又可形成痰浊头痛。

(五)头部外伤或久病入络

跌仆闪挫,头部外伤,或久痛不解,均可导致气滞血瘀,脑络痹阻,不通则痛;久病瘀血不去,新血不生,常在瘀血之中夹有血虚,形成虚实错杂之证。

总之,头痛的病位虽在头,但病变涉及脾、肝、肾等脏腑,风、火、痰、瘀、虚为致病之主要因素,脉络阻闭、清窍失养为其主要病机。

二、诊断

(一)诊断要点

1.病史

常有感受外邪、情志不遂、劳倦过度、头部外伤等诱因,或有反复发作病史。疼痛持续时间、发作频率、疼痛轻重等常与病程有关。病程长者多发作频繁、持续时间长、疼痛重;病程短者多偶尔发作、持续时间短、疼痛轻。

2.临床特征

突然发病或反复发作,以前额、额颞、巅顶、顶枕部或全头部疼痛为主症,多表现为跳痛、胀痛、昏痛、刺痛、隐痛等。有突然而作,痛无休止者;也有反复发作,时痛时止者;头痛发作可持续数分钟、数小时、数天或数周不等。

(二)辅助检查

外感头痛可伴有血常规异常,内伤头痛常有血压改变,必要时作脑脊液、脑电图检查,有条件者可作经颅多普勒、颅脑 CT 和 MRI 等检查,以排除器质性疾病。

(三)类证鉴别

本病应与下列头痛症状突出的疾病鉴别。

1.真头痛

真头痛表现为突然剧烈头痛,或持续痛而阵发加重,甚至呈喷射状呕吐不已,以致肢厥、抽搐,是临床急重症之一。

2.眩晕

眩晕与头痛可单独出现。也可同时出现。眩晕以头晕眼花,站立不稳,甚则天旋地转为主要特征,多为虚证,以内伤为主要病因;头痛以头部疼痛为主,多为实证,其病因有外感和内伤之分。

三、辨证要点

(一)辨疼痛轻重

一般来说,以外感者疼痛较重,内伤者疼痛较轻;寒厥头痛、偏头痛较重,气虚、血虚、肝肾阴虚头痛较轻;气虚头痛早晨加重;血虚头痛午后加重。

(二)辨疼痛性质

痰湿头痛多重坠或胀;肝火头痛多跳痛;寒厥头痛刺痛伴有寒冷感;阳亢者头痛而胀;气血、肝肾阴虚者隐痛绵绵或空痛。

(三)辨部位

前额为阳明头痛,后部为太阳头痛,两侧为少阳头痛,巅顶为厥阴头痛。一般气血亏虚、肝肾阴虚以全头作痛为多;阳亢者痛在枕部,多连颈肌;寒厥者痛在巅顶;肝火者痛在两颞。

(四)辨影响因素

气虚头痛与过劳有关;肝火头痛因情志波动而加重;寒湿头痛常随天气变化而变化;肝阳上亢头痛常因饮酒或暴食而加重;肝肾阴虚者每随失眠加重而加重;偏头痛者常遇风寒则痛发。

(五)辨外感内伤

外感头痛起病急,一般疼痛较重,多表现为跳痛、灼痛、重痛、掣痛、胀痛,痛无休止,多有感邪病史,属实证;内伤头痛起病缓,一般疼痛较轻,多表现为隐痛、昏痛、空痛,痛势悠悠,时作时止,遇劳或情志刺激加重,属虚证或虚实错杂证。

四、中药治疗

本病的发生是因脉络痹阻或清窍失养而成,因此治疗时须以缓急止痛为基本原则。外感者宜祛邪活络,内伤者宜调理脏腑气血阴阳;实证者攻邪为主,虚证者补虚为要。

(一)外感头痛

1.风寒头痛

证候:起病较急,头痛剧烈,连及项背,恶风畏寒,遇风尤剧,口淡不渴;舌淡苔薄白,脉多浮紧。

证候分析:本证以风寒侵袭,脉络痹阻为主要病机。寒性收引凝滞,风寒袭表,脉络痹阻较甚,故头痛剧烈;风寒首犯太阳,太阳主一身之表,故见恶风畏寒、脉浮紧等表证;太阳经脉布于项背,故痛连项背;口淡不渴、脉浮紧均为风寒外袭之征。本证以头痛剧烈,连及项背,遇风尤剧,脉浮紧为辨证要点。

治法:疏风散寒。

方药:川芎茶调散加减。若风寒表证明显,重用川芎,加苏叶、生姜,减薄荷;鼻塞者加苍耳子、辛夷;素体阳虚,恶寒较重者,加制川乌、麻黄、桂枝。

若巅顶头痛,干呕,吐涎沫,甚则四肢厥冷,苔白,脉弦,为寒犯厥阴,治当温散厥阴寒邪,宜用吴茱萸汤加半夏、藁本、川芎。

若头痛、背冷、脉沉细或弦紧,为寒邪客于少阴,治当温散少阴寒邪,宜用麻黄附子细辛汤加白芷、川芎。

2.风热头痛

证候:头胀痛,甚则头痛如裂,发热或恶风,口渴喜饮,面红目赤,便秘溲黄;舌红苔黄,脉浮数。

证候分析:本证以风热上扰清窍,脑络失和为主要病机。风热上扰,故见头胀痛,甚则头痛如裂;风热袭表,故见发热或恶风,口渴喜饮;热伤津液,故见便秘溲黄;面红目赤、舌红苔黄、脉浮数均为风热袭表之象。本证以头胀痛,甚则头痛如裂,发热或恶风,舌红苔黄,脉浮数为辨证要点。

治法:疏风清热。

方药:芎芷石膏汤加减。热盛者去藁本,改用黄芩、薄荷、蔓荆子、山栀子辛凉清热;若热盛伤津,症见舌红少津,加知母、麦冬、石斛、天花粉清热生津;若大便秘结,口舌生疮,腑气不通者,合用黄连上清丸,以苦寒通腑泄热。

3.风湿头痛

证候:头痛如裹,肢体困重,胸闷纳呆,腹胀,或大便稀溏;苔白腻,脉濡滑。

证候分析:本证以风湿上蒙清窍,阻遏清阳为主要病机。湿性黏滞,易阻遏阳气,而头又为诸阳之会,故风湿最易致清阳不升而出现头痛如裹,肢体困重;湿邪最易困阻脾胃,故见胸闷纳呆,腹胀、便溏;苔白腻,脉濡滑均为湿象。本证以头痛如裹,肢体困重,苔白腻,脉濡滑为辨证要点。

治法:祛风胜湿。

方药:羌活胜湿汤加减。若症见胸闷纳呆、便溏,证属湿浊中阻,加苍术、厚朴、陈皮等燥湿宽中;若恶心呕吐者,加生姜、半夏、藿香等化浊降逆止呕;若身热汗出不畅,胸闷口渴,为暑湿所致,宜用黄连香薷饮加藿香、佩兰等清暑化湿。

(二)内伤头痛

1.肝阳头痛

证候:头胀痛,眩晕,心烦易怒,或兼胁痛,夜寐不宁,口干口苦;舌红苔薄黄,脉沉弦有力。

证候分析:本证的病机主要是肝阳上亢,风阳上扰。虚阳亢于上,气血并走于头面,故见头胀痛;阳亢生风,故见眩晕;阳热有余,故见心烦易怒,夜寐不宁,口干口苦;舌红苔薄黄、脉沉弦有力均属肝阳上亢之征。本证以头胀痛,眩晕,舌红苔薄黄,脉沉弦有力为辨证要点。

治法:平肝潜阳。

方药:天麻钩藤饮加减。眩晕重者加生龙牡以加强重镇潜阳之力;若头痛朝轻暮重,或遇劳加剧,脉弦细,舌红苔薄少津,属肝肾阴虚,酌加生地、何首乌、女贞子、枸杞子、旱莲草滋养肝肾;失眠重者,加枣仁、柏子仁,配合琥珀粉冲服。

2.痰浊头痛

证候:头痛昏蒙,胸脘痞闷,呕恶痰涎;苔白腻,脉沉弦或沉滑。

证候分析:本证的病机主要是痰浊中阻,上蒙清窍。痰为阴邪,易阻滞气机,并可随气升降,若痰浊内盛,既可阻滞清阳上升,又可占据阳位而上蒙清窍,故可引起头痛昏蒙;痰湿中阻脾胃,脾失健运,升降失和,故见胸脘痞闷,呕恶痰涎;苔白腻、脉滑均为痰浊内盛之征。本证以头痛昏蒙,胸脘痞闷,呕恶,苔白腻为辨证要点。

治法:健脾化痰,降逆止痛。

方药:半夏白术天麻汤加减。若痰郁化热显著,症见舌苔黄腻、口干苦,加竹茹、枳实、黄芩清热燥湿化痰;胸脘痞闷重,加厚朴、枳壳、瓜蒌;呕恶痰涎,加生姜、砂仁。

3.瘀血头痛

证候:头痛如刺,固定不移,经久不愈,或头部有外伤史;舌紫或有瘀斑、瘀点,苔薄白,脉沉细或细涩。

证候分析:本证的病机主要是瘀血阻窍,络脉不通,不通则痛。瘀血为有形之邪,阻滞经络较甚,故见头痛固定,痛如锥刺;瘀血化解较难,故多病势缠绵,经久不愈;舌紫脉涩均为瘀血之征。本证以头痛如刺,固定不移,舌紫或有瘀斑、瘀点,苔薄白,脉沉细或细涩为辨证要点。

治法:活血化瘀通窍。

方药:通窍活血汤加减。头痛日久酌加全蝎、蜈蚣等虫类药搜逐风邪、活络止痛;病久多伴气血两虚,可加四君子汤健脾益气,另加当归养血活血,以助活络化瘀之力;若因受风寒而头痛加重,可加细辛、桂枝,待痛缓再予调理。

4.血虚头痛

证候:头痛而晕,心悸不宁,失眠多梦,面色萎黄;舌淡苔薄白,脉沉细而弱。

证候分析:本证的病机主要是营血不足,脑络失养。"血主濡之",血对各脏腑组织具有营养作用,血虚头目失养则头痛而晕;心失所养则心悸失眠多梦;肌肤失养则面色萎黄;舌淡苔薄白、脉沉细而弱也是血虚之征。本证以头痛眩晕,心悸失眠多梦,舌淡苔薄白,脉沉细而弱为辨证要点。

治法:养血疏风止痛。

方药:加味四物汤加减。方以四物汤加菊花、蔓荆子组成,具有养血疏风之功,临证可酌加阿胶、龟板胶、鸡子黄等血肉有情之品;若心悸失眠,加龙眼肉、枣仁、远志、茯神;兼气虚者,加党参、黄芪,或以八珍汤加减;本证常有食少纳呆等脾虚见症,可酌加山楂、麦芽、神曲等助运化,以促气血化生。

5.气虚头痛

证候:头痛绵绵,遇劳则重,神疲乏力、面色㿠白、自汗、气短、畏风、食欲缺乏;舌淡苔薄,脉细无力。

证候分析:本证病机主要是气虚清阳不升,清空失养。头为诸阳之会,清阳不升,头目失养,故头痛绵绵,面色㿠白;劳则气耗,故遇劳则重;气虚运化无力,故食欲缺乏;气虚鼓动无力,故神疲乏力,气短;气虚卫外不固,故自汗,畏风;舌淡苔薄、脉细无力亦气虚之象。本证以头痛绵绵,遇劳加重,神疲乏力,舌淡苔薄,脉细无力为辨证要点。

治法:益气升清。

方药:顺气和中汤加减。以补中益气汤加细辛、蔓荆子、川芎组成,有益气升清止痛之功,为气虚头痛的有效方剂。自汗、气短、畏风者加五味子、煅牡蛎,或配合玉屏风散常服;若心悸失眠,属气血两虚,可加龙眼肉、枣仁、茯神,待痛减以归脾丸善后。

6.肾虚头痛

证候:头空痛,眩晕,耳鸣少寐,腰痛酸软,遗精,带下,神疲乏力;舌红少苔,脉沉细无力。

证候分析:本证的病机主要是肾精亏虚,髓海不足,脑失所养。脑为髓海,肾主骨生髓,肾虚髓海空虚,故头空痛,眩晕;肾虚腰府失养,故腰痛酸软,耳鸣少寐;肾气亏虚,精关、带脉不固,故遗精、带下；舌红少苔、脉沉细无力均为肾虚之象。本证以头空痛，眩晕，耳鸣少寐，舌红少苔，脉沉细无力为辨证要点。

治法：补肾养阴。

方药：大补元煎加减。眩晕重者加菊花、枸杞子、钩藤；遗精或带下者加芡实、煅牡蛎、益智仁；耳鸣重者加磁石、生龙骨、珍珠母；待病情好转，可常服杞菊地黄丸或六味地黄丸补肾阴、潜肝阳以巩固疗效。

若肾虚头痛属肾阳不足者，多伴畏寒肢冷，小便清长，舌淡胖，脉沉细，可用右归丸加减以温补肾阳、填精补髓。若兼见外感寒邪者，可予麻黄附子细辛汤。

上述各证的治疗应根据头痛部位而选用不同的引经药，如太阳头痛选羌活、防风；少阳头痛选用川芎、柴胡；阳明头痛选白芷、葛根；太阴头痛选用苍术；少阴头痛选用细辛；厥阴头痛选用吴茱萸、藁本等。

此外，临床可见头痛如雷鸣，头面起核或憎寒壮热，名曰"雷头风"，多为湿热夹痰所致，宜用清震汤加味以清宣升散、除湿化痰。

另外还有偏头风，其病暴发，痛势甚剧，或左或右，或连及眼、齿，痛止如常人，又称偏头痛，此多为肝经风火所致，治宜平肝息风为主，可予天麻钩藤饮或羚角钩藤汤。

五、其他疗法

(1)风热头痛用银翘解毒片(丸)、羚翘解毒片、桑菊感冒冲剂、维C银翘片等。

(2)风湿头痛用藿香正气丸(水、液、软胶囊)等。

(3)气虚头痛用补中益气丸等。

(4)肾虚头痛用六味地黄丸、肾气丸、左归丸、右归丸等。

(5)血虚头痛用归脾丸等。

六、预防与调护

(1)头痛在急性发作期应适当休息，保证睡眠，不宜食用烧烤辛辣等厚味生热助火食物，同时限制烟酒。

(2)若患者精神紧张，情绪不稳，宜疏导劝慰以稳定情绪。

(3)在头痛缓解后应注意情志、饮食及寒温等的调护，以防复发。

(4)可根据中医辨证运用食疗、气功等辅助治疗。

（刘　宁）

第二节　眩　晕

一、概述

眩晕是目眩与头晕的总称。目眩即眼花或眼前发黑，视物模糊；头晕即感觉自身或外界景物旋转，站立不稳。两者常同时并见，故统称为眩晕。《医学心悟》："眩，谓眼黑；晕者，头旋也，故称头旋眼花是也。"本病轻者闭目即止,重者如坐舟船,旋转不定,不能站立,或伴恶心、呕吐、汗出等;严重者可突然昏倒。眩晕多属肝的病变,可由风、火、痰、虚等多种原因引起。本病又可称为"头眩""头风眩""旋运"等。现代医学中的内耳性眩晕、脑动脉硬化、高血压、贫血等,以眩晕为主症时,可参照本节进行辨证治疗。

二、病因病机

(一)肝阳上亢

肝为风木之脏,体阴而用阳,其性刚劲,主动主升,阳盛体质之人,阴阳平衡失其常度,阴亏于下,阳亢于上,则见眩晕;或忧郁、恼怒太过,肝失条达,肝气郁结,气郁化火伤阴,肝阴耗伤,风阳易动,上扰头目,发为眩晕;或肾阴素亏不能养肝,水不涵木,木少滋荣,阴不维阳,肝阳上亢,肝风内动,发为眩晕。

(二)肾精不足

肾为先天之本,藏精生髓,聚髓为脑,若先天不足,肾阴不充,或年老肾亏,或久病伤肾,或房劳过度,肾失封藏,导致肾精亏耗,不能生髓充脑,脑失所养,而生眩晕。

(三)气血亏虚

脾胃为后天之本,气血生化之源,如忧思劳倦或饮食失节,损伤脾胃;或先天禀赋不足,或年老阳气虚衰,而致脾胃虚弱,不能运化水谷,而生气血;或久病不愈,耗伤气血;或失血之后,气随血耗,气虚则清阳不振,清气不升;血虚则肝失所养,而虚风内动,皆能发生眩晕。

(四)痰浊中阻

饮食不节、肥甘厚味太过,损伤脾胃,或忧思、劳倦伤脾,以致脾阳不振,健运失职,水湿内停,积聚成痰;或肺气不足,宣降失司,水津不得通调输布,津液留聚而生痰;或肾虚不能化气行水,水泛而为痰;或肝气郁结,气郁湿滞而生痰。痰阻经络,清阳不升,清空之窍失其所养,所以头目眩晕。若痰浊中阻更兼内生之风、火作祟,则痰夹风、火,眩晕更甚;若痰湿中阻,更兼内寒,则有眩晕昏仆之虑。

(五)瘀血内阻

跌仆坠损,头脑外伤,瘀血停留,阻滞经脉,而致气血不能荣于头目;或瘀停胸中,迷闭心窍,心神飘摇不定;或妇人产时感寒,恶露不下,血瘀气逆,并走于上,迫乱心神,干扰清空,皆可发为眩晕。

总之,眩晕一证,以内伤为主,尤以肝阳上亢、气血虚损及痰浊中阻为常见。前人所谓"诸风掉眩,皆属于肝""无痰不作眩""无虚不作眩"等,均是临床实践经验的总结。眩晕多系本虚标实,实指风、火、痰、瘀,虚则指气血阴阳之虚;其病变脏腑以肝、脾、肾为重点,罢三者之中,又以肝为主。

三、诊断与鉴别诊断

(一)诊断

眩晕的诊断,主要依据目眩、头晕等临床表现,患者眼花或眼前发黑,视外界景物旋转动摇不定,或自觉头身动摇,如坐舟车,同时或兼见耳鸣、耳聋、恶心、呕吐、汗出、怠懒、肢体震颤等症状。

（二）鉴别诊断

1.厥证

厥证以突然昏倒，不省人事，或伴有四肢逆冷，发作后一般常在短时内逐渐苏醒，醒后无偏瘫、失语、口眼㖞斜等后遗症。但特别严重的，也可以一厥不复而死亡为特点。眩晕发作严重者，有欲仆或晕旋扑倒的现象与厥证相似，但一般无昏迷及不省人事的表现。

2.中风

中风以猝然昏仆，不省人事，伴有口眼㖞斜，偏瘫，失语；或不经昏仆而仅以㖞僻不遂为特征。本证昏仆与眩晕之甚者似，但其昏仆则必昏迷不省人事，且伴㖞僻不遂，则与眩晕迥然不同。

3.痫证

痫证以突然仆倒，昏不知人，口吐涎沫，两目上视，四肢抽搐，或口中如作猪羊叫声，移时苏醒，醒后一如常人为特点。本证昏仆与眩晕之甚者似，且其发作前常有眩晕、乏力、胸闷等先兆，痫证发作日久之人，常有神疲乏力，眩晕时作等症状出现，故亦应与眩晕进行鉴别。鉴别要点在于痫证之昏仆，亦必昏迷不省人事，更伴口吐涎沫，两目上视，四肢抽搐，或口中如作猪羊叫声等表现。

四、辨证分析

眩晕虽病在清窍，但与肝、脾、肾三脏功能失常有密切关系。故辨证首先分清脏腑虚实。又因病因之不同，当分清风、火、痰、瘀、虚之变。

（一）肝阳上亢

1.症状

眩晕、耳鸣、头胀痛、易怒、失眠多梦、脉弦。或兼面红、目赤、口苦、便秘尿赤，舌红苔黄，脉弦数；或兼腰膝酸软、健忘、遗精、舌红少苔、脉弦细数；甚或眩晕欲仆、泛泛欲呕、头痛如掣、肢麻震颤、语言不利、步履不正。

2.病机分析

肝阳上亢，上冒巅顶，故眩晕、耳鸣、头痛且胀，脉见弦象；肝阳升发太过，故易怒；阳扰心神，故失眠多梦；若肝火偏盛，循经上炎，则兼见面红、目赤、口苦，脉弦且数；火热灼津，故便秘尿赤，舌红苔黄；若属肝肾阴亏，水不涵木，肝阳上亢者，则兼见腰膝酸软、健忘、遗精、舌红少苔，脉弦细数。若肝阳亢极化风，则可出现眩晕欲仆、泛泛欲呕、头痛如掣、肢麻震颤、语言不利、步履不正等风动之象。此乃中风之先兆，宜加防范。

（二）气血亏虚

1.症状

眩晕，动则加剧；劳累即发，神疲懒言，气短声低，面白少华、萎黄、面有垢色，心悸失眠，纳减体倦，舌色淡、质胖嫩、边有齿印，苔少或厚，脉细或虚大；或兼食后腹胀，大便溏薄；或兼畏寒肢冷，唇甲淡白；或兼诸失血证。

2.病机分析

气血不足，脑失所养，故头晕目眩，活动劳累后眩晕加剧，或劳累即发；气血不足，故神疲懒言，面白少华或萎黄；脾肺气虚，故气短声低；营血不足，心神失养，故心悸失眠；气虚脾失健运，故纳减体倦，舌色淡、质胖嫩、边有齿印，苔少或厚，脉细或虚大，均是气虚血少之象。若偏于脾虚气陷，则兼见食后腹胀，大便稀溏。若脾阳虚衰，气血生化不足，则兼见畏寒肢冷，唇甲淡白。

(三)肾精不足

1.症状

眩晕,精神萎靡,腰膝酸软,或遗精,滑泄,耳鸣,发落,齿摇,舌瘦嫩或嫩红,少苔或无苔,脉弦细或弱或细数。或兼见头痛颧红,咽干,形瘦,五心烦热,舌嫩红,苔少或光剥,脉细数,或兼见面色㿠白或黧黑,形寒肢冷,舌淡嫩、苔白或根部有浊苔,脉弱尺甚。

2.病机分析

肾精不足,无以生髓,脑髓失充,故眩晕,精神萎靡;肾主骨,腰为肾之府,齿为骨之余,精虚骨骼失养,故腰膝酸软,牙齿动摇;肾虚封藏固摄失职,故遗精滑泄;肾开窍于耳,肾精虚少,故时时耳鸣;肾其华在发,肾精亏虚,故发易脱落;肾精不足,阴不维阳,虚热内生,故颧红,咽干,形瘦,五心烦热,舌嫩红、苔少或光剥,脉细数。精虚无以化气,肾气不足,日久真阳亦衰,故面色㿠白或黧黑,形寒肢冷,舌淡嫩,苔白或根部有浊苔,脉弱尺甚。

(四)痰浊内蕴

1.症状

眩晕,倦怠或头重如蒙,胸闷或时吐痰涎,少食多寐,舌胖、苔浊腻或白厚而润,脉滑或弦滑,或兼结代,或兼见心下逆满,心悸怔忡;或兼头目胀痛,心烦而悸,口苦尿赤,舌苔黄腻,脉弦滑而数;或兼头痛耳鸣,面赤易怒,胁痛,脉弦滑。

2.病机分析

痰浊中阻,上蒙清窍,故眩晕;痰为湿聚,湿性重浊,阻遏清阳,故倦怠头重如蒙;痰浊中阻,气机不利,故胸闷;胃气上逆,故时吐痰涎;脾阳为痰浊阻遏,故少食多寐;舌胖、苔浊腻或白厚而润,脉滑或兼结代,均为痰浊内蕴之征。若为阳虚不化水,寒饮内停,上逆凌心,则兼见心下逆满,心悸怔忡;若痰浊久郁化火,痰火上扰则头目胀痛,口苦;痰火扰心,故心烦而悸;痰火劫津,故尿赤;苔黄腻,脉弦滑而数,均为痰火内蕴之象。若痰浊夹肝阳上扰,则兼头痛耳鸣,面赤易怒,胁痛,脉弦滑。

(五)瘀血阻络

1.症状

眩晕,头痛,或兼见健忘,失眠,心悸,精神不振,面或唇色紫暗,舌有紫斑或瘀点,脉弦涩或细涩。

2.病机分析

瘀血阻络,气血不得正常流布,脑失所养,故眩晕;时作头痛,面唇紫暗,舌有紫斑瘀点,脉弦涩或细涩,均为瘀血内阻之征;瘀血不去,新血不生,心神失养,故可兼见健忘、失眠、心悸、精神不振。

五、治疗

(一)治疗原则

眩晕之治法,以滋养肝肾、益气补血、健脾和胃为主。若肝阳上亢,化火生风者,则清之、镇之、潜之、降之;痰浊上逆则荡涤之;兼外感则表散之;兼气郁则疏理之。均为急则治标之法。且眩晕多属本虚;标实之证,故常须标本兼顾。

（二）治法方药

1.肝阳上亢

治法：平肝潜阳，清火息风。

方药：天麻钩藤饮加减。本方以天麻、钩藤平肝风治风晕为主药，配以石决明潜阳，牛膝、益母草下行，使偏亢之阳气复为平衡；加黄芩、山栀以清肝火，使肝风肝火平息；再加杜仲、桑寄生养肝肾；夜交藤、茯神以养心神、固根本。

若肝火偏盛，可加龙胆草、丹皮以清肝泄热；或改用龙胆泻肝汤加石决明、钩藤等以清泻肝火；若兼腑热便秘者，可加大黄、芒硝以通腑泄热。若肝阳亢极化风，宜加羚羊角（或羚羊角骨）、牡蛎、代赭石之属以镇肝熄风，或用羚羊角汤加减（羚羊角、钩藤、石决明、龟甲、夏枯草、生地黄、黄芩、牛膝、白芍、丹皮）以防中风变证的出现。若肝阳亢而偏阴虚者，加滋养肝肾之药，如牡蛎、龟甲、鳖甲、首乌、生地、淡菜之属。若肝肾阴亏严重者，应参考肾精不足证结合上述化裁治之。

2.气血亏虚

治法：补益气血，健运脾胃。

方药：归脾汤加减。方中黄芪、党参益气生血；白术、茯苓、炙甘草健脾益气；当归、龙眼肉养血补血；远志、酸枣仁养血安神；木香行气，使补而不滞。

若脾失健运，大便溏薄者，加炒山药、莲子肉、炒薏苡仁，以健脾止泻；若气虚兼寒，症见形寒肢冷，腹中隐痛者，加肉桂、干姜以温散寒邪；若血虚者，可加熟地、阿胶、何首乌以补血养血。

若中气不足，清阳不升，时时眩晕，懒于动作，面白少神，大便溏薄，宜补中益气，升清降浊，用补中益气汤加减。

若眩晕由失血引起者，应查清失血原因而治之。如属气不摄血者，可用四君子汤加黄芪、阿胶、白及、田三七之属；若暴失血而突然晕倒者，可急用针灸法促其复苏，内服方可用六味回阳饮；重用人参，以取血脱益气之意。

3.肾精不足

治法：补益肾精，充养脑髓。

方药：河车大造丸加减。本方以党参、茯苓、熟地、天冬、麦冬大补气血而益真元；紫河车、龟甲、杜仲、牛膝以补肾益精血；黄柏以清妄动之相火。可选加菟丝子、山萸肉、鹿角胶、女贞子、莲子等以增强填精补髓之力。

若眩晕较甚者，可选加龙骨、牡蛎、鳖甲、磁石、珍珠母之类，以潜浮阳。若遗精频频者，可选加莲须、芡实、桑螵蛸、沙苑子、覆盆子等以固肾涩精。

偏于阴虚者，宜补肾滋阴清热，可用左归丸加知母、黄柏、丹参。方中熟地、山萸肉、菟丝子、牛膝、龟甲补益肾阴；鹿角胶填精补髓；加丹参、知母、黄柏以清内生之虚热；偏于阳虚者，宜补肾助阳，可用右归丸。方中熟地、山萸肉、菟丝子、杜仲为补肾主药；山药、枸杞、当归补肝脾以助肾；附子、肉桂、鹿角胶益火助阳。可酌加巴戟天、淫羊藿、仙茅、肉苁蓉等以增强温补肾阳之力。在病情改善后，可根据辨证选用六味丸或八味丸（金匮肾气丸），较长时间服用，以固其根本。

4.痰浊内蕴

治法：燥湿祛痰，健脾和胃。

方药：半夏白术天麻汤加减。本方半夏燥湿化痰，白术健脾祛湿，天麻息风止头眩为主药；其余茯苓、甘草、生姜、大枣俱是健脾和胃之药，再加橘红以理气化痰，使脾胃健运，痰湿不留，眩晕乃止。

若眩晕较甚,呕吐频作者,可加代赭石、旋覆花、胆南星之类以除痰降逆,或改用旋覆代赭汤;若舌苔厚腻水湿盛重者,可合五苓散;若脘闷不食,加白蔻仁、砂仁化湿醒胃;若兼耳鸣重听,加青葱、石菖蒲通阳开窍;若脾虚生痰者可用六君子汤加黄芪、竹茹、胆星、白芥子之属;若为寒饮内停者,可用苓桂术甘汤加干姜、附子、白芥子之属以温阳化寒饮,或用黑锡丹。

若为痰郁化火,宜用温胆汤加黄连、黄芩、天竺黄等以化痰泄热或合滚痰丸以降火逐痰。若动怒郁勃,痰、火、风交织者,用二陈汤下当归龙荟丸,并可随证酌加天麻、钩藤、石决明等息风之药。若兼肝阳上扰者,可参用上述肝阳上亢之法治之。

5.瘀血阻络

治法:去瘀生新,行血通经。

方药:血府逐瘀汤加减。方中当归、生地、桃仁、红花、赤芍、川芎等为活血消瘀主药;枳壳、柴胡、桔梗、牛膝以行气通络,疏理气机。

若兼气虚,身倦乏力,少气自汗,宜加黄芪,且应重用(60 g以上),以行气行血。若兼寒凝,畏寒肢冷,可加附子、桂枝以温经活血。若兼骨蒸劳热,肌肤甲错,可加丹皮、黄柏、知母。重用干地黄,去柴胡、枳壳、桔梗,以清热养阴,祛瘀生新。

若为产后血瘀血晕,可用清魂散,加当归、延胡索、血竭、没药、童便,本方以人参、甘草益气活血;泽兰、川芎活血祛瘀;荆芥理血祛风;合当归、延胡索、血竭、没药、童便等活血祛瘀药,全方具有益气活血,祛瘀止晕的作用。

(刘 宁)

第三节 癫 狂

一、定义

癫病以精神抑郁,表情淡漠,沉默痴呆,语无伦次,静而少动为特征;狂病以精神亢奋,狂躁刚暴,喧扰不宁,毁物打骂,动而多怒为特征。癫病与狂病都是精神失常的疾病,两者在临床上可以互相转化,故常并称。

二、历史沿革

癫之病名最早见于马王堆汉墓出土的《足臂十一脉灸经》"数瘨疾"。癫狂病名出自《内经》。该书对于本病的症状、病因病机及治疗均有较详细的记载。

在症状描述方面,如《灵枢·癫狂》篇说:"癫疾始生,先不乐,头重痛,视举,目赤,甚作极,已而烦心""狂始发,少卧,不饥,自高贤也,自辨智也,自尊贵也,善骂詈,日夜不休。"

在病因病机方面,《素问·至真要大论篇》说:"诸躁狂越,皆属于火。"《素问·脉要精微论篇》说:"衣被不敛,言语善恶,不避亲疏者,此神明之乱也。"《素问·脉解篇》又说:"阳尽在上,而阴气从下,下虚上实,故狂癫疾也。"指出了火邪扰心和阴阳失调可以发病。《灵枢·癫狂》篇又有"得之忧饥""得之大恐""得之有所大喜"等记载。明确指出情志因素亦可以导致癫狂的发生。《素问·奇病论篇》说:"人生而有病癫疾者,此得之在母腹中时。"指出本病具有遗传性。

在治疗方面，《素问·病能论篇》说："帝曰：有病怒狂者，其病安生？岐伯曰：生于阳也。帝曰：治之奈何？岐伯曰：夺其实即已，夫食入于阴，长气于阳，故夺其食则已，使之服以生铁落为饮，夫生铁落者，下气疾也。"至《难经》则明确提出癫与狂的鉴别要点，如《二十难》记有"重阳者狂，重阴者癫"，而《五十九难》对癫狂二证则从症状表现上加以区别，其曰："狂癫之病何以别之？然：狂疾之始发，少卧而不饥，自高贤也，自辩智也，自倨贵也，妄笑好歌乐，妄行不休是也。癫疾始发，意不乐，僵仆直视，其脉三部阴阳俱盛是也。"对两者的鉴别可谓要言不烦。

汉代张仲景《金匮要略·五脏风寒积聚病脉证治》说："邪哭（作'入'解）使魂魄不安者，血气少也，血气少者属于心，心气虚者，其人则畏；合目欲眠，梦远行而精神离散，魂魄妄行。阴气衰者为癫，阳气衰者为狂。"对本病的病因做进一步的探讨，提出因心虚而血气少，邪乘于阴则为癫，邪乘于阳则为狂。

唐宋以后，对癫狂的证候描述更加确切，唐代孙思邈《备急千金要方·风癫》曰："示表癫邪之端，而见其病，或有默默而不声，或复多言而漫说，或歌或哭，或吟或笑，或眠坐沟渠，瞰于粪秽，或裸形露体，或昼夜游走，或嗔骂无度，或是蛊蛊精灵，手乱目急。"对癫狂采用针药并用的治疗方式。

金元时代对癫狂的病因学说有了较大的发展。如金代刘完素《素问玄机原病式·五运主病》说："经注曰多喜为癫，多怒为狂，然喜为心志，故心热甚则多喜而为狂，况五志所发，皆为热，故狂者五志间发。"元代朱丹溪《丹溪心法·癫狂篇》云："癫属阴，狂属阳……大率多因痰结于心胸间。"提出了癫狂的发病与"痰"有关的理论，并提出"痰迷心窍"之说，对于指导临床实践具有重要意义，也为后世许多医家所遵循。此时不仅对病因病机的认识更臻完善，而且从实践中也积累了一些治疗本病的经验。如治癫用养心血、镇心神、开痰结，治狂用大吐下之法。此外，《丹溪心法》还记有精神治疗的方法。

及至明清两代，不少医家对本病证治理法的研究多有心得体会。如明代楼英《医学纲目》卷二十五记有："狂之为病少卧，少卧则卫独行，阳不行阴，故阳盛阴虚，令昏其神。得睡则卫得入于阴，而阴得卫镇，不虚，阳无卫助，不盛，故阴阳均平而愈矣。"对《内经》狂病，由阴阳失调而成的理论有所发挥。再如李梴、张景岳等对癫狂二证的区别，分辨甚详。明代李梴《医学入门·癫狂》说："癫者异常也，平日能言，癫则沉默；平日不言，癫则呻吟，甚则僵卧直视，心常不乐""狂者凶狂也，轻则自高自是，好歌好舞，甚则弃衣而走，逾垣上屋，又甚则披头大叫，不避水火，且好杀人。"明代张介宾《景岳全书·癫狂痴呆》说："狂病常醒，多怒而暴；癫病常昏，多倦而静。由此观之，则其阴阳寒热，自有冰炭之异。"明代王肯堂《证治准绳》中云："癫者，俗谓之失心风。多因抑郁不遂……精神恍惚，言语错乱，喜怒不常。"这一时期的医家肯定了癫狂痰迷心窍的病机，治疗多主张治癫宜解郁化痰、宁心安神为主；治狂则先夺其食，或降其火，或下其痰，药用重剂，不可畏首畏尾。明代戴思恭《证治要诀·癫狂》提出："癫狂由七情所郁，遂生痰涎，迷塞心窍。"明代虞抟《医学正传》以牛黄清心丸治癫狂，取其豁痰清心之意。至王清任又提出了血瘀可病癫狂的论点，并认识到本病与脑有着密切的关系。如王清任《医林改错》癫狂梦醒汤谓："癫狂一证……乃气血凝滞脑气，与脏腑气不接，如同做梦一样。"清代何梦瑶《医碥·狂癫痫》剖析狂病病机为火气乘心，劫伤心血，神不守舍，痰涎入踞。清代张璐《张氏医通·神志门》集狂病治法之大成："上焦实者，从高抑之，生铁落饮；阳明实则脉伏，大承气汤去厚朴加当归、铁落饮，以大利为度；在上者，因而越之，来苏膏，或戴人三圣散涌吐，其病立安，后用洗心散、凉膈散调之；形证脉气俱实，当涌吐兼利，胜金丹一服神效……《经》云：喜乐无极则伤魂，魄伤则狂，狂者意不存，当以恐胜之，以凉药补魄之阴,清神汤。"

综上所述,历代医家则对癫狂的病因、病机、临床症状及治疗进行了较多的论述,对后世有较大的影响。

三、范围

癫病与狂病都是精神失常的疾病,其表现类似于西医学的某些精神病,精神分裂症的精神抑郁型、心境障碍中躁狂抑郁症的抑郁型、抑郁发作大致相当于癫病。精神分裂症的紧张性兴奋型及青春型、心境障碍中躁狂抑郁症的躁狂型、躁狂发作、急性反应性精神病的反应兴奋状态大致相当于狂病。凡此诸病出现症状、舌苔、脉象等临床表现与本节所述相同者,均可参考本节进行辨证论治。

四、病因病机

癫狂发生的原因,总与七情内伤密切相关,或以思虑不遂,或以悲喜交加,或以恼怒惊恐,皆能损伤心、脾、肝、胆,导致脏腑功能失调和阴阳失于平秘,进而产生气滞、痰结、火郁、血瘀等,蒙蔽心窍而引起神志失常。狂病属阳,癫病属阴,病因病机有所不同。如清代叶天士《临证指南医案》龚商年按:"狂由大惊大恐,病在肝胆胃经,三阳并而上升,故火炽则痰涌,心窍为之闭塞。癫由积忧积郁,病在心脾包络,三阴蔽而不宣,故气郁则痰迷,神志为之混淆。"

癫狂发生的存在原发病因、继发病因和诱发因素。原发病因有禀赋不足,情志内伤和饮食不节;继发病因有气滞、痰结、火郁、血瘀等;诱发因素有情志失节,人事佛意,突遭变乱及剧烈的情志刺激。癫病起病多缓慢,渐进发展,癫病病位在肝、脾、心、脑,病之初起多表现为实证,后转换为虚实夹杂,病程日久,损伤心、脾、脑、肾,转为虚证。狂病急性发病,狂病病位在肝、胆、胃、心、脑,病之初起为阳证、热证、实证,渐向虚实夹杂转化,终至邪去正伤,渐向癫病过渡。

兹从气、痰、火、瘀四个方面对本病的病因病机列述如下。

(一)气机阻滞

《素问·举痛论篇》有"百病皆生于气"之说,平素易怒者,由于郁怒伤肝,肝失疏泄,则气机失调,气郁日久,则进一步形成气滞血瘀,或痰气互结,或气郁化火,阻闭心窍而发为癫狂。正如《证治要诀·癫狂》所说"癫狂由七情所郁,遂生痰涎,迷塞心窍"。

(二)痰浊蕴结

自从金元时代朱丹溪提出癫狂与"痰"有关的论点以后,不少医家均宗其说。如明代张景岳《景岳全书·癫狂痴呆》说:"癫病多由痰气,凡气有所逆,痰有所滞,皆能壅闭经络,格塞心窍。"近代张锡纯《医学衷中参西录·医方》明确指出:"癫狂之证,乃痰火上泛,瘀塞其心与脑相连窍络,以致心脑不通,神明皆乱"。由于长期的忧思郁怒造成气机不畅,肝郁犯脾,脾失健运,痰涎内生,以致气血痰结。或因脾气虚弱,升降失常,清浊不分,浊阴蕴结成痰,则为气虚痰结。无论气郁痰结或气虚痰结,总由"痰迷心窍"而病癫病。若因五志之火不得宣泄,炼液成痰,或肝火乘胃,津液被熬,结为痰火;或痰结日久,郁而化火,以致痰火上扰,心窍被蒙,神志遂乱,也可发为狂病。

(三)火郁扰神

《内经》早就指出狂病与火有关。如《素问·至真要大论篇》指出:"诸躁狂越,皆属于火。"《素问·阳明脉解篇》又说:"帝曰:病甚则弃衣而走,登高而歌,或至不食数日,逾垣上屋,所上之处,皆非其素所能也,病反能者何也? 岐伯曰:四肢者,诸阳之本也,阳盛则四肢实,实则能登高也"

"帝曰:其妄言骂詈不避亲疏而歌者何也?岐伯曰:阳盛则使人妄言骂詈,不避亲疏而不欲食,不欲食故妄走也。"因阳明热盛,上扰心窍,以致心神昏乱而发为狂病。《景岳全书·癫狂痴呆》亦说:"凡狂病多因于火,此或以谋为失志,或以思虑郁结,屈无所伸,怒无所泄,以致肝胆气逆,木火合邪,是诚东方实证也,此其邪盛于心,则为神魂不守,邪乘于胃,则为暴横刚强。"

综上所述,胃、肝、胆三经实火上升扰动心神,皆可发为狂病。

(四)瘀血内阻

由于血瘀使脑气与脏腑之气不相连接而发狂。如清代王清任《医林改错》说:"癫狂一证,哭笑不休,詈骂歌唱,不避亲疏,许多恶态,乃气血凝滞,脑气与脏腑气不接,如同做梦一样。"并自创癫狂梦醒汤治疗本病。另外,王清任还创立脑髓说,其曰:"灵机记性在脑者,因饮食生气血,长肌肉,精汁之清者,化而为髓""小儿无记性者,脑髓未满,高年无记性者,脑髓渐空。"联系本病的发生,如头脑发生血瘀气滞,使脏腑化生的气血不能正常的充养元神之府,或因血瘀阻滞脉络,气血不能上荣脑髓,则可造成灵机混乱,神志失常发为癫狂。

综上所述,气、痰、火、瘀均可造成阴阳的偏盛偏衰,而历代医家多以阴阳失调作为本病的主要病机。如《素问·生气通天论篇》说:"阴不胜其阳,则脉流薄疾,并乃狂。"又《素问·宣明五气论篇》说:"邪入于阳则狂,邪入于阴则痹,搏阳则为癫疾。"《难经·二十难》说:"重阳者狂,重阴者癫。"所谓重阴重阳者,医家论述颇不一致。有说阳邪并于阳者为重阳,阴邪并于阴者为重阴;有说三部阴阳脉皆洪盛而牢为重阳,三部阴阳脉皆沉伏而细为重阴;还有认为气并于阳而阳盛气实者为重阳,血并于阴而阴盛血实者为重阴。概言之,两种属阳的因素重叠相加称为重阳,如平素好动、性情暴躁,又受痰火阳邪,此为重阳而病狂;两种属阴的因素重叠相加,称为重阴,如平素好静,情志抑郁,又受痰郁阴邪,此为重阴而病癫。此后在《诸病源候论》《普济方》以及明清许多医家的著述中,也都说明机体阴阳失调,不能互相维系,以致阴虚于下,阳亢于上,心神被扰,神明逆乱而发癫狂。

此外,张仲景《伤寒论》尚有蓄血发狂的记载,应属血瘀一类;由于思虑太过,劳伤心脾,气血两虚,心失所养亦可致病。《医学正传·癫狂痫证》说:"癫为心血不足。"癫狂病的发生还与先天禀赋有关,若禀赋充足,体质强壮,阴平阳秘,虽受七情刺激也只是短暂的情志失畅;反之禀赋素虚,肾气不足,复因惊骇悲恐,意志不遂等七情内伤,则每可引起阴阳失调而发病。禀赋不足而发病者往往具有家族遗传性,其家族可有类似的病史。

五、诊断与鉴别诊断

(一)诊断

1.发病特点

本病发生与内伤七情密切相关,性格暴躁、抑郁、孤僻、易于发怒、胆怯疑虑等,是发病的常见因素;头颅外伤、中毒病史对确定诊断也有帮助。但其主要诊断依据是灵机、情志、行为三方面的失常。所谓灵机即记性、思考、谋虑、决断等方面的功能表现。

2.临床表现

本病的临床症状大致可分为4类,兹分述于后。

(1)躁狂症状:如弃衣而走,登高而歌,数日不食而能逾垣上屋,所上之处,皆非其力所能,妄言骂詈,不避亲疏,妄想丛生,毁物伤人,甚至自杀等,其证属实热,为阳气有余的症状。

(2)抑郁症状:如精神恍惚,表情淡漠,沉默痴呆,喃喃自语或语无伦次,秽洁不知,颠倒错乱,或歌或笑,悲喜无常,其证多偏于虚。为阴气有余的症状,或为痰气交阻。

(3)幻觉症状:幻觉是患者对客观上不存在的事物,却感到和真实的一样,可有幻视、幻听、幻嗅、幻触等症。如早在《灵枢·癫狂》就对幻觉症状有明确的记载:"目妄见,耳妄闻……善见鬼神。"再如明代李梴《医学入门·癫狂》记有:"视听言动俱妄者,谓之邪祟,甚则能言平生未见闻事及五色神鬼。"此处所谓邪祟,即为幻觉症状。

(4)妄想症状:妄想是与客观实际不符合的病态信念,其判断推理缺乏令人信服的根据,但患者坚信其正确而不能被说服。正如《灵枢·癫狂》所说:"自高贤也,自辨智也,自尊贵也。"《中藏经·癫狂》也说:"有自委曲者,有自高贤者。"此外,还可有疑病、自罪、被害、嫉妒等妄想症状。

这些临床症状不是中毒、热病所致,头颅CT及其他辅助检查没有阳性发现。

总之,癫病多见抑郁症状,呆滞好静,其脉多沉浮细弦;狂病多见躁狂症状,多怒好动,其脉多洪盛滑数,这是两者的区别。至于幻觉症状和妄想症状则既可见于癫病,也可见于狂病。

(二)鉴别诊断

1.痫病

痫病是以突然仆倒,昏不知人,四肢抽搐为特征的发作性疾病,与本病不难区分。但自秦汉至金元时期,往往癫、狂、痫同时并称,常常混而不清,尤其是癫病与痫病始终未能明确分清,及至明代王肯堂才明确提出癫狂与痫病的不同。如《证治准绳·癫狂痫总论》说:"癫者或狂或愚,或歌或笑,或悲或泣,如醉如痴,言语有头无尾,秽洁不知,积年累月不愈";"狂者病之发时猖狂刚暴,如伤寒阳明大实发狂,骂詈不避亲疏,甚则登高而歌,弃衣而走,逾垣上屋,非力所能,或与人语所未尝见之事";"痫病发则昏不知人,眩仆倒地,不省高下,甚而瘛疭抽掣,目上视,或口眼㖞斜,或口作六畜之声。"至此已将癫狂与痫病截然分开,为后世辨证治疗指出了正确方向。

2.谵语、郑声

谵语是因阳明实热或温邪入于营血,热邪扰乱神明,而出现神志不清、胡言乱语的重症。郑声是指疾病晚期心气内损,精神散乱而出现神识不清,不能自主,语言重复,语声低怯,断续重复而语不成句的垂危征象。狂病与谵语、郑声在症状表现上是不同的,如《东垣十书·此事难知集·狂言谵语郑声辨》记有"狂言声大开自与人语,语所未尝见事,即为狂言也。谵语者,合目自语,言所日用常见常行之事,即为谵语也。郑声者,声音无力,不相接续,造字出于喉中,即郑声也"。

3.脏躁

脏躁好发于妇人,其症为悲伤欲哭,数欠伸,像如神灵所作,但可自制,一般不会自伤及伤害他人,与癫狂完全丧失自知力的神志失常不同。

六、辨证

(一)辨证要点

1.癫病审查轻重

精神抑郁,表情淡漠,寡言呆滞是癫病的一般症状,初发病时常兼喜怒无常,喃喃自语,语无伦次,舌苔白腻,此为痰结不深,证情尚轻。若病程迁延日久,则见呆若木鸡,目瞪如愚,灵机混乱,舌苔渐变为白厚而腻,乃痰结日深,病情转重。久则正气日耗,脉由弦滑变为滑缓,终至沉细无力。倘使病情演变为气血两虚,而症见神思恍惚,思维贫乏,意志减退者,则病深难复。

2.狂病明辨虚实

狂病应区分痰火、阴虚的主次先后,狂病初起是以狂暴无知,情感高涨为主要表现,概由痰火实邪扰乱神明而成。病久则火灼阴液,渐变为阴虚火旺之证,可见情绪焦躁,多言不眠,形瘦面赤舌红等症状。这一时期,分辨其主次先后,对于确定治法处方是很重要的。一般说,亢奋症状突出,舌苔黄腻,脉弦滑数者,是痰火为主,而焦虑、烦躁、失眠、精神疲惫,舌质红少苔或无苔,脉细数者,是阴虚为主。至于痰火、阴虚证候出现的先后,则需对上述证候,舌苔、脉象的变化作动态的观察。

(二)证候

1.癫病

(1)痰气郁结:精神抑郁,表情淡漠,寡言呆滞,或多疑虑,语无伦次,或喃喃自语,喜怒无常,甚则忿不欲生,不思饮食。舌苔白腻,脉弦滑。

病机分析:因思虑太过,所愿不遂,使肝气被郁,脾失健运而生痰浊。痰浊阻蔽神明,故出现抑郁、呆滞、语无伦次等症;痰扰心神,故见喜怒无常,忿不欲生,又因痰浊中阻,故不思饮食。苔腻、脉滑皆为气郁痰结之征。

(2)气虚痰结:情感淡漠,不动不语,甚则呆若木鸡,目瞪如愚,傻笑自语,生活被动,灵机混乱,甚至目妄见,耳妄闻,自责自罪,面色萎黄,便溏溲清。舌质淡,舌体胖,苔白腻,脉滑或脉弱。

病机分析:癫久正气亏虚,脾运力薄而痰浊益甚。痰结目深,心窍被蒙,故情感淡漠而呆若木鸡,甚至灵机混乱,出现幻觉症状;脾气日衰故见面色萎黄,便溏、溲清诸症。舌淡胖,苔白腻,脉滑或弱皆为气虚痰结之象。

(3)气血两虚:病程漫长,病势较缓,面色苍白,多有疲惫不堪之象,神思恍惚,心悸易惊,善悲欲哭,思维贫乏,意志减退,言语无序,魂梦颠倒。舌质淡,舌体胖大有齿痕,舌苔薄白,脉细弱无力。

病机分析:癫病日久,中气渐衰,气血生化乏源,故面色苍白,肢体困乏,疲惫不堪;因心血内亏,心失所养,可见神思恍惚,心悸易惊,意志减退诸症。舌胖,脉细是气血俱衰之征。

2.狂病

(1)痰火扰心:起病急,常先有性情急躁,头痛失眠,两目怒视,面红目赤,突然狂暴无知,情感高涨,言语杂乱,逾垣上屋,气力逾常,骂詈叫号,不避亲疏,或毁物伤人,或哭笑无常,登高而歌,弃衣而走,渴喜冷饮,便秘溲赤,不食不眠。舌质红绛,苔多黄腻,脉弦滑数。

病机分析:五志化火,鼓动阳明痰热,上扰清窍,故见性情急躁,头痛失眠;阳气独盛,扰乱心神,神明昏乱,症见狂暴无知,言语杂乱,骂詈不避亲疏;四肢为诸阳之本,阳盛则四肢实,实则登高、逾垣、上屋,而气力超乎寻常。舌绛苔黄腻,脉弦而滑数,皆属痰火壅盛,且有伤阴之势。以火属阳,阳主动,故起病急骤而狂暴不休。

(2)阴虚火旺:狂病日久,病势较缓,精神疲惫,时而躁狂,情绪焦虑、紧张,多言善惊,恐惧而不稳,烦躁不眠,形瘦面红,五心烦热。舌质红,少苔或无苔,脉细数。

病机分析:狂乱躁动日久,必致气阴两伤,如气不足则精神疲惫,仅有时躁狂而不能持久。由于阴伤而虚火旺盛,扰乱心神,故症见情绪焦虑,多言善惊,烦躁不眠,形瘦面红等。舌质红,脉细数,也为阴虚内热之象。

(3)气血凝滞:情绪躁扰不安,恼怒多言,甚则登高而歌,弃衣而走,或目妄见,耳妄闻,或呆滞少语,妄思离奇多端,常兼面色暗滞,胸胁满闷,头痛心悸,或妇人经期腹痛,经血紫黯有块。舌质紫黯有瘀斑,舌苔或薄白或薄黄,脉细弦,或弦数,或沉弦而迟。

病机分析:本证由血气凝滞使脑气与脏腑气不相接续而成,若瘀兼实热,苔黄,脉弦致,多表现为狂病;若瘀兼虚寒,苔白,脉沉弦而迟,多表现为癫病。但是无论属狂属癫,均以血瘀气滞为主因。

七、治疗

(一)治疗原则

1.解郁化痰,宁心安神

癫病多虚,为重阴之病,主于气与痰,治疗宜解郁化痰,宁心安神,补养气血为主要治则。

2.泻火逐痰,活血滋阴

狂病多实,为重阳之病,主于痰火、瘀血,治疗宜降其火,或下其痰,或化其瘀血,后期应予滋养心肝阴液,兼清虚火。

概言之,癫病与狂病总因七情内伤,使阴阳失调,或气并于阳,或血并于阴而发病,故治疗总则以调整阴阳,以平为期,如《素问·生气通天论篇》所说:"阴平阳秘,精神乃治。"

(二)癫病

1.痰气郁结

治法:疏肝解郁,化痰开窍。

方药:逍遥散合涤痰汤加减。药用柴胡配白芍疏肝柔肝,可加香附、郁金以增理气解郁之力,其中茯苓、白术可以健脾化浊。涤痰汤为二陈汤增入胆南星、枳实、人参、石菖蒲、竹茹而成,胆南星、竹茹辅助二陈汤化痰,石菖蒲合郁金可以开窍,枳实配香附可以理气,人参可暂去之。

单用上方恐其效力不达,须配用十香返生丹,每服1丸,日服2次,是借芳香开窍之力,以奏涤痰散结之功;若癫病因痰结气郁而化热者,症见失眠易惊,烦躁不安而神志昏乱,舌苔转为黄腻,舌质渐红,治当清化痰热,清心开窍,可用温胆汤送服至宝丹。

2.气虚痰结

治法:益气健脾,涤痰宣窍。

方药:四君子汤合涤痰汤加减。药用人参、茯苓、白术、甘草四君益气健脾以扶正培本。再予半夏、胆南星、橘红、枳实、石菖蒲、竹茹涤除痰涎,可加远志、郁金,既可理气化痰,又能辅助石菖蒲宣开心窍。

若神思迷惘,表情呆钝,病情较重,是痰迷心窍较深,治宜温开,可用苏合香丸,每服1丸,日服2次,以豁痰宣窍。

3.气血两虚

治法:益气健脾,养血安神。

方药:养心汤加减。方中人参、黄芪、甘草补脾益气;当归、川芎养心血;茯苓、远志、柏子仁、酸枣仁、五味子宁心神;更有肉桂引药入心,以奏养心安神之功。

若兼见畏寒蜷缩,卧姿如弓,小便清长,下利清谷者,属肾阳不足,应加入温补肾阳之品,如补骨脂、巴戟天、肉苁蓉等。

(三)狂病

1.痰火扰心

治法:泻火逐痰,镇心安神。

方药:泻心汤合礞石滚痰丸加减。方中大黄、黄连、黄芩苦寒直折心肝胃三经之火,知母滋阴降火而能维护阴液,佐以生铁落镇心安神。礞石滚痰丸方用青礞石、沉香、大黄、黄芩、朴硝,逐痰降火,待痰火渐退,礞石滚痰丸可改为包煎。

胸膈痰浊壅盛,而形体壮实,脉滑大有力者,可采用涌吐痰涎法,三圣散治之,方中瓜蒂、防风、藜芦三味,劫夺痰浊,吐后如形神俱乏,当以饮食调养。阳明热结,躁狂谵语,神志昏乱,面赤腹满,大便燥结,舌苔焦黄起刺或焦黑燥裂,舌质红绛,脉滑实而大者,宜先服大承气汤急下存阴,再投凉膈散加减清以泻实火;病情好转而痰火未尽,心烦失眠,哭笑无常者,可用温胆汤送服朱砂安神丸。

2.阴虚火旺

治则:滋阴降火,安神定志。

方药:选用二阴煎加减,送服定志丸。方中生地、麦门冬、玄参养阴清热;黄连、木通、竹叶、灯心草泻热,清心安神;可加用白薇、地骨皮清虚热;茯神、炒酸枣仁、甘草养心安神。定志丸方用人参、茯神、石菖蒲、甘草,其方健脾养心,安神定志,可用汤药送服,也可布包入煎。

若阴虚火旺兼有痰热未清者,仍可用二阴煎适当加入全瓜蒌、胆南星、天竺黄等。

3.气血凝滞

治则:活血化瘀,理气解郁。

方药:选用癫狂梦醒汤加减,送服大黄䗪虫丸。方中重用桃仁合赤芍活血化瘀,还可加用丹参、红花、水蛭以助活血之力;柴胡、香附理气解郁;青陈皮、大腹皮、桑白皮、苏子行气降气;半夏和胃,甘草调中。

如蕴热者可用木通加黄芩以清之;兼寒者加干姜、附子助阳温经。大黄䗪虫丸方用大黄、黄芩、甘草、桃仁、杏仁、芍药、干生地、干漆、虻虫、水蛭、蛴螬、䗪虫。可祛瘀生新,攻逐蓄血,但需要服用较长时期。

(四)其他治法

1.单方验方

(1)黄芫花:取花蕾及叶,晒干研粉,成人每天服1.5~6 g,饭前一次服下,10~20天为1个疗程,主治狂病属痰火扰心者。一般服后有恶心、呕吐、腹泻等反应,故孕妇、体弱、素有胃肠病者忌用。

(2)巴豆霜:1~3 g,分2次间隔半小时服完,10次为1个疗程,一般服用2个疗程,第1个疗程隔天1次,第2个疗程隔两日1次。主治狂病,以痰火扰心为主者。

2.针灸

取穴以任督二脉、心及心包经为主,其配穴总以清心醒脑,豁痰宣窍为原则,其手法多采用三人或五人同时进针法,狂病多用泻法,大幅度捻转,进行强刺激,癫病可用平补平泻的手法。

(1)癫病主方:①中脘、神门、三阴交。②心俞、肝俞、脾俞、丰隆。两组可以交替使用。

(2)狂病主方:①人中、少商、隐白、大陵、丰隆。②风府、大椎、身柱。③鸠尾、上脘、中脘、丰隆。④人中、风府、劳宫、大陵。每次取穴一组,4组穴位可以轮换使用。狂病发作时,可独取两侧环跳穴,用四寸粗针,行强刺激,可起安神定志作用。

3.灌肠疗法

痰浊蒙窍的癫病:以生铁落、牡蛎、石菖蒲、郁金、胆南星、法半夏、礞石、黄连、竹叶、灯心草、赤芍、桃仁、红花组方,先煎生铁落、礞石30分钟,去渣加其他药物煎30分钟,取汁灌肠。

4.饮食疗法

心脾不足者：黄芪莲子粥，取黄芪，文火煎 10 分钟，去渣，入莲子、粳米，煮粥。

心肾不交者：百合地黄粥。生地切丝，煮 1～2 分钟，去渣，入百合，粳米煮成粥，加蜂蜜适量。

八、转归及预后

癫病属痰气郁结而病程较短者，及时祛除壅塞胸膈之痰浊，复以理气解郁之法，较易治愈；若病久失治，则痰浊日盛而正气日虚，乃成气虚痰结之证；或痰郁化热，痰火渐盛，转变为狂病。

气虚痰结证如积极调治，使痰浊渐化，正气渐复，则可以向愈，但较痰气郁结证易于复发。若迁延失治或调养不当，正气愈虚而痰愈盛，痰愈盛则症愈重，终因灵机混乱，日久不复成废人。

气血两虚治以扶正固本，补养心脾之法，使气血渐复，尚可向愈，但即使病情好转，也多情感淡漠，灵机迟滞，工作效率不高，且复发机会较多。

狂病骤起先见痰火扰心之证，急投泻火逐痰之法，病情多可迅速缓解；若经治以后，火势渐衰而痰浊留恋，深思迷惘，其状如癫，乃已转变为癫病。如治不得法或不及时，致使真阴耗伤，则心神昏乱日重，其证转化为阴虚火旺，若此时给予正确的治疗，使内热渐清而阴液渐复，则病情可向愈发展。如治疗失当，则火愈旺而阴愈伤，阴愈亏则火愈亢，以致躁狂之症时隐时发，时轻时重。

另外，火邪耗气伤阴，导致气阴两衰，则迁延难愈。狂病日久出现气血凝滞，治疗得法，血瘀征象不断改善，则癫狂症状也可逐渐好转。若病久迁延不愈，可形成气血阴阳俱衰，灵机混乱，预后多不良。

（王续增）

第四节　神　昏

神昏是以神志丧失且不易逆转为特征的一种病证，又称昏迷、昏不知人、昏谵、昏愦等。

神昏有程度不同，现代医学分为轻、中、重三度。中医学虽未明确分度标准，但从所用术语含义来看，大致有轻重之别。轻者称神识朦胧，时清时昧，重者昏谵、神昏、昏不识人、不知与人言等，最重者常称昏愦，或其状如尸、尸厥等。

神昏只是一个症，不作为病证名称理解，是很多疾病发展到危重阶段时所出现的一个共同病理反映。

现代医学中的昏迷，是由于大脑皮质和皮下网状结构发生高度抑制，脑功能严重障碍的一种病理状态。由急性传染性疾病、感染性疾病、内分泌及代谢障碍性疾病、电解质平衡紊乱、中毒、物理性损害等引起的昏迷，可参照本节辨证论治。

一、病因病机

（一）阳明腑实

感受寒邪，或温热、湿热之邪，入里化热，热与糟粕相合，结于胃肠，浊气上熏于心，扰于神明而神昏谵语。《伤寒论》中的神昏谵语，皆因阳明腑实所致。正如陆九芝所说："胃热之甚，神为之昏，从来神昏之病；皆属胃家"。温病中因阳明腑实而致昏迷的记载亦颇多。如《温病条辨·中焦篇》第六条："阳明温病，面目俱赤，肢厥，甚则通体皆厥，不瘛疭，但神昏，不大便七八日以外，小便赤，脉沉伏，或并脉亦厥，胸腹坚满，甚则拒按，喜凉饮者，大承气汤主之"。《温热病篇》第六条："湿热证，发痉，神昏笑妄，脉洪数有力，开泄不效者，湿热蕴结胸膈，宜仿凉膈散，若大便数日不通者，热邪闭结胃肠，宜仿承气急下之例"。阳明腑实是热性病发生昏迷的重要因素，因而通下法在救治昏迷患者中占有重要位置。

（二）热闭心包

热闭心包而产生昏迷的理论，是温病学首创，是温病学的一大贡献。除伤寒阳明腑实所造成的神昏之外，又提出了热闭心包的理论，为救治神昏开辟了新的途径。热闭心包有两个传变途径，一是逆传，由卫分证不经气分，而直陷心营，阻闭心包，使神明失守而昏迷。这种逆传，往往是由于所感受有温热之邪毒力太盛，或素体阴虚，外邪易于内陷，或误治引起内陷，这就是叶天士所说的"逆传心包"。另一个传变途径是顺传，由卫分经气分，再传入心营而出现神昏，这种昏迷虽较逆传者出现较晚，但是由于邪热不解，对阴液的耗伤较重。

（三）湿热酿痰蒙蔽心包

感受湿热之邪，湿热交蒸酿痰，痰浊蒙蔽心包，心明失守而神昏。这是叶天士所说的"湿与温合，蒸郁而蒙蔽于上，清窍为之壅塞，浊邪害清也"。

湿为阴邪，热为阳邪，湿遏则热伏，热蒸则湿横，湿热郁蒸，最易闭窍动风，所以薛生白在《湿热病篇》中说"是证最易耳聋干呕，发痉发厥"，《湿热病篇》全篇中有许多条都记载了昏厥的症状。《温病条辨·上焦篇》第四十四条亦有："湿温邪入心包，神昏肢厥"的记载。至于吸收秽浊之气而昏迷者，亦有称为发痧者，其实质也是湿热秽浊之邪，如《温病条辨·中焦篇》第五十六条："吸受秽湿，三焦分布，热蒸头胀，身痛呕逆，小便不通，神识昏迷，舌白不渴……"《湿温病篇·十四条》"温热证，初起即胸闷不知人，瞀乱大叫痛，湿热阻闭中上二焦……"皆是由湿热秽浊之气而致昏迷者。

（四）瘀热交阻

由于湿热之邪入营血，煎熬阴液，则血行凝涩而成瘀血。热瘀交阻于心窍而神昏。或素有瘀血在胸膈，加之热邪内陷，交阻于心窍，亦可发生神昏，正如叶天士所说"再有热传营血，其人素有瘀伤宿血在胸膈中，挟热而搏，其舌必紫而暗，扪之湿，当加入散血之品，如琥珀、丹参、桃仁、丹皮等。不尔，瘀血与热为伍，阻遏正气，遂变如狂发狂之证"。何秀山亦说："热陷包络神昏，非痰迷心窍，即瘀阻心窍"（《重订通俗伤寒论》犀地清络饮，何秀山按）。

"热入血室"及"下焦蓄血"所产生的昏迷谵狂，其机制与瘀血交阻相似，只是交阻的部位不同而已。热入血室在胞宫，下焦蓄血者在膀胱（部位尚有争议），热入血室者，乃妇人于外感热病过程中，经水适来适断，热邪乘虚陷入血室，与血搏结，瘀热冲心，扰于神明，遂发昏狂，正如薛生白于《湿热病篇》第三十二条所说："湿热证，经水适来，壮热口渴，谵语神昏，胸腹痛，或舌无苔，脉滑数，邪陷营分，宜大剂犀角、紫草、茜草、贯众、连翘、鲜菖蒲、金银花露等味。"

伤寒下焦蓄血者，是因为太阳表证不解，热邪随经入腑，与血搏结而不行，瘀热冲心，扰乱神明，其人发狂。如《伤寒论》所说："太阳病六七日，表证仍在，反不结胸，其人发狂者，以热在下焦，少腹当鞭满，小便自利者，下血乃愈，抵当汤主之。"

瘀热交阻的部位，虽然有在心、在胸膈、在下焦、在胞宫之异，但因心主血脉，血分之瘀热，皆可扰于心神而发昏谵或如狂发狂，其病机有共同之处。

（五）气钝血滞

外邪人里化热，病久不解，必伤于阴，络脉凝瘀，阴阳两困，气钝血滞，灵机不运，神识昏迷、呆顿。这种昏迷，薛生白在《湿热病篇》第三十四条中阐述得很清楚。他说："湿热证，七八日，口不渴，声不出，与饮食也不欲，默默不语，神识昏迷，进辛开凉泄、芳香逐秽，俱不效，此邪人厥阴，主客浑受，宜仿吴又可三甲散，醉地鳖虫、醋炒鳖甲、土炒穿山甲、生僵蚕、柴胡、桃仁泥等味"。薛生白在本条自注中，对气钝血滞的昏迷又做了进一步的解释，他说："暑热先伤阳分，然病久不解，必及于阴，阴阳两困，气钝血滞而暑湿不得外泄，遂深入厥阴，络脉凝瘀，使一阳不能萌动，生气有降无升，心主阻遏，灵气不通，所以神不清而昏迷默默也。破滞破瘀，斯络脉通而邪得解矣。"这种昏迷，在热病后期的后遗症多见，表现昏迷或呆痴、失语等。

（六）心火暴盛

素体肝肾阴虚，加之五志过极，或嗜酒过度，或劳逸失宜，致肝阳暴涨，阳升风动，心火偏亢，神明被扰，瞀乱而致昏迷。这一病机是由刘河间所倡导，他在《素问玄机原病式·火类》中说："由于将息失宜，而心火暴甚，肾水虚衰，不能制之，则阴虚阳实，而热气拂郁，心神昏冒，筋骨不用，而卒倒无知也，多因喜怒思悲恐之五志有所过极而卒中者，由五志过极，皆为热甚故也。"

（七）正虚邪实

正气不足，邪气乘之，神无所倚而致昏迷，《灵枢·九宫八风篇》中说："其有三虚而偏中于邪风，则为击仆偏枯矣，"击仆即卒然昏仆，如物击之速。《金匮要略·中风历节篇》说："络脉空虚，贼邪不泻……人于腑，即不识人，邪人于脏，舌即难言，口吐涎"不识人，即昏迷之谓。《东垣十书·中风辨》说："有中风者，卒然昏愦，不省人事，痰涎壅盛，语言謇涩等证，此非外来风邪，乃本气自病也。"东垣之论，以气虚为主。

（八）痰蔽清窍

脾失健运，聚湿生痰，痰郁化热，蒙蔽清窍，猝然昏仆。

对中风昏仆，朱丹溪以痰立论，他在《丹溪心法·中风篇》说："中风大率主血虚有痰，治痰为先，次养血行血"。

（九）肝阳暴涨，上扰清窍

暴怒伤肝，肝阳暴涨，气血并走于上，或夹痰火，上扰清窍，心神昏冒而卒倒不知。《素问·生气通天论》曰："阳气者，大怒则形气绝，而血菀于上，使人薄厥"。《素问·调经论》曰："血之与气，并走于上，则为大厥，厥则暴死，气复返则生，不返则死"。张山雷根据上述经文加以阐发，著《中风斠诠》，强调镇肝潜阳，摄纳肝肾，故以"镇摄潜阳为先务，缓则培其本"。

二、诊断要点

（一）临床表现

临床神识不清，不省人事，且持续不能苏醒为特征。病者的随意运动丧失，对周围事物如声音、光等的刺激全无反应。

（二）鉴别诊断

1.与癫痫鉴别

癫痫，卒然仆倒，昏不知人，伴牙关紧闭、四肢抽搐、僵直，发作片刻又自行停止，复如常人，并有反复发作，每次发作症状相似的特点。而昏迷，可伴抽搐，亦可无抽搐僵直，一旦昏迷后，非经治疗则不易逆转，且无反复发作史。

2.与厥证鉴别

厥证,发作呈突然昏仆,常伴四肢厥冷,少有抽搐,短时间即可复苏,醒后无偏瘫、失语、口眼㖞斜等后遗症。且每次发作都有明显诱因,如食厥之因于食,酒厥之因于酒,暑厥之因于暑,气厥之因于气等。昏迷除外伤外,都是在原发病恶化的基础上发生的,神志复苏以后,原发病仍然存在。

3.与脏躁鉴别

脏躁往往在精神刺激下突然发病,多发于青壮年妇女,可表现为抽搐、失语、瘫痪、暴喘等多种状态,发作时神志不丧失,可反复发作,发作后常有情感反应,如哭笑不能抑制,或忧郁寡欢等,每次发作大致相似,与昏迷可资鉴别。

三、辨证论治

(一)闭证

1.热陷心包

主证:昏愦不语,灼热肢厥,或伴抽搐、斑疹、出血、便干溲赤、面赤目赤,可因邪气大盛、正气不支而身热骤降、四肢厥冷、大汗淋漓、面色苍白。舌干绛而蹇,脉细数而疾,或细数微弱。

治法:清心开窍,泄热护阴。

方药:清营汤加减。

水牛角30~50 g(先煎),生地黄、玄参、麦冬、丹参、连翘各15 g,竹叶心6 g,黄连10 g,甘草6 g。水煎服。

加减:抽搐者加羚羊角5 g(先煎),钩藤20 g,地龙15 g。

2.阳明热盛

主证:身热大汗,烦渴引饮,躁扰不安,渐至谵语神昏,四肢厥冷,面赤目赤。若成阳明腑实证,则大便鞭结,腹部坚满。舌红苔黄,脉洪大。甚则舌苔黄燥或干黑起芒刺,脉沉实或沉小而躁疾。

治法:清气泄热。

方药:大承气汤。

大黄15 g,芒硝、枳实各12 g,厚朴10 g,水煎服。

加减:口渴引饮者,加石膏30 g、知母15 g。

3.湿热酿痰,蒙蔽心窍

主证:神志朦胧或时清时昧,重者亦可昏愦不语,少有狂躁,身热不扬,午后热甚,胸脘满闷。舌红苔黄腻,脉濡滑或滑数。

治法:宣扬气机,化浊开窍。

方药:菖蒲郁金汤加减。

石菖蒲、郁金各15 g,栀子、连翘、牛蒡子、牡丹皮、菊花各12 g,竹沥适量(冲服),姜汁适量(冲服),玉枢丹1粒(研冲)。水煎服。

4.瘀热交阻

主证:昏谵或狂,胸膈窒塞疼痛拒按,身热夜甚,唇甲青紫。下焦蓄血者,少腹硬满急结,大便鞭,其人如狂。热入血室者,经水适来适断,谵语如狂,寒热如疟。舌绛紫而润或舌蹇短缩,脉沉伏细数。

治法:清热化瘀,通络开窍。

方药:犀地清络饮。

犀角汁 20 mL(冲),粉丹皮 6 g,青连翘 4.5 g(带心),淡竹沥 60 mL(和匀),鲜生地 24 g,生赤芍 4.5 g,桃仁 9 粒(去皮),生姜汁 2 滴(同冲),鲜茅根 30 g,灯心草 1.5 g,鲜石菖蒲汁 10 mL(冲服)。

5.气钝血滞

主证:大病之后,神情呆痴,昏迷默默,口不渴,声不出,与饮食亦不欲,语言謇涩,肢体酸痛拘急,胁下锥刺,肌肉消灼。舌黯,脉沉涩。

治法:破滞化瘀,通经活络。

方药:通经逐瘀汤。

刺猬皮 9 g,薄荷 9 g,地龙 9 g,皂刺 6 g,赤芍 6 g,桃仁 6 g,连翘 9 g,金银花 9 g。

加减:血热,加山栀、生地;风冷,加麻黄、桂枝;虚热,加银柴胡、地骨皮;喘咳,加杏仁、苏梗。

6.五志过极,心火暴盛

主证:素有头晕目眩,卒然神识昏迷,不省人事,肢体僵直抽搐,牙关紧闭,两手握固,气粗口臭,喉中痰鸣,大便秘结。舌红苔黄腻,脉弦滑而数。

治法:凉肝熄风,清心开窍。

方药:镇肝熄风汤。

怀牛膝 30 g,生赭石 30 g,川楝子 6 g,生龙骨 15 g,生牡蛎 15 g,生龟板 15 g,玄参、天冬各 15 g,生麦芽、茵陈各 6 g,甘草 4.5 g。

7.痰浊阻闭

主证:神识昏朦,痰声辘辘,胸腹痞塞,四肢欠温,面白唇暗。舌淡苔白腻,脉沉缓滑。

治法:辛温开窍,豁痰熄风。

方药:涤痰汤送服苏合香丸。

半夏、胆星、橘红、枳实、茯苓、人参、菖蒲、竹茹、甘草、生姜、大枣。

(二)脱证

1.亡阴

主证:神昏舌强,身热汗出,头汗如洗,四肢厥冷,喘促难续,心中憺憺,面红如妆,唇红而艳。舌绛干,萎短,脉虚数或细促。

治法:救阴敛阳。

方药:生脉散加味。

人参 12 g(另炖),麦冬 20 g,五味子、山萸肉各 15 g,黄精、龙骨、牡蛎各 30 g。水煎服。

2.阳脱

主证:神志昏迷,目合口开,鼻鼾息微,手撒肢厥,大汗淋漓,面色苍白,二便自遗,唇舌淡润,甚则口唇青紫,脉微欲绝。

治法:回阳救逆。

方药:参附汤。

加减:人参 15 g,制附子 12 g。水煎服。

四、预后预防

(一)预后

(1)昏迷患者,可以红灵丹、通关散等搐鼻取嚏,有嚏者生,无嚏者死,为肺气已绝。

(2)正衰昏迷,寸口脉已无,趺阳脉尚存者,为胃气未败,尚可生;若趺阳脉已无,为胃气已绝,胃气绝者死。

(3)厥而身温汗出,入腑者吉;身冷唇青,入脏者凶,指甲青紫者死。或醒或未醒,或初病或久病;忽吐出紫红色者死。

(4)口干、手撒、目合、鼻鼾、遗溺,为五脏绝,若已见一二症,惟大剂参、附,兼灸气海、丹田,间有活者。

(5)若高热患者,突然出现体温骤降,冷汗淋漓,四肢厥冷,脉微欲绝者,为邪气太盛,正气不支而亡阳,先急予参、附回阳。待阳复后可复热,当转而清热解毒。不可固守原方,继续扶阳。

(二)预防调护

(1)本病预防主要是及时治疗各种可引起神昏的病证,防止其恶化。

(2)神昏不能进食者,可用鼻饲,给予足够的营养,并输液吸氧等。

(3)神昏患者应定期翻身按摩,及时作五官及二便的清洁护理等。

(王续增)

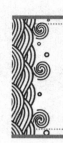

第六章 心内科疾病的中医诊治

第一节 心 悸

　　心悸是指阴阳失调,气血失和,心神失养,出现心中悸动不安,甚则不能自主的一类病证。一般多呈阵发性,每因情绪波动或劳累过度而发。心悸发作时常伴不寐、胸闷、气短,甚则眩晕、喘促、心痛、晕厥。心悸包括惊悸和怔忡。

　　《内经》虽无心悸病名,但《内经》中已有关于"悸"的记载。《素问·气交变大论》对心悸的临床表现及脉象的变化亦有了生动的描述,如"心憺憺大动""其动应衣""心怵惕""心下鼓""惕惕然而惊,心欲动""惕惕如人将捕之"。《素问·三部九候论》曰:"参伍不调者病……其脉乍疏乍数、乍迟乍疾者,日乘四季死"。最早认识到心悸严重脉律失常与疾病预后的关系。在病因病机方面认识到宗气外泄,突受惊恐,复感外邪,心脉不通,饮邪上犯,皆可引起心悸。如《素问·平人气象论》曰:"乳之下,其动应衣,宗气泄也"。《素问·举痛论》曰:"惊则心无所倚,神无所归,虑无所定,故气乱矣"。《素问·痹论》曰:"脉痹不已,复感于邪,内舍于心……心痹者,脉不通,烦则心下鼓"。《素问·评热病论》曰:"诸水病者,故不得卧,卧则惊,惊则咳甚也"。汉代张仲景在《伤寒杂病论》首载心悸病名,并详述了"心悸""惊悸""心动悸""心中悸""喘悸""眩悸"的辨证论治纲领,如《伤寒论·辨太阳病脉证并治》曰:"脉浮数者,法当汗出而愈。若下之,身重,心悸者,不可发汗,当自汗出乃解……伤寒二三日,心中悸而烦者,小建中汤主之""伤寒,脉结代,心动悸,炙甘草汤主之。"《金匮要略·血痹虚劳病脉证并治》中提到"卒喘悸,脉浮者,里虚也";《金匮要略·痰饮咳嗽病脉证并治》提到"凡食少饮多,水停心下,甚者则悸……眩悸者,小半夏加茯苓汤主之"。《金匮要略·惊悸吐衄下血胸满瘀血病脉证并治》中有"寸口脉动而弱,动即为惊,弱则为悸",认为心悸的病因病机为惊扰、水饮、虚损、汗后受邪等,记载了心悸时结、代、促脉及其区别,所创之炙甘草汤、麻黄附子细辛汤、苓桂甘枣汤、桂甘龙牡汤、小半夏加茯苓汤等仍是目前临床辨证治疗心悸的常用方剂。

　　汉代以后,诸医家从心悸、惊悸、怔忡等不同方面都有所发挥,并不断补充完善了心悸的病因病机、治法方药。如宋代严用和《济生方·惊悸怔忡健忘门》首先提出怔忡病名,并对惊悸、怔忡的病因病机、病情演变、治法方药做了较详细的论述。认为惊悸乃"心虚胆怯之所致",治宜"宁其心以壮其胆气",选用温胆汤、远志丸作为治疗方剂;怔忡因心血不足所致,亦有因感受外邪及饮邪停聚而致者,惊悸不已可发展为怔忡,治疗"当随其证,施以治法"。朱丹溪认为"悸者怔忡之谓"，强调了虚与痰的致病因素，如《丹溪心法·惊悸怔忡》中认为"怔忡者血虚，怔忡无时，血少者多。有思虑便动，属虚。时作时止者，痰因火动"。明代《医学正传·惊悸怔忡健忘证》认为惊悸怔忡尚与肝胆有关，并对惊悸与怔忡加以鉴别，提出"怔忡者，心中惕惕然，动摇而不得安静，无时而作者是也；惊悸者，蓦然而跳跃惊动，而有欲厥之状，有时而作者是也"。明代《景岳全书·怔忡惊恐》中认为怔忡由阴虚劳损所致，指出"盖阴虚于下，则宗气无根而气不归源，所以在上则浮撼于胸臆，在下则振动于脐旁"，生动地描述了心悸重证上及喉、下及腹的临床表现。其在治疗与护理上主张"速宜节欲节劳，切戒酒色。凡治此者，速宜养气养精，滋培根本"，提出左归饮、右归饮、养心汤、宁志丸等至今临床广为应用的有效方剂。清代王清任、唐容川力倡瘀血致悸理论，开启了活血化瘀治疗心悸的先河。

西医学中的心律失常、心功能不全、神经症等，凡以心悸为主要表现者，均可参照本节辨证论治。

一、病因病机

本病的发生既有体质因素、饮食劳倦或情志所伤，亦有因感受外邪或药物中毒所致。其虚证者，多因气血阴阳亏虚，引起阴阳失调，气血失和，心神失养；实证者常见痰浊、瘀血、水饮、邪毒，而致心脉不畅，心神不宁。

(一)感受外邪

正气内虚，感受温热邪毒，首先犯肺系之咽喉，邪毒侵心，耗气伤阴，气血失和，心神失养，发为心悸；或感受风寒湿邪，痹阻血脉，日久内舍于心，心脉不畅，发为心悸。正如叶天士所说："温邪上受，首先犯肺，逆传心包"。及《素问·痹论》所云："脉痹不已，复感于邪，内舍于心"。

(二)情志所伤

思虑过度，劳伤心脾，心血暗耗，化源不足，心失所养，发为心悸；恚怒伤肝，肝气郁结，久之气滞血瘀，心脉不畅，发为心悸，或气郁化火，炼液成痰，痰火上扰，心神不宁，发为心悸；素体心虚胆怯，暴受惊恐，致心失神、肾失志，心气逆乱，发为惊悸，日久则稍惊即悸，或无惊亦悸。正如《素问·举痛论》所云："惊则心无所倚，神无所归，虑无所定，故气乱矣。"

(三)饮食不节

嗜食肥甘厚味，煎炸炙煿之品，或嗜酒过度，皆可蕴热化火生痰，痰火扰心，心神不宁，发为心悸；或饮食不节，损伤脾胃，脾运呆滞，痰浊内生，心脉不畅，而发心悸。正如唐容川所云："心中有痰者，痰入心中，阻其心气，是以跳动不安。"

(四)体质虚弱

先天心体禀赋不足，阴阳失调，气血失和，心脉不畅，发为心悸；或素体脾胃虚弱，化源不足，或年老体衰，久病失养，劳欲过度，致气血阴阳亏虚，阴阳失调，气血失和，心失所养，而发为心悸。

(五)药物所伤

用药不当，或药物毒性较剧，损及于心，而致心悸。

综上所述，心悸病因不外外感与内伤，其病机则不外气血阴阳亏虚，心失濡养；或邪毒、痰饮、瘀血阻滞心脉，心脉不畅，心神不宁。其病机关键为阴阳失调，气血失和，心神失养。其病位在心，但与肺、脾、肝、肾密切相关。

本证以虚证居多，或因虚致实，虚实夹杂。虚者以气血亏虚，气阴两虚，心阳不振，心阳虚脱，心神不宁为常见；实者则以邪毒侵心，痰火扰心，心血瘀阻，水饮凌心为常见。虚实可相互转化，如脾失健运,则痰浊内生;脾肾阳虚,则水饮内停;气虚则血瘀;阴虚常兼火旺,或夹痰热;实者日久,可致正气亏耗;久病则阴损及阳,阳损及阴,形成阴阳两虚等复杂证候。

二、诊断

(1)自觉心慌不安,神情紧张,不能自主,心搏或快速,或缓慢,或心跳过重,或忽跳忽止,呈阵发性或持续性。

(2)伴有胸闷不适,易激动,心烦,少寐,乏力,头晕等,中老年发作频繁者,可伴有心胸疼痛,甚则喘促、肢冷汗出,或见晕厥。

(3)脉象对心悸的诊断有重要意义。心悸者常见疾、促、结、代、迟、涩、雀啄等脉象;听诊示心搏或快速,或缓慢,或忽跳忽止,或伴有心音强弱不匀等。

(4)发作常由情志刺激、惊恐、紧张、劳倦过度、饮酒饱食等因素而诱发。

三、相关检查

血液分析、测血压、X线胸片、心电图、动态心电图、心脏彩超检查等,有助于病因及心律失常的诊断。

四、鉴别诊断

(一)心痛

除见心慌不安,脉结代外,必以心痛为主症,多呈心前区或胸骨后压榨样痛、闷痛,常因劳累、感寒、饱餐或情绪波动而诱发,多呈短暂发作。但甚者心痛剧烈不止,唇甲发绀,或手足青至节,呼吸急促,大汗淋漓,甚至晕厥,病情危笃。心痛常可与心悸合并出现。

(二)奔豚

奔豚发作之时,亦觉心胸躁动不安。《难经·五十六难》曰:"发于小腹,上至心下,若豚状,或上或下无时"。称之为肾积。《金匮要略·奔豚气病脉证治》曰:"奔豚病从少腹起,上冲咽喉,发作欲死,复还止,皆从惊恐得之"。故本病与心悸的鉴别要点为:心悸为心中剧烈跳动,发自于心;奔豚乃上下冲逆,发自少腹。

(三)卑惵

《证治要诀·怔忡》描述卑惵症状为"痞塞不欲食,心中常有所歉,爱处暗室,或倚门后,见人则惊避,似失志状。"卑惵病因为"心血不足",虽有心慌,一般无促、结、代、疾、迟等脉象出现,是以神志异常为主的疾病,与心悸不难鉴别。

五、辨证论治

(一)辨证要点

1.辨虚实

心悸证候特点多为虚实相兼,故当首辨虚实。虚当审脏腑气、血、阴、阳何者偏虚,实当辨痰、饮、瘀、毒何邪为主。其次,当分清虚实之程度。正虚程度与脏腑虚损情况有关,即一脏虚损者轻,多脏虚损者重。在邪实方面,一般来说,单见一种夹杂者轻,多种合并夹杂者重。

2.辨脉象

脉搏的节律异常为本病的特征性征象,故尚需辨脉象。如脉率快速型心悸,可有一息六至之数脉,一息七至之疾脉,一息八至之极脉,一息九至之脱脉,一息十至以上之浮合脉。脉率过缓型心悸,可见一息四至之缓脉,一息三至之迟脉,一息二至之损脉,一息一至之败脉,两息一至之夺精脉。脉律不整型心悸,脉象可见有数时一止,止无定数之促脉;缓时一止,止无定数之结脉;脉来更代,几至一止,止有定数之代脉,或见脉象乍疏乍数,忽强忽弱之雀啄脉。临床应结合病史、症状,推断脉症从舍。一般认为,阳盛则促,数为阳热。若脉虽数、促而沉细、微细,伴有面浮肢肿,动则气短,形寒肢冷,舌质淡者,为虚寒之象。阴盛则结,迟而无力为虚寒,脉象迟、结、代者,一般多属阴类脉。其中,结脉表示气血凝滞,代脉常表示元气虚衰、脏气衰微。凡久病体虚而脉象弦滑搏指者为逆,病情重笃而脉象散乱模糊者为病危之象。

3.辨病与辨证相结合

对心悸的临床辨证应结合引起心悸原发疾病的诊断,以提高辨证准确性,如功能性心律失常所引起的心悸,常表现为心率快速型心悸,多属心虚胆怯,心神不宁,于活动后反而减轻为特点;冠心病心悸,多为阴虚气滞,气虚气滞,或气阴两虚,肝气郁结,久之痰瘀交阻而致;病毒性心肌炎引起的心悸,初起多为风温先犯肺卫,继之热毒逆犯于心,随后呈气阴两虚、瘀阻络脉证;风湿性心肌炎引起的心悸,多由风湿热邪杂至,合而为痹,痹阻心脉所致;病态窦房结综合征多由心阳不振,心搏无力所致;慢性肺源性心脏病所引起的心悸,则虚实兼夹为患,多心肾阳虚为本,水饮内停为标。

4.辨惊悸怔忡

大凡惊悸发病,多与情志因素有关,可由骤遇惊恐,忧思恼怒,悲哀过极或过度紧张而诱发,多为阵发性,实证居多,但也存在内虚因素。病来虽速,病情较轻,可自行缓解,不发时如常人。怔忡多由久病体虚、心脏受损所致,无精神因素亦可发生,常持续心悸,心中惕惕,不能自控,活动后加重。病来虽渐,病情较重,每属虚证,或虚中夹实,不发时亦可见脏腑虚损症状。惊悸日久不愈,亦可形成怔忡。

(二)治疗原则

心悸由脏腑气血阴阳亏虚、心神失养所致者,治当补益气血,调理阴阳,以求气血调畅,阴平阳秘,配合应用养心安神之品,促进脏腑功能的恢复。心悸因于邪毒、痰浊、水饮、瘀血等实邪所致者,治当清热解毒、化痰蠲饮、活血化瘀,配合应用重镇安神之品,以求邪去正安,心神得宁。临床上心悸表现为虚实夹杂时,当根据虚实轻重之多少,灵活应用清热解毒、益气养血、滋阴温阳、化痰蠲饮、行气化瘀、养心安神、重镇安神之法。

(三)分证论治

1.心虚胆怯

主症:心悸不宁,善惊易恐,稍惊即发,劳则加重。

兼次症:胸闷气短,自汗,坐卧不安,恶闻声响,失眠多梦而易惊醒。

舌脉:舌质淡红,苔薄白;脉动数,或细弦。

分析:心为神舍,心气不足易致神浮不敛,心神动摇,失眠多梦;胆气怯弱则善惊易恐,恶闻声响;心胆俱虚则更易为惊恐所伤,稍惊即悸;心位胸中,心气不足,胸中宗气运转无力,故胸闷气短;气虚卫外不固则自汗;劳累耗气,心气益虚,故劳则加重。脉动数或细弦为气血逆乱之象。

治法:镇惊定志,养心安神。

方药:安神定志丸。加琥珀、磁石、朱砂。方中龙齿、琥珀、磁石镇惊宁神,朱砂、茯神、菖蒲、远志安神定惊,人参补益心气。兼见心阳不振,加附子、桂枝;兼心血不足,加熟地、阿胶;心悸气短,动则益甚,气虚明显时,加黄芪以增强益气之功;气虚自汗加麻黄根、浮小麦、瘪桃干、乌梅;气虚夹瘀者,加丹参、桃仁、红花;气虚夹湿,加泽泻,重用白术、茯苓;心气不敛,加五味子、酸枣仁、柏子仁,以收敛心气,养心安神;若心气郁结,心悸烦闷,精神抑郁,胸胁胀痛,加柴胡、郁金、合欢皮、绿萼梅、佛手。

2.心脾两虚

主症:心悸气短,失眠多梦,思虑劳心则甚。

兼次症:神疲乏力,眩晕健忘,面色无华,口唇色淡,纳少腹胀,大便溏薄,或胸胁胀痛,善太息。

舌脉:舌质淡,苔薄白;脉细弱,或弦细。

分析:心脾两虚主要指心血虚、脾气弱之气血两虚证。思虑劳心,暗耗心血,或脾气不足,生化乏源,皆可致心失血养,心神不宁,而见心悸、失眠多梦。思虑过度可劳伤心脾,故思虑劳心则甚。血虚则不能濡养脑髓,故眩晕健忘;不能上荣肌肤,故面色无华,口唇色淡。纳少腹胀,大便溏薄,神疲乏力,均为脾气虚之表现。气血虚弱,脉道失充,则脉细弱。肝气郁结则胸胁胀痛,善太息,脉弦。

治法:补血养心,益气安神。

方药:归脾汤。方中当归、龙眼肉补养心血;黄芪、人参、白术、炙甘草益气以生血;茯神、远志、酸枣仁宁心安神;木香行气,使补而不滞。气虚甚者重用人参、黄芪、白术、炙甘草,少佐肉桂,取少火生气之意;血虚甚者加熟地、白芍、阿胶。

若心动悸脉结代,气短,神疲乏力,心烦失眠,五心烦热,自汗盗汗,胸闷,面色无华,舌质淡红少津,苔少或无,脉细数,为气阴两虚,治以益气养阴,养心安神,用炙甘草汤加减。本方益气补血,滋阴复脉。若兼肝气郁结,胸胁胀痛,泛酸,善太息,可改用逍遥散合左金丸为煎剂,以补益气血,调达肝郁,佐金以平木。

3.阴虚火旺

主症:心悸少寐,眩晕耳鸣。

兼次症:形体消瘦,五心烦热,潮热盗汗,腰膝酸软,咽干口燥,小便短黄,大便干结,或急躁易怒,胁肋胀痛,善太息。

舌脉:舌红少津,苔少或无;脉细数或促。

分析:肾阴亏虚,水不济火,以致心火亢盛,扰动心神,故心悸少寐;肾主骨生髓,腰为肾之府,肾虚则髓海不足,骨骼失养,故腰膝酸软,眩晕耳鸣;阴虚火旺,虚火内蒸,故形体消瘦,五心烦热,潮热盗汗,口干咽燥,小便短黄,大便干结;舌红少津,少苔或无苔,脉细数或促,为阴虚火旺之征。若肝气郁结,肝火内炽则急躁易怒,胁肋胀痛,善太息。

治法:滋阴清火,养心安神。

方药:天王补心丹或朱砂安神丸。阴虚心火不亢盛者,用天王补心丹。方中生地黄、玄参、麦冬、天冬养阴清热;当归、丹参补血养心;人参补益心气;朱砂、茯苓、远志、枣仁、柏子仁养心安神;五味子收敛心气;桔梗引药上行,以通心气。合而用之有滋阴清热,养心安神之功。汗多加山萸肉。若阴虚心火亢盛者,用朱砂安神丸。方中朱砂重镇安神;当归、生地黄养血滋阴;黄连清心泻火。合而用之有滋阴清火,养心安神之功。因朱砂有毒,不可过剂。本证亦可选用黄连阿胶汤。

若肾阴亏虚,虚火妄动,梦遗腰酸者,此乃阴虚相火妄动,治当滋阴降火,方选知柏地黄丸加味,方中知母、黄柏清泻相火,六味地黄丸滋补肾阴,合而用之有滋阴降火之功。

若兼肝郁,急躁易怒,胁肋胀痛,善太息,治法为养阴疏肝,可在六味地黄丸基础上加枳壳、青皮,常可获效。

4.心阳不振

主症:心悸不安,动则尤甚,形寒肢冷。

兼次症:胸闷气短,面色㿠白,自汗,畏寒喜温,或伴心痛。

舌脉:舌质淡,苔白;脉虚弱,或沉细无力。

分析:久病体虚,损伤心阳,心失温养,则心悸不安;不能温煦肢体,故面色㿠白,肢冷畏寒。胸中阳气虚衰,宗气运转无力,故胸闷气短。阳气不足,卫外不固,故自汗出。阳虚则无力鼓动血液运行,心脉痹阻,故心痛时作。舌质淡,脉虚弱无力,为心阳不振之征。

治法:温补心阳。

方药:桂枝甘草龙骨牡蛎汤。方中桂枝、炙甘草温补心阳,生龙齿、生牡蛎安神定悸。心阳不足,形寒肢冷者,加黄芪、人参、附子;大汗出者,重用人参、黄芪、浮小麦、山萸肉、麻黄根;或用独参汤煎服;兼见水饮内停者,选加葶苈子、五加皮、大腹皮、车前子、泽泻、猪苓;夹有瘀血者,加丹参、赤芍、桃仁、红花等;兼见阴伤者,加麦冬、玉竹、五味子;若心阳不振,以心动过缓为著者,酌加炙麻黄、补骨脂、附子,重用桂枝。如大汗淋漓,面青唇紫,肢冷脉微,气喘不能平卧,为亡阳征象,当急予独参汤或参附汤,送服黑锡丹,或参附注射液静脉注射或静脉点滴,以回阳救逆。

5.水饮凌心

主症:心悸眩晕,肢面水肿,下肢为甚,甚者咳喘,不能平卧。

兼次症:胸脘痞满,纳呆食少,渴不欲饮,恶心呕吐,形寒肢冷,小便不利。

舌脉:舌质淡胖,苔白滑;脉弦滑,或沉细而滑。

分析:阳虚不能化水,水饮内停,上凌于心,故心悸;饮溢肢体,故见水肿。饮阻于中,清阳不升,则见眩晕;阻碍中焦,胃失和降,则脘痞,纳呆食少,恶心呕吐。阳气虚衰,不能温化水湿,膀胱气化失司,故小便不利。舌质淡胖,苔白滑,脉弦滑或沉细而滑,为水饮内停之象。

治法:振奋心阳,化气利水。

方药:苓桂术甘汤。

本方通阳利水,为"病痰饮者,当以温药和之"的代表方剂。方中茯苓淡渗利水,桂枝、炙甘草通阳化气,白术健脾祛湿。兼见纳呆食少,加谷芽、麦芽、神曲、山楂、鸡内金;恶心呕吐,加半夏、陈皮、生姜;尿少肢肿,加泽泻、猪苓、防己、葶苈子、大腹皮、车前子;兼见肺气不宣,水饮射肺者,表现胸闷、咳喘,加杏仁、前胡、桔梗以宣肺,加葶苈子、五加皮、防己以泻肺利水;兼见瘀血者,加当归、川芎、刘寄奴、泽兰叶、益母草;若肾阳虚衰,不能制水,水气凌心,症见心悸,咳喘,不能平卧,尿少水肿,可用真武汤。

6.心血瘀阻

主症:心悸不安,胸闷不舒,心痛时作。

兼次症:面色晦暗,唇甲青紫。或兼神疲乏力,少气懒言;或兼形寒肢冷;或兼两胁胀痛,善太息。

舌脉:舌质紫暗,或舌边有瘀斑、瘀点;脉涩或结代。

分析:心血瘀阻,心脉不畅,故心悸不安,胸闷不舒,心痛时作;若因气虚致瘀者,则气虚失养,兼见神疲乏力,少气懒言;若因阳气不足致瘀者,则阳虚生外寒而见形寒肢冷;若因肝气郁结,气滞致瘀者,则因肝郁气滞而兼见两胁胀痛,善太息;脉络瘀阻,故见面色晦暗,唇甲青紫;舌紫暗,舌边有瘀斑、瘀点,脉涩或结代,为瘀血内阻之征。

治法:活血化瘀,理气通络。

方药:桃仁红花煎。方中桃仁、红花、丹参、赤芍、川芎活血化瘀;延胡索、香附、青皮理气通络;生地黄、当归养血和血。合而用之有活血化瘀,理气通络之功。若因气滞而血瘀者,酌加柴胡、枳壳、郁金;若因气虚而血瘀者,去理气药,加黄芪、党参、白术;若因阳虚而血瘀者,酌加附子、桂枝、生姜;夹痰浊,症见胸闷不舒,苔浊腻者,酌加瓜蒌、半夏、胆南星;胸痛甚者,酌加乳香、没药、蒲黄、五灵脂、三七等。瘀血心悸亦可选丹参饮或血府逐瘀汤治疗。

7.痰浊阻滞

主症:心悸气短,胸闷胀满。

兼次症:食少腹胀,恶心呕吐,或伴烦躁失眠,口干口苦,纳呆,小便黄赤,大便秘结。

舌脉:苔白腻或黄腻;脉弦滑。

分析:痰浊阻滞心气,故心悸气短。气机不畅,故见胸闷胀满。痰阻气滞,胃失和降,故食少腹胀,恶心呕吐。痰郁化火,则见口干口苦,小便黄赤,大便秘结,苔黄腻等热象。痰火上扰,心神不宁,故烦躁失眠。痰多、苔腻、脉弦滑,为内有痰浊之象。

治法:理气化痰,宁心安神。

方药:导痰汤。方中半夏、陈皮、制南星、枳实理气化痰;茯苓健脾祛痰;远志、酸枣仁宁心安神。纳呆腹胀,兼脾虚者,加党参、白术、谷芽、麦芽、鸡内金;心悸伴烦躁口苦,苔黄,脉滑数,系痰火上扰,心神不宁,可加黄芩、苦参、黄连、竹茹,制南星易胆南星,或用黄连温胆汤;痰火伤津,大便秘结,加大黄、瓜蒌;痰火伤阴,口干盗汗,舌质红,少津,加麦冬、天冬、沙参、玉竹、石斛;烦躁不安,惊悸不宁,加生龙骨、生牡蛎、珍珠母、石决明以重镇安神。

8.邪毒侵心

主症:心悸气短,胸闷胸痛。

兼次症:发热,恶风,全身酸痛,神疲乏力,咽喉肿痛,咳嗽,口干渴。

舌脉:舌质红,苔薄黄;脉浮数,或细数,或结代。

分析:感受风热毒邪,侵犯肺卫,邪正相争,故发热恶风,全身酸痛,咽喉肿痛,咳嗽;表证未解,邪毒侵心,心体受损,耗气伤津,故心悸气短,胸闷胸痛,神疲乏力,口干渴;舌红,苔薄黄,脉浮数,或细数,或结代,为风热毒邪袭表、侵心、气阴受损之征。

治法:辛凉解表,清热解毒。

方药:银翘散加减。方中金银花、连翘辛凉解表,清热解毒;薄荷、荆芥、豆豉疏风解表,透热外出;桔梗、牛蒡子、甘草宣肺止咳,利咽消肿;淡竹叶、芦根甘凉清热,生津止渴。合而用之有辛凉解表,清热解毒之功。若热毒甚,症见高热,咽喉肿痛,加板蓝根、大青叶、野菊花、紫花地丁等清热解毒之品;胸闷胸痛者,加丹皮、赤芍、丹参等活血化瘀之品;口干口渴甚者,加生地黄、玄参;若热盛耗气伤阴,症见神疲,气短,脉细数,或结代者,合生脉散益气养阴,敛心气。

若感受湿热之邪,湿热侵心,症见心悸气短,胸闷胸痛,腹泻,腹痛,恶心呕吐,腹胀纳呆,舌质红,苔黄腻者,治当清热祛湿,芳香化浊,方选甘露消毒丹或葛根芩连汤加减。

若热病后期,邪毒已去,气阴两虚者,治当益气养阴,方选生脉散加味。

六、转归预后

心悸的转归预后与病因、诱因、发展趋势及发作时对血流动力学的影响密切相关。心悸因受惊而起,其病程短,病势浅,全身情况尚好,一般在病因消除或经过适当治疗或休息之后便能逐渐痊愈;但亦有惊悸日久不愈,逐渐变成怔忡。若因脏腑受损,功能失调,气血阴阳亏虚所致心悸,则病程较长,病势较重,经积极合理治疗亦多能痊愈。如出现下列情况则预后较差:心悸而汗出不止,四肢厥冷,喘促不得卧,下肢水肿,面青唇紫,脉微欲绝者,属心悸喘脱证,预后严重;心悸而出现各种怪脉(严重心律失常之脉象者);心悸突然出现昏厥抽搐者;心悸兼有真心痛者。以上情况皆是病情严重之证候,均应及时治疗和监护,密切观察病情变化。

(刘 宁)

第二节 胸 痹

胸痹是指以胸部闷痛,甚则胸痛彻背,短气喘息不得卧为主要临床表现的一种病证。

胸痹临床表现或轻或重,轻者仅偶感胸闷如窒或隐痛,呼吸欠畅,病发短暂轻微;重者则有胸痛,呈压榨样绞痛,严重者心痛彻背,背痛彻心,疼痛剧烈。常伴有心悸、气短、呼吸不畅,甚至喘促、悸恐不安等。多由劳累、饱餐、寒冷及情绪激动而诱发,亦可无明显诱因或安静时发病。

胸痹的临床表现最早见于《内经》。《灵枢·五邪篇》指出:"邪在心,则病心痛"。《素问·藏气法时论》亦说:"心病者,胸中痛,胁支满,胁下痛,膺背肩胛间痛,两臂内痛。"《素问·缪刺论》又有"卒心痛""厥心痛"之称。《素问·厥论篇》还说:"真心痛,手足青至节,心痛甚,旦发夕死,夕发旦死"。把心痛严重,并迅速造成死亡者,称为"真心痛,"亦即胸痹的重证。汉·张仲景在《金匮要略·胸痹心痛短气病脉证治》篇说:"胸痹之病,喘息咳唾,胸背痛,短气,寸口脉沉而迟,关上小紧数,瓜蒌薤白白酒汤主之。""胸痹不得卧,心痛彻背者,瓜蒌薤白半夏汤主之。"正式提出了"胸痹"的名称,并进行专门的论述,把病因病机归纳为"阳微阴弦",即上焦阳气不足,下焦阴寒气盛,认为乃本虚标实之证。宋金元时期,有关胸痹的论述更多。如《圣济总录·胸痹门》有"胸痹者,胸痹痛之类也……胸脊两乳间刺痛,甚则引背胛,或彻背脊"的症状记载。《太平圣惠方》将心痛、胸痹并列,在"治卒心痛诸方""治久心痛诸方""治胸痹诸方"等篇中,收集治疗本病的方剂较多,组方当中,芳香、辛散、温通之品,常与益气、养血、滋阴、温阳之品相互为用,标本兼顾,丰富了胸痹的治疗内容。到了明清时期,对胸痹的认识有了进一步提高。如《症因脉治·胸痛论》:"歧骨之上作痛,乃为胸痛"。"内伤胸痛之因,七情六欲,动其心火,刑及肺金;或怫郁气逆,伤其肺道,则痰凝气结;或过饮辛热,伤其上焦,则血积于内,而闷闷胸痛矣。"又如《玉机微义·心痛》中揭示胸痹不仅有实证,亦有虚证,尤其是对心痛与胃脘痛进行了明确的鉴别。

在治疗方面,《内经》提出了针刺治疗的穴位和方法,《灵枢·五味》篇还有"心病宜食薤"的记载;《金匮要略》强调以宣痹通阳为主;《世医得效方·心痛门》提出了用苏合香丸芳香温通的方法"治卒暴心痛"。后世医家总结前人的经验,又提出了活血化瘀的治疗方法,如《证治准绳·诸痛门》提出用大剂桃仁、红花、降香、失笑散等治疗死血心痛;《时方歌括》用丹参饮治心腹诸痛;《医林改错》用血府逐瘀汤治疗胸痹心痛等。这些方法为治疗胸痹开辟了广阔的途径。

现代医学的冠状动脉粥样硬化性心脏病(心绞痛、心肌梗死)、心包炎、二尖瓣脱垂综合征、病毒性心肌炎、心肌病、慢性阻塞性肺气肿等疾病,出现胸痹的临床表现时,可参考本节进行辨证论治。

一、病因病机

胸痹发生多与寒邪内侵、饮食失调、情志失节、劳倦内伤、年迈体虚等因素有关。其病机分虚实两端,实为气滞、寒凝、血瘀、痰浊,痹阻胸阳,阻滞心脉;虚为气虚、阴伤、阳衰,脾、肝、肾亏虚,心脉失养。

(一)寒邪内侵

素体阳虚,胸阳不振,阴寒之邪乘虚而入,寒主收引,寒凝气滞,抑遏阳气,胸阳不展,血行瘀滞不畅,而发本病。如《诸病源候论》曰:"寒气客于五脏六腑,因虚而发,上冲胸间,则胸痹。"《类证治裁·胸痹》曰:"胸痹,胸中阳微不运,久则阴乘阳位,而为痹结也。"阐述了本病由阳虚感寒而发作。

(二)情志失节

郁怒伤肝,肝失疏泄,肝郁气滞,甚则气郁化火,灼津成痰;忧思伤脾,脾失健运,津液不布,遂聚成痰。气滞、痰郁交阻,既可使血行失畅,脉络不利,而致气血瘀滞,又可导致胸中气机不畅,胸阳不运,心脉痹阻,心失所养,不通则痛,而发胸痹。《杂病源流犀烛·心病源流》曰:"总之七情之由作心痛,七情失调可致气血耗逆,心脉失畅,痹阻不通而发心痛。"

(三)饮食失调

饮食不节,嗜酒或过食肥甘生冷,以致脾胃损伤,运化失健,聚湿成痰,上犯心胸,痰阻脉络,胸阳失展,气机不畅,心脉闭阻,而成胸痹。

(四)劳倦内伤

思虑过度,心血暗耗,或肾阴亏虚,不能滋养五脏之阴,水不涵木,不能上济于心,心肝火旺,使心阴内耗,阴液不足,心火燔炽,下汲肾水,脉道失润;或劳倦伤脾,脾虚转输失职,气血生化乏源,无以濡养心脉,拘急而痛;或积劳伤阳,心肾阳微,阴寒痰饮乘于阳位,鼓动无力,胸阳失展,血行涩滞,而发胸痹。

(五)年迈体虚

久病体虚,暴病伤正;或中老年人,肾气不足,精血渐衰,以致心气不足,心阳不振,肾阳虚衰,不能鼓舞五脏之阳,血脉失于温煦,痹阻不畅,心胸失养而酿成本病。

胸痹的病位在心,然其发病多与肝、脾、肾三脏功能失调有关,如肾虚、肝郁、脾失健运等。

胸痹的主要病机为心脉痹阻,病理变化主要表现为本虚标实,虚实夹杂。本虚有气虚、血虚、阳虚、阴虚,又可阴损及阳,阳损及阴,而表现出气阴两虚,气血双亏,阴阳两虚,甚至阳微阴竭,心阳外越;标实为气滞、血瘀、寒凝、痰阻,且又可相兼为病,如气滞血瘀,寒凝气滞,痰瘀交阻等。本病多在中年以后发生,发作期以标实表现为主,并以血瘀为突出特点,缓解期主要见心、脾、肾气血阴阳之亏虚,其中又以心气虚最为常见。

二、诊断要点

(一)症状

(1)以胸部闷痛为主症,多见膻中或心前区憋闷疼痛,甚则痛彻左肩背、咽喉、胃脘部、左上臂内侧等部位;呈反复发作性或持续不解,常伴有心悸、气短、自汗,甚则喘息不得卧。

(2)胸闷胸痛一般持续几秒到几十分钟,休息或服药后大多可迅速缓解;严重者可见突然发病,心跳加快,疼痛剧烈,持续不解,汗出肢冷,面色苍白,唇甲青紫,或心律失常等证候,并可发生猝死。

（3）多见于中年以上，常因情志抑郁恼怒，操劳过度，多饮暴食，气候变化等而诱发。亦有无明显诱因或安静时发病者。

（二）检查

心电图检查可见 ST 段改变等阳性改变，必要时可做动态心电图、心功能测定、运动试验心电图等。周围血象白细胞总数、血沉、血清酶学检查，有助于进一步明确诊断。

三、鉴别诊断

（一）胃脘痛

心在脘上，脘在心下，故有胃脘当心而痛之称，以其部位相近。尤胸痹之不典型者，其疼痛可在胃脘部，极易混淆。但胸痹以闷痛为主，为时极短，虽与饮食有关，休息、服药常可缓解；胃痛发病部位在上腹部，局部可有压痛，以胀痛为主，持续时间较长，常伴有食少纳呆、恶心呕吐、泛酸嘈杂等消化系统症状。做 B 超、胃肠造影、胃镜、淀粉酶检查，可以鉴别。

（二）悬饮

悬饮、胸痹均有胸痛。但胸痹为当胸闷痛，可向左肩或左臂内侧等部位放射，常因受寒饱餐、情绪激动、劳累而突然发作，持续时间短暂；悬饮为胸胁胀痛，持续不解，多伴有咳唾，肋间饱满，转侧不能平卧，呼吸时疼痛加重，或有咳嗽、咳痰等肺系证候。

（三）胁痛

疼痛部位在两胁部，以右胁部为主，肋缘下或有压痛点。疼痛特点或刺痛不移，或胀痛不休，或隐隐作痛，很少短暂即逝，可合并厌油腻、发热、黄疸等症。肝胆 B 超、胃镜、肝功能、淀粉酶检查有助区分。

（四）真心痛

真心痛乃胸痹的进一步发展。症见心痛剧烈，甚则持续不解，伴有肢冷汗出，面色苍白，喘促唇紫，手足青至节，脉微欲绝或结代等危重急症。

四、辨证

胸痹首先辨别虚实，分清标本。发作期以标实为主，缓解期以本虚为主。

标实应区别气滞、血瘀、寒凝、痰浊的不同。闷重而痛轻，兼见胸胁胀满，憋气，善太息，苔薄白，脉弦者，多属气滞；胸部窒闷而痛，伴唾吐痰涎，苔腻，脉弦滑或弦数者，多属痰浊；胸痛如绞，遇寒则发，或得冷加剧，伴畏寒肢冷，舌淡苔白，脉细，为寒凝心脉；刺痛固定不移，痛有定处，夜间多发，舌紫黯或有瘀斑，脉结代或涩，由心脉瘀滞所致。

本虚又应区别阴阳气血亏虚的不同。心胸隐痛而闷，因劳累而发，伴心慌、气短、乏力，舌淡胖嫩，边有齿痕，脉沉细或结代者，多属心气不足；若绞痛兼见胸闷气短，四肢厥冷，神倦自汗，脉沉细，则为心阳不振；隐痛时作时止，缠绵不休，动则多发，伴口干，舌淡红而少苔，脉细而数，则属气阴两虚表现。

胸痹的疼痛程度与发作频率及持续时间与病情轻重程度密切相关。疼痛持续时间短暂，瞬息即逝者多轻；持续时间长，反复发作者多重；若持续数小时甚至数天不休者常为重症或危候。

一般疼痛发作次数多少与病情轻重程度呈正比。若疼痛遇劳发作，休息或服药后能缓解者为顺症；服药后难以缓解者常为危候。

（一）寒凝心脉

证候：卒然心痛如绞，心痛彻背，背痛彻心，心悸气短，喘不得卧，形寒肢冷，面色苍白，冷汗自出，多因气候骤冷或骤感风寒而发病或加重，苔薄白，脉沉紧或沉细。

分析：寒邪侵袭，阳气不运，气机阻痹，故见卒然心痛如绞，或心痛彻背，背痛彻心，感寒则痛甚；阳气不足，故形寒肢冷，面色苍白；胸阳不振，气机受阻，故见喘不得卧，心悸气短；苔薄白，脉沉紧或沉细，均为阴寒凝滞，阳气不运之候。

（二）气滞心胸

证候：心胸满闷，隐痛阵发，痛无定处，时欲太息，情绪波动时容易诱发或加重，或兼有脘痞胀满，得嗳气或矢气则舒，苔薄或薄腻，脉细弦。

分析：郁怒伤肝，肝失疏泄，气滞上焦，胸阳失展，心脉不和，故心胸满闷，隐痛阵发，痛无定处；情志不遂则气机郁结加重，故心痛加重，而太息则气机稍畅，心痛稍减；肝郁气结，木失条达，横逆犯脾，脾失健运则脘痞胀满；苔薄或薄腻，脉细弦为肝气郁结之象。

（三）心血瘀阻

证候：心胸剧痛，如刺如绞，痛有定处，甚则心痛彻背，背痛彻心，或痛引肩背，伴有胸闷心悸，日久不愈，可因暴怒、劳累而加重，面色晦暗，舌质暗红或紫黯，或有瘀斑，苔薄脉弦涩或促、结、代。

分析：气机阻滞，瘀血内停，络脉不通，不通则痛，故见心胸剧痛，如刺如绞，痛有定处，甚则心痛彻背，背痛彻心，或痛引肩背，伴有胸闷，日久不愈；瘀血阻塞，心失所养，故心悸不宁，面色晦暗；暴怒伤肝，气机逆乱，气滞血瘀更重，故可因暴怒而加重；舌质暗红或紫黯，或有瘀斑，苔薄，脉弦涩或促、结、代均为瘀血内阻之候。

（四）痰浊闭阻

证候：胸闷重而心痛，痰多气短，倦怠肢重，遇阴雨天易发作或加重，伴有纳呆便溏，口黏恶心，咯吐痰涎，舌体胖大且边有齿痕，苔白腻或白滑，脉滑。

分析：痰浊内阻，胸阳失展，气机痹阻，故胸闷重而疼痛，痰多气短；阴雨天湿气更甚，故遇之易发作或加重；痰浊困脾，脾气不运，故倦怠肢重，纳呆便溏，口黏恶心；咯吐痰涎，舌体胖大，有齿痕，苔白腻或滑，脉滑，均为痰浊闭阻之象。

（五）心肾阴虚

证候：心痛憋闷，灼痛心悸，五心烦热，潮热盗汗，或头晕耳鸣，腰膝酸软，口干便秘，舌红少津，苔薄或剥，脉细数或促代。

分析：心肾不交，虚热内灼，气机不利，血脉不畅，故心痛时作，灼痛或憋闷；久病或热病伤阴，暗耗心血，血虚不足以养心，则心悸；阴虚生内热，则五心烦热，潮热盗汗；肾阴虚，则见头晕耳鸣，腰膝酸软；口干便秘，舌红少苔，脉细数或促代，均为阴虚有热之象。

（六）心肾阳虚

证候：心悸而痛，胸闷气短，自汗，动则更甚，神倦怯寒，面色㿠白，四肢不温或肿胀，舌质淡胖，苔白或腻，脉沉细迟。

分析：阳气虚衰，胸阳不振，气机痹阻，血行瘀滞，血脉失于温煦，故见胸闷心痛，心悸气短，自汗，动则耗气更甚；阳虚不足以温运四肢百骸，则神倦怯寒，面色㿠白，四肢不温；肾阳虚，不能制水，故四肢肿胀；舌质淡胖，苔白或腻，脉沉细迟均为阳气虚衰之候。

(七)气阴两虚

证候:心胸隐痛,时作时休,胸闷气促,心悸自汗,动则喘息益甚,倦怠懒言,面色少华,舌质淡红,苔薄白,脉虚细缓或结代。

分析:思虑伤神,劳心过度,损伤心气,阴血亏耗,血瘀心脉,故见胸闷隐痛,时作时休,心悸气促,倦怠懒言等;心气虚,则自汗;气血不荣于上,则面色少华;淡红舌,脉虚细缓,均为气阴两虚之征。

五、治疗

本病的治疗原则应先治其标,后治其本,先从祛邪入手,然后再予扶正,必要时可根据虚实标本的主次,兼顾同治。标实当泻,针对气滞、血瘀、寒凝、痰浊而疏理气机,活血化瘀,辛温通阳,泄浊豁痰,尤重活血通脉治法;本虚宜补,权衡心脏阴阳气血之不足,有无兼见肺、肝、脾、肾等脏之亏虚,补气温阳,滋阴益肾。

(一)中药治疗

1.寒凝心脉

治法:辛温散寒,宣通心阳。

方药:枳实薤白桂枝汤合当归四逆汤加减。两方皆能辛温散寒,助阳通脉。前方重在通阳理气,用于胸痹阴寒证,心中痞满,胸闷气短者;后方则以温经散寒为主,用于血虚寒厥证,见胸痛如绞,手足不温,冷汗自出,脉沉细者。方中桂枝、细辛温散寒邪,通阳止痛;薤白、瓜蒌化痰通阳,行气止痛;当归、芍药养血活血;芍药与甘草相配,缓急止痛;枳实、厚朴、理气通脉;大枣养脾和营。共成辛温散寒,通阳止痛之功。

若阴寒极盛之胸痹重症,胸痛剧烈,心痛彻背,背痛彻心,痛无休止,当用温通散寒之法,予乌头赤石脂丸加荜茇、高良姜、细辛等治疗。方中以乌头雄烈刚燥,散寒通络止痛;附子、干姜温阳逐寒;蜀椒温经下气开郁;为防药物过于辛散,配赤石脂入心经,而固摄收涩阳气。若痛剧而四肢不温,冷汗自出,可含化苏合香丸或麝香保心丸,以芳香化浊,温通开窍,每获即速止痛效果。

另外,可选用苏冰滴丸,每次2～4粒,每天3次。

2.气滞心胸

治法:疏调气机,活血通络。

方药:柴胡疏肝散加减。本方疏肝理气,适用于肝气郁结、气滞上焦、胸阳失展、血脉失和之胸胁疼痛。方用四逆散去枳实,加香附、枳壳、川芎、陈皮行气疏肝,和血止痛。其中柴胡与枳壳相配可升降气机;白芍与甘草同用可缓急止痛;香附、陈皮以增强理气解郁之功;川芎为血中之气药,既可活血又能调畅气机。全方共奏疏调气机、和血通脉之功效。根据需要,还可选用木香、沉香、降香、檀香、延胡索、砂仁、厚朴等芳香理气及破气之品,但不可久用,以免耗散正气。

若气郁日久化热,出现心烦易怒,口干便秘,舌红苔黄,脉弦数等证者,用丹栀逍遥散疏肝清热;便秘严重者,用当归龙荟丸以泻郁火;如胸闷、心痛明显,为气滞血瘀之象,可合用失笑散,以增强活血行瘀,散结止痛之作用。

另外,可选用冠心苏合丸,每次3g,每天2次。

3.心血瘀阻

治法:活血化瘀,通脉止痛。

方药:血府逐瘀汤加减。本方祛瘀通脉,行气止痛,用于胸中瘀阻,血行不畅,心胸疼痛,痛有定处,胸闷、心悸之胸痹。方中当归、川芎、桃仁、红花、赤芍活血化瘀,疏通血脉;柴胡、桔梗与枳壳、牛膝配伍,升降结合,调畅气机,开胸通阳,行气活血;生地养阴而调血燥。诸药共成祛瘀通脉、行气止痛之剂。

若瘀血痹阻重症,胸痛剧烈,可加乳香、没药、丹参、郁金、降香等加强活血理气之力;若血瘀、气滞并重,胸闷痛甚者,加沉香、檀香、荜茇等辛香理气止痛药物;若寒凝血瘀或阳虚血瘀者,症见畏寒肢冷,脉沉细或沉迟者,加肉桂、细辛、高良姜、薤白等温通散寒之品,或人参、附子等温阳益气之品;若伴有气短乏力、自汗、脉细缓或结代,乃气虚血瘀之象,当益气活血,用人参养营汤合桃红四物汤加减,重用人参、黄芪等益气祛瘀之品。

还可选用三七、苏木、泽兰、鸡血藤、益母草、水蛭、王不留行、丹皮等活血化瘀药物,加强祛瘀疗效。但破血之品应慎用,且不可久用、多用,以免耗伤正气。在应用活血、破血类药物时,必须注意有无出血倾向或征象,一旦发现,立即停用,并予以相应处理。

另外,可选用活心丸,每次含服或吞服,1~2丸。

4.痰浊阻闭

治法:通阳化浊,豁痰宣痹。

方药:瓜蒌薤白半夏汤合涤痰汤加减。两方均能温通豁痰,前方通阳行气,用于痰阻气滞,胸阳痹阻者;后方健脾益气,豁痰开窍,用于脾虚失运,痰阻心窍者。方中瓜蒌、薤白化痰通阳,行气止痛;半夏、胆南星、竹茹清热化痰;人参、茯苓、甘草健脾益气;石菖蒲、陈皮、枳实理气宽胸。全方共奏通阳化饮、泄浊化痰、散结止痛之功。

若痰浊郁而化热,证见咳痰黄稠,便干,苔黄腻者,可用黄连温胆汤加郁金清化痰热而理气活血;痰热兼有郁火者,加海浮石、海蛤壳、黑山栀、天竺黄、竹沥化痰火之胶结;大便干结,加生大黄通腑逐痰;痰瘀交阻,症见胸闷如窒,心胸隐痛或绞痛阵发,苔白腻,舌暗紫或有瘀斑,当通阳化痰散结,加血府逐瘀汤;若痰浊闭塞心脉,猝然剧痛,可用苏合香丸。

5.心肾阴虚

治法:滋阴清热,养心和络。

方药:天王补心丹合炙甘草汤。两方均为滋阴养心之剂;前方以养心安神为主,治疗心肾两虚,阴虚血少者;后方以养阴复脉见长,用于气阴两虚,心动悸,脉结代之症。方中以生地、玄参、天冬、麦冬滋水养阴以降虚火;人参、炙甘草、茯苓以助心气;桂枝、大枣补气通阳,寓从阳引阴之意;柏子仁、酸枣仁、五味子、远志交通心肾,养心安神,化阴敛汗;丹参、当归身、芍药、阿胶滋养心血而通心脉;桔梗、辰砂为引使之品。本方能使心阴复,虚火平,血脉利,则心胸灼痛得解。

若阴不敛阳,虚火内扰心神,心烦不寐,舌尖红少津者,可用酸枣仁汤清热除烦安神;若不效者,再予黄连阿胶汤,滋阴清火,宁心安神。若兼见风阳上扰,用珍珠母、灵磁石、石决明、琥珀等重镇潜阳之品,或用羚羊钩藤汤加减;心肾阴虚者,兼见头晕耳鸣,腰膝酸软,遗精盗汗,口燥咽干,用左归饮补益肾阴,填精益髓,或河车大造丸滋肾养阴清热;若心肾真阴欲竭,当用大剂西洋参、鲜生地、石斛、麦冬、山萸肉等急救真阴,并佐用生牡蛎、乌梅肉、五味子、甘草等酸甘化阴,且敛其阴。

另外,可选滋心阴口服液,每次 10 mL,每天 2 次。

6.心肾阳虚

治法:温振心阳,补益阳气。

方药:参附汤合右归饮加减。两方均能补益阳气,前方大补元气,温补心阳;后方温肾助阳,补益精气。方中人参、姜、枣、炙甘草大补元气,以益心气复脉;附子辛热,温补真阳;肉桂振奋心阳;熟地、山萸肉、枸杞子、杜仲、山药为温肾助阳、补益精气之要药。

若兼肾阳虚,可合金匮肾气丸,或用六味地黄丸滋阴固本,从阴引阳,共为温补肾阳之剂;心肾阳衰,不能化气行水,水饮上凌心肺,加用真武汤;若阳虚欲脱厥逆者,用四逆加人参汤,温阳益气,回阳救逆;若阳虚寒凝而兼气滞血瘀者,可选用薤白、沉香、降香、檀香、香附、鸡血藤、泽兰、川芎、桃仁、红花、延胡索、乳香、没药等偏于温性的理气活血药物。

另外,可选用麝香保心丸,每次含服或吞服 1~2 粒。

7.气阴两虚

治法:益气养阴,活血通脉。

方药:生脉散合人参养营汤加减。上方皆能补益心气。生脉散长于益心气,敛心阴,适用于心气不足,心阴亏耗者;人参养营汤补气养血,安神宁心,适用于胸闷气短,头昏神疲。方中人参、黄芪、炙甘草大补元气,通经利脉;肉桂通心阳,散寒气,疗心痛,纳气归肾;麦冬、五味子滋养心阴,收敛心气;熟地、当归、白芍养血活血。配茯苓、白术、陈皮、远志,补后天之本,滋气血生化之源,以宁心定志。

若兼见神疲乏力,纳呆,失眠多梦等,可用养心汤加半夏曲、茯苓以健脾和胃,补益心脾,养心安神;若气阴两虚,兼见口燥咽干,心烦失眠,舌红,用生脉散合归脾汤加减;兼有气滞血瘀者,可加川芎、郁金以行气活血;兼见痰浊之象者,可用茯苓、白术、白蔻仁以健脾化痰。

另外,可选用补心气口服液,每天 10 mL,每天 2 次;或滋心阴口服液,每次 10 mL,每天 2 次。

(二)针灸治疗

1.基本处方

心俞、巨阙、膻中、内关、郄门。

心俞、巨阙属俞募相配,膻中、心俞前后相配,通调心气;内关、郄门同经相配,宽胸理气,缓急止痛。

2.加减运用

(1)寒凝心脉证:加厥阴俞、通里、气海以温经散寒、宣通心阳。背俞穴、气海可加灸,余穴针用平补平泻法。

(2)气滞心胸证:加阳陵泉、太冲以疏肝理气、调畅气机,针用泻法。余穴针用平补平泻法。若脘痞胀满甚者,加中脘以健脾和中、疏导中州气机,针用平补平泻法。

(3)心血瘀阻证:加膈俞、血海、阴郄以活血化瘀、通脉止痛。诸穴针用平补平泻法。

(4)痰浊阻闭证:加太渊、丰隆、足三里、阴陵泉以通阳化浊、豁痰宣痹。诸穴针用平补平泻法。

(5)心肾阴虚证:加肾俞、太溪、三阴交、少海以滋阴清热、养心和络,针用补法。余穴针用平补平泻法。

(6)心肾阳虚证:加肾俞、气海、关元、百会、命门以振奋心肾之阳。诸穴针用补法,关元、气海、命门、背俞穴可加灸。

(7)气阴两虚证:加足三里、气海、阴郄、少海以益气养阴、活血通脉。诸穴针用补法。

3.其他

(1)耳针疗法:取胸、神门、心、肺、交感、皮质下,每次选 3~5 穴,用捻转手法强刺激,一般每穴捻 1～2 分钟,留针 15～20 分钟,可以每隔 5 分钟捻转 1 次。

(2)电针疗法:取内关、神门、胸上段夹脊穴,通电刺激 5～15 分钟,采用密波,达到有麻、电放射感即可。

(3)穴位注射疗法:取内关、郄门、间使、少海、心俞、足三里、三阴交,用复方当归(10%葡萄糖稀释)、维生素 B_{12} 0.25 mg、复方丹参注射液等,每次选 2～3 穴,每穴注射 0.5～1 mL,隔天 1 次。

(4)皮内针疗法:取内关、心俞、厥阴俞、膈俞,每次选 1 对,埋针 1～3 天,冬天可延长到 5～7 天。

(刘 宁)

第三节 真 心 痛

真心痛是指以突然发作的剧烈而持久的胸骨下部后方或心前区压榨性、闷胀性或窒息性疼痛为临床表现特点的一种严重病症,是胸痹的进一步发展。疼痛可放射到左肩、左上肢前内侧及无名指和小指,一般持续时间较长,常伴有心悸、水肿、肢冷、喘促、面色苍白、汗出、焦虑和恐惧感等症状,甚至危及生命。多因劳累、情绪激动、饱食、受寒等因素诱发。《灵枢·厥病篇》描述了真心痛的发作和预后,称:"真心痛,手足青至节,心痛甚,旦发夕死,夕发旦死。"

现代医学的冠状动脉粥样硬化性心脏病、心肌梗死、心律失常、心源性休克等,出现真心痛的临床表现时,可参考本节进行辨证论治。

一、病因病机

真心痛病因病机和"胸痹"类同,与年老体衰,阳气不足,七情内伤,气滞血瘀,痰浊化生,寒邪侵袭,血脉凝滞等因素有关。如寒凝气滞,血瘀痰浊,闭阻心脉,心脉不通,可出现心胸疼痛(胸痹),严重者部分心脉突然闭塞,气血运行中断,可见心胸猝然大痛,而发为真心痛。

真心痛之病位在心,其本在肾。总的病机是本虚标实,本虚是发病基础,标实是发病条件,急性发作时以标实为主,总由心之气血失调、心脉痹阻不畅而致。

二、诊断要点

(一)症状

突然发作胸骨后或心前区剧痛,呈压榨性或窒息性疼痛。疼痛常可放射至左肩背和前臂,持续时间可长达数小时或数天,可兼心悸、恶心、呕吐等。

(二)检查

1.心电图检查

根据 ST 段或 T 波的异常变化来判断心肌缺血的部位及程度,同时根据相应导联所出现病理性 Q 波及 ST 段抬高的表现,来确定心肌梗死的部位。

2.影像学检查

冠状动脉 CTA 以及冠状动脉造影有助于诊断。

3.血清学检查

血清肌钙蛋白、心肌酶等检查有助于诊断。

三、辨证

本病病位在心,其本在肾,本虚标实是其发病的主要机制,而在急性期则以标实为主。

若心气不足,运血无力,心脉瘀阻,或心血亏虚,气血运行不利,可见心动悸,脉结代(心律失常);若心肾阳虚,水邪泛滥,水饮凌心射肺,可出现心悸、水肿、喘促(心力衰竭),或亡阳厥脱,亡阴厥脱(心源性休克),或阴阳俱脱,最后导致阴阳离决。

(一)气虚血瘀

证候:心胸刺痛,胸部闷窒,动则加重,伴短气乏力,汗出心悸,舌体胖大,边有齿痕,舌质黯淡或瘀点瘀斑,舌苔薄白,脉弦细无力。

分析:元气素虚,无力推动血液运行,血行缓慢而滞涩,闭阻心脉,心脉不通,则心胸刺痛,胸部闷窒;动则耗气更甚,故短气乏力,汗出;气虚,心搏加快,故心悸;舌体胖大,边有齿痕,苔薄白为气虚之象;舌质黯淡,有瘀点瘀斑为血瘀之征。

(二)寒凝心脉

证候:胸痛彻背,胸闷气短,心悸不宁,神疲乏力,形寒肢冷,舌质淡黯,苔白腻,脉沉迟,迟缓或结代。

分析:寒邪内侵,阳气不运,气机阻痹,故见胸痛彻背;胸阳不振,气机不利,故见胸闷气短,心悸不宁;阳气不足,上不荣头面,外不达四肢,故面色苍白,形寒肢冷;舌淡黯,苔白腻,脉沉迟缓或结代,均为寒凝心脉、阳气不运之候。

(三)正虚阳脱

证候:心胸绞痛,胸中憋闷或有窒息感,喘促不宁,心慌,面色苍白,大汗淋漓,烦躁不安或表情淡漠;重则神识昏迷,四肢厥冷,口开目合,手撒尿遗,脉疾数无力或脉微欲绝。

分析:阳气虚衰,胸阳不运,痹阻气机,血行瘀滞,故见胸憋闷、绞痛或有窒息感;少气不续,不能维持正常心搏,故心慌,喘促不宁;大汗淋漓,烦躁不安或表情淡漠,乃为阳脱阴竭;阳气消乏,清阳不升,或失血过多,血虚不能上承,故见神识昏迷;气血不能达四末,则四肢厥冷;营阴内衰,正气不固,故口开目合,手撒遗尿;脉疾数无力或脉微欲绝,乃亡阳伤阴之征。

四、治疗

本病在发作期必须选用有速效止痛作用之药物,以迅速缓解心痛症状。疼痛缓解后予以辨证施治,常以补气活血、温阳通脉为法。

(一)中药治疗

1.气虚血瘀

治法:益气活血,通脉止痛。

处方:保元汤合血府逐瘀汤加减。

方中人参、黄芪补气益心;桃仁、红花、川芎活血祛瘀;赤芍、当归、牛膝养血活血;柴胡、枳壳、桔梗行气豁痰宽胸;生地黄、肉桂敛汗温阳定悸;甘草调和诸药。

另外,可选用速效救心丸,每天 3 次,每天 4～6 粒,急性发作时每次 10～15 粒。

2.寒凝心脉

治法：温补心阳，散寒通脉。

处方：当归四逆汤加减。

方中当归补血活血；芍药养血和营；桂枝温经散寒；细辛祛寒除痹止痛；炙甘草、大枣益气健脾，通行血脉。

本证寒象明显，可加干姜、蜀椒、荜茇、高良姜；气滞加白檀香；痛剧急予苏合香丸，每服1～4丸。

3.正虚阳脱

治法：回阳救逆，益气固脱。

处方：四味回阳饮加减。

方中以红参大补元气；附子、炮姜回阳；可加肉桂、山萸肉、龙骨、牡蛎温助心阳，敛汗固脱；加玉竹配炙甘草养阴益气。阴竭亡阳，合生脉散。

另外，可选用丹参滴丸，10～15粒，每天3次。或用参附注射液100 mL加5％葡萄糖注射液250 mL，静脉滴注。

(二)针灸治疗

1.基本处方

内关、郄门、阴郄、膻中。

内关、郄门同经相配，郄门、阴郄二郄相配，更和心包之募膻中，远近相配，共调心气。

2.加减运用

(1)气虚血瘀证：加脾俞、足三里、气海以益气通络。诸穴针用补法。

(2)寒凝心脉证：加心俞、厥阴俞、命门以温经祛寒、通络止痛。诸穴针用补法，或加灸法。

(3)正虚阳脱证：重灸神阙、关元以回阳救逆固脱。余穴针用补法。

3.其他

(1)耳针疗法：取心、神门、交感、皮质下、内分泌，每次选3～4穴，强刺激，留针30～60分钟。

(2)电针疗法：取膻中、巨阙、郄门、阴郄，用连续波，快频率刺激20～30分钟。

(3)穴位注射疗法：取心俞、厥阴俞、郄门、足三里，每次选2穴，用复方丹参注射液或川芎嗪注射液，每穴注射2 mL，每天1次。

(4)头针疗法：取额旁1线，平刺激，持续捻转2～3分钟，留针20～30分钟。

（刘　宁）

第四节　心　衰

心衰是由不同病因引起心脉气力衰竭，心体受损，心动无力，血流不畅，逐渐引起诸脏腑功能失调，以心悸、喘促、尿少、水肿等为主要临床表现的危重病证。心衰在临床有急慢之分。其急者表现怔忡，气急，不能平卧，呈坐位，面色苍白，汗出如雨，口唇青紫，阵咳，咯出粉色泡沫样痰，脉多疾数。慢者表现心悸，短气不足以息，夜间尤甚，不能平卧或睡中憋醒，胸中如塞，口唇、爪甲青紫，烦躁，腹胀，右肋下癥块，下肢水肿。

心衰的病位在心,但与肺、脾、肝、肾有关。其发生可源于心脏本身,也可源于其他四脏,其病机关键为心肾阳虚,肺肝血瘀,为本虚标实之疾,其本虚有气虚、阳损、阴伤,或气阴两虚,或阴阳俱损。标实为气滞、血瘀、水结。治疗当标本兼治,急则治标,缓则治本。治本不外益气温阳敛阴,治标为化瘀、利水、逐饮。中医治疗在改善症状、提高生命质量、减少再住院率、降低病死率等方面具有优势。

西医学中称为心功能不全,据国外统计,人群中心衰的患病率为 1.5%～2.0%,65 岁以上可达6%～10%,且在过去的 40 年中,心衰导致的死亡人数增加了 3～6 倍。我国对 35～74 岁城市居民共15 518人随机抽样调查的结果:心衰患病率为 0.9%,按计算有 400 万名心衰患者,其中男性为 0.7%,女性为1.0%,女性高于男性。随着年龄增高,心衰的患病率显著上升,城市高于农村,北方明显高于南方。心功能不全具备上述临床表现者,均可以参考本节辨证论治。

一、诊断标准

(一)中医诊断标准

病史:原有心脏疾病,如心痛,心悸,肺心同病等,多因外感、过劳而复发或加重。

主症:心悸气短,活动后加重,乏力。

次症:咳喘不能平卧,尿少,水肿、下肢肿甚,腹胀纳呆,面色晦暗或颧紫,口唇紫黯,颈静脉怒张,胁下癥块,急者咯吐粉红色泡沫样痰,面色苍白,汗出如雨,四肢厥冷,更甚者昏厥,脉象数疾、雀啄、促、结代、屋漏、虾游。

具备病史,主症,可诊断为心衰之轻症。若在病史,主证的基础上,兼有次症 2 项者,可明确诊断。

(二)西医诊断标准

目前诊断标准尚不统一,也无特异性检查指标,但根据临床表现,呼吸困难和心源性水肿的特点,以及无创性和/或有创性辅助检查及心功能测定,一般即可做出诊断。临床诊断应包括心脏病的病因、病理解剖、病理生理、心律及心功能分级等诊断。

1.心衰的定性诊断指标

主要标准:①夜间阵发性呼吸困难或端坐呼吸;②劳累时呼吸困难和咳嗽;③颈静脉怒张;④肺部啰音;⑤心脏肥大;⑥急性肺水肿;⑦第三心音奔马律;⑧静脉压升高＞1.57 kPa(16 cmH$_2$O);⑨肺循环时间＞25 秒;⑩肝颈静脉回流征阳性。

次要标准:①踝部水肿;②夜间咳嗽;③活动后呼吸困难;④肝大;⑤胸腔积液;⑥肺活量降低到最大肺活量的1/3;⑦心动过速(心率＞120 次/分)。

主要或次要标准:治疗中 5 天内体重下降≥4.5 kg。

确诊必须同时具有以上 2 项主要标准,或者具有 1 项主要或 2 项次要标准。

2.心功能的分级标准

参照美国纽约心脏病学会 NYHA1994 年第 9 次修订心脏病心分级而制定。

(1)心功能Ⅰ级:患有心脏病,但体力活动不受限制,一般体力活动不引起过度的疲乏、心悸、呼吸困难或心绞痛,通常称心功能代偿期。

(2)心功能Ⅱ级:患有心脏病,体力活动轻度限制,静息时无不适,但一般体力活动可出现疲乏、心悸、呼吸困难或心绞痛,也称Ⅰ度或轻度心力衰竭。

(3)心功能Ⅲ级:患有心脏病,体力活动明显受限,休息时尚感舒适,但稍有体力活动就会引起疲乏、心悸、呼吸困难或心绞痛,也称Ⅱ度或中度心力衰竭。

(4)心功能Ⅳ级:患有心脏病,体力活动能力完全丧失,休息状态下也可有心力衰竭或心绞痛症状,任何体力活动后均可加重不适,也称Ⅲ度或重度心力衰竭。

二、鉴别诊断

(一)哮病

急性左心衰者,原有心脏之疾,如心悸(心肌炎)、真心痛等,由某种诱因引发(如过劳、情绪激动、外感等)。临床以猝然心悸,喘急不能平卧,汗出烦躁,常伴咯吐粉红色血沫痰为特征,而哮病患者多无心脏病史,多有过敏史,以反复发作为特征,发作时喉间哮鸣有声,咯出大量痰涎后则喘止。

(二)喘病

慢性心衰在活动后往往见呼吸急促,但多以短气不足以息为特征,休息可减轻或缓解,而喘病患者多有肺病史,多因外感而诱发,多伴咳嗽、咳痰。

(三)肾性水肿

慢性心衰重症阶段出现尿少,水肿,而水肿呈下垂性,卧位时腰骶部水肿,兼有纳呆、腹胀、右下腹胀痛等胃肠道症状。而肾性水肿多与外感风寒、风热有关,起病较急,面目先肿,兼有尿少、腰痛,或兼头胀头痛,借助尿常规检查可发现蛋白尿或血尿,血中尿素氮、肌酐增高。

三、证候诊断

(一)心气(阳)虚证

心悸,气短,乏力,活动后明显,休息后可减轻,纳少,头晕,自汗,畏寒,舌质淡,苔薄白,脉细弱无力。

(二)气阴两虚证

心悸气喘,动则加重,甚则倚息不得卧,疲乏无力,头晕,自汗盗汗,两颧发红,五心烦热,口干咽燥,失眠多梦,舌红,脉细数。

(三)阳虚水泛证

心悸气喘,畏寒肢冷,腰酸,尿少水肿,腹部膨胀,纳少脘闷,恶心欲吐,舌体淡胖有齿痕,脉沉细或结代。

(四)气虚血瘀证

心悸气短,活动后加重,左胸憋闷或疼痛,夜间痛甚,两颧黯红,口唇青紫,胁下癥块,舌紫黯,苔薄白,脉沉涩或结代。

(五)阳衰气脱证

喘悸不休,烦躁不安,汗出如雨或如油,四肢厥冷,尿少水肿,面色苍白,舌淡苔白,脉微细欲绝或疾数无力。

四、病因

(一)原发病因

1.源于心

久患心脏之疾,如心悸、心痹、心痛、克山病、心肌炎及先天性心脏病等,导致心气内虚,日久心体肿胀,若再遇外邪侵袭,或情绪刺激,或因过劳,进一步损伤心体,侵蚀心阳,心阳不振,心力乏竭,不能鼓动血液运行,使瘀血阻滞,心脉不通。一则脏腑、肌腠缺血而失养,二则迫使血中水津外渗,进而出现脏腑功能失调,水饮凌心射肺或停积局部及水湿泛溢肌肤之证候,发为心衰。

2.源于肺

久咳、久喘、久哮等肺系慢性疾病反复发作,迁延或失治,痰浊潴留,伏着于肺,肺气壅塞不畅,痰瘀阻于肺管气道,使肺气胀满不能敛降,导致肺之体用俱损,病变首先在肺,继则影响脾、肾,后期病及于心。因肺朝百脉,肺气辅佐心脏运行血脉,肺伤则不能助心主治节,致使血行不畅,血瘀肺脉,肺气更加壅塞,造成气虚血滞、血滞气郁,由肺及心,心血瘀阻不通,日久心力乏竭,心体受损,发为心衰。

3.源于肝

久患肝脏之疾,或暴怒伤肝,导致肝失疏泄之机和条达之性,肝所藏之血不能施泄于外,血结于内,引起肝气滞心气乏,鼓动无力,血循不畅,瘀阻于心,引发血中水津外渗而致水肿、喘咳等证候,发为心衰。

4.源于肾

肾为精血之源,又为水火既济之脏,肾脉上络于心,久患肾脏之疾,则肾体受损,肾阳受伤,命火不足,相火不发,不能蒸精化液生髓,髓少不能生血,血虚不能上奉于心,心体失养,心阳亏乏,心气内脱,心动无力,则血行不畅,瘀结于心,导致心体胀大,发为心衰。

5.源于脾胃

脾胃之脉络于心,心气之源受之于脾,脾又为统血之脏。食气入胃,浊气归心。因此久患脾胃之疾,或思虑过度,或饮食不节(肥甘滋腻及长期饮酒、咸食),损伤脾胃,致使中气虚衰,中轴升降无力,引起水谷精微不能奉养于心主。元气不能上充于心,则心气内乏,鼓动无力,血瘀在心,日久心体胀大,或津血不足,心体失养,体用俱损,发为心衰。

(二)诱因

1.外感

多由外感六淫之邪,袭卫束表,内迫于肺,肺失宣降,痰浊内蕴,影响辅心以治节功能,使心不主血脉,加重心衰。

2.过劳

劳则气耗,心气受损,发为心衰。

3.药物

某些药物如过于苦寒,过于辛温,或输液过速等均导致心气耗散,诱发心衰。

五、病机

(一)发病

多以起病缓慢,逐渐加重为特点。初起见劳累后心悸,气短,疲乏无力,休息后可缓解,逐渐发展为休息时仍觉心悸不宁,喘促难卧,尿少,水肿,口唇爪甲青紫等。少数发病急,突然气急,端坐呼吸,不得卧,面色苍白,汗出如雨,口唇青黑,阵咳,咯吐粉红色泡沫样痰,脉多疾数。

(二)病位

在心,为心之体用俱病,与肺、脾、肝、肾密切相关。

（三）病性

为本虚标实之疾。虚者，以气虚、阳虚为本。病初多为气虚，病久则见阳虚，根据患者体质及原发疾病不同，少数患者可见血虚或阴虚。病变过程中，逐渐形成病理产物，为饮、为痰、为瘀、为浊，阻滞气机，发展为气滞血瘀水结之标实之疾。最终为心肾阳虚，肺肝血瘀，虚实夹杂。

（四）病势

缓慢发病者，初起时症状较轻，仅见劳累后心悸，气短，乏力，休息后症状可减轻或消失。随病情加重，出现休息状态下仍觉心悸不宁，喘促难卧，腹胀尿少，水肿，甚至神昏等。发病急骤者，突然气急呈端坐呼吸，面色苍白，汗出如雨，咯吐血色泡沫痰，唇青肢冷，救治及时，尚可转安，稍有延误，则昏厥死亡。

（五）病机转化

多种原因导致心气虚，心动无力，久之则心力内乏，乏久必竭。心气虚衰而竭，则血行不畅，引起机体内外血虚和血瘀的病理状态。血行不畅则五脏六腑失其濡养，心失所养则心气更虚，瘀阻更甚，日久则心体胀大；子盗母气，心体胀大日久则累及于肝，血瘀在肝，则肝体肿大，失其疏泄之职，气机不畅，影响脾胃升降之机，见腹胀，纳呆，便溏或便秘；瘀血在肾，则水道不通，开阖不利，形成水肿；瘀血在肺，则上焦不宣，肺气郁闭，壅塞不畅，故见咳喘，呼吸困难。

津血同源，血瘀日久导致阴津不足，出现气阴两虚，故患者表现口干，心烦。由于心气不足，血不能行全身以濡养诸脏，肾失所养而导致肾虚，肾阳虚则膀胱失其气化，水渎失司。另外，心肾阳虚，不能温煦脾胃，可使中焦运化无权，湿浊内蕴。同时"血不利则为水"，水邪内泛外溢，凌心射肺，则悸喘不宁。心阳根于肾阳，阳气衰竭，心气外脱，心液随气外泄，故见喘促不宁，烦躁不安，汗出如雨如油，四肢厥冷，尿少水肿等症。

总之，心衰是全身性疾病，病初以气虚阳虚为主，偶见阴虚；病变过程中，因气虚无力运血或阴虚脉道不充，则成血瘀；阳气不足，水津失于气化，形成水肿；病延日久者，正气日衰，五脏俱败，正不胜邪，最终可致心气衰微，心阳欲脱之险证。虚和瘀贯穿疾病的始终，虚有气虚、阴虚、阳虚。瘀有因虚致瘀、因实致瘀，虚越甚，瘀越重。水是疾病发展过程中的病理产物，病越重，水越盛。

所以心肾阳虚为病之本，血瘀水停为病之标，本虚标实。又因心衰患者内脏俱病，正气虚衰，每易罹受外邪，新感引动宿疾，使心衰反复而逐年加重。

（六）证类病机

心衰过程是因虚致实，实又可致更虚的恶性循环，以气虚阳虚为本，发展为气阴两虚、气虚血瘀、阴阳两虚、阳虚水泛、阳衰气脱等不同病理过程。

心气（阳）虚证：由于年老体弱，久患心脏之疾或他脏之疾累于心，使心气亏耗。心气内乏，无力帅血，心神涣散而不藏，故见心悸不安；动则气耗，故见乏力，气短不足以息，动则益甚。汗为心之液，气不固护，见汗液自出。脉道鼓动无力，则见脉弱或结或代。此候为心衰早期表现。

气阴两虚证：心居胸中，为宗气所聚，心气亏虚，气不生津，津随气耗，出现阴虚；或心气亏乏，不能固护，营阴不能内守；或气（阳）虚日久，阳损及阴，出现气阴两虚。也可见于急性或慢性心衰反复发作之人久用温阳利水之剂，耗竭阴津，致心之气阴两虚。由于心气不足，气不布津，津液不能上承，故出现口干；心阴亏虚，虚火内生，蒸津外泄，故见盗汗；扰动心神，则心烦，少寐多梦。舌红少津，脉细弱。

气虚血瘀证：心气虚无力推动血液运行，导致血行迟滞而形成瘀；因心肺气血不畅，上焦不宣，引起中焦枢机不转，脾失运化之力，胃失腐熟水谷之能，致使升降功能呆滞，肝之疏泄功能受阻,水渎功能不畅,而致气滞血瘀水泛。此候为心衰发展的中晚期阶段,由心及于肺、脾(胃)、肾、肝、三焦,气血阴阳亏虚,瘀、水、气(滞)、痰互结。血行不利,脉络瘀滞,见口唇爪甲青紫,胁下积块;脾不运化,则纳呆,腹胀;水渎不利,则尿少水肿;水饮凌心则怔忡;射肺则咳喘不宁。本愈虚标愈实,心阳、脾阳、肾阳皆虚,患者表现畏寒肢冷,汗多,易外感;津血不行,阴液枯竭,虚热内生,则见口干不欲饮或欲饮冷,烦躁不安。舌红少津或舌淡胖,脉细涩。

阳虚水泛证:由于心阳不振,无力温运水湿,可致湿浊内蕴;随疾病进展,脾阳受损,不能健运,复加肺气亏虚,水道失其通调,水湿内停;后期肾阳虚衰,膀胱气化不利,水饮内泛;心阳根于肾阳,心肾阳虚,肾不纳气,心阳外越,故见心悸气喘,动则益甚;母病及子,脾失阳助,则脾不制水而反侮,中轴不运,见腹部膨胀,纳少脘闷,恶心欲吐;膀胱气化失司,津不化气而为水,见尿少水肿。阳虚不能温于四末,故见四肢厥冷。

阳衰气脱证:疾病发展末期,诸脏之阳皆亏,阴盛于内,阳脱于外,虚阳外越,故见喘急而悸;动荡心神,则见烦躁不安;阳虚则寒,见四肢厥冷,且逆而难复;汗为心之液,心阳衰竭,不能固守营阴,真津外泄,故见汗出如珠如油。舌脉均见阴阳离绝之象。

六、分证论治

(一)辨证思路

1.辨急性与慢性

心衰在临床上有急慢之分。急者可见怔忡,气急,不能平卧、呈坐状,面色苍白,汗出如雨,口唇青黑,阵咳,咯吐粉红泡沫样痰,脉多疾数。慢者可见心悸,短气不足以息,夜间尤甚,不能平卧或夜间憋醒,胸中如塞,口唇、爪甲青紫,烦躁,腹胀,右胁下癥块,下肢水肿。

2.辨原发病证

既往有无能引发心衰之病,如胸痹心痛、心痹、肺心同病、心悸、瘿病、肾脏之疾、消渴等。

原有胸痹心痛者,在心衰证候基础上常伴有胸闷,左胸膺部疼痛,向左肩背部放射,疼痛多短暂,但反复发作。多发于年老之人,平素经常胸闷,时有左胸膺部疼痛,持续时间较短,服用芳香开窍药物可缓解,多因过劳、情绪激动、饱食或寒冷刺激而诱发。或伴心悸,逐渐出现喘促不能平卧,尿少水肿,夜间憋醒,舌质青紫、苔腻、脉沉弦。

原有肺胀病者,有长期反复咳喘的病史,心衰加重多与感受外邪有关,颜面、口唇、爪甲青紫黯明显,稍有外感则咳喘发作,痰多,胸满,心悸,尿少水肿,腹胀,纳呆,口唇、颜面及爪甲紫黑,苔厚腻,脉滑数。本病病变早期在肺,继则影响脾、肾。

3.辨诱因

心衰最常见诱因为感受外邪。如出现恶寒发热,咳嗽,咯白痰者,多外感寒邪;如发热重,咯黄痰者,多感受热邪。有些药物可诱发心衰,如抗心律失常药、药物过敏、输液反应、输液速度过快等。另外,过劳及情绪刺激也可诱发心衰。

4.辨标本虚实

本虚有气虚、阳损、阴伤、气阴两虚或阴阳俱损之分。气虚者,多为心衰之初期,症见气短,乏力,活动后心悸加重;阳损者,在气虚的基础上见畏寒,肢冷,面色青灰,下肢水肿,多为心衰中期表现;阴伤者,可见形体消瘦,两颧黯红,口干,手足心热,心烦等;气阴两虚者为气虚证与阴伤证并见,多见于心肌炎之心衰;阴阳俱损为阴伤与阳损并见,为心衰之重证。标实为气滞、血瘀、水结。气滞者,症见胸闷,胁腹胀满,脘胀纳呆;血瘀者,症见面色晦黯,口唇、爪甲及舌质青紫,脉促、结、代，或涩；水结者，症见面浮水肿，呕恶脘痞，喘悸难卧，舌体胖大，边有齿痕。另外，患者反复心衰或经常应用利尿剂，使阴阳俱损，阳虚水泛，阴虚生热，水热互结，出现尿赤少、水肿、心烦、口渴、喜冷饮等寒热错杂证。

5.辨病位

心衰病位虽然在心，但常见二脏或数脏同病，虚实错杂。不论先为心病而后及于他脏，或先有肺、肾、肝、脾之病而后及心，病至心衰，多见五脏俱病，但仍以心为主，因"心为五脏六腑之大主"。心肺气虚，肾不纳气，则见心悸，咳嗽，气喘，倚息不得卧等症状；心肾阳虚，则见畏寒肢冷，水肿，心悸，短气，喘促，动则更甚等证候；心肺阴虚可见心悸，咳嗽，咯吐血痰，口干，盗汗等证候；心脾两虚可见心悸，乏力，血虚，腹胀，纳呆，不寐，便溏等证候；若肺肝脾肾同病，则形成气滞血瘀水结证候。

6.辨病情

心衰以悸、喘、肿为三大主症，其中以心悸、怔忡贯穿始终，如果单纯表现为心悸、乏力、气短者，病情相对较轻；如见有咳嗽、咯白痰者，或外邪引动内饮，或有水邪射肺，如咯粉红泡沫样痰，多为急性左心衰，病情危重；心衰出现喘或喘不能平卧者，源于病久及肺作喘或肾虚不能纳气作喘，属心衰发展至中晚期；如喘与水肿同时出现，多为心衰晚期，三焦同病，五脏受损，病情较重。

7.辨舌脉

舌体胖大或有齿痕者，多为阳虚兼水湿内蕴；舌体瘦小，质干或有裂纹，为阳衰阴竭；舌紫黯或隐青，为阳气虚衰，血行瘀阻；如兼有热象，可见红绛舌；舌苔一般为薄白苔，兼有痰饮者多为白腻苔，肺有痰热者多见黄腻或灰黄腻苔，痰湿重者可见灰腻苔。脉象沉细数或结代，为气阴两虚，脉沉数而疾无力，或涩而沉，或结或促或代，或雀啄、鱼翔，为气（阳）虚血瘀；脉微细而数，或结代、雀啄，为阳衰气脱；脉微欲绝散涩，或浮大无根，为阴竭阳绝危证。

因此治疗当标本兼顾，急则治标，缓则治本。治本不外益气温阳敛阴，治标为化瘀、利水、逐饮。

（二）分证论治

1.心气（阳）虚

症舌脉：心悸，气短，乏力，活动时明显，休息后可减轻，纳少，头晕，自汗，畏寒，舌质淡、苔薄白、脉细弱无力。

病机分析：此证型常见于各种心脏之疾导致心衰之早期，或中重度心衰经过治疗之恢复阶段，相当于心功能Ⅰ、Ⅱ级。本证主要临床表现为心悸、气短，无论是各种心脏病本身，还是他脏之疾，如肺系之疾，饮食伤脾，肝脏或肾脏之疾，首先损伤心气，使心心力不足。心气帅血以动，营运周身，今气虚不能帅血，使周身失其血之濡养，故见乏力、头晕等症。病位主要在心，可及于肺、脾。

治法：补心益气。

常用方：保元汤（《博爱心鉴》）加减。黄芪、人参、肉桂、甘草、淫羊藿、补骨脂、茯苓。加减：出现胸闷胸痛者，多由于气虚血行不畅，心脉不通所致，加丹参、川芎、赤芍或加桃红四物汤（《医宗金鉴》）、黄芪桂枝五物汤（《金匮要略》）、补阳还五汤（《医林改错》）等；形寒肢冷，胸痛者，为心阳不足，加附子、干姜、桂枝、薤白；胸胁胀满者，为气虚气滞，加醋柴胡、醋青皮；患者除心悸、气短，还见有头晕、健忘者，用归脾汤（《济生方》）；心悸重，脉结代者，用炙甘草汤（《伤寒论》）；动则心悸汗多者，加桂枝甘草龙骨牡蛎汤（《伤寒论》）。

常用中成药:补心气口服液每次 10 mL,每天 3 次。补益心气,活血理气止痛,适用于心气心阳不足又兼血瘀、痰浊之心衰。福王黄芪口服液每次 10~20 mL,每天 2 次。益气固表,利水消肿,补中益气,适用于心气亏虚之心衰。人参片每次 4 片,每天 2 次。大补元气,补益肺脾。适用于以心气不足为主要症状的心衰。黄芪注射液 20 mL 加入 5% 葡萄糖注射液或 0.9% 氯化钠注射液 250 mL 中,静脉滴注,每天 1 次。补益肺脾,益气升阳。用于症见气短、乏力等气虚之象者。

体针:常取心俞、神门、内关、间使、胆俞、阳陵泉、足三里、曲池等穴,每次取穴 3~5 个,每天 1 次,7 天为 1 个疗程,以补法为主。

耳针:常取心、定喘、肺、肾、神门、交感、内分泌等穴,可用针刺、按压、埋针等方法,每次 3~4 个穴位。

临证参考:心气虚贯穿于心衰的全过程,因此补益心气是此证型的主要治疗大法,补气药物首推参、芪。《万病回春》言人参"扶元气,健脾胃,进饮食,润肌肤,生精脉,补虚羸,固真气,救危急"。不同品种的人参制品,如红参、西洋参、生晒参均具强心的作用,其中红参的效果最好,一般调理每天可用 3~5 g,病情明显可用 10 g,严重者可用 15~20 g,危重患者可用到 30 g。如气虚血瘀时,黄芪与活血药同用,可起到活血而不伤血,并有养血之功。此外白术不单健脾益气,还可化痰、燥湿、行水,因此在气虚为主的心衰患者中也是常用中药。此证型常见于心衰初期或慢性心衰经治疗病情相对稳定,相当于心功能 Ⅰ、Ⅱ 级患者,若不伴有反复心动过速或心房纤颤,可不使用洋地黄类药物,以中药益气活血为主,可改善心功能,提高患者生活质量。

2.气阴两虚

症舌脉:心悸气喘,动则加重,甚则倚息不得卧,疲乏无力,头晕,自汗盗汗,两颧发红,五心烦热,口干咽燥,失眠多梦,舌红、少苔,脉细数或沉细。

病机分析:此证型多见于慢性反复发作之心衰患者,长期应用利尿剂或抗生素治疗,利尿剂直伤阴津,抗生素乃苦寒之品。由于阴阳相互依存,心衰日久,由气虚而损及于阴;或久用、过用温燥而伤阴;或水肿患者应用利尿之剂,使阴液亏耗。两颧红,五心烦热为阴亏虚阳上扰之证。有些患者甚则出现口干渴,渴而喜冷饮,此非实热,乃心衰日久,多脏虚损,脾不能为胃行其津液,阴虚燥热所致;津伤肠燥,还可出现大便秘结不行。

治法:益气养阴。

常用方:生脉散(《内外伤辨惑论》)加减。生晒参、麦冬、五味子、黄芪、黄精、玉竹、生地黄、阿胶、白芍。加减:若见阴阳两虚,畏寒、肢冷者,加附子、干姜、桂枝;气虚重者,重用黄芪;水肿者加泽泻、车前子、白术;腹胀者加厚朴、大腹皮、莱菔子、砂仁;心烦者加黄连;脉结代者,用炙甘草汤(《伤寒论》)。

常用中成药:参麦注射液 40~60 mL 加入 5% 葡萄糖注射液 250 mL 中,静脉滴注,每天 1 次。益气固脱,滋阴生津,养心复脉。用于气阴两虚之心衰。生脉注射液 40 mL 加入 5% 葡萄糖注射液 250 mL 中,静脉滴注,每天 1 次。补气养阴,生津复脉,益气强心。用于气虚津伤,脉微欲绝之心衰。补心气口服液、滋心阴口服液:每次各 10 mL,每天 3 次。两者合用益气养阴,活血通脉。用于气阴两虚之心衰。

体针:常取心俞、神门、内关、间使、厥阴俞、阳陵泉、足三里、三阴交等穴,每次取穴 3~5 个,每天 1 次,7 天为 1 个疗程,以补法为主。慢性肺心病,常取肺俞、肾俞、膻中、气海、足三里。心慌加内关。

耳针:常取心、定喘、肺、肾、神门、交感、内分泌等穴,每次 3～4 个穴位,可用针刺、按压、埋针等方法。慢性肺心病,常取心、神门、交感、肾、肾上腺等穴。

临证参考:益气养阴多用参、麦,所以人参、麦冬是本证型必不可缺的常用药物。《日华子本草》言麦冬"治五劳七伤,安魂定魄",《本草汇言》言其"主心气不足,惊悸怔忡,健忘恍惚,精神失守"。

本证型虽为气阴两虚,但气虚为始,阴虚为渐,气虚为本,故治疗上,即使阴虚较重,也不能舍其气而单补阴,益气温阳贯彻始终。此外,心阳失敛更易外散,故益气养阴之中应配以酸收,常用麦冬、五味子,一使阳气内守,温运心脉,二可防止温阳化气药物辛温伤阴散气。阴虚生热,患者常见心烦,可加黄连、生地黄。大量或长期应用利尿剂的患者,常出现口干渴而喜冷饮,可用白虎加人参汤以清热益气生津,生石膏用量可加大。大便干结者,可加大黄、元明粉急下存阴。养阴多以甘寒之品,不可过于滋腻。

3.阳虚水泛

症舌脉:心悸气喘,畏寒肢冷,腰酸,尿少水肿,咳逆倚息不得卧,腹部膨胀,或胁下积块,纳少脘闷,恶心欲吐,颈脉动,口唇爪甲青紫,舌体淡胖有齿痕,脉沉细或结代。

病机分析:本证型属本虚标实,为疾病发展至中晚期之征,相当于临床上心功能Ⅲ、Ⅳ级。心居胸中,为阳中之阳,心气心阳亏虚,出现心悸、怔忡,动则气喘。在此阳虚不单心阳虚,脾阳、肾阳皆虚,土不制水而反克,肾不制水而妄行,水邪泛滥,内蓄外溢,外溢肌肤则面浮肢肿;上凌心肺则加重心悸、喘促,甚则咳逆倚息;聚留胸腹则出现胸腹水。诸脏皆病,三焦气化不利,津聚不行,瘀血内停,瘀于心脉则见胸中隐痛,咳唾血痰,唇甲紫黯,颈部及舌下青筋显露;瘀于肺,则短气喘促、呼吸困难;瘀于肝,则胁下积块。瘀血水饮虽继发于心气亏虚,但一旦形成又可进一步损伤阳气,形成由虚致实、由实致虚的恶性病理循环。

治法:温阳利水。

常用方:五苓散合真武汤(《伤寒论》)加减。桂枝、制附子、茯苓、白术、白芍、生姜、泽泻、猪苓、车前子、丹参、红花、益母草。加减:喘促甚者加葶苈子、桑白皮、地龙或加葶苈大枣泻肺汤(《金匮要略》);中阳不足兼痰饮者,可用苓桂术甘汤(《金匮要略》);腹胀者加大腹皮、莱菔子、厚朴;恶心呕吐者加生姜汁、半夏、旋覆花。

常用中成药:参附注射液 10～20 mL 加入 5％葡萄糖注射液 250～500 mL 中,静脉滴注,每天 1 次。回阳救逆,益气固脱。用于心阳不振,症见四肢不温,尿少水肿者。福寿草片每次 1 片,每天 2 次。强心,利尿,镇静。用于治疗心衰水肿患者。补益强心片每次 4 片,每天 3 次。益气养阴,化瘀利水。用于治疗气阴两虚,血瘀水停所致心衰。强心力胶囊每次 4 粒,每天 3 次。温阳益气,化瘀利水。用于治疗阳气虚乏,血瘀水停所致心衰。

针灸:取心俞、神门、内关、间使、通里、少府、足三里、膻中、气海、中脘等穴,每次取穴 3～5 个,每天1 次,7 天为 1 个疗程,以补法为主。水肿者配太溪、三阴交。

临证参考:在此证型中,阳虚是其病机关键,喘促、水肿是其主要的临床表现,温阳是本证的主要治法。温阳药中首推刚燥之附子,因附子性温有小毒,含乌头碱,故应炙用,用时先煎 30 分钟。肺心病心衰时,因为心肌纤维肥大、间质水肿,对乌头碱比较敏感,临床易出现中毒,故用量宜小,但风湿性心脏病患者剂量可加大。附子温阳,大多与干姜配伍,"附子无姜不热",但如果心动过速,阴虚有热者不用干姜。附子可与桂枝相配,可以宣通阳气,以利于化水气。阳虚不单心阳不振,脾阳、肾阳也衰,但不同患者的病理转归不同,又各有偏倚。阳虚水盛而兼腹胀明显者,偏于脾阳虚,应选苓桂术甘汤(《金匮要略》),桂枝不仅能宣通阳气、利水,还能活血,用量一般10～15 g。水肿且咳逆者,可宣肺利水,加用葶苈子。此证候虽以"水"为标实之象,但利水之法各有不同,根据不同症状表现,可以配合化瘀以利水,可以行气以利水。

此证型多相当于心功能为Ⅲ、Ⅳ级的心衰患者,当水肿较重时,可配合西药强心、利尿之品治疗,当病情减轻后,再逐渐减少利尿剂用量,直至停药。现代药理研究表明很多中药具强心功效,如枳实、葶苈子、万年青、北五加皮、福寿草等,可在辨证的基础上酌情加用,但北五加皮具有强心苷作用,易出现洋地黄中毒,使用时剂量宜小。

4.气虚血瘀

症舌脉:心悸气短,活动后加重,左胸憋闷或疼痛,夜间痛甚,两颧潮红,口唇青紫,胁下癥块,或有小便少,下肢微肿,舌紫黯、苔薄白、脉沉涩或结代。

病机分析:心主血脉,血脉运行全赖心中阳气之推动,诚如《医学入门》所说:"血随气行,气行而行,气止则止,气湿则滑,气寒则凝"。气为血之帅,血为气之母,因此心衰患者自出现之始,即也存在着血行不畅,脉道不利,因虚致瘀是心衰出现瘀象的主要病机,但也可由于津液亏虚致瘀或水不行而为瘀或气滞血瘀。随病情进展,心衰反复发作,诸脏失血之濡润,首先肝血不藏,肝体不柔,出现胁下积块;心气亏虚,络脉失充,心脏失养,心脉不通,不通则痛,见胸痛;瘀血阻络,肺失宣降,则可出现胸闷、咳喘。瘀血阻碍气机,进一步加重脏腑之虚,表现为本虚标实。

治法:益气化瘀。

常用方:补阳还五汤(《医林改错》)加减。黄芪、当归、赤芍、地龙、桃仁、川芎、红花、泽兰、益母草。加减:瘀象较重者,可合用桂枝茯苓丸;心痛甚者加全瓜蒌、薤白、郁金或合用芳香化瘀类药物,如速效救心丸、心可舒、银杏叶片等;胁下癥块,加三棱、莪术。

常用中成药:冠心安口服液每次 10 mL,每天 2～3 次。宽胸散结,活血行气。用于治疗冠心病气滞血瘀型心衰。舒心口服液每次 20 mL,每天 2 次。补益心气,活血化瘀。用于治疗气虚血瘀心衰患者。丹红注射液 20 mL 加入 5% 葡萄糖注射液 250 mL 中,静脉滴注,每天 1 次。益气化瘀止痛。用于治疗心血瘀阻证型各种心脏病。疏血通注射液 6 mL 加入 5% 葡萄糖注射液250 mL 中,静脉滴注,每天 1 次。活血化瘀通络。用于治疗各种血瘀型心脏病。苦碟子注射液40 mL 加入 5% 葡萄糖注射液 250 mL 中,静脉滴注,每天 1 次。化瘀止痛,用于治疗血瘀型冠心病。

针灸:取心俞、神门、内关、间使、厥阴俞、膈俞、膻中、太冲等穴,每次取穴 3～5 个,每天 1 次,7 天为1 个疗程,以泻法为主。

临证参考:心力衰竭的患者均存在微循环改变及红细胞变形、血浆黏稠、血管外周阻力明显增高等现象,而现代研究已证实活血化瘀类中药能改善上述状况,常用药物有丹参、川芎、红花、益母草、赤芍、三七、鸡血藤等。而配伍应用具有活血化瘀功效的注射剂能明显改善心功能,如丹参注射液、川芎嗪注射液、碟脉灵注射液、舒血宁注射液等。但对于血瘀较重,见胁下积块的患者,不宜用大量破瘀之品,以免络破血溢,出现咯血、便血等变证。

5.阳衰气脱

症舌脉:喘悸不休,烦躁不安,汗出如雨或如油,四肢厥冷,尿少水肿,面色苍白,舌淡苔白、脉微细欲绝或疾数无力。

病机分析:此证型多见心衰患者发展至终末阶段,也可见于暴受温邪、心脉闭塞等导致心阳暴脱,如急性感染性心肌炎、急性大面积心肌梗死等。患者不单阳衰,阴亦竭,故常表现躁动不安,乃阴不敛阳,虚阳外越之象。

治法:回阳救逆,益气固脱。

常用方:急救回阳汤(《医林改错》)加减。人参、附子、炮姜、白术、炙甘草、桃仁、红花。加减:阴竭阳绝,兼舌干而萎,口渴者,可改用阴阳两救汤,病情转安后,可用生脉散(《内外伤辨惑论》)调治;肢冷,汗多,喘而脉微欲绝者,选参附龙牡汤(《伤寒论》)或加麻黄根、浮小麦、山萸肉。

常用中成药:参附注射液 20～50 mL 加入 5％葡萄糖注射液 100 mL 中,静脉滴注,每天 1～2 次,肢冷汗出脉微者,可直接静脉推注。益气回阳固脱。用于治疗阳衰气脱型心衰患者。

针灸:取心俞、神门、内关、三阴交、足三里、膻中、气海、关元等穴,每次取穴 3～5 个,每天 1 次,7 天为 1 个疗程,以补法并灸为主。

临证参考:此证型多属各种急慢性心衰发展至终末阶段,病情危笃,需立即急救。中西医结合治疗,优于单纯西医治疗。在强心药的应用上,虽然许多中药含有强心苷,如北五加皮等,但此时患者对上述强心药的耐受程度差异很大,不易掌握剂量,容易引起中毒,故强心剂的应用不如西药洋地黄类。在利尿剂的应用上,虽然中药利尿效果不如西药见效快,但此时由于患者心力衰竭,心排血量下降,肾血流量不足,单纯西药利尿已无效,如果配合大剂量通阳利水或化瘀利水之品,则明显增强利尿效果。阳衰气脱,出现汗出肢冷,患者往往进入休克阶段,少尿或无尿,血压下降,单纯应用西药升压药,如多巴胺、间羟胺,大剂量应用使肾血管收缩,出现尿少,四肢厥冷,长期应用还存在药物依赖,此时如配合中药参附注射液,回阳救逆,其升压作用明显增强,可减少西药升压药用量,减轻药物依赖,且增加末梢血循环,使四肢变暖,尿量增加。

七、按主症辨证论治

(一)心悸

心悸是心衰患者始终存在的症状,往往与气短并见,听诊时心率可增快,可闻及奔马律,可有心律不齐。脉诊可见促、结、代、疾、数等脉象。初期多以心气亏虚为主,疾病恢复期多以阴虚、阳浮或痰火、水饮为主。

1.心气(阳)虚

临床表现:心中悸动不安,气短,动则加剧,乏力,自汗,舌质淡或隐青,苔白滑、脉多沉细而结或代或涩。上述表现为心气不足之象,如见形寒不足,面色苍白,脉见沉迟,则为心阳不足之象。心电图多见心律不齐,各种期前收缩或传导阻滞。

辨证要点:心悸,气短,乏力,形寒。

治法:益气温阳止悸。

常用方:桂枝甘草龙骨牡蛎汤(《伤寒论》)。桂枝、炙甘草、生龙骨、生牡蛎。加减:乏力、气短明显者,可加人参、黄芪;心中空虚而悸,脉沉迟,形寒肢冷甚者,可用麻黄附子细辛汤(《伤寒论》);心虚胆怯,神不自主而悸者,可用安神定志丸(《医学心悟》)。

常用中成药:灵宝护心丹每次 3～4 丸,每天 3～4 次。强心益气、通阳复脉、芳香开窍、活血镇痛,用于缓慢型心律失常及心功能不全。

针灸:主穴内关、通里、郄门、三阴交,心神不宁加神门、间使,心阳虚衰灸关元、神阙。

临证参考:心悸是伴随心衰始终之症状,有虚实之分。言其虚,多因心气、心阴、心血之不足。心悸,乏力,气短者,属心气不足,重用参、芪。人参入脾肺二经,有大补元气、固脱生津及安神之功效。现代药理研究证实人参有强心作用,对心脏病患者,人参可通过改善心肌营养代谢而使心功能改善。黄芪入肺、脾二经,不但可以补气固表,还可利水消肿,对于心衰出现自汗、水肿者尤宜。现代药理研究证明黄芪可加强心肌收缩力,增加心排血量,减慢心率,还可直接扩张血管,利尿,减轻心脏负荷,故为救治心衰不可缺少的药物。

2.阴虚火旺

临床表现:心中悸动不安,心烦,少寐多梦,口干,脉多疾数。心电图表现多为快速型心律失常。

辨证要点:心悸,心烦,脉细数。

治法:滋阴清热,宁心安神。

常用方:天王补心丹(《摄生秘剖》)加减。生地黄、五味子、当归、天冬、麦冬、柏子仁、酸枣仁、人参、玄参、丹参、白茯苓、远志、桔梗、朱砂。加减:若热象明显者,可加黄连;心烦重者,加栀子;若阴不敛阳者,可用三甲复脉汤(《温病条辨》)。

常用中成药:稳心颗粒每次1包,每天3次。益气养阴,定悸复脉,活血化瘀。适用于各种快速性心律失常。利心丸每次3g,每天2次。养心安神。用于快速性心律失常。

针灸:体针取穴内关、迎香、厥阴俞,强刺激。耳针取心、神门、交感,中等至强刺激。

临证参考:心衰患者在疾病发展过程中常伴有心悸不宁,临床查体时发现各种心律不齐,心阴不足患者以室性期前收缩及快速心律失常多见,此时治疗仍以纠正心衰为主,在辨证的基础上佐以安神之品。因心衰患者之阴虚多源于气虚,故治疗时当气阴双补,以生脉散或炙甘草汤为主方。心烦少寐者,加酸枣仁、苦参或黄连之类,可泻心火,除湿热。现代药理研究认为黄连、苦参均有良好的抗期前收缩作用。

3.水饮凌心

临床表现:心悸而喘咳,眩晕,胸脘痞满,尿少或水肿,舌苔白滑,脉多弦滑。听诊双肺可闻及水泡音,心率多快,可闻及奔马律。

辨证要点:心悸,咳喘不得卧,尿少水肿。

治法:振奋心阳,化气行水。

常用方:葶苈大枣泻肺汤(《伤寒论》)。葶苈子、大枣。加减:如水饮上逆,恶心呕吐者,加半夏、陈皮、生姜以和胃降逆;如肾阳虚衰,不能制水,水气凌心,症见心悸喘咳,不能平卧,四肢不温者,选真武汤(《伤寒论》);头晕,小便不利,水肿甚者,选苓桂术甘汤(《伤寒论》)。

针灸:肺俞、合谷、三焦俞、肾俞、水分、足三里、三阴交、复溜等穴,补泻兼施。

临证参考:此证型多为心衰之重证,心悸乃由于阳虚水邪上犯于心,心阳不振,营阴内虚,水在心下,阳不归根,故头眩身动。可采用苓桂术甘汤纳气宁心的治法。温阳同时不忘利水,可加防己、车前草、木通;宗气无根,则气不归原,故应加龙骨以镇浮阳,牡蛎以抑上逆之水气;阳虚寒水所困,使血凝滞,则加泽兰、茺蔚子化瘀行水,但不宜用化瘀重剂。

(二)喘促

心衰往往伴有气促,甚则短气不足以息,故首先要辨虚实。《素问·调经论》提出:"气有余则喘咳上气,不足则息不利少气。"《景岳全书·杂证谟·喘促》说:"实喘者有邪,邪气实也;虚喘者无邪,元气虚也。实喘者长而有余,虚喘者气短而不续。实喘者胸胀气粗,声高息涌,膨膨然若不能容,唯呼出为快也;虚喘者慌张气怯,声低息短,惶惶然若气欲断,提之若不能升,吞之若不相及,劳动则甚,而惟急促似喘,但得引长一息为快也。"从以上论述看,心衰之气喘当属虚喘,乃责于肺肾,但也有由于水饮凌心射肺使肺实作喘者。

1.痰饮上凌于肺

临床表现:咳喘不能平卧,喉中痰鸣,胸高息粗,咳嗽大量黏痰或涎液,尿少水肿,舌苔多腻,脉滑数。查体双肺可闻及干湿啰音。

辨证要点:咳喘不能平卧,喉中痰鸣,咳嗽大量黏痰或涎液。

治法:祛痰利气化饮。

常用方:二陈汤(《太平惠民和剂局方》)合葶苈大枣泻肺汤(《金匮要略》)加减。半夏、陈皮、茯苓、甘草、葶苈子、瓜蒌、款冬花。加减:若痰黄者加黄芩、黄连、栀子、川贝;痰有腥味者加鱼腥草、金荞麦;痰白清稀,形寒肢冷者可合真武汤(《伤寒论》)。

针灸:定喘、列缺、尺泽、合谷、膻中、中脘、丰隆、肾俞、太溪等穴,可用泻法。

临证参考:本证型多见于慢性心衰合并肺内感染患者或急性左心衰患者,最常见于肺心病心衰患者。外邪犯肺,肺失宣降,痰浊内蓄,或久病脾虚失运,聚湿生痰,上渍于肺,或肾阳虚衰,水无所主,上凌于肺。总之,痰与饮皆为有形之实邪,故治疗当急则治标,治痰治水。

2.肺肾气虚

临床表现:喘促,气不得续,动则益甚,汗多,心悸,形寒肢冷,或尿少水肿,舌质淡、苔薄或滑,脉沉弱。

辨证要点:喘促,气不得续,动则益甚。

治法:补肾纳气。

常用方:金匮肾气丸(《金匮要略》)合生脉饮(《内外伤辨惑论》)。制附子、桂枝、熟地黄、山萸肉、山药、茯苓、牡丹皮、泽泻、人参、麦冬、五味子。加减:若尿少水肿明显者,可加牛膝、车前子;若咳喘者,可加葶苈子、生龙骨、生牡蛎;若腹胀者,加厚朴、枳实。

针灸:肺俞、定喘、膏肓俞、太渊、足三里、肾俞、气海、太溪等穴,多用补法,并灸。

临证参考:此证型多见慢性心衰患者经过治疗,病情相对稳定,但心功能较差,动则喘促,甚则尿量减少,双下肢水肿。从其脉证分析,当属虚喘范畴,治从其肾,可酌用淫羊藿、胡桃肉、补骨脂、紫石英、沉香等温肾纳气,镇摄平喘之品。心肺肾气已亏极,血行多不畅,故本证多兼瘀,可酌加桃仁、红花、川芎、泽兰、丹参等以活血。另外,病情发展至此,多属顽疾,用药宜久,故可根据病情配制成丸散之剂服用。

(三)水肿

临床表现:尿少,水肿,从下而上,多与心悸、喘促并见,形寒肢冷,苔白滑,脉沉滑。

辨证要点:悸、喘、肿,形寒肢冷。

治法:温阳利水。

常用方:五苓散(《伤寒论》)合真武汤(《伤寒论》)。桂枝、制附子、茯苓、白术、泽泻、猪苓、白芍、干姜。加减:腹胀者,加冬瓜皮、大腹皮;水肿较甚,有胸腹水者,可加牵牛子或商陆以攻逐水邪。

针灸:腰以上肿取肺俞、三焦俞、列缺、合谷、阴陵泉,用泻法;腰以下肿取肾俞、脾俞、水分、复溜、足三里、三阴交,用补法。

临证参考:水肿的基本病机是阳气虚衰不能化水,故通阳利水是基本治法,用药宜动不宜静,宜走不宜守,宜辛温不宜阴柔。通阳利水之品首推桂枝,桂枝可宣通全身之阳气,常与茯苓配伍,代表方为五苓散(《伤寒论》)。健脾通阳应选苓桂术甘汤(《金匮要略》),白术不仅能健脾益气,还能化痰、燥湿、行水。如心衰因感受外邪而引发水肿者,应宣通肺卫以利水,选防己茯苓汤(《金匮要略》)。气虚明显而水肿者,可选春泽汤(《医方集结》)。血瘀水结者,可选桂枝茯苓丸(《金匮要略》)化瘀利水。利水药物常选利水而不伤阴之品,如茯苓、泽泻、芍药、白术等。如水邪上犯,凌于心肺者,当泻水逐饮,选葶苈大枣泻肺汤(《金匮要略》)或己椒苈黄丸(《金匮要略》),葶苈子可化痰、平喘、泻肺,防己有显著的利水作用,但近年实验研究发现防己对肾脏有毒性,故应慎用。"血不行则为水",无论气虚还是阳虚,瘀象伴随始终,化瘀可利水,常用药物如益母草、泽兰。

心衰长期应用利水药包括西药利尿剂,导致阴津枯竭,此时水肿与伤阴并见,水热互结,利尿剂已无效,滋阴有助水邪之弊,利水又恐伤阴,治疗当育阴清热利水,可用猪苓汤(《伤寒论》)。心衰后期,五脏功能均受损,水瘀互结,使三焦气机不畅,故配以行气之品,调畅三焦气机,行气以利水,可酌情加厚朴、枳壳等。

(四)多汗

临床表现:心衰患者自汗多见,在活动后如进食、排便等,大汗淋漓;也可见盗汗或冷汗。

辨证要点:汗自出或盗汗。

治法:调和营卫。

常用方:气虚自汗者,可加用玉屏风散(《丹溪心法》):黄芪、白术、防风;心阳虚者,可加用桂枝加附子汤(《伤寒论》):桂枝、附子、芍药、甘草、生姜、大枣;阴虚盗汗者,可加用当归六黄汤(《兰室秘藏》):当归、生地黄、熟地黄、黄芪、黄芩、黄连、黄柏。加减:自汗多者,可加用浮小麦、麻黄根;阳虚明显,大汗淋漓,汗出欲脱者,用大剂参附龙牡汤;阴虚明显者,可重用山萸肉,加五味子、五倍子、乌梅等以酸收。

临证参考:心衰患者汗多,乃由于心气阳虚,汗液不能自敛之故,或心阳暴脱,真津外泄所致。如出现额部冷汗如珠,四肢不温,多为脱证(心源性休克)先兆,应密切监测血压、脉搏变化。

(五)腹胀

临床表现:腹胀,食则加剧,按之较硬或按之柔软,大便干结或无。

辨证要点:腹胀,食则加剧。

治法:实则通利,虚则健运。

常用方:实证用己椒苈黄汤(《金匮要略》):防己、椒目、葶苈子、大黄;或中满分消丸(《兰室秘藏》):厚朴、枳实、黄连、黄芩、知母、半夏、陈皮、茯苓、猪苓、泽泻、砂仁、干姜、姜黄、人参、白术、炙甘草。虚证者用甘草泻心汤(《伤寒论》):甘草、半夏、黄芩、干姜、黄连、大枣。

针灸:膻中、内关、气海、阳陵泉、足三里、太冲等穴,补泻兼施。

临证参考:心衰患者多伴腹胀,当辨虚实。实则多因于中焦气机不畅,痰饮、水湿、瘀血内阻,患者表现"心下痞坚",临诊多见肋下肝大或腹水等;虚则由于中阳不足,脾不健运,自觉腹胀大,但按之柔软,相当于虚痞证。故在治疗时不要一见腹胀,就用大量行气消导之品,以免破气耗气。

八、变证治疗

心衰患者常出现咯血变证,依其临床表现可见下列3种证型。

(一)心肾阳虚

症舌脉:咯稀血痰,心悸胸闷,咳喘,肢冷自汗,水肿,舌淡苔白、脉沉细或结代。

病机分析:由于心肾阳虚,阴阳不相为守,卫气虚散,阴血妄行,即"阳虚阴必走"。

治法:温通阳气,收敛止血。

常用方:桂枝甘草龙骨牡蛎汤(《伤寒论》)加白及、仙鹤草、白茅根。

桂枝、甘草、龙骨、牡蛎、白及、白茅根、仙鹤草。

（二）阴虚火旺

症舌脉：咯血鲜红，心悸心烦不得眠，口干咽燥，头晕耳鸣，腰膝酸软，舌红少苔、脉细数。

病机分析：心衰日久，阳虚阴竭，阴虚于下，火亢于上，灼伤血络，故出现咯血。

治法：滋阴降火，凉血止血。

常用方：黄连阿胶汤（《伤寒论》）加侧柏叶、茜草、白茅根。

黄连、阿胶、白芍、鸡子黄、侧柏叶、茜草、白茅根。

（三）瘀血阻络

症舌脉：咯血紫黯或血块，心悸气喘，胸闷胸痛，口干，两颧潮红，唇甲发绀，舌红、脉涩。

病机分析：心衰患者因虚致瘀，瘀血阻塞脉道，血流不通，溢于脉外，则引起咯血。

治法：活血降逆止血。

常用方：血府逐瘀汤（《医林改错》）加三七、花蕊石、藕节、旋覆花。

生地黄、桃仁、红花、枳壳、赤芍、柴胡、川芎、桔梗、牛膝、甘草、三七、花蕊石、藕节、旋覆花。

九、疗效评定标准

（一）心功能疗效判定标准

按 NYHA 分级方法评定心功能疗效。

（1）显效：心功能基本控制或心功能提高 2 级以上者。

（2）有效：心功能提高 1 级，但不足 2 级者。

（3）无效：心功能提高不足 1 级者。

（4）恶化：心功能恶化 1 级或 1 级以上。

（二）心衰计分法疗效判定标准（Lee 计分系统）

（1）显效：治疗后积分减少≥75%者。

（2）有效：治疗后积分减少在 50%～75%之间者。

（3）无效：治疗后积分减少＜50%者。

（4）加重：疗前积分。

（三）中医证候疗效判定标准

疗前评分与疗后评分百分数折算法：（治疗前评分－治疗后评分）/治疗前评分×100%。

（1）显效：主次症基本或完全消失，证候积分为 0 或减少≥70%。

（2）有效：治疗后证候积分减少≥30%。

（3）无效：治疗后证候积分减少不足 30%

（4）加重：治疗后积分超过治疗前的积分。

十、预后与转归

心衰各证候之间可以相互转化，气虚可发展为阳虚或兼阴虚，气阴两虚可加重而转为阴阳俱损或阳衰气脱证。本虚标实常兼见，如气虚血瘀或阳虚水泛。受损脏腑少，相对病情较轻，否则多脏受损，则病情较重。标实（水、瘀、痰）证少，病情相对较轻。

心衰若治疗不当，可转为脱证，甚者导致死亡，预后不良。

十一、古训今释

(一)病名溯源

《内经》虽没有心衰的病名，但有关心力衰竭时不同阶段的症状表现已有所论述。如《素问·平人气象论》曰："颈脉动，喘疾咳，曰水，……足胫肿曰水。"最早提出了与心衰有关的临床表现，并名之为"水"。汉代张仲景在《金匮要略·水气病脉证并治》中明确提出"心水"之名，症见身体乏力而沉重，下肢水肿，气短，不足以息，甚则喘不得卧，心烦躁扰不安，肝大等一系列表现，在《内经》的基础上进一步认识到，其心衰是由水气客于心所致。在后世的论述中，多见有心悸、怔忡、心劳、心胀的描述，如宋代陈言在《三因极一病证方论·心小肠经虚实寒热证治》说："心气郁结，怵悸，嗌闷，四肢水肿，上气，喘急。"此怵悸也即怔忡。罗芷园《芷园医话·怔忡》曰："此症原因，不外心脏衰弱……治不得法，多取死亡之转归。"明确指出怔忡是由心力衰竭所致，若治疗不当，可导致死亡之危重疾病。清代何梦瑶在《医碥·悸》又说："悸者，心筑筑之惕惕然，动而不安也。俗名心跳……一由于停饮，水停心下，心火为水所逼，不能下达而上浮，故动而不安也。必有气喘之证。肾水上浮凌心，义亦如之。"又根据其症状表现，命之为"心气虚""心气不足"。可见历代对于心水、心悸、怔忡、心劳、心胀等的描述与现代心衰的症状类似。

关于"心衰"一词首见于唐代，唐代孙思邈在《备急千金要方·心脏门》中首次提出"心衰"一词，曰"心衰则伏"，之后，《圣济总录·心脏门》提出"心衰则健忘"，《医述·脏腑》中有"心主脉，爪甲色不华，则心衰矣"的论述。《医方辨难大成》还说："人身主宰者心……心之气尤贵充足……人身运用者心，心之血固贵滋荣……否则，心先受病……即如怔忡之证……而心系悬悬者，即心脏之衰败也。"诸家所提到的"心衰"与今日之心衰是否同病？首先来解读孙思邈所说的"伏"之义，黄蕴兮《脉确》认为："阴盛阳衰，四肢厥逆，六脉俱伏。"朱栋隆《四海回春》认为："心脉无力之中，又带迟伏之脉，是心脉不足而又寒矣，即断以怔忡。"《金匮要略·水气病脉证并治》说："热止相搏，名曰伏；沉伏相搏名曰水。沉则脉络虚，伏则小便难，虚难相搏，水走皮肤，即为水矣"，是指热留于内，与水相搏，阳气不化而小便难少，出现水肿。可见"伏"，一是指心阳虚衰、阴寒内盛所致；二是热水相搏出现水肿，均符合心衰之心阳虚损，鼓动无力，四肢失于温煦，小便难之表现。古人亦认为"伏"是怔忡之候、健忘之义，《圣济总录·健忘》："健忘之本，本于心衰，血气衰少。"陈文治《诸证提纲》指出："怔忡日久则生健忘。"皇甫中《明医指掌·惊悸怔忡健忘证》曰怔忡"日久不已，精神短少，心气空虚，神不清而生痰，痴迷心窍，则遇事多忘。……名曰健忘"，符合心脏病日久不愈，心功能逐渐衰退而发展为心衰的病理转化过程；爪甲不华为心衰患者之爪甲青黯、发绀之表现，是从"心脏外证"之所见，论述心脏之衰。

以上所述对心衰症状的描述，与西医学所述心衰表现类似，但并非所有古人有关心衰的论述都等同于西医学所说的心力衰竭，如《圣济总录·心脏门》提出"心衰则健忘，不足则胸腹胁下与腰背引痛，少颜色，舌本强"，并非心衰特征性改变，其他疾病如中风等内科疾病均可见到上述症状，故阅读古书时要仔细辨别。

(二)医论撮要

1.证候

"心衰"的主症为"怔忡"，如《素问·至真要大论》曰："心澹澹大动，胸胁胃脘不安，……病本于心。"《灵枢·经脉》进一步描写为"心惕惕如人将捕之"。上述表现，古医家称之为"怔忡"，为心悸之严重者，即在无惊恐、过劳等诱因的情况下，自觉心中跳动不安，作无休止，程度严重。怔忡是患者的自觉症状,从外在表现上可见左乳下搏动应衣,如《素问·平人气象论》曰:"胃之大络,名曰虚里,贯膈络肺,出于左乳下,其动应手,脉宗气也。盛喘数绝者,则病在中,结而横,有积矣;绝不至曰死。乳之下,其动应衣,宗气泄也。"虚里在左乳下乳根穴处,为心尖冲动之处,其跳动轻者可以应手,为气血循行如常之证,其跳动剧甚,疾数并伴有中断而应衣者,是气血运行失常,精气外泄之表现,也为怔忡之外在表现。

心衰患者除怔忡外,还可见身重水肿,少气不足以息,甚则喘促不能平卧,右胁下痞块等。如《素问·水热穴论》说:"水病下为胕肿大腹,上为喘呼不得卧。"巢元方在《诸病源候论·水病诸候·二十四水候》中说:"夫水之病……令遍体肿满,喘息上气……目裹水肿,颈脉急动……小便不通。"这些症状描述与心衰时出现的喘不得卧,尿少,水肿相同。《金匮要略·水气病脉证并治》中"心下坚,大如盘,边如旋杯"之描述极符合今之心衰引起肝脏淤血肿大。另外,宋《太平圣惠方·治风惊悸诸方》中又补充"心气不足,惊悸汗出,烦闷……咽喉痛,口唇黑",与现代口唇发绀之体征相符。从上述诸医家的论述可确认:心衰虽以心悸气短为主症,还伴有尿少水肿,喘促不能平卧,口唇发绀,颈脉动,虚里搏动应衣,触及疾数或有不齐,足胫肿,严重者可见腹水,或见烦躁多汗。结合病名的论述,还可伴有咽干、善噫等症。

心衰的脉象变化也各不相同,有"参伍不调者"(《素问·三部九候论》),有"乍数乍疏"者(《灵枢·根结》)。《素问·平人气象论》说:"人一呼脉一动,一吸脉一动,曰少气,人一呼脉三动,一吸脉三动而躁,……人一呼脉四动以上曰死,脉绝不至曰死,乍疏乍数曰死。"临床医师发现心力衰竭患者不但可出现窦性心动过速,还可见各种心律失常,如各种期前收缩,房室或室内传导阻滞等,与上述脉象描述极其吻合。

2.病因

(1)邪痹心脉论:反复外感六淫及温热邪毒,循经入心,寒则伤阳,热则耗散,心气受伤,久伤不复则损,久损不复则衰。《素问·痹论》说:"风寒湿三气杂至,合而为痹……脉痹不已,复感于邪,内舍于心。"在六淫中,古人更重视寒邪伤人对心病发生的重要作用,《素问·举痛论》中"寒气客于冲脉,冲脉起于关元,随腹直上,寒气客则脉不通,脉不通则气因之,故喘动应手矣",为感受外邪,损于心脉而引起心悸、喘促等心衰表现。

(2)情志内伤论:猝受惊恐,或思虑过度,所愿不遂可引发惊悸、怔忡,心气不足,心神涣散,继而发展为心衰。明代虞抟在《医学正传·怔忡惊悸健忘证》中说:"夫怔忡惊悸之候,或因怒气伤肝,或因惊气入胆……又或遇事繁冗,思想无穷,则心君亦为之不宁,故神明不安而怔忡悸之证作矣。"在惊恐、忧思的基础上,又提出恼怒可使心君不宁而发为怔忡。

(3)水饮凌心论:心主火,主血脉,血液在脉道内正常循行,必赖于心阳之温煦与鼓动。水火相克,水饮上凌于心,必损心之阳气,上凌于肺,则肺失宣降,故见怔忡、喘促、水肿等。正如《素问·逆调论》说:"夫不得卧,卧则喘者,是水气之客也。"《金匮要略·水气病脉证并治》认为:"水在心""水停心下"可出现"心下坚筑、短气、恶心不欲饮"及暴喘满……甚者则悸,微则短气等心衰之证候,并由此而提出"心水"之名。后世医家有"心有水气""水气乘心"等相同的论述。

(4)虚损论:衰即虚损衰竭之意。心衰为久患心系疾病,渐积而成。在疾病的慢性演变过程中,必损及正气,心气虚则心动无力,久则心力内乏,乏久必竭。故心衰初期,多见心气不足,如《金匮要略·惊悸吐衄下血胸满瘀血病脉证治》说:"寸口脉动而弱,动即为惊,弱则为悸。"《中藏经·虚实大要论》《脉经》中有相同记载,《诸病源候论·五脏六腑病诸候·心病候》中又说:"心气不足则胸腹大,胁下与腰背相引痛,惊悸恍惚,少颜色,舌本强,善忧悲,是为心气之虚也。"《圣济总录·心脏门》也云："心虚之状,气血衰少,面黄烦热,多恐悸不乐,心腹痛,难以言,时出清涎,心膈胀满,梦寐不宁,精神恍惚,皆手少阴经虚寒所致。"从上述条文可见,古人认为心气虚是心衰发生的原因之一。

综上,引起心衰的病因较多,且错综复杂,感受外邪可致正虚,正虚之人易感外邪;情志不遂使气机不畅,日久亦伤正气,或产生水饮、痰浊、血瘀等病理产物;劳倦过度,损及正气及病后失治、误治等均可单独或合并为病。

3.病机学说

(1)心脉痹阻学说:心主血脉,不论何种病因损及于心,使心不能主持脉道,运血而行,必使心之用受损,心之体受伤,体用俱损,则必见衰竭之象。如《医学衷中参西录·医论》在"论心病治法"条中说:"有非心机亢进而若心机亢进者,怔忡之证是也。心之本体,原长发动以运行血脉,然无病之人初不觉其动也,惟患怔忡者则时觉心中跳动不安。……此其脉象多微细,或脉搏兼数……有因心体肿胀,或有瘀滞,其心房之门户变为窄小,血之出入致有激荡之力。而心遂因之觉动者。此似心机亢进而亦非心机亢进也。其脉恒为涩象,或更兼迟。"此所论怔忡者,心跳动剧烈似心机亢进,而实则脉微细或迟,为气(阳)阴亏损之虚证,并在本虚的基础上出现"瘀滞"之病理,"脉涩曰痹"(《素问·平人气象论》),从其所见脉象也为心脉痹阻。且心衰者多伴水肿,汪昂《医方集解》说:"水肿有痰阻、食积、血瘀。何以证明心衰为血脉被阻?"王焘《外台秘要·脉极论》曰:"手少阴气绝则脉不通。手少阴者,心脉也,心者,脉之合也,脉不通则血不流,血不流则发色不泽,故面黑如漆紫,则血脉先死。"从中医理论已知,"气"可代表脏腑之功能,绝为衰也。可见"手少阴气绝"即心功能衰竭,其临床见面黑唇黯,为血流不畅之"瘀"象。

(2)阳虚水泛学说:古人认为心衰的病变过程与"水"有关,由"水气乘心"所致。而水之来源,多因阳气亏虚。张介宾在《景岳全书·杂证谟·肿胀》说:"若病在水分则多为阴证,何也?盖水之与气,虽为同类,但阳旺则气化而水即为精,阳衰则气不化,而精即为水。故凡水病者,水即身中之血气,但其为邪为正,总在化与不化耳。水不能化,因气之虚,岂非阴中无阳乎?此水肿之病,所以多属阳虚也。……而气竭于上,所以下为肿满,上为喘急,标本俱病,危斯极矣。"水为阴邪,赖气以动,阳气虚损,气化不健,气血不归正化而为水,水气上凌心肺则怔忡、喘急,渗于肌肤则肿满。故见本虚(气阳虚)、标实(水饮内犯外溢)之危证。故成无己《伤寒明理论》说:"心悸之由,不越二种:一者,气虚也;两者,停饮也。"

(3)脏腑失常学说:心衰是心系疾病后期,心之体用损伤严重时所表现的证候群。因"心为一身之主",在心病演变过程中,必累及于他脏,或他脏病变也可累及于心。如陈士铎《辨证玉函·上症下症辨·怔忡》说:"怔忡之症,本是心气之虚,如何分为上下?……肺脉属于心之上,肺气有养则清肃之令下行,足以制肝木之旺,肝木不敢下克脾土,脾土得令,自能运化以分津液而上输于心,而后心君安静无为,何致有怔忡不定之病耶?此所谓上症之源流也。因肺金失令,则肝木寡畏,以克脾土,脾土为肝所制,事肝木之不暇,又安能上奉于心乎?心无脾土之输,而木又旺,自己尊大,不顾心君之子。此心所以摇摇靡定而怔忡之症起矣。但怔忡之病,何以知之,其症必兼咳嗽,而饮食能食而不能消者是也。……其下病奈何?其症吐痰如清水,饮食知味而苦不能多,……此病乃肾水耗竭,不能输于肝木,而肝木自顾不遑,又安能上养于心乎?心血既耗,又安能下通于肾?心肾交困,怔忡时生不止。"由此可见,心衰的病变过程中,除心气内乏外,肺、脾、肝、肾均随之受累。王叔和《脉经·手少阴经病证》曰:"病先发于心者。……一日之肺,喘咳,三日之肝,胁痛之满,五日之脾,闭塞不通,身痛体重。三日不已,死。"肺气失宣,郁闭不畅,津液不布,水道不通,则咳喘,甚则喘急,咳痰,尿少水肿;脾气受损,气机呆滞,运化失常,则食而不消,痰如清水;肝气不疏,藏血而不泄,故胁胀痛,胁下癥块;肾司开阖,主司二便,肾阳不足,蒸化无力,水津不化而为饮,水饮上凌于心则加重心衰,水湿泛于肌肤则水肿,水湿内停则少尿。

十二、现代研究

(一)病证名称与定义

近代医家已经提出心衰的病名,对此病的治疗报道也颇多,但多以西医病名论之,如检索近十年中医关于本病的报道多以西医"充血性心力衰竭""慢性心衰"等病名,另外也有人将此病分散于中医的"心悸""怔忡""喘证""水肿"等病证中论述。从最早张伯臾主编的《中医内科学》到目前几经改版的国家规范化教材都没有将心衰作为独立疾病来讲述,只是根据其症状表现散见于心悸病的水饮凌心候、喘病的喘脱候、水肿病的脾肾阳虚候等。在中国中医研究院广安门医院主编的《中医诊疗常规》一书中提出"心水"之名,认为心水是指心病而引起的水肿,但与肺脾肾关系密切,这是近代对心衰给予明确病名的书,但并没有得到公认。国家中医药管理局医政司胸痹急症协作组1992年在厦门召开的全国胸痹病(冠心病)学术研讨会上,提出"胸痹心水"之名,相当于冠心病心力衰竭,但此病名仅局限于冠心病心衰,不能囊括所有心脏病的心衰,因此未得以推广。最近有人将心衰的中医病名概之为"悸•喘•水肿联证",这种提法虽有一定见解,但也未得到推广。有学者在《悬壶漫录》中提出心衰病名,认为"本病是临床常见、多发之疾,又是危及生命之患。其临床表现为:急者昏厥,气急,不能平卧,呈坐状,面色苍白,汗出如雨,口唇青黑,阵咳,咯出粉色血沫痰,脉多疾数。慢者短气不足以息,夜间尤甚,不能平卧,胸中如塞,口唇爪甲青紫,烦躁,下肢水肿。"这是近代首见冠以"心衰"之名的著作,且对其症状的描述与西医的心力衰竭完全吻合。

(二)病因病机研究

综合各家对心衰的认识,有学者强调心衰的主要病因是内虚。主要分为心气心阳虚衰,不能运血;肺气虚衰,不能通调水道;脾虚失运,水湿内停;肾阳虚衰,膀胱气化不利等。反复发病,则形成本虚标实,产生痰、瘀、水等病理产物,故心衰的病机可用"虚、瘀、水"三者来概括。有学者认为心衰之本为心肾阳虚,而血瘀水停等则是在虚的基础上产生的病理结果,尽管心衰有左右之别,症状有喘憋、水肿之异,而其基本病机则是一致的,即虚、瘀、水,三者互为因果,由虚致实,虚实夹杂,致使虚者更虚,实者更实,形成了心衰逐渐加重的病理链,而心肾阳气亏虚是心衰各个阶段的基本病机。

有的医家从整体观出发,认为诸脏相互联系、相互影响而致心衰。有学者认为心衰发病机制以脏腑功能失调,心、肺、脾、肾阳气不足为主要病机,脏腑失调是心衰的病因,又是机体多种病变的结果。从本病的临床发展过程看,属病久沉痼,耗伤阳气,为本虚标实之疾。有学者认为心衰病位在心,但不局限于心。五脏是一个相互关联的整体,在心衰发生发展过程中,肺、脾、肾、肝都起着一定的作用,将心孤立起来就不可能正确地认识心衰的病因病机。

还有的医家认为本病发生不但阳虚,而且存在阴虚。有学者认为本病发生不单气虚阳虚,临床亦有阴血不足,不能荣养心脉,而致心功能减退者。由于慢性心功能不全多日久难愈,常存在阳损及阴,即使临床没有明显的阴虚症状,也可存在阳损及阴的潜在病机,且在病理发展过程中,因心气不能主血脉,多有瘀血滞脉、瘀血不利化水的病理改变。

总之,心衰是一本虚标实之疾,虚不外气血阴阳亏虚,大多数医家认为以心肾阳虚为主,其病变脏腑始于心及于五脏,其病理产物不外瘀、饮、痰、水。

(三)证候学与辨证规律研究

1.证候学研究

在《中医急诊医学》一书中,陈佑帮、王永炎认为心力衰竭是五脏亏虚,本虚标实之证。心悸是心衰最常见和最早出现的临床表现。心衰之喘,咳嗽短气,动则尤甚,重则喘逆倚息不得卧,呼吸短促难续,深吸为快,咯吐稀白泡沫痰,甚则粉红泡沫样痰,脉沉细或结代。心衰起病缓慢,反复出现,肿势自下而上,常兼咳喘、心悸、气短、腹胀、纳呆、乏力、肢冷。心衰患者开始以心悸为主,而后期则心悸、喘息、水肿并见。

有学者认为心衰的临床表现应有急、慢之分。急者见昏厥、气急、不能平卧,呈坐状,面色苍白,汗出如雨,口唇青黑,阵咳,咯出粉红色血沫痰,脉多疾数。慢者短气不足以息,夜尤甚,不能平卧,胸中如塞,口唇爪甲青紫,烦躁,下肢水肿。

有学者对其临床症状的观察颇为详细。柯氏认为,心衰的水肿来势比较缓慢,患者长期有轻度水肿,其水肿大多起于足跗,渐及身半以上,或早上面肿,下午足肿,卧床者主要肿于腰骶部,水肿处按之凹陷而不起。心衰的气喘有3个临床特点:平卧时无病,劳则甚;呼气吸气都感不足,声低息短,若气欲断,慌张气怯;一般情况下,咳嗽不多,痰吐甚少。柯氏除对上述三个症状进行详细描述外,还对其他症状、体征进行了辨析。如口唇发绀是心衰常见征象,原来发绀不明显,突然加重是病危重征象,而肺心病患者发绀较多,面色苍白者病情较重。风心病二尖瓣病变患者多见面颧殷红,病情加重时红色加深,切勿误认为是病情好转。危重患者临终前面红如妆,额汗如油,并非心衰所独有,但心衰出现这种现象,如及早治疗,尚有转机。心衰患者有腹部痞块,乃气滞血瘀表现。如出现指趾欠温是阳气虚衰的征象,如出现四肢冷,则阳虚较严重,如四肢逆冷过腕,达膝则更为严重。头眩与心悸并见,提示心功能欠佳。如出现恶心呕吐,可能是阳气严重虚衰,中焦阳气无力运转,阳不制阴,阴邪上逆所致,或为水饮、瘀血严重阻滞,中焦气机阻塞不通,属危重之象。出现烦躁,可能是真阳衰败、阴邪内盛、虚阳浮越的表现,是十分危重的证候。

心衰的舌脉变化多变,以柯雪帆观察最为细致。有学者认为心衰舌多胖大或有齿痕,瘦小者少见,反映心衰多有水气停留,气虚阳衰;舌面大多润滑,亦水气停留之象;如兼热象或损伤津液者,可见舌面干燥,但这并不否定其气虚阳衰的存在;舌多紫黯,大多偏淡,这是阳气虚衰,血行瘀阻的表现,如兼有热象可以出现紫红舌。舌苔一般为薄白苔,兼有痰饮者多为白腻苔,肺有痰热者,多见黄腻苔或灰黄腻苔,痰湿重者可见灰腻苔。心衰已控制而痰湿、痰热依然存在者,其腻苔仍不能化。对于心衰的脉象,有微细沉浮几乎不能按得的,有弦搏长大按之弹指的;有脉来迟缓,甚至一息不足三至的;有脉来数疾,几乎难以计数,心衰出现脉律不齐者颇多,促、结、代均可出现,更有乍疏乍数、乍大乍小,三五不调者亦颇多见。心衰的脉象与其原发心脏病关系密切。如高血压性心脏病多见弦脉、弦紧脉;肺心病多见弦滑而数的脉象;风心病二尖瓣狭窄者多见微细脉;主动脉瓣闭锁不全者脉象多见来盛去衰;冠心病大多弦而重按无力。另外,柯氏对心衰的脉象细致观察研究后认为还有一些怪脉,如"釜沸""弹石""偃刀""解索""麻促""鱼翔""虾游""雀啄"脉等,心衰如见到人迎脉明显盛大,而寸口脉却很细弱,两者差别较大甚至4倍以上者,多为危重病证。有学者认为心衰而感邪之脉象应见浮象,而阴竭阳绝危证之舌脉表现为舌绛而萎,脉微欲绝,或散涩,或浮大无根。有学者认为心衰的脉象最常见的有四类:①脉象微细而沉,非重取不能按得;②脉象虚弱;③脉象弦搏且虚大弹指;④脉象迟、数、结、代,乍疏乍数,乍大乍小,除此以外还可见到"屋漏""雀啄""虾游"等绝脉;李氏还根据脉象判断预后,脉象由数转为缓和,是病好转的标志,若虚大、弦长、弹指重按则无,此乃胃根动摇,胃气将绝之兆,治之较难,数极而人迎盛大者为难治之象。

2.辨证规律研究

目前中医对于心衰的辨证分型还没有统一的标准,卫生部2002年编辑出版的《中药新药临床研究指导原则》一书中,将心力衰竭分为5个证型:①心气阴虚证;②心肾阳虚证;③气虚血瘀证;④阳虚水泛证;⑤心阳虚脱证。

总结近10年医家对心衰的临床辨证分型发现大致分为心气不足、心阳亏虚、心肺气虚、肾不纳气、心肾阳虚、脾肾阳虚、心阴虚损、气阴两虚、气虚血瘀、痰饮阻肺、心肝瘀血、阳气虚脱、阴阳俱衰等,对上述分型进行归纳,以心肾阳虚、脾肾阳虚、阳虚水泛、气滞血瘀、阴竭阳脱为最常见。其共同点是以脏腑辨证为中心,参以八纲及气血津液辨证。如在八纲辨证中,强调表证可加重里证(心衰),心衰过程是因虚致实,实又可致更虚的恶性循环,强调阳虚为主,日久可致阴阳两虚。在气血津液辨证中,因心肾气(阳)虚,可致水液代谢及血行失常,从而痰饮、瘀血由生。各医家辨证虽各有不同,各有侧重,但总不离乎脏腑及气血津液两个方面。

(四)治则治法研究

1.治则

心衰是急、重、危之疾,对其病理变化,诸家皆趋向于"本虚标实",故治疗应"急则治标,缓则治本",这一治疗法则得到大家的共识。有学者本着《难经·十四难》所说"损其心者,调其营卫"的原则,认为"心衰急者,先治其标,缓者,治其本。所谓治其标者,即是调其营卫,祛邪为务,故先用辅而治之,以善呼吸之能,使清气能入,浊气能出,以利于心"。

2.治法

因本病是以气虚、阳虚、血瘀、水停为主要病机,故基本治法可概括为益气、温阳、化瘀、利水几个方面。

(1)益气活血法:益气活血法是目前治疗心衰最常用的治法。益气法可增强心肌收缩力,改善心脏泵功能,活血可改善血液流变学状态,从而降低前负荷,两者配合使用,具有协同改善心功能的作用,这一点不仅符合中医基础理论,而且经实验研究证实。在益气药中首推人参、黄芪。

(2)温阳利水法:温阳法是治疗心衰的常用法,诸多医家在温阳益气的基础上临证变能。赵锡武治心衰,心肾阳虚、痰湿阻滞者,用温阳利水、蠲饮化湿之法;心肾阳衰、肺气失宜者,用温阳纳气、清肺定喘之法;阳虚水逆、上凌心肺、肺气不宣者,治以温阳行气、养心宣肺之法。在温阳利水法治疗心衰的临床报道中,多以真武汤为主方加减治疗,常以附子、桂枝、干姜为主药。

(3)益气养阴法:有学者在治疗充血性心力衰竭时,认为患者在临床上常表现为阳气虚衰,一方面阳虚可导致阴虚,另一方面长期使用利尿药物可导致阴虚,表现少气、干咳、心烦、舌红少津等,故治疗心衰时每辅以滋阴之味。有学者认为治疗心衰重点必须调补心脾之气血阴阳,温心阳和养心阴为治疗心衰的基本原则。益气养阴主要以生脉散为主方加减。

(4)泻肺逐水法:主要用于肺水肿较重的患者,为急则治标的方法。常用药物有葶苈子、桑白皮、汉防己。此类药物大多药效峻猛,常与其他法合用,较少单独使用,对体弱者慎用。

因心衰的病理变化是一个复杂的过程,故治疗并非单守于一法,往往根据不同时期不同的病理变化选用不同的治法。

（五）辨证用药研究

1.辨证论治

根据近年发表的临床资料分析,在辨证治疗心衰的中药使用上,大多以经方为主加减,心肺气虚则多以保元汤为主,气阴两虚者多以生脉散、炙甘草汤为主,阳虚水泛者多以五苓散、真武汤、苓桂术甘汤加减,气虚血瘀者多选用补阳还五汤,水饮犯心肺者多以葶苈大枣泻肺汤为主。

2.病证结合

有学者对于心衰的治疗强调必须病证结合,灵活变通,根据心衰的不同病因适当调整治疗方案。如冠心病心衰多见气虚夹痰,痰瘀互结者可用温胆汤加人参、白术、豨莶草、田三七等;若属阴虚则用温胆汤合生脉散加减。风湿性心脏病者多有风寒湿邪伏留,反复发作特点,宜在原方基础上多加威灵仙、桑寄生、豨莶草、防己、鸡血藤、桃仁、红花。肺源性心脏病者可配合三子养亲汤、猴枣散以及海浮石等。高血压心脏病者则配合平肝潜阳之法,常用药物有草决明、石决明、代赭石、龟甲、牡蛎、钩藤、牛膝等。原有糖尿病或甲亢者以生脉散加味。

有学者认为风湿性心脏病心衰,多伴房颤,容易出现不同部位的栓塞表现,治疗上要加用活血化瘀之品以防止血栓形成,有风湿活动时还要加用祛风胜湿、宣痹止痛之剂;肺源性心脏病心衰,多伴呼吸衰竭,而低氧血症所致的口唇发绀、颜面晦暗等症属瘀血范畴,因此临证时要痰瘀同治,同时肺心病心衰多以肺部感染为诱因,故酌情应用清热解毒药物,另外肺心病心衰水肿的患者不能过度应用利尿剂,以免使痰液黏稠难以咯出,多选用利水不伤阴之品,如猪苓、茯苓、泽泻、冬瓜皮、车前子、葶苈子等;冠心病心衰多伴有高脂血症,临证当加用具有降脂作用的药物,如山楂、葛根、泽泻、决明子、首乌、枸杞子、丹参、三七等。

3.中成药研究

目前很多医家根据多年临床经验,创立了很多有效的治疗心衰的方剂,且取得了较好疗效。

还有许多医家研制出各种剂型成药治疗慢性心衰,相对汤剂服用更方便,适合慢性心衰患者长期服用。有学者研制的暖心胶囊治疗气虚血瘀型心衰(由人参、附子、薏苡仁、茯苓、法半夏、橘红、三七组成)。有学者采用温肾益心丹(由真武汤加红参、丹参组成)治疗慢性心衰。有学者根据心衰的发病特点,研制了强心冲剂(由西洋参、桂枝、丹参、汉防己、葶苈子、益母草、枳壳组成)治疗慢性心衰。有学者应用强心复脉丸(由人参、附子、黄芪、当归、川芎、丹参、五味子等组成)治疗慢性心衰。有学者应用强心胶囊(由黄芪、附片、生晒参、桂枝、血竭、益母草、三七、泽兰、桑白皮、葶苈子、五加皮、关木通、车前子、枳实组成)治疗慢性心衰。上述临床研究报道均采用随机对照观察方法,其科学性较强,可信度较高。

目前有许多治疗心衰的中成药被推向了市场,且疗效肯定,尤其是在改善心功能,提高生活质量方面,优于西药治疗。如补益强心片、强心力胶囊、心宝丸等。另外,用于纠正心功能常用的注射剂有黄芪注射液、生脉注射液、参附注射液、川芎嗪注射液等。

（六）康复

慢性心衰是一种以运动能力下降、疲劳和劳力性呼吸困难为特点的综合征,以往运动训练是心衰患者的绝对禁忌证,强调心衰患者需要限制体力活动、严格卧床休息,然而长期安静休息可引起骨骼肌萎缩、运动耐力下降甚至静脉血栓形成,导致发生肺栓塞等严重并发病。近年来,对运动训练在心衰康复中的作用有了新的认识,有许多试验研究确定了运动训练的临床效果和安全性,认为运动训练是心衰综合治疗方案的一部分。运动训练早已成为心肌梗死、冠脉搭桥和心脏移植患者恢复的常规程序,目前应用于心衰患者,也取得一定效果。研究报道运动训练通过改善内皮功能和骨骼肌的生物化学和组织特征而减轻临床症状、降低心功能分级、提高运动贮量、降低再住院率,而无明显不利影响。虽然运动训练不降低心衰患者的发病率和病死率,但对于经选择的患者进行运动训练是有益的,许多试验的结果均显示了运动训练在心力衰竭患者康复中的积极作用。有学者报道对慢性心衰患者在常规药物治疗基础上实行综合康复治疗,心肺功能明显改善,步行距离延长,心肌耗氧量降低,同时减低外周血管阻力,增加骨骼肌的血流量及周围血管摄氧能力,有效地改善了运动能力,减轻了慢性心衰患者疲劳和呼吸困难的感觉,也调节焦虑、抑郁情绪,提高生存率。另外,也有研究发现,心衰患者运动后炎性细胞因子和氧化应激显著高于正常人,有学者研究证明心衰患者血浆可溶性黏附分子水平较正常升高,6分钟步行运动试验升高心衰患者血浆sICAM-1、sVCAM-1水平,接近日常生活活动强度的运动训练可降低两者水平。

(王续增)

第五节 不 寐

不寐是以经常不能获得正常睡眠为特征的一类病证,主要表现为睡眠时间、深度的不足,轻者入睡困难,或寐而不酣,时寐时醒,或醒后不能再寐,重则彻夜不寐,常影响人们的正常工作、生活、学习和健康。

不寐在《内经》称为"不得卧""目不瞑"。认为是邪气客于脏腑,卫气行于阳,不能入阴所得。《素问·逆调论》记载有"胃不和则卧不安"。后世医家引申为凡脾胃不和,痰湿、食滞内扰,以致寐寝不安者均属于此。

汉代张仲景《伤寒论》及《金匮要略》中将其病因分为外感和内伤两类,提出"虚劳虚烦不得眠"的论述,至今临床仍有应用价值。《景岳全书·不寐》中将不寐病机概括为有邪、无邪两种类型。"不寐证虽病有不一,然惟知邪正二字则尽之矣。盖寐本乎阴,神其主也,神安则寐,神不安则不寐。其所以不安者,一由邪气之扰,一由营气不足耳。有邪者多实证,无邪者皆虚证。"

明·李中梓结合自己的临床经验对不寐证的病因及治疗提出了卓有见识的论述:"不寐之故,大约有五:一曰气虚,六君子汤加酸枣仁、黄芪;一曰阴虚,血少心烦,酸枣仁一两,生地黄五钱,米二合,煮粥食之;一曰痰滞,温胆汤加南星、酸枣仁、雄黄末;一曰水停,轻者六君子汤加菖蒲、远志、苍术,重者控涎丹;一曰胃不和,橘红、甘草、石斛、茯苓、半夏、神曲、山楂之类。大端虽五,虚实寒热,互有不齐,神而明之,存乎其人耳。"

明·戴元礼《证治要诀·虚损门》又提出"年高人阳衰不寐"之论。清代《冯氏锦囊·卷十二》。亦提出"壮年人肾阴强盛,则睡沉熟而长,老年人阴气衰弱,则睡轻微易知。"说明不寐的病因与肾阴盛衰及阳虚有关。

西医学的神经官能症、更年期综合征、慢性消化不良、贫血、动脉粥样硬化症等以不寐为主要临床表现时,可参考本节内容辨证论治。

一、病因病机

人之寤寐，由心神控制，而营卫阴阳的正常运作是保证心神调节寤寐的基础。每因饮食不节，情志失常，劳倦、思虑过度及病后、年迈体虚等因素，导致心神不安，神不守舍，不能由动转静而致不寐病证。

(一)病因

1.饮食不节

暴饮暴食，宿食停滞，脾胃受损，酿生痰热，壅遏于中，痰热上扰，胃气失和，而不得安寐。《张氏医通·不得卧》阐述其原因："脉滑数有力不得卧者，中有宿滞痰火，此为胃不和则卧不安也。"此外，浓茶、咖啡、酒之类饮料也是造成不寐的因素。

2.情志失常

喜怒哀乐等情志过极均可导致脏腑功能的失调，而发生不寐病证。或由情志不遂，暴怒伤肝，肝气郁结，肝郁化火，邪火扰动心神，神不安而不寐；或由五志过极，心火内炽，扰动心神而不寐；或由喜笑无度，心神激动，神魂不安而不寐；或由暴受惊恐，导致心虚胆怯，神魂不安，夜不能寐，如《沈氏尊生书·不寐》云："心胆俱怯，触事易惊，梦多不祥，虚烦不眠。"

3.劳逸失调

劳倦太过则伤脾，过逸少动亦致脾虚气弱，运化不健，气血生化乏源，不能上奉于心，以致心神失养而失眠。或因思虑过度，伤及心脾，心伤则阴血暗耗，神不守舍；脾伤则食少，纳呆，生化之源不足，营血亏虚，不能上奉于心，而致心神不安。如《类证治裁·不寐》说："思虑伤脾，脾血亏损，经年不寐"。《景岳全书·不寐》云："劳倦、思虑太过者，必致血液耗亡，神魂无主，所以不眠。"可见，心脾不足造成血虚，会导致不寐。

4.病后体虚

久病血虚，年迈血少，引起心血不足，心失所养，心神不安而不寐，正如《景岳全书·不寐》中说："无邪而不寐者，必营气不足也，营主血，血虚则无以养心，心虚则神不守舍。"亦可因年迈体虚，阴阳亏虚而致不寐。若素体阴虚，兼因房劳过度，肾阴耗伤，阴衰于下，不能上奉于心，水火不济，心火独亢，火盛神动，心肾失交而神志不宁。如《景岳全书·不寐》所说："真阴精血不足，阴阳不交，而神有不安其室耳。"

(二)病机

不寐的病因虽多，但其病理变化，总属阳盛阴衰，阴阳失交。一为阴虚不能纳阳，一为阳盛不得入于阴。其病位主要在心，与肝、脾、肾密切相关。

因心主神明，神安则寐，神不安则不寐。而阴阳气血之来源，由水谷之精微所化，上奉于心，则心神得养；受藏于肝，则肝体柔和；统摄于脾，则生化不息；调节有度，化而为精，内藏于肾，肾精上承于心，心气下交于肾，则神志安宁。

若肝郁化火，或痰热内扰，神不安宅者以实证为主。心脾两虚，气血不足，或由心胆气虚，或由心肾不交，水火不济，心神失养，神不安宁，多属虚证，但久病可表现为虚实兼夹，或为瘀血所致。

不寐的预后，一般较好，但因病情不一，预后亦各异。病程短，病情单纯者，治疗收效较快；病程较长，病情复杂者，治疗难以速效。且病因不除或治疗不当，易产生情志病变，使病情更加复杂，治疗难度增加。

二、诊查要点

(一)诊断依据

(1)轻者入寐困难或寐而易醒,醒后不寐,连续 3 周以上,重者彻夜难眠。

(2)常伴有头痛、头昏、心悸、健忘、神疲乏力、心神不宁、多梦等症。

(3)本病证常有饮食不节,情志失常,劳倦、思虑过度,病后,体虚等病史。

(二)病证鉴别

不寐应与一时性失眠、生理性少寐、它病痛苦引起的失眠相区别。不寐是指单纯以失眠为主症,表现为持续的、严重的睡眠困难。若因一时性情志影响或生活环境改变引起的暂时性失眠不属病态。至于老年人少寐早醒,亦多属生理状态。若因其他疾病痛苦引起失眠者,则应以祛除有关病因为主。

(三)相关检查

临床可检测多导睡眠图:①测定其平均睡眠潜伏期时间延长(长于 50 分钟);②测定实际睡眠时间减少;③测定觉醒时间增多(每夜超过 30 分钟)。

三、辨证论治

(一)辨证要点

本病辨证首分虚实。虚证,多属阴血不足,心失所养,临床特点为体质瘦弱,面色无华,神疲懒言,心悸健忘。实证为邪热扰心,临床特点为心烦易怒,口苦咽干,便秘溲赤。次辨病位,病位主要在心。由于心神的失养或不安,神不守合而不寐,且与肝、胆、脾、胃、肾相关。如急躁易怒而不寐,多为肝火内扰;脘闷苔腻而不寐,多为胃腑宿食,痰热内盛;心烦心悸,头晕健忘而不寐,多为阴虚火旺,心肾不交;面色少华,肢倦神疲而不寐,多属脾虚不运,心神失养;心烦不寐,触事易惊,多属心胆气虚等。

(二)治疗原则

治疗当以补虚泻实,调整脏腑阴阳为原则。实证泻其有余,如疏肝泻火,清化痰热,消导和中;虚证补其不足,如益气养血,健脾补肝益肾。在此基础上安神定志,如养血安神,镇惊安神,清心安神。

(三)证治分类

1.肝火扰心证

不寐多梦,甚则彻夜不眠,急躁易怒,伴头晕头胀,目赤耳鸣,口干而苦,不思饮食,便秘溲赤,舌红苔黄,脉弦而数。

证机概要:肝郁化火,上扰心神。

治法:疏肝泻火,镇心安神。

代表方:龙胆泻肝汤加减。本方有泻肝胆实火,清下焦湿热之功效,适用于肝郁化火上炎所致的不寐多梦,头晕头胀,目赤耳鸣,口干便秘之症。

常用药:龙胆草、黄芩、栀子清肝泻火;泽泻、车前子清利湿热;当归、生地滋阴养血;柴胡疏畅肝胆之气;甘草和中;生龙骨、生牡蛎、灵磁石镇心安神。

胸闷胁胀,善太息者,加香附、郁金、佛手、绿萼梅以疏肝解郁;若头晕目眩,头痛欲裂,不寐躁怒,大便秘结者,可用当归龙荟丸。

2.痰热扰心证

心烦不寐,胸闷脘痞,泛恶嗳气,伴口苦,头重,目眩,舌偏红,苔黄腻,脉滑数。

证机概要:湿食生痰,郁痰生热,扰动心神。

治法:清化痰热,和中安神。

代表方:黄连温胆汤加减。本方清心降火,化痰安中,适用于痰热扰心,见虚烦不宁,不寐多梦等症状者。

常用药:半夏、陈皮、茯苓、枳实健脾化痰,理气和胃;黄连、竹茹清心降火化痰;龙齿、珍珠母、磁石镇惊安神。

不寐伴胸闷嗳气,脘腹胀满,大便不爽,苔腻脉滑,加用半夏秫米汤和胃健脾,交通阴阳,和胃降气;若饮食停滞,胃中不和,嗳腐吞酸,脘腹胀痛,再加神曲、焦山楂、莱菔子以消导和中。

3.心脾两虚证

不易入睡,多梦易醒,心悸健忘,神疲食少,伴头晕目眩,四肢倦怠,腹胀便溏,面色少华,舌淡苔薄,脉细无力。

证机概要:脾虚血亏,心神失养,神不安舍。

治法:补益心脾,养血安神。

代表方:归脾汤加减。本方益气补血,健脾养心,适用于不寐健忘,心悸怔忡,面黄食少等心脾两虚证。

常用药:人参、白术、甘草益气健脾;当归、黄芪补气生血;远志、酸枣仁、茯神、龙眼肉补心益脾安神;木香行气舒脾。

心血不足较甚者,加熟地、芍药、阿胶以养心血;不寐较重者,加五味子、夜交藤、合欢皮、柏子仁养心安神,或加生龙骨、生牡蛎、琥珀末以镇静安神;兼见脘闷纳呆,苔腻,重用白术,加苍术、半夏、陈皮、茯苓、厚朴以健脾燥湿,理气化痰。若产后虚烦不寐,或老人夜寐早醒而无虚烦者,多属气血不足,亦可用本方。

4.心肾不交证

心烦不寐,入睡困难,心悸多梦,伴头晕耳鸣,腰膝酸软,潮热盗汗,五心烦热,咽干少津,男子遗精,女子月经不调,舌红少苔,脉细数。

证机概要:肾水亏虚,不能上济于心,心火炽盛,不能下交于肾。

治法:滋阴降火,交通心肾。

代表方:六味地黄丸合交泰丸加减。前方以滋补肾阴为主,用于头晕耳鸣,腰膝酸软,潮热盗汗等肾阴不足证;后方以清心降火,引火归原,用于心烦不寐,梦遗失精等心火偏亢证。

常用药:熟地黄、山萸肉、山药滋补肝肾,填精益髓;泽泻、茯苓、丹皮健脾渗湿,清泄相火;黄连清心降火;肉桂引火归原。

心阴不足为主者,可用天王补心丹以滋阴养血,补心安神;心烦不寐,彻夜不眠者,加朱砂、磁石、龙骨、龙齿重镇安神。

5.心胆气虚证

虚烦不寐,触事易惊,终日惕惕,胆怯心悸,伴气短自汗,倦怠乏力,舌淡,脉弦细。

证机概要:心胆虚怯,心神失养,神魂不安。

治法:益气镇惊,安神定志。

代表方:安神定志丸合酸枣仁汤加减。前方重于镇惊安神,用于心烦不寐,气短自汗,倦怠乏力之症；后方偏于养血清热除烦，用于虚烦不寐，终日惕惕，触事易惊之症。

常用药：人参、茯苓、甘草益心胆之气；茯神、远志、龙齿、石菖蒲化痰宁心，镇惊安神；川芎、酸枣仁调血养心；知母清热除烦。

心肝血虚，惊悸汗出者，重用人参，加白芍、当归、黄芪以补养肝血；肝不疏土，胸闷，善太息，纳呆腹胀者，加柴胡、陈皮、山药、白术以疏肝健脾；心悸甚，惊惕不安者，加生龙骨、生牡蛎、朱砂以重镇安神。

四、预防调护

不寐属心神病变，重视精神调摄和讲究睡眠卫生具有实际的预防意义。《内经》云："恬淡虚无，真气从之，精神内守，病安从来。"积极进行心理情志调整，克服过度的紧张、兴奋、焦虑、抑郁、惊恐、愤怒等不良情绪，做到喜怒有节，保持精神舒畅，尽量以放松的、顺其自然的心态对待睡眠，反而能较好地入睡。

睡眠卫生方面，首先帮助患者建立有规律的作息制度，从事适当的体力活动或体育锻炼，增强体质，持之以恒，促进身心健康。其次养成良好的睡眠习惯。晚餐要清淡，不宜过饱，更忌浓茶、咖啡及吸烟。睡前避免从事紧张和兴奋的活动，养成定时就寝的习惯。另外，要注意睡眠环境的安宁，床铺要舒适，卧室光线要柔和，并努力减少噪音，去除各种可能影响睡眠的外在因素。

（乔晓丽）

第六节　多　　寐

多寐是指不分昼夜，时时欲睡，呼之能醒，醒后复睡的病证。西医的发作性睡病、神经官能症、精神病的某些患者，其症状与多寐类似者，可参考本证辨证论治。

一、诊断要点

（一）诊断
（1）不论白天黑夜，不分场合地点，随时可以入睡，但呼之能醒，但未多时入睡。
（2）某些热性或慢性疾病过程中出现嗜睡，每为病程严重的预兆，不属本证范围。
（3）应与昏迷、厥证等相鉴别。昏迷是神志不清，意识丧失；厥证是呼之不应，四肢厥冷等。

（二）辨证分析
多寐主要是由于脾虚湿胜、阳衰、瘀血阻窍所致，其病理主要是由于阴盛阳虚。因阳主动，阴主静，阴盛故多寐。临床辨证主要是区分虚实，脾虚、阳衰为虚证，湿胜、瘀阻者为实证。以健脾、温肾、祛湿、化瘀为主要治法。

二、辨证论治

（一）湿胜
1.证见
多发于雨湿之季，或丰肥之人。胸闷纳少，身重嗜睡，苔白腻，脉濡缓。

2.治法

燥湿健脾。

3.方药

(1)主方:平胃散(陈师文等《太平惠民和剂局方》)加味。

处方:苍术15 g,厚朴12 g,陈皮6 g,藿香12 g,薏苡仁18 g,法半夏12 g,布渣叶12 g,甘草6 g。水煎服。

(2)单方验方:藿香佩兰合剂(任达然验方)。

处方:藿香、佩兰、苍术、川朴各10 g,陈皮6 g,法半夏、茯苓、石菖蒲各10 g。水煎服。

(二)脾虚型

1.证见

精神倦怠,嗜睡,饭后尤甚,肢怠乏力,面色萎黄,纳少便溏。舌淡胖苔薄白,脉虚弱。

2.治法

健脾益气。

3.方药

(1)主方:六君子汤(虞抟《医学正传》)加减。

处方:党参15 g,白术12 g,茯苓12 g,法半夏12 g,陈皮6 g,黄芪15 g,神曲10 g,麦芽20 g,甘草6 g。水煎服。

(2)中成药:补中益气丸,每次9 g,每天3次。

(3)单方验方:黄芪升蒲汤(刘国普验方)。

处方:黄芪30 g,升麻9 g,茯苓15 g,白术12 g,石菖蒲12 g。水煎服。

(三)阳虚型

1.证见

精神疲惫,整日嗜睡懒言,畏寒肢冷,健忘。舌淡苔薄,脉沉细无力。

2.治法

益气温阳。

3.方药

(1)主方:附子理中丸(陈师文等《太平惠民和剂局方》)加减。

处方:熟附子12 g,干姜10 g,党参20 g,黄芪18 g,巴戟天12 g,升麻6 g,淫羊藿15 g,炙甘草6 g。水煎服。

(2)中成药:附桂八味丸,每次9 g,每天3次。

(3)单方验方:①附子细辛汤(何春水等《精选千家妙方》)。处方:熟附子15 g(先煎1小时),细辛、苍术、厚朴、陈皮各10 g,麻黄6 g。加水煎沸15分钟,滤出药液,再加水煎20分钟,去渣,两煎药液兑匀,分服,每天1剂。②嗜睡方(陈耀庭验方)。处方:红参6 g(另煎),干姜、补骨脂各10 g,附子9 g,桂枝8 g,吴茱萸6 g,焦白术、炙甘草各12 g。水煎服。

(四)瘀阻型

1.证见

头昏头痛,神倦嗜睡,病情较久,或有头部外伤病史。舌质紫暗或有瘀斑,脉涩。

2.治法

活血通络。

3.方药

（1）主方：通窍活血汤（王清任《医林改错》）加减。

处方：赤芍 15 g，川芎 10 g，桃仁 12 g，红花 10 g，白芷 10 g，丹参 20 g，生姜 10 g，葱白 3 条，大枣 5 枚。水煎服。

兼有气滞者，选加青皮 10 g，陈皮 6 g，枳壳 12 g，香附 10 g。兼有阴虚者，可选加生地黄 15 g，牡丹皮 10 g，麦冬 12 g。兼有气虚者，可选加黄芪 18 g，党参 15 g。兼有阳虚者，选加肉桂 6 g，熟附子 10 g。兼有痰浊者，选加法半夏 12 g，陈皮 6 g，白芥子 12 g。兼有热象者，可加黄芩、山栀各 12 g。

（2）中成药：①盐酸川芎嗪片，每次 2 片，每天 3 次。②复方丹参片，每次 3 片，每天 3 次。

（3）单方验方：当归五灵脂合剂（隋殿军《当代中国名医秘验方精粹》）。

处方：当归、五灵脂、茺蔚子各 12 g，黄芪 20 g，蒲黄、赤芍、延胡索、没药各 10 g，干姜 8 g，小茴香、升麻、甘草各 6 g。水煎服。

（乔晓丽）

第七节　健　　忘

健忘是指以记忆力减退，遇事善忘为主要临床表现的一种病证，亦称"喜忘""善忘""多忘"等。

关于本病的记载，《素问·调经论》有载："血并于下，气并于上，乱而喜忘。"《伤寒论·辨阳明病脉证并治》有载："阳明证，其人善忘者，必有蓄血，所以然者，本有久瘀血"。自宋代《圣济总录》中称"健忘"后，本病名沿用至今。

历代医家认为本证病位在脑，与心脾肾虚损、气血阴精不足密切相关，亦有因气血逆乱、痰浊上扰所致。

宋·陈无择《三因极一病证方论·健忘证治》曰："脾主意与思，意者记所往事，思则兼心之所为也……今脾受病，则意舍不清，心神不宁，使人健忘，尽心力思量不来者是也。"

元代《丹溪心法·健忘》认为："健忘精神短少者多，亦有痰者。"

清·林佩琴《类证治裁·健忘》指出："人之神宅于心，心之精依于肾，而脑为元神之府，精髓之海，实记性所凭也。"明确指出了记忆与脑的关系。

清·汪昂《医方集解·补养之剂》曰："人之精与志，皆藏于肾，肾精不足则肾气衰，不能上通于心，故迷惑善忘也。"

清·陈士铎《辨证录·健忘门》亦指出："人有气郁不舒，忽忽有所失，目前之事，竟不记忆，一如老人之健忘，此乃肝气之滞，非心肾之虚耗也"。

现代医学的神经衰弱、神经官能症、脑动脉硬化等疾病，出现健忘的临床表现时，可参考本节进行辨证论治。

一、病因病机

本病多由心脾不足，肾精虚衰所致。

盖心脾主血,肾主精髓,思虑过度,伤及心脾,则阴血损耗;房事不节,精亏髓减,则脑失所养,皆能令人健忘。高年神衰,亦多因此而健忘。

故本病证以心、脾、肾虚损为主,但肝郁气滞、瘀血阻络、痰浊上扰等实证亦可引起健忘。

二、诊断要点

脑力衰弱,记忆力减退,遇事易忘。现代医学的神经衰弱,脑动脉硬化及部分精神心理性疾病中出现此症状者,亦可作为本病的诊断依据。

三、辨证

健忘可见虚实两大类,虚证多见于思虑过度,劳伤心脾,阴血损耗,生化乏源,脑失濡养,或房劳,久病年迈,损伤气血阴精,肾精亏虚,导致健忘;实证则见于七情所伤,久病入络,致瘀血内停,痰浊上蒙。临床以本虚标实,虚多实少,虚实兼杂者多见。

(一)心脾不足

证候:健忘失眠,心悸气短,神倦纳呆,舌淡,脉细弱。

分析:思虑过度,耗心损脾。心气虚则心悸气短;脾气虚则神倦纳呆;心血不足,血不养神则健忘失眠;舌淡,脉细为心脾两虚之征。

(二)痰浊上扰

证候:善忘嗜卧,头重胸闷,口黏,呕恶,咳吐痰涎,苔腻,脉弦滑。

分析:喜食肥甘,损伤脾胃,脾失健运,痰浊内生,痰湿中阻,则胸闷,咳吐痰涎,呕恶;痰浊重着黏滞,故嗜卧,口黏;痰浊上扰,清阳闭阻,故善忘;苔腻,脉弦滑为内有痰浊之象。

(三)瘀血闭阻

证候:突发健忘,心悸胸闷,伴言语迟缓,神思欠敏,表现呆钝,面唇暗红,舌质紫黯,有瘀点,脉细涩或结代。

分析:肝郁气停,瘀血内滞,脉络被阻,气血不行,血滞心胸,心悸胸闷;神识受攻,则突发健忘,神思不敏;脉络血瘀,气血不达清窍,则表现迟钝;唇暗红,舌紫黯,有瘀点,脉细涩或结代均为瘀血闭阻之象。

(四)肾精亏耗

证候:遇事善忘,精神恍惚,形体疲惫,腰酸腿软,头晕耳鸣,遗精早泄,五心烦热,舌红,脉细数。

分析:年老精衰,或大病,纵欲致肾精暗耗,髓海空虚,则遇事善忘,精神恍惚;精衰则血少,上不达头,则头晕耳鸣;下不荣体,则形体疲惫;肾虚则腰酸腿软;精亏则遗精早泄;五心烦热,舌红,脉细数均为肾之阴精不足之象。

四、治疗

本病以本虚标实,虚多实少,虚实夹杂者多见。治疗当以补虚泻实,以补益为主。

(一)中药治疗

1.心脾不足

治法:补益心脾。

处方:归脾汤加减。

本方具有补益心脾作用,用于心脾不足引起的健忘。方中人参、炙黄芪、白术、生甘草补脾益气;当归身、龙眼肉养血和营;茯神、远志、酸枣仁养心安神;木香调气,使补而不滞。

2.痰浊上扰

治法:降逆化痰,开窍解郁。

处方:温胆汤加减。

方中半夏、苍术、竹茹、枳实化痰泄浊;白术、茯苓、甘草健脾益气;加菖蒲、郁金开窍解郁。

3.瘀血痹阻

治法:活血化瘀。

处方:血府逐瘀汤加减。

方中桃仁、红花、当归、生地黄、赤芍、牛膝、川芎化瘀养血活血;柴胡、枳壳、桔梗行气以助血行;甘草益气扶正。

4.肾精亏耗

治法:补肾益精。

处方:河车大造丸加减。

方中紫河车大补精血;熟地黄、杜仲、龟甲、牛膝益精补髓;天门冬、麦门冬滋补阴液;人参益气生津;黄柏清相火。加菖蒲开窍醒脑;酸枣仁、五味子养心安神。

(二)针灸治疗

1.基本处方

四神聪透百会、神门、三阴交。

四神聪透百会,穴在巅顶,百会属督脉,督脉入络脑,针用透刺法,补脑益髓,养神开窍;神门为心之原穴,三阴交为足三阴经交会穴,二穴相配,补心安神,以助记忆。

2.加减运用

(1)心脾不足证:加心俞、脾俞、足三里以补脾益心。诸穴针用补法。

(2)痰浊上扰证:加丰隆、阴陵泉以蠲饮化痰,针用平补平泻法。余穴针用补法。

(3)瘀血闭阻证:加合谷、血海以活血化瘀,针用平补平泻法。余穴针用补法。

(4)肾精亏耗证:加心俞、肾俞、太溪、悬钟以填精益髓。诸穴针用补法。

(三)其他针灸疗法

1.耳针疗法

取心、脾、肾、神门、交感、皮质下,每次取 2~3 穴,中等刺激,留针 20~30 分钟,隔天 1 次,10 次为 1 个疗程,或用王不留行籽贴压,每隔 3~4 天更换 1 次,每天按压数次。

2.头针疗法

取顶颞后斜线、顶中线、颞后线、额旁 1 线、额旁 2 线、额旁 3 线、枕上旁线,平刺进针后,快速捻转,120~200 次/分,留针 15~30 分钟,间歇运针 2~3 次,每天 1 次,10~15 次为 1 个疗程。

3.皮肤针疗法

取胸部夹脊穴,用梅花针由上至下叩刺,轻中等度刺激,每天或隔天 1 次,10 次为 1 个疗程。

五、转归预后

针刺和中药治疗本病有较好的疗效,如配合心理治疗则效果更佳。对老年人之健忘,疗效一般。本节所述健忘,是指后天失养,脑力渐至衰弱者,先天不足,生性愚钝的健忘不属于此范围。

（乔晓丽）

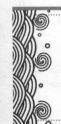

第七章 呼吸内科疾病的中医诊治

第一节 肺 胀

肺胀是指以胸部膨满,憋闷如塞,喘息气促,咳嗽痰多,烦躁,心慌等为主要临床表现的一种病证。日久可见面色晦暗,唇甲发绀,脘腹胀满,肢体水肿。其病程缠绵,时轻时重,经久难愈,重者可出现神昏、出血、喘脱等危重证候。多种慢性肺系疾病反复发作,迁延不愈,导致肺气胀满,不能敛降。

现代医学的慢性阻塞性肺部疾病,常见如慢性支气管炎、支气管哮喘、支气管扩张、重度陈旧性肺结核等合并肺气肿以及慢性肺源性心脏病、肺源性脑病等,出现肺胀的临床表现时,可参考本节进行辨证论治。

一、病因病机

本病的发生,多因久病肺虚,痰浊潴留,而至肺失敛降,肺气胀满,又因复感外邪诱使病情发作或加剧。

(一)久病肺虚

因内伤久咳、久哮、久喘、支饮、肺痨等慢性肺系疾病,迁延失治,以致痰浊潴留,壅阻肺气,气之出纳失常,还于肺间,日久导致肺虚,肺体胀满,张缩无力,不能敛降而成肺胀。

(二)感受外邪

久病肺虚,卫外不固,腠理疏松,六淫之邪每易反复乘袭,诱使本病发作,病情日益加重。

肺胀病变首先在肺,继则影响脾、肾,后期病及于心。外邪从口鼻、皮毛入侵,每多首先犯肺,导致肺气上逆而为咳,升降失常而为喘,久则肺虚,主气功能失常。若子耗母气,肺病及脾,脾失健运,则可导致肺脾两虚。母病及子,肺虚及肾,肺不主气,肾不纳气,则气喘日益加重,呼吸短促难续,尤以吸气困难,动则更甚。且肾主水,肾衰则不能化气行水,水邪泛溢肌表则肿,上凌心肺则喘咳心悸。肺与心脉相通,肺虚不能调节心血的运行,气病及血,则血瘀肺脉,肺病及心,临床可见心悸、发绀、水肿、舌质暗紫等症。心阳根于命门真火,肾阳不振,进一步导致心肾阳衰,可出现喘脱危候。

肺胀的病理因素主要为痰浊、水饮与血瘀。痰的产生,病初由肺气郁滞,脾失健运,津液不归正化而成;渐因肺虚不能化津,脾虚不能转输,肾虚不能蒸化,痰浊潴留益甚,喘咳持续难已。三种病理因素之间又可互相影响和转化,如痰从寒化则成饮;饮溢肌肤则为水;痰浊久留,肺气郁滞,心脉失畅则血滞为瘀;瘀阻血脉,"血不利则为水"。一般早期以痰浊为主,渐而痰瘀并见,终至痰浊、血瘀、水饮错杂为患。

肺胀的病性多属本虚标实,但有偏实、偏虚的不同,且多以标实为急。外感诱发时偏于邪实,平时偏于本虚。早期多属气虚、气阴两虚,病位以肺、脾、肾为主。晚期气虚及阳,或阴阳两虚,纯属阴虚者少见,病位以肺、肾、心为主。正虚与邪实多互为因果,阳虚致卫外不固,易感外邪,痰饮难蠲;阴虚致外邪、痰浊易从热化,故虚实诸候常夹杂出现,每致愈发愈频,甚则持续不已。

二、辨证论治

(一)辨证要点

1.症状

以咳逆上气,痰多,喘息,胸部膨满,憋闷如塞,动则加剧,甚则鼻煽气促,张口抬肩,目胀如脱,烦躁不安等为主症。日久可见面色晦暗,面唇发绀,脘腹胀满,肢体水肿,甚或出现喘脱等危重证候。病重可并发神昏、动风或出血等症。有长期慢性咳喘病史,常因外感而诱发,病程缠绵,时轻时重;发病者多为老年,中青年少见。

2.检查

体检可见桶状胸,胸部叩诊呈过清音,心肺听诊肺部有干湿性啰音,且心音遥远。X线检查见胸廓扩张,肋间隙增宽,膈降低且变平,两肺野透亮度增加,肺血管纹理增粗、紊乱,右下肺动脉干扩张,右心室增大。心电图检查显示右心室肥大,出现肺型P波等。血气分析检查可见低氧血症或合并高碳酸血症,PaO_2 降低,$PaCO_2$ 升高。血液检查红细胞和血红蛋白可升高。

(二)类症鉴别

肺胀与哮病、喘证均以咳而上气,喘满为主症,其区别如下。

1.哮证

哮证是一种反复发作性的痰鸣气喘疾病,以喉中哮鸣有声为特征,常突然发病,迅速缓解,久病可致肺胀,而肺胀以喘咳上气、胸膺膨满为主要表现,为多种慢性肺系疾病日久积渐而成。

2.喘证

喘证以呼吸困难,甚至张口抬肩,不能平卧为主要表现,可见于多种急慢性疾病的过程中。而肺胀是由多种慢性肺系疾病迁延不愈发展而来,喘咳上气,仅是肺胀的一个症状。

(三)分证论治

肺胀为多种肺病迁延不愈,反复发作而致,总属标实本虚,感邪发作时偏于标实,缓解时偏于本虚。偏实者须分清痰浊、水饮、血瘀。早期以痰浊为主,渐而痰瘀并重。后期痰瘀壅盛,正气虚衰,本虚与标实并重。偏虚者当区别气(阳)虚、阴虚。早期以气虚或气阴两虚为主,病位在肺、脾、肾。后期气虚及阳,甚则阴阳两虚,病变部位在肺、肾、心。

本病的治疗当根据标本虚实不同,有侧重地选用扶正与祛邪的不同治则。标实者,根据病邪的性质,分别采取祛邪宣肺,降气化痰,温阳利水,活血祛瘀,甚或开窍、熄风、止血等法。本虚者,当以补养心肺,益肾健脾为主,或气阴兼调,或阴阳双补。正气欲脱时则应扶正固脱,救阴回阳。

1.痰浊壅肺

证候:胸膺满闷,短气喘息,稍劳即重,咳嗽痰多,色白黏腻或呈泡沫,晨风自汗,脘痞纳少,倦怠无力,舌暗,苔薄腻或浊腻,脉稍滑。

分析:肺虚脾弱,痰浊内生,上逆于肺,肺失宣降,则胸膺满闷,咳嗽、痰多色白黏腻;痰从寒化饮,则痰呈泡沫状;肺气虚弱,复加气因痰阻,放短气喘息,稍劳即重;肺虚卫表不固,则畏风、自汗;肺病及脾,脾虚健运失常,故见脘痞纳少,倦怠无力;舌质暗,苔薄腻或浊腻,脉滑为痰浊壅肺之征。

治法:化痰降气,健脾益肺。

方药:苏子降气汤合三子养亲汤。二方均能降气化痰平喘,但苏子降气汤偏温,以上盛下虚,寒痰喘咳为宜;三子养亲汤偏降,以痰浊壅盛,肺实喘满,痰多黏腻为宜。其中,苏子、前胡、白芥子化痰降逆平喘;半夏、厚朴、陈皮燥湿化痰,行气降逆;白术、茯苓、甘草运脾和中。

若痰多,胸满不能平卧,加葶苈子、莱菔子泻肺祛痰平喘;症见短气乏力,易出汗,痰量不多者为肺脾气虚,酌加党参、黄芪、防风健脾益气,补肺固表;若因外感风寒诱发,痰从寒化为饮,喘咳,痰多黏白泡沫,见表寒里饮证者,宗小青龙汤意加麻黄、桂枝、细辛、干姜散寒化饮;饮郁化热,烦躁而喘,脉浮用小青龙加石膏汤兼清郁热。

2.痰热郁肺

证候:咳逆,喘息气粗,胸部膨满,烦躁不安,痰黄或白,黏稠难咯,或伴身热微恶寒,微汗,口渴,溲黄便干,舌边尖红,苔黄或黄腻,脉滑数。

分析:痰浊内蕴,感受风热或郁久化热,痰热壅肺,故痰黄、黏白难咯;肺热内郁,清肃失司,肺气上逆,则喘咳气逆息粗,胸满;热扰于心,则烦躁;风热犯肺则发热微恶寒,微汗;痰热伤津,则口渴,溲黄,便干;舌红,苔黄或黄腻,脉数或滑数均为痰热内郁之象。

治法:清肺化痰,降逆平喘。

方药:越婢加半夏汤或桑白皮汤。越婢加半夏汤宣泄肺热,用于饮热郁肺,外有表邪,喘咳上气,目如脱状,身热,脉浮大者;桑白皮汤清肺化痰,用于痰热壅肺,喘急胸满,咳吐黄痰或黏白稠厚者。

若痰热内盛,痰黄胶黏,不易咯出者,加瓜蒌皮、鱼腥草、海蛤粉、象贝母、桑白皮等清热化痰利肺;痰鸣喘息,不得平卧者,加射干、葶苈子泻肺平喘;便秘腹满者,加大黄、芒硝,通腑泄热以降肺平喘;痰热伤津,口舌干燥,加天花粉、知母、芦根以生津润燥;阴伤而痰量已少者,酌减苦寒之品,加沙参、麦门冬等养阴。

3.痰蒙神窍

证候:神志恍惚,表情淡漠,谵妄烦躁,撮空理线,嗜睡神昏,或肢体眴动,抽搐,咳逆喘促,咯痰不爽,舌质暗红或淡紫,苔白腻或淡黄腻,脉细滑数。

分析:痰迷心窍,蒙蔽神机,故见神志恍惚,表情淡漠,谵妄烦躁,撮空理线,嗜睡神昏;肝风内动,则肢体眴动抽搐;痰浊阻肺,肺虚痰蕴,故咳逆喘促而咯痰不爽;舌质暗红或淡紫,乃心血瘀阻之征;苔白腻或淡黄腻,脉细滑数皆为痰浊内蕴之象。

治法:涤痰开窍,熄风醒神。

方药:涤痰汤。本方可涤痰开窍,熄风止痉。方中用二陈汤理气化痰;用胆南星清热涤痰,熄风开窍;竹茹、枳实清热化痰利膈;菖蒲开窍化痰;人参扶正防脱。

若痰热较盛,烦躁身热,神昏谵语,舌红苔黄者,加黄芩、葶苈子、天竺黄、竹沥以清热化痰;肝风内动,抽搐加钩藤、全蝎,另服羚羊角粉以凉肝熄风;瘀血明显,唇甲青紫加桃仁、红花、丹参活血通脉;如热伤血络,见紫斑、咯血,便血色鲜者,配清热凉血止血药,如水牛角、白茅根、生地、丹皮、紫珠草、地榆等。另外,可选用安宫牛黄丸清心豁痰开窍,每次 1 丸,日服 2 次。

4.阳虚水泛

证候:心悸,喘咳,咯痰清稀,面浮肢肿,甚则一身悉肿,腹部胀满有水,脘痞食欲缺乏,尿少,畏寒,面唇青紫,舌胖质黯,苔白滑,脉沉细。

分析:久病喘咳,肺脾肾亏虚,肾阳虚不能温化水液,水邪泛滥,则面浮肢肿,甚则一身悉肿,腹部胀满有水;水液不归州都之官,则尿少;水饮上凌心肺,故心悸,喘咳,咯痰清稀;脾阳虚衰,健运失职则脘痞食欲缺乏;脾肾阳虚,不能温煦则畏寒;阳虚血瘀,则面唇青紫;舌胖质黯,苔白滑,脉沉细为阳虚水泛之征。

治法:温肾健脾,化饮利水。

方药:真武汤合五苓散。真武汤温阳利水,五苓散健脾渗湿利水使水湿由小便而解,两方配伍,可奏温肾健脾,利尿消肿之功。方中用附子、桂枝温肾通阳;茯苓、白术、猪苓、泽泻、生姜健脾利水;赤芍活血化瘀。

若水肿势剧,上凌心肺,见心悸喘满,倚息不得卧者,加沉香、牵牛子、川椒目、葶苈子行气逐水;血瘀甚,发绀明显者,加泽兰、红花、丹参、益母草、北五加皮化瘀行水。

5.肺肾气虚

证候:呼吸浅短难续,声低气怯,甚则张口抬肩,倚息不能平卧,咳嗽,痰白如沫,咯吐不利,心慌胸闷,形寒汗出,面色晦暗,舌淡或黯紫,脉沉细数无力,或结代。

分析:久病咳喘,肺肾两虚,故呼吸浅短难续,声低气怯,甚则张口抬肩,倚息不能平卧;寒饮伏肺,肾虚水泛,则咳嗽痰白如沫,咯吐不利;肺病及心,心气虚弱,故心慌胸闷;阳气虚,则形寒;腠理不固,则汗出;气虚血行瘀滞,则面色晦暗,舌淡或黯紫,脉沉细数无力,或有结代。

治法:补肺纳肾,降气平喘。

方药:平喘固本汤合补虚汤。平喘固本汤补肺纳肾,降气化痰,补虚汤重在补肺益气。方中用党参、人参、黄芪、炙甘草补肺;冬虫夏草、熟地、胡桃肉、坎脐益肾;五味子敛肺气;灵磁石、沉香纳气归元;紫菀、款冬、苏子、法半夏、橘红化痰降气。

若肺虚有寒,怕冷,舌质淡,加肉桂、干姜、钟乳石温肺散寒;气虚瘀阻,颈脉动甚,面唇发绀明显者,加当归、丹参、苏木活血化瘀通脉;若肺气虚兼阴伤,低热,舌红苔少者,可加麦冬、玉竹、生地、知母等养阴清热。如见面色苍白,冷汗淋漓,四肢厥冷,血压下降,脉微欲绝等喘脱危象者,急用参附汤送服蛤蚧粉或黑锡丹补气纳肾,回阳固脱。病情稳定阶段,可常服皱肺丸。

另外,可选用验方:紫河车 1 具,焙干研末,装入胶囊,每服 3 g,适于肺胀之肾虚者。百合、枸杞子各 250 g,研细末,白蜜为丸,每服 10 g,日 3 次,适于肺肾阴虚的肺胀。

三、针灸治疗

(一)基本处方

肺俞、太渊、膻中。

肺俞、太渊为俞原配穴法,宣通肺气,止咳平喘;气会膻中,调气降逆。

(二)加减运用

1.痰浊壅肺证

加中脘、足三里、丰隆以健脾和中、运化痰湿。诸穴针用平补平泻法。

2.痰热郁肺证

加大椎、曲池、丰隆以清化痰热,大椎、曲池针用泻法。余穴针用平补平泻法。

3.痰蒙神窍证

加水沟、心俞、内关以涤痰开窍、熄风醒神,针用泻法。余穴用平补平泻法。

4.阳虚水泛证

加肾俞、关元、阴陵泉以振奋元阳、化饮利水。诸穴针用补法,或加灸法。

5.肺肾气虚证

加肾俞、太溪、气海、足三里以滋肾益肺。诸穴针用补法,或加灸法。

(三)其他

1.耳针疗法

取交感、平喘、肺、心、肾上腺、胸,每次取 2～3 穴,毫针刺法,中等刺激,每次留针 15～30 分钟,每天或隔天 1 次,10 次为 1 个疗程。

2.保健灸法

经常艾灸足三里、关元、肺俞、脾俞、肾俞等穴,可增强抗病能力。

(舒华丽)

第二节 肺 痨

肺痨是由于正气不足,感染痨虫,侵蚀肺脏所致的具有传染性的一种慢性虚弱性疾病,以咳嗽、咯血、潮热、盗汗及身体逐渐消瘦为其主要临床特征。因痨虫蚀肺,劳损在肺,故称肺痨。

肺痨之疾,历代医家命名甚多,概而言之有以其具有传染性而命名的,如"尸注""虫疰""劳疰""传尸""鬼疰"等,《三因极一病证方论》言:"以疰者,注也,病自上注下,与前人相似,故曰疰";有根据症状特点而命名者,如《外台秘要》称"骨蒸"、《儒门事亲》谓"劳嗽"等,而《三因极一病证方论》的"痨瘵"称谓则沿用直至晚清,因病损在肺较常见故后世一般多称肺痨。

历代医籍对本病的论述甚详,早在《内经》,对本病的临床特点即有较具体的记载,如《素问·玉机真脏论》云:"大骨枯槁,大肉陷下,胸中气满,喘息不便,内痛引肩项,身热,脱肉破䐃……肩体内消。"《灵枢·玉版》篇云:"咳,脱形,身热,脉小以疾",均生动地描述了肺痨的主症及其慢性消耗表现,而将其归属于"虚劳"范围。汉代张仲景《金匮要略·血痹虚劳病脉证并治》篇正式将其归属于"虚劳"病中,并指出本病的一些常见合并症,指出"若肠鸣、马刀挟瘿者,皆为劳得之。"华佗《中藏经·传尸》的"传尸者……问病吊丧而得,或朝走暮游而逢……中此病死之全,染而为疾",已认识到本病具有传染的特点,认为因与患者直接接触而得病。唐代王焘《外台秘要·传尸》则进一步说明了本病的危害:"传尸之候……莫问老少男女,皆有斯疾……不解疗者,乃至灭门。"唐宋时期,并确立了本病的病因、病位、病机和治则。如唐代孙思邈《千金方》认为"劳热生虫在肺",首先提出了病邪为"虫",把"尸注"列入肺脏病篇,明确病位主要在肺。与此同期的王焘《外台秘要》也提出"生肺虫,在肺为病",认识到肺痨是由特殊的"肺虫"引起的。病机症状方面宋代许叔微《普济本事方·诸虫尸鬼注》提出本病"肺虫居肺叶之内,蚀入肺系,故成瘵疾,咯血声嘶"。《三因极一病证方论》《济生方》则都提出了"痨瘵"的病名,明确地将肺痨从一般虚劳和其他疾病中独立出来,更肯定其病因"内非七情所伤,外非四气所袭""多由虫啮"的病机。至元代朱丹溪倡"痨瘵至乎阴虚"之说,突出了病机重点。葛可久《十药神书》收载了治痨十方,为我国现存的第一部治痨专著。明代《医学入门》归纳了肺痨常见的咳嗽、咯血、潮热、盗汗、遗精、腹泻等六大主症,为临床提出了诊断依据。《医学正传》则提出了"杀虫"和"补虚"的两大治疗原则,至此使肺痨的病因、病机、症状、治则、治法、方药已趋于完善。

根据本病临床表现及其传染特点,肺痨与西医学的肺结核基本相同,故凡诊断肺结核者可参照本节辨证论治。

一、病因病机

肺痨的致病因素,不外内外两端。外因系指传染痨虫,内因则为正气虚弱,两者相互为因,痨虫传染是不可或缺的外因,正虚是发病的基础。痨虫蚀肺后,耗损肺阴,进而演变发展,可致阴虚火旺,或导致气阴两虚,甚则阴损及阳。

(一)感染"痨虫"

痨虫感染是引起本病的主要病因,而传染途径是经口鼻到肺脏,本病具有传染性。当与患者直接接触,问病看护或与患者同室寝眠、朝夕相处,都可致痨虫侵入人体为害。痨虫侵袭肺脏,腐蚀肺叶,肺体受损,耗伤肺阴,肺失滋润,清肃失调而发生肺痨咳嗽;如损伤肺中络脉,血溢脉外则咯血;阴虚火旺,迫津外泄,则潮热、盗汗。《三因极一病证方论·痨瘵诸证》指出:"诸证虽曰不同,其根多有虫。"此明确提出痨虫传染是形成本病的唯一因素。

(二)正气虚弱

禀赋不足,或后天嗜欲无度,酒色不节,忧思劳倦,损伤脏腑,或大病久病之后失于调治,如麻疹、外感久咳及产后等,耗伤气血精液,或营养不良,体虚不复,均可致正气亏虚,抗病力弱,使痨虫乘虚袭入,侵蚀肺体而发病。《古今医统·痨瘵》云:"凡人平素保养元气,爱惜精血,瘵不可得而传,惟夫纵欲多淫,苦不自觉,精血内耗,邪气外乘。"并提出"气虚血痿,最不可入痨瘵之门……皆能乘虚而染触"即是此意。

总之,本病病因是感染痨虫为患,而正虚是发病的关键。正气旺盛,虽然感染痨虫但可不一定发病,正气虚弱则感染后易于致病。另一方面感染痨虫后,正气的强弱不仅决定了病情的轻重,又决定病变的转归,这也是有别于其他疾病的特点。

本病的病位在肺。肺主气,司呼吸,受气于天,吸清呼浊。若肺脏本体虚弱,卫外不固,或因其他脏腑病变损伤肺脏,导致肺虚,则"痨虫"极易犯肺,侵蚀肺脏而发病。病机性质以阴虚为主,故临床上多见干咳,咽燥,以及喉痛声嘶等肺系症状。由于脏腑之间有互相资生和制约的关系,肺脏亏虚日久,必然会影响其他脏腑,其中与脾肾关系最为密切,同时也可涉及心肝。脾为肺之母,肺虚耗夺母气以自养,则致脾虚;脾虚不能化水谷为精微而上输以养肺,则肺脏益弱,故易致肺脾同病,土不生金,肺阴虚与脾气虚两候同时出现,症见神疲懒言、四肢乏力、食少便溏、身体消瘦等脾虚症状。肺肾相生,肾为肺之子,肺阴虚肾失滋生之源,或肾阴虚相火灼金,上耗母气,则可致肺肾两虚,相火内炽,常伴见骨蒸、潮热、咯血、男子遗精、女子月经不调等症状。若肺虚不能治肝,肾虚不能养肝,肝火偏旺,上逆侮肺,可见性急善怒,胁肋掣痛,并加重咳嗽、咯血。如肺虚心火乘客,肾虚水不济火,可伴见虚烦不寐、盗汗等症,甚则肺虚不能佐心治节血脉之运行,而致气虚血瘀,出现气短、心慌、唇紫等症。概括而言,初起肺体受损,肺阴耗伤,肺失滋润,病位在肺,继而肺脾同病,导致气阴两伤,或肺肾同病,而致阴虚火旺。后期脾肺肾三脏皆损,阴损及阳,元气耗伤,阴阳两虚。

二、诊断

(1)咳嗽、咯血、潮热、盗汗、身体明显消瘦为典型表现。不典型者诸症可以不必具见,初起仅微有咳嗽、疲乏无力,身体逐渐消瘦,食欲缺乏,偶或痰中夹有少量血丝等。

(2)常有与肺痨患者的长期接触史。

三、相关检查

(1)肺部病灶部位呼吸音减弱,或闻及支气管呼吸音及湿啰音。

(2)X线胸片、痰涂片或培养结核菌、血沉、结核菌素试验等检查有助于诊断。

四、鉴别诊断

(一)虚劳

同属于虚损类疾病的范围,病程较长。肺痨具有传染性,是一个独立的慢性传染性疾病;虚劳是由于脏腑亏损,元气虚弱而致的多种慢性疾病虚损证候的总称,不具传染性。肺痨病位主要在肺,病机主在阴虚,而虚劳五脏并重,以脾肾为主,病机以气血阴阳亏虚为要。肺痨是由正气亏虚,痨虫蚀肺所致,有其发生发展及演变规律,以咳嗽、咯血、潮热、盗汗为特征;而虚劳缘由内伤亏损,为多脏气血阴阳亏虚,临床特征表现多样,病情多重。

(二)肺痿

肺痿是肺部多种慢性疾病后期转归而成,如肺痈、肺痨、久嗽、久喘等导致肺叶痿弱不用,俱可成痿,临床以咳吐浊唾涎沫为主症,不具传染性;而肺痨是以咳嗽、咳血、潮热、盗汗为特征,由传染痨虫所致具有传染性,但少数肺痨后期迁延不复可以转为肺痿。

(三)肺痈

肺痨和肺痈都有咳嗽、发热、汗出。但肺痈是肺叶生疮,形成脓疡,临床以咳嗽、胸痛、咯吐腥臭浊痰,甚则脓血相兼为主要特征的一种疾病,发热较高,为急性病,病程较短,病机是热壅血瘀,属实热证;而肺痨的临床特点是有咳嗽、咳血、潮热、盗汗四大主症,起病缓慢,病程较长,为慢性病,病机是以肺阴亏虚为主,具有传染性。

(四)肺癌

肺癌与肺痨都有咳嗽、咯血、胸痛、发热、消瘦等症状。但肺痨多发于中青年,若发生在40岁以上者,往往在青少年时期有肺痨史;而肺癌则好发于40岁以上的中老年男性,多有吸烟史,表现为呛咳、顽固性干咳,持续不愈,或反复咯血,或顽固性胸痛、发热,伴进行性消瘦、疲乏等。肺痨经抗痨治疗有效,肺癌经抗痨治疗则病情继续恶化。此外,借助西医诊断方法,有助于两者的鉴别。

五、辨证论治

(一)辨证要点

1.辨病机属性

本病的辨证,须按病机属性,结合脏腑病机进行,故宜区别阴虚、阴虚火旺、气虚的不同,掌握与肺与脾肾的关系。临床一般以肺阴亏虚为主为先,如进一步演变发展,则表现为阴虚火旺,或气阴耗伤,甚或阴阳两虚。病变主脏在肺,以阴虚为主,阴虚火旺者常肺肾两虚,并涉及心肝;气阴耗伤者多肺脾同病;久延病重,由气及阳,阴阳两虚者肺脾肾三脏皆损。

2.辨病情轻重

一般初起病情多轻,微有咳嗽,偶或痰中有少量血丝,咽干低热,疲乏无力,逐渐消瘦;继而咳嗽加剧,干咳少痰或痰多,时时咳血,甚则大量咯血,胸闷气促,午后发热,或有形寒,两颧红艳,唇红口干,盗汗失眠,心烦易怒,男子梦遗失精,女子月经不调或停闭,如病重而未能及时治疗,可出现音哑气喘,大便溏泄,肢体水肿,面唇发紫,甚至大骨枯槁,大肉陷下,骨髓内消,肌肤甲错。

3.辨证候顺逆

肺痨顺证表现为虽肺阴亏虚但元气未衰,胃气未伤,饮食如恒,虚能受补,咳嗽日减,脉来有根,无气短不续,无大热或低热转轻,无痰壅咯血,消瘦不著。逆证表现为骨蒸发热,持续不解;胃气大伤,食少纳呆,便溏肢肿;大量咯血,反复发作,短气不续,动则大汗,大肉脱陷,声音低微;虚不受补,脉来浮大无根,或细而数疾。

(二)治疗原则

本病的治疗原则是补虚培元和治痨杀虫,正如《医学正传·劳极》所提出的"一则杀其虫,以绝其根本,一则补其虚,以复其真元"为其两大治则。根据患者体质强弱而分别主次,但尤需重视补虚培元,增强正气,以提高抗痨杀虫的能力。调补脏腑重点在肺,并应重视脏腑整体关系,同时兼顾补脾益肾。治疗大法应根据"主乎阴虚"的病机特点,以滋阴为主,火旺者兼以降火,如合并气虚、阳虚见证者,又当同时兼以益气或温阳。杀虫主要是针对病因治疗,选用具有抗痨杀虫作用的中草药。

(三)分证论治

1.肺阴亏损

主症:干咳,咳声短促,咳少量黏痰,或痰中有时带血,如丝如点,色鲜红。

兼次症:午后自觉手足心热,皮肤干灼,咽干口燥,或有少量盗汗,胸闷乏力。

舌脉:舌边尖红,苔薄少津;脉细或兼数。

分析:痨虫蚀肺,损伤肺阴,阴虚肺燥,肺失滋润,清肃失调故干咳少痰,咳声短促,胸闷乏力;肺损络伤,故痰中带血如丝如点,色鲜红;阴虚生热,虚热内灼,故手足心热,皮肤灼热;阴虚津少,无以上承则口燥咽干,皮肤干燥;舌红,苔薄少津,脉细或兼数,为阴虚有热之象。

治法:滋阴润肺,清热杀虫。

方药:月华丸加减。本方功在补虚杀虫,养阴止咳,化痰止血,是治疗肺痨的基本方。方中沙参、麦冬、天冬、生地、熟地滋阴润肺;百部、川贝母润肺止咳,兼能杀虫;阿胶、三七止血和营;桑叶、菊花清肃肺热;山药、茯苓甘淡健脾益气,培土生金,以资生化之源。可加百合、玉竹滋补肺阴。若咳嗽频而痰少质黏者,可合甜杏仁、蜜紫菀、海蛤壳以润肺化痰止咳;痰中带血较多者,宜加白及、仙鹤草、白茅根、藕节等以和络止血;若低热不退,可配银柴胡、地骨皮、功劳叶、胡黄连等以清退虚热,兼以杀虫;若久咳不已,声音嘶哑者,于前方中加诃子皮、木蝴蝶、凤凰衣等以养肺利咽,开音止咳。

2.阴虚火旺

主症:咳呛气急,痰少质黏,反复咯血,量多色鲜。

兼次症:五心烦热,两颧红赤,心烦口渴,骨蒸潮热,盗汗量多,形体日益消瘦,或吐痰黄稠量多,或急躁易怒,胸胁掣痛,失眠多梦,或男子遗精,女子月经不调。

舌脉：舌红绛而干，苔薄黄或剥；脉细数。

分析：肺虚及肾，肺肾阴伤，虚火内迫，气失润降而上逆，故咳呛、气急；虚火灼津，炼液成痰，故痰少质黏；若火盛热壅痰蕴，则咳痰黄稠量多；虚火伤络，迫血妄行故反复咯血，色鲜量多；肺肾阴虚，君相火旺，故午后潮热、颧红骨蒸、五心烦热；营阴夜行于外，虚火迫津外泄故盗汗；肾阴亏虚，肝失所养，心肝火盛故性急易怒、失眠多梦；肝经布两胁穿膈入肺，肝肺络脉失养，则胸胁掣痛；相火偏旺，扰动精室则梦遗失精；阴血亏耗，冲任失养则月经不调；阴精亏损，不能充养身体则形体日瘦；舌红绛而干，苔黄或剥，脉细数，乃阴虚火旺之征。

治法：补益肺肾，滋阴降火。

方药：百合固金汤合秦艽鳖甲散加减。百合固金汤功能滋养肺肾，用于阴虚阳浮，肾虚肺燥，咳痰带血，烦热咽干者。本方用百合、麦冬、玄参、生地滋阴润肺生津，当归、白芍、热地养血柔肝，桔梗、贝母、甘草清热化痰止咳。秦艽鳖甲散滋阴清热除蒸，用于阴虚骨蒸，潮热盗汗等证。方中秦艽、青蒿、柴胡（用银柴胡）、地骨皮退热除蒸，鳖甲、知母、乌梅、当归滋阴清热，另加百部、白及止血杀虫。若火旺较甚，热象明显者，当增入胡黄连、黄芩苦寒泻火、坚阴清热；若咳痰黄稠量多，酌加桑白皮、竹茹、海蛤壳、鱼腥草等以清热化痰；咯血较著者，加丹皮、藕节、紫珠草、醋制大黄等，或配合十灰散以凉血止血；盗汗较著，加五味子、瘪桃干、糯稻根、浮小麦、煅龙骨、煅牡蛎等敛阴止汗；胸胁掣痛者，加川楝子、延胡索、广郁金等以和络止痛；烦躁不寐加酸枣仁、夜交藤、龙齿宁心安神；若遗精频繁，加黄柏、山茱萸、金樱子泻火涩精。服本方碍脾腻胃者可酌加佛手、香橼醒脾理气。

3.气阴耗伤

主症：咳嗽无力，痰中偶夹有血，血色淡红，气短声低。

兼次症：神疲倦怠，食少纳呆，面色㿠白，午后潮热但热势不剧，盗汗颧红，身体消瘦。

舌脉：舌质嫩红，边有齿印，苔薄，或有剥苔；脉细弱而数。

分析：本证为肺脾同病，阴伤及气，清肃失司，肺不主气则咳嗽无力；气阴两虚，肺虚络损则痰中夹血，虚火不著故血色淡红；肺阴不足，阴虚内热，则午后潮热、盗汗、颧红；子盗母气，脾气亏损，肺脾两虚，宗气不足，故气短声低，神疲倦怠，面色㿠白；脾虚失运，故食少纳呆，聚湿成痰，则咳痰色白；舌质嫩红，边有齿印，脉细弱而数，苔薄或剥为肺脾同病，气阴两虚之象。

治法：养阴润肺，益气健脾。

方药：保真汤加减。本方功能补气养阴，兼清虚热。药用太子参、黄芪、白术、茯苓补益肺脾之气，麦冬、天冬、生地黄、五味子滋养润肺之阴，当归、白芍、熟地滋补阴血，陈皮理气运脾；知母、黄柏、地骨皮、柴胡滋阴清热。并可加冬虫夏草、百部、白及以补肺杀虫；若咳嗽痰白者，可加姜半夏、橘红等燥湿化痰；咳嗽痰稀量多，可加白前、紫菀、款冬、苏子温润止咳；咯血色红量多者加白及、仙鹤草、地榆等凉血止血药，色淡红者，可加山萸肉、阿胶、仙鹤草、参三七等，配合补气药，共奏补气摄血之功；若骨蒸盗汗者，酌加鳖甲、牡蛎、五味子、地骨皮、银柴胡等以益阴除蒸敛汗；如纳少腹胀，大便溏薄者，加扁豆、薏苡仁、莲肉、山药、谷芽等甘淡健脾之品，并去知母、黄柏苦寒伤中及地黄、当归、阿胶等滋腻碍胃之品。

4.阴阳两虚

主症：咳逆喘息少气，痰中或夹血丝，血色暗淡，形体羸弱，劳热骨蒸，面浮肢肿。

兼次症：潮热，形寒，自汗，盗汗，声嘶或失音，心慌，唇紫，肢冷，或见五更泄泻，口舌生糜，大肉尽脱，男子滑精阳痿，女子经少、经闭。

舌脉：舌质光红少津，或淡胖边有齿痕；脉微细而数，或虚大无力。

分析：久痨不愈，阴伤及阳，则成阴阳俱损，肺、脾、肾多脏同病之证，为本病晚期证候，病情较为严重。精气虚损，无以充养形体，故形体羸弱，大肉尽脱；肺虚失降，肾虚不纳，则咳逆、喘息、少气；肺虚失润，金破不鸣故声嘶或失音；肺肾阴虚，虚火内盛，则劳热骨蒸、潮热盗汗；虚火上炎则口舌生糜；脾肾两虚，水失运化，外溢于肌肤则面浮肢肿；病及于心，心失所养，血行不畅则心慌、唇紫；"阳虚生外寒"则自汗、肢冷、形寒；脾肾两虚，肾虚不能温煦脾土，则五更泄泻；精亏失养，命门火衰，故男子滑精阳痿；精血不足，冲任失充，故女子经少、经闭；舌质光红少津，或淡胖边有齿痕，脉微细而数，或虚大无力，乃阴阳俱衰之象。

治法：温补脾肾，滋阴养血。

方药：补天大造丸加减。本方功在温养精气，培补阴阳，用于肺痨五脏俱伤，真气亏损之证。方中人参、黄芪、白术、山药、茯苓补益肺脾之气；枸杞、熟地、白芍、龟甲培补肺肾之阴；鹿角胶、紫河车、当归滋补精血以助阳气；酸枣仁、远志宁心安神。另可加百合、麦冬、阿胶、山茱萸滋补肺肾；若肾虚气逆喘息者，配冬虫夏草、蛤蚧、紫石英、诃子摄纳肾气；心慌者加丹参、柏子仁、龙齿镇心安神；见五更泄泻，配煨肉蔻、补骨脂补火暖土，并去地黄、阿胶等滋腻碍脾之品。阳虚血瘀唇紫水停肢肿者，加红花、泽兰、益母草、北五加皮温阳化瘀行水，咳血不止加云南白药。总之阴阳两虚证是气阴耗伤的进一步发展，因下损及肾，阴伤及阳而致，病情深重，当注意温养精气，以培根本。

六、转归预后

肺痨的转归预后主要取决于患者正气的盛衰、病情的轻重和治疗是否及时。若肺损不著，正气尚盛，或诊断及时，早期治疗，可逐渐康复；若邪盛正虚，正不胜邪，或误诊失治，邪气壅盛，病情可加重，甚至恶化，由肺虚渐及脾、肾、心、肝，由阴及气及阳，形成五脏皆损。若正气亏虚，正邪相持，可致病情慢性迁延。从证候而言，初期主要为阴虚肺燥，若失治误治，一则向气阴耗伤转化，久治不愈阴损及阳，可成阴阳两虚，此时多属晚期证候；另有少数阴虚火旺者，伤及肺络，大量咯血可生气阴欲脱危候，预后不良。正如《明医杂著》说："此病治之于早则易，若到肌肉消灼，沉困着床，脉沉伏细数，则难为矣。"

（舒华丽）

第三节　肺　痿

肺痿是指肺叶痿弱不用，临床以咳吐浊唾涎沫为主症，为肺脏的慢性虚损性疾病。《金匮要略心典·肺痿肺痈咳嗽上气病》中说："痿者萎也，如草木之萎而不荣。"用形象比喻的方法以释其义。

一、源流

肺痿之病名，最早记载于仲景的《金匮要略》。该书将肺痿列为专篇，对肺痿的主症特点、病因、病机、辨证均做了较为系统的介绍。如《金匮要略·肺痿肺痈咳嗽上气病脉证并治》说："寸口脉数，其人咳，口中反有浊唾涎沫者何？师曰：为肺痿之病"。"肺痿吐涎沫而不咳者，其人不渴，必遗尿，小便数，所以然者，以上虚不制下故也"。隋·巢元方在《金匮要略》的基础上，对本病的成因、转归等作了进一步探讨。其在《诸病源候论·肺痿候》论及肺痿曰："肺主气，为五脏上盖，气主皮毛，故易伤于风邪，风邪伤于脏腑，而气血虚弱，又因劳役大汗之后，或经大下而亡津液，津液竭绝，肺气壅塞，不能宣通诸脏之气，因成肺痿也"。其明确认为是外邪犯肺，或劳役过度，或大汗之后，津液亏耗，肺气受损，壅塞而成。并指出其预后、转归与咳吐涎沫之爽或不爽、小便之利或不利、咽燥之欲饮或不欲饮等都有关联，如"咳唾咽燥欲饮者，必愈；欲咳而不能咳，唾干沫，而小便不利者难治"。唐·孙思邈《千金要方·肺痿门》将肺痿分为热在上焦及肺中虚冷二类，认为"肺痿虽有寒热之分，从无实热之例。"清·李用粹结合丹溪之说，对肺痿的病因病机、证候特点作了简要而系统的归纳。如《证治汇补·胸膈门》说："久嗽肺虚，寒热往来，皮毛枯燥，声音不清，或嗽血线，口中有浊唾涎沫，脉数而虚，为肺痿之病。因津液重亡，火炎金燥，如草木亢旱而枝叶萎落也。"《张氏医通·肺痿》对肺痈和肺痿的鉴别，进行了分析比较，提出"肺痈属在有形之血……肺痿属在无形之气。"

综上所述，历代医家共同认识到肺痿是多种肺系疾病的慢性转归，故常与相关疾病合并叙述，单独立论者较少，并且提示肺痈、肺痨、久嗽、喘哮等伤肺，均有转化成为肺痿的可能。如明·王肯堂将肺痿分别列入咳嗽门和血证门论述，《证治准绳·诸气门》说："肺痿或咳沫，或咳血，今编咳沫者于此，咳血者人血证门。"《证治准绳·诸血门》还认为"久嗽咳血成肺痿"。戴原礼在《证治要诀·诸嗽门》中提到："劳嗽有久嗽成劳者，有因病劳久嗽者，其证往来寒热，或独热无寒，咽干嗌痛，精神疲极，所嗽之痰，或脓，或时有血，腥臭异常。"戴氏所指劳嗽之临床表现与肺痿有相似之处。陈实功纱《外科正宗·肺痈论》中说："久嗽劳伤，咳吐痰血，寒热往来，形体消削，咯吐瘀脓，声哑咽痛，其候转为肺痿。"指出肺痈溃后，热毒不净，伤阴耗气，可以转为肺痿。唐·王焘《外台秘要·咳嗽门》引许仁则论云："肺气嗽经久将成肺痿，其状不限四时冷热，昼夜咳常不断，唾自如雪，细沫稠粘，喘息上气，乍寒乍热，发作有时，唇口喉舌干焦，亦有时唾血者，渐觉瘦悴，小便赤，颜色青白，毛耸，此亦成蒸。"说明肺痨久嗽，劳热熏肺，肺阴大伤，进一步发展则成肺痿；它如内伤久咳，或经常喘哮发作，伤津耗气，亦可形成肺痿。

在肺痿的治法方面，《金匮要略·肺痿肺痈咳嗽上气病脉证并治》对肺痿的治疗原则也作了初步的探讨，认为应以温法治之。清·李用粹《证治汇补·胸膈门》说："治宜养血润肺，养气清金。"喻嘉言《医门法律》对本病的理论认识和治疗原则作了进一步的阐述，此后，有的医家主张用他创制的清燥救肺汤治疗虚热肺痿。张璐在其《张氏医通·肺痿》按喻嘉言之论将肺痿的治疗要点概括为："缓而图之，生胃津，润肺燥，下逆气，开积痰，止浊唾，补真气"，旨在"以通肺之小管"，"以复肺之清肃。"这些证治要点，理义精深，非常切合实用。

在肺痿的选方用药方面，《金匮要略》设甘草干姜汤以温肺中虚冷。唐·孙思邈《千金要方·肺痿门》指出虚寒肺痿可用生姜甘草汤、甘草汤，虚热肺痿可用炙甘草汤、麦门冬汤、白虎加人参汤，对《金匮要略》的治法，有所补充。清·李用粹《证治汇补·胸膈门》主张根据本病的不同阶段分别施治："初用二地二冬汤以滋阴，后用门冬清肺饮以收功。"沈金鳌《杂病源流犀烛·肺病源流》进一步对肺痿的用药忌宜等作了补充，他说："其症之发，必寒热往来，自汗，气急，烦闷多唾，或带红线脓血，宜急治之，切忌升散辛燥温热。大约此证总以养肺、养气、养血、清金降火为主。"可谓要言不烦。

二、病因病机

本病病因可分久病损肺和误治津伤两个方面，而以前者为主。病变机制为肺虚津气失于濡养所致。

（一）久病损肺

如痰热久嗽，热灼阴伤；或肺痨久嗽，虚热内灼，耗伤阴津；肺痈余毒未清，灼伤肺阴；或消渴津液耗伤；或热病之后，邪热伤津，津液大亏，以致热壅上焦，消灼肺津，变生涎沫，肺燥阴竭，肺失濡养，日渐枯萎。若大病久病之后，耗伤阳气；或内伤久咳，冷哮不愈，肺虚久喘等，肺气日耗，渐伤及阳；或虚热肺痿日久，阴伤及阳，亦可致肺虚有寒，气不化津，津液失于温摄，反为涎沫，肺失濡养，肺叶渐痿不用。此即《金匮要略》所谓"肺中冷"之类。

（二）误治津伤

因医者误治，滥用汗、吐、下等治法，重亡津液，肺津大亏，肺失濡养，发为肺痿。如《金匮要略·肺痿肺痈咳嗽上气病脉证并治》说："热在上焦者，因咳为肺痿，肺痿之病……或从汗出，或从呕吐，或从消渴，小便利数，或从便难，又被快药下利，重亡津液，故得之。"

综上所述，本病总由肺虚，津气大伤，失于濡养，以致肺叶枯萎。其病位在肺，但与脾、胃、肾等脏腑密切相关。脾虚气弱，无以生化、布散津液，或胃阴耗伤，胃津不能上输养肺，土不生金，均可致肺燥津枯，肺失濡养；久病及肾，肾气不足，气化失司，气不化津，或因肾阴亏耗，肺失濡养，亦可发为肺痿。

因发病机制的不同，肺痿有虚热、虚寒之分。虚热肺痿，一为本脏自病所转归，一由失治误治，或它脏之病导致。因热在上焦，消亡津液，阴虚生内热，津枯则肺燥，肺燥且热，清肃之令不行，脾胃上输之津液转从热化，煎熬而成涎沫，或因脾阴胃液耗伤，不能上输于肺，肺失濡养，遂致肺叶枯萎。虚寒肺痿为肺气虚冷，不能温化布散脾胃上输之津液，反而聚为涎沫，复因治节无权，上虚不能制下，膀胱失于约束，而小便不禁。《金匮要略心典·肺痿肺痈咳嗽上气病》说："盖肺为娇脏，热则气灼，故不用而痿；冷则气沮，故亦不用而痿也。遗尿，小便数者，肺金不用而气化无权，斯膀胱无制而津液不藏也。"指出肺主气化，为水之上源，若肺气虚冷，不能温化，固摄津液，由气虚导致津亏，肺失濡养，亦可渐致肺叶枯萎不用。

三、诊断

（1）有反复发作的特点。
（2）有肺系内伤久咳病史，如痰热久嗽，或肺痨久咳，或肺痈日久，或冷哮久延等。
（3）临床表现以咳吐浊唾涎沫、胸闷气短为主症。

四、病证鉴别

肺痿为多种慢性肺系疾病转化而来，既应注意肺痿与其他肺系疾病的鉴别，又要了解其相互联系。

（一）肺痈

肺痿以咳吐浊唾涎沫为主症，而肺痈以咳则胸痛，吐痰腥臭，甚则咳吐脓血为主症。虽然多为肺中有热，但肺痈属实，肺痿属虚，肺痈失治久延，可以转为肺痿。

(二)肺痨

肺痨主症为咳嗽,咳血,潮热,盗汗等,与肺痿有别。肺痨后期可以转为肺痿重症。

五、辨证

(一)辨证要点

主要辨虚热虚寒,虚热证易火逆上气,常伴咳逆喘息,虚寒证常见上不制下,小便频数或遗尿。

(二)辨证候

1.虚热证

咳吐浊唾涎沫,其质较黏稠,或咳痰带血,咳声不扬,甚则音哑,气急喘促,口渴咽燥,午后潮热,形体消瘦,皮毛干枯,舌红而干,脉虚数。

病机分析:肺阴亏耗,虚火内炽,肺失肃降,则气逆咳喘。热灼津液成痰,故咯吐浊唾涎沫,其质黏稠。燥热伤津,津液不能濡润上承,故咳声不扬,音哑,咽燥,口渴。阴虚火旺,灼伤肺络,则午后潮热,咯痰带血。阴津枯竭,内不能滋养脏腑,外不能充身泽毛,故形体消瘦,皮毛干枯。舌红而干,脉虚数,乃是阴枯热灼之象。

2.虚寒证

咯吐涎沫,其质清稀量多,不渴,短气不足以息,头眩,神疲乏力,食少,形寒,小便数,或遗尿,舌质淡,脉虚弱。

病机分析:肺气虚寒,气不化津,津反为涎,故咯吐多量清稀涎沫。阴津未伤故不渴。肺虚不能主气,则短气不足以息。脾肺气虚则神疲食少。清阳不升故头眩。阳不卫外则形寒。上虚不能制下,膀胱失约,故小便频数或遗尿。舌质淡,脉虚弱,皆属气虚有寒之征。

3.寒热夹杂证

虚热及虚寒证状可以同时出现,或虚热证状较多,或虚寒证状较多,如咳唾脓血,咽干口燥,同时又有下利肢凉,形寒气短等,即是上热下寒之证。其他情况亦可出现,可根据临床证候分析之。

六、治疗

(一)治疗要点

治疗总以补肺生津为原则。虚热证,治当生津清热,以润其枯;虚寒证,治当温肺益气,而摄涎沫。寒热夹杂证,治当寒热平调,温清并用。

临床以虚热证为多见,但久延伤气,亦可转为虚寒证。治应时刻注意保护津液,重视调理脾肾。脾胃为后天之本,肺金之母,培土有助于生金;肾为气之根,司摄纳,温肾可以助肺纳气,补上制下。不可妄投燥热之药,以免助火伤津,亦忌苦寒滋腻之品碍胃,切勿使用峻剂驱逐痰涎,犯虚虚之戒。

(二)分证论治

1.虚热证

治法:滋阴清热,润肺生津。

方药:麦门冬汤合清燥救肺汤加减。前方润肺生津,降逆下气,用于咳嗽气逆,咽喉干燥不利,咯痰黏浊不爽。后方养阴润燥,清金降火,用于阴虚燥火内盛,干咳痰少,咽痒气逆。

药用麦门冬滋阴润燥;太子参益气生津;甘草、大枣、粳米甘缓补中;伍入半夏下气降逆,止咳化痰,以辛燥之品,反佐润燥之功;桑叶、石膏清泄肺经燥热;阿胶、麦冬、胡麻仁以滋肺养阴;杏仁、枇杷叶可化痰止咳。

如火盛,出现虚烦、咳呛、呕逆者,则去大枣,加竹茹、竹叶清热和胃降逆。如咳吐浊黏痰,口干欲饮,则可加天花粉、知母、川贝母清热化痰。津伤甚者加沙参、玉竹以养肺津。潮热加银柴胡、地骨皮以清虚热,退蒸。

2.虚寒证

治法:温肺益气。

方药:甘草干姜汤或生姜甘草汤加减。前方甘辛合用,甘以滋液,辛以散寒。后方则以补脾助肺,益气生津为主。

药用甘草入脾益肺,取甘守津回之意;干姜温肺脾,使气能化津,水谷归于正化,则吐沫自止。肺寒不著者亦可改用生姜以辛散宣通,并取人参、大枣甘温补脾,益气生津。

另可加白术、茯苓增强健脾之功;尿频、涎沫多者加煨益智;喘息、短气可配钟乳石、五味子,另吞蛤蚧粉。

3.寒热夹杂证

治法:寒热平调,温清并用。

方药:麻黄升麻汤加减。本方温肺散寒与清热润肺并用,适合于寒热夹杂,肺失润降之咽喉不利,咳唾脓血等症。

药用麻黄、升麻以发浮热;用当归、桂枝、生姜以散其寒;用知母、黄芩寒凉清其上热;用茯苓、白术以补脾;用白芍以敛逆气;用葳蕤、麦冬、石膏、甘草以润肺除热。

七、单方验方

(1)紫河车1具,研末,每天1次,每服3 g,适用于虚寒肺痿。

(2)熟附块、淫羊藿、黄芪、白术、党参各9 g,补骨脂12 g,茯苓、陈皮、半夏各6 g,炙甘草4.5 g,用于虚寒肺痿。

(3)山药30 g,太子参15 g,玉竹15 g,桔梗9 g,用于肺痿气虚津伤者。

(4)百合30 g煮粥,每天1次,适用于虚热肺痿。

(5)银耳15 g,冰糖10 g,同煮内服,适用于虚热肺痿。

(6)冬虫夏草10~15 g,百合15 g,鲜胎盘半个,鲜藕50 g,隔水炖服,隔天1次,连服10~15次为一疗程。

(7)新鲜萝卜500 g,白糖适量。将萝卜洗净切碎,用洁净纱布绞取汁液,加白糖调服。每天1次,常服。

八、中成药

(一)六味地黄丸

1.功能与主治

滋阴补肾。用于虚热肺痿。

2.用法与用量

口服,一次8粒,一天3次。

(二)金匮肾气丸

1.功能与主治

温补肾阳。用于虚寒肺痿。

2.用法与用量

口服,一次 8 粒,一天 3 次。

(三)补中益气口服液

1.功能与主治

补中益气,升阳举陷。用于肺痿脾胃气虚,见发热、自汗、倦怠等症者。

2.用法与用量

口服,一次 1 支,一天 3 次。

(四)参苓白术散

1.功能与主治

益气健脾,和胃渗湿。用于肺痿脾胃虚弱,见食少便溏,或吐或泻,胸脘胀闷,四肢乏力等症者。

2.用法与用量

口服,一次 5 g,一天 3 次。

(五)琼玉膏

1.功能与主治

滋阴润肺,降气安神。用于虚热肺痿。

2.用法与用量

口服,一次 1 勺,一天 2 次。

九、其他疗法

艾条点燃,对准足三里穴,并保持一定距离,使局部有温热感、皮肤微红为度。艾灸时间一般为 10～15 分钟,每天 1 次。用于虚寒肺痿。

(舒华丽)

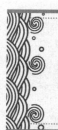

第八章 消化内科疾病的中医诊治

第一节 呃 逆

一、概念

呃逆即打嗝,指胃失和降,气逆动膈,上冲喉间,呃呃连声。声短而频,不能自制的疾病。呃逆是一个生理上常见的现象,由横膈膜痉挛收缩引起的。发作中胸部透视可判断膈肌痉挛为一侧性或两侧性,必要时做胸部 CT,排除膈神经受刺激的疾病,做心电图判断有无心包炎和心肌梗死。疑中枢神经病变时可做头部 CT、MRI、脑电图等。疑有消化系统病变时,进行腹部 X 线透视、B 超、胃肠造影,必要时做腹部 CT 和肝胰功能检查,为排除中毒与代谢性疾病可做临床生化检查。

二、病因病机

呃逆发生的常见原因有饮食不当、情志不和、正气亏虚等几方面。

(一)病因

1.饮食不当

如过食生冷或寒冷药物致寒气蕴蓄于胃,胃气失于和降,气逆而上动膈,故呃呃声短而频,不能自制。若过食辛热煎炒之品,或过用温补之剂、燥热之剂,阳明腑实,气不顺行,亦可动膈而发生呃逆。

2.情志不和

恼怒抑郁,气机不利,肝木犯土,胃失和降,气逆动膈。也有肝气郁结导致津液失布而滋生痰浊,忧思伤脾,脾失健运,滋生痰浊,或气郁化火,灼津成痰,亦能逆气夹痰浊上逆动膈而发生呃逆。

3.正气亏虚

素体不足,脾胃虚弱,或久病大病后,或劳倦过度,导致脾肾阳虚不能温养胃阳,清气不升,浊气不降,气逆动膈成为呃逆。

(二)病机

1.呃逆总由胃气上逆动膈而成

病机关键在胃失和降、胃气上逆动膈。

2.病位在胃,与肺、肾、肝有关

呃逆总由胃气上逆动膈而成,肺气失宣在发病过程中起到了重要作用,呃逆与肺关系密切。阴液亏虚,筋脉失养,则变生内风。膈肌失于阴液濡养,也会发生痉挛,而引起呃逆。肾气失于摄纳,引动冲气上乘夹胃气上逆动膈,发为呃逆。

3.呃逆的主要病理因素及虚实转化

呃逆的主要病理因素不外气郁、食滞、痰饮等。

呃逆的病理性质不外虚实两方面,凡寒积于胃、燥热内盛、气逆痰阻等皆属实证。而脾胃虚弱,或胃阴不足者则属虚证。本病之初以实证为主,日久则为虚实夹杂证或纯为虚证。寒邪为病者,胃中寒冷损伤阳气,日久可致脾胃虚寒之证。热邪为病者,如胃中积热或肝郁日久化火,易于损阴耗液而转化为胃阴亏虚。气郁、食滞、痰饮为病者,皆能伤及脾胃转化为脾胃虚弱证。急危重症及年老正虚患者可致脾胃阳虚与胃阴亏虚,后期可致元气衰败,出现呃逆持续,呃声低微,气不得续的危候。

三、诊断与病证鉴别

(一)诊断依据

(1)呃逆以气逆上冲,喉间呃呃连声,声短而频,不能自制为主症,其呃声或高或低,或疏或密,间歇时间不定。

(2)常伴有胸膈痞闷,脘中不适,情绪不安等症状。

(3)多有受凉、饮食、情志等诱发因素,起病多较急。

(4)X线钡餐、胃镜检查、肝肾功能检查、B超有助于诊断。

(二)辅助检查

发作中胸部透视可判断膈肌痉挛为一侧性或两侧性,必要时做胸部CT,排除膈神经受刺激的疾病,做心电图判断有无心包炎和心肌梗死。疑中枢神经病变时可做头部CT、磁共振、脑电图等。疑有消化系统病变时,进行腹部X线透视、B超、胃肠造影,必要时做腹部CT和肝胰功能检查,为排除中毒与代谢性疾病可做临床生化检查。

(三)病证鉴别

1.呃逆与干呕

干呕与呃逆同属胃气上逆的表现,干呕属于有声无物的呕吐,乃胃气上逆,冲咽而出,发出呕吐之声。呃逆则气从膈间上逆,气冲喉间,呃呃连声,声短而频,不能自制。

2.呃逆与嗳气

嗳气与呃逆同属胃气上逆,有声无物之证。但嗳气多见于饱餐之后或肝失疏泄,因胃气阻郁,气逆于上,冲咽而出,其特点是声长而沉缓;因饱食而致者,多伴酸腐气味,食后好发,因肝气犯胃者,多随情志而增减,可自行减轻或控制;而呃逆为胃气上逆动膈,上冲喉间,其特点为声短而频,不能自制。

四、辨证论治

(一)辨证思路

呃逆的辨证应着重围绕其发病、病程、呃声有力与否及其他伴随症状来进行。

1.辨病情轻重

呃逆辨证,首先应了解病情轻重,若属一时性气逆而致,无反复发作史,呃声响亮,无明显兼证者,则病情较轻,往往采用转移注意力或简易治疗即可痊愈;若呃逆反复发作,持续时间较长,呃声低微,伴有乏力、纳呆等虚弱证候,或出现在其他急慢性疾病过程中,简易治疗不能取效者,病情较重。若年老体虚,重病后期及急危病中,出现呃逆时断时续,呃声低微,气不得续,饮食难进,脉细沉弱者,则属元气衰败、胃气将绝之危重证。

2.辨虚实寒热

(1)实证:呃逆初起,呃声响亮有力,连续发作,脉多弦滑。若兼食滞者,则呃而脘闷嗳腐;如属气滞者,则呃而胸胁胀满;痰饮内停者,则呃而胸闷痰多,或心悸、目眩。

(2)虚证:呃逆时间较长,呃声时断时续,气怯声低无力。若属阳虚者,可兼畏寒,食少便溏,腰膝酸软,手足欠温,甚至四肢厥冷;若为阴虚者,可见心烦不安,口舌干燥,脉细数等证。

(3)寒证:呃声沉缓有力,胃脘不舒,得热则减,遇寒则甚,面青肢冷便溏,舌苔白润。

(4)热证:呃声响亮,声音短促,胃脘灼热,口臭烦渴,面色红赤,便秘溲赤,舌苔黄厚。

3.辨证结合临床辅助检查

如属持续时间较长,难以控制的呃逆,应在呃止后,做胸部 X 线摄片、胃肠钡剂 X 线摄片或内镜检查以排除肺部炎症、肿瘤、胃炎、胃扩张、胃癌等;如兼有黄疸、神昏及鼓胀、呕血、便血者,须做肝功能及肝脏 B 超或 CT 检查,以排除肝硬化、消化道肿瘤;如兼有尿少水肿者,须做尿常规、内生肌酐清除率、肾功能、肾脏 B 超检查排除肾脏病变;若兼有中风失语表现者须做头颅 CT 检查以排除脑血管意外等疾病。

(二)治疗原则

呃逆一证,总由胃气上逆动膈而成,故应以和胃降逆平呃为基本治则,并在分清寒热虚实的基础上,分别施以祛寒、清热、补虚、泻实之法。对于重危病证中出现的呃逆,急当救护胃气。

1.调整气机,和降为顺

气机调整应以和胃降气为基本原则,结合宣降肺气、摄纳肾气。和胃之法应辨寒热虚实之不同,分别施以祛寒、清热、补虚、泻实之法,同时在此基础上,酌加降逆平呃之品。

2.辨别病机,依证变法

一般来说,实证中寒呃治宜温中祛寒;热呃宜清降泄热;饮食停滞者宜消食导滞;气机郁滞者宜顺气降逆;痰饮内停者,则宜化痰蠲饮。虚证中脾胃阳虚者宜温补脾胃,降逆和胃;胃阴不足者则宜养胃生津。同时各证均可酌加平降气逆之品。对于在重病中出现的呃逆,为元气衰败之证,应急予温补脾肾,扶持元气或用益气养阴等法以顾其本。

(三)分证论治

1.胃中寒冷证

症状:呃声沉缓有力,胸膈及胃脘不舒,得热则减,遇寒则甚,口淡不渴,食少,舌苔白润,脉迟缓。

病机分析:寒邪阻遏,肺胃之气失于和降,故呃声沉缓有力,膈间及胃脘不舒。寒邪遇热则易于消散,遇寒则更增邪势,故得热则减,遇寒则甚。胃中寒冷,中阳被遏,运化迟缓,故食欲减少,口不渴。舌脉均属胃中有寒之象。

治法:温中祛寒,降逆止呃。

代表方药:丁香散为主方。方中丁香暖胃降逆、柿蒂温中下气,二药均为祛寒降逆止呃之常用要药,高良姜温中祛寒,甘草和胃。

加减:若寒重者,加吴茱萸、肉桂以温阳散寒降逆;若夹寒滞不化,脘闷嗳腐者,可加厚朴、枳实、陈皮、半夏、茯苓等以行气化痰消滞。

2.胃火上逆证

症状:呃声洪亮,冲逆而出,口臭烦渴,喜冷饮,小便短赤,大便秘结,舌苔黄,脉滑数。

病机分析:胃火上冲,故呃声洪亮。胃热伤津,肠间燥结,则口臭烦渴而喜冷饮,便结尿赤。苔黄、脉象滑数,为胃热内盛之象。

治法:清热养胃,生津止呃。

代表方药:竹叶石膏汤加竹茹、柿蒂。方中竹叶、生石膏清泻胃火,人参可改沙参,合麦冬养胃生津,半夏、柿蒂化痰降逆,粳米、甘草调养胃气。

加减:若大便秘结,脘腹痞满,可合用小承气汤通腑泄热,使腑气通,胃气降,呃逆自止。

3.气机郁滞证

症状:呃逆连声,常因情志不畅而诱发或加重,伴胸闷纳减,脘胁胀闷,肠鸣矢气,苔薄白,脉弦。

病机分析:肝强乘胃,胃气上冲,故呃声连续。病由情志而起,故疾病发作与情志关系密切。肝脉挟胃布胸胁,肝郁气滞,故胸胁胀闷不舒。痰气交阻,胃失和降,故恶心嗳气,肠鸣矢气,胸闷。舌脉亦为气机郁滞之象。

治法:顺气解郁,降逆止呃。

代表方药:五磨饮子加减。方中木香、乌药解郁顺气,枳壳、沉香、槟榔宽中降气。可加丁香、代赭石降逆止呃,川楝子、郁金疏肝解郁。

加减:若气郁化火,心烦,便秘,口苦,舌红脉弦数者,可加山栀、黄连等泄肝和胃;若气逆痰阻,头目昏眩,时有恶心,舌苔薄腻者,可合旋覆代赭汤、二陈汤化裁,以顺气降逆,化痰和胃。

4.脾胃阳虚证

症状:呃声低缓无力,气不得续,面色㿠白,手足不温,食少困倦,泛吐清水,脘腹不舒,喜温喜按,乏力,大便溏薄,舌淡苔白,脉沉细弱。

病机分析:脾胃虚弱,虚气上逆,则呃声低弱无力,气不得续,食少困倦;甚者生化之源不足,可见面色苍白无华。阳气不布,故手足不温。舌脉为脾胃阳虚之象。

治法:温补脾胃,和中降逆。

代表方药:理中汤加吴茱萸、丁香。方中人参、白术、甘草甘温益气,干姜温中祛寒,吴茱萸、丁香温胃透膈以平呃逆,另可加刀豆子温中止呃。

加减:若呃逆不止,心下痞硬,可合用旋覆代赭汤以重镇和中降逆。如肾阳亦虚,见形寒肢冷,腰膝酸软,舌质胖嫩,脉沉迟者,可加附子、肉桂以温肾助阳;如夹有食滞,可稍佐陈皮、麦芽之类以理气化滞;若中气大亏,呃声低弱难续,食少便溏,体倦乏力,脉虚者,宜用补中益气汤。

5.胃阴不足证

症状:呃声短促而不连续,口干舌燥,烦躁不安,不思饮食,或食后饱胀,大便干结,舌红而干或有裂纹,脉细数。

病机分析:胃阴不足,失于濡润,气机不得顺降,故呃声短促而不连续。津液损伤,内有虚热,故口干舌燥,烦躁不安,口渴,大便干结。舌脉亦为胃阴不足之象。

治法:生津养胃,降逆止呃。

代表方药:益胃汤加枇杷叶、石斛、柿蒂。方中沙参、麦冬、玉竹、生地甘寒生津,滋养胃阴。

加减:加石斛以加强养阴之力,又加枇杷叶、柿蒂以和降肺胃而平呃逆。若胃气大虚,不思饮食,则合用橘皮竹茹汤以益气和中。

(四)其他疗法

1.单方验方

(1)艾条点燃放置患者床头 3～5 分钟;若点燃 10 分钟,可治疗顽固性呃逆。

(2)五味子 5 粒,慢慢咀嚼,3 分钟可止呃。

(3)生山楂 5～10 个,煮熟,细嚼慢咽,并饮少量温开水,一般 3～5 次可止呃逆。或山楂 30 g 水煎代茶饮。

(4)砂仁 2 g,细嚼慢咽,3 次/日。

(5)炒韭菜籽 30 g,加水 300 mL,煎至 100 mL,每天 1 次;或韭菜籽炒黄研末,每次 9 g,每天 3 次,温开水送服。

2.常用中成药

达立通颗粒。

功用主治:清热解郁,和胃降逆,通利消滞,用于肝胃郁热所致痞满证,症见胃脘胀满、嗳气、食欲缺乏、胃中灼热、嘈杂泛酸、脘腹疼痛、口干口苦,以及运动障碍型功能性消化不良见上述症状者。

用法用量:温开水冲服,1 次 1 袋,1 天 3 次。于饭前服用。

3.针灸疗法

(1)基本治疗。

治则:胃寒积滞、脾胃阳虚者温中散寒、通降腑气,针灸并用,虚补泻实;肝郁气滞、胃火上逆者疏肝理气、和胃降逆,只针不灸,泻法;胃阴不足者养阴清热、降逆止呃,只针不灸,平补平泻。

处方:以任脉腧穴为主。膈俞、内关、中脘、天突、膻中、足三里。

方义:本病病位在膈,故不论何种呃逆,均可用膈俞利膈止呃;内关穴通阴维脉,且为手厥阴心包经络穴,可宽胸利膈,畅通三焦气机,为降逆要穴;中脘、足三里和胃降逆,不论胃腑寒热虚实所致胃气上逆动膈者用之均宜;天突位于咽喉,可利咽止呃;膻中穴位近膈,又为气会穴,功擅理气降逆,使气调则呃止。

加减:胃寒积滞、胃火上逆、胃阴不足者加胃俞和胃止呃;脾胃阳虚者加脾俞、胃俞温补脾胃,肝郁气滞者加期门、太冲疏肝理气。

操作:诸穴常规针刺;膈俞、期门等穴不可深刺,以免伤及内脏;胃寒积滞、脾胃阳虚者,诸穴可用艾条灸或隔姜灸;中脘、内关、足三里、胃俞亦可用温针灸,并可加拔火罐。

(2)其他针法。

指针:翳风、攒竹、鱼腰、天突。任取一穴,用拇指或中指重力按压,以患者能耐受为度,连续按揉 1～3 分钟,同时令患者深吸气后屏住呼吸,常能立即止呃。

耳针:取膈、胃、神门、相应病变脏腑(肺、脾、肝、肾)。毫针强刺激;也可耳针埋藏或用王不留行贴压。

(3)穴位贴敷:麝香粉 0.5 g,放入神阙穴内,伤湿止痛膏固定,适用于实证呃逆,尤其以肝郁气滞者取效更捷;吴茱萸 10 g,研细末,用醋调成膏状,敷于双侧涌泉穴,胶布或伤湿止痛膏固定,可引气火下行。适用于各种呃逆,对肝、肾气逆引起的呃逆尤为适宜。

(4)穴位注射:常用穴分 2 组。①天突、内关。②中脘、足三里。治法:阿托品、1%普鲁卡因注射液、维生素 B_1 注射液、维生素 B_6 注射液。每次取 1 组穴,亦可仅取内关或足三里。1%普鲁卡因注射液每穴 0.5 mL;维生素 B_1 注射液、维生素 B_6 注射液各 2 mL,予以混合,每穴 2 mL;阿托品每次仅取一侧穴,每穴 0.5 mg。如 3 小时后无效再注入另一侧穴。其余药物每天 1 次。

4.简易疗法

(1)分散注意力,消除紧张情绪及不良刺激。

(2)先深吸一口气,然后憋住,尽量憋长一些时间,然后呼出,反复进行几次。

(3)喝开水,特别是喝稍热的开水,喝一大口,分次咽下。

(4)洗干净手,将食指插入口内,轻轻刺激咽部。

(5)将含 90%氧气和 10%的二氧化碳的混合气体装入塑料袋中吸入。

(6)嚼服生姜片。

五、临证参考

(一)和降则上逆之胃气可平

呃逆病因虽有不同,但"致呃之由,总由气逆"。胃气上逆动膈即见呃逆,故治疗呃逆的基本原则是和胃、降逆、平呃。针对其病位则宜和胃,针对其病势则宜降逆平呃,这一基本原则贯穿于呃逆证治的始终。然而和降之法,各有不同,有的用丁香、吴茱萸、高良姜、生姜汁等散寒以降逆,有的用柿蒂、竹茹等辛凉以降逆,有的用旋覆花、陈皮、厚朴、沉香等顺气以降逆,有的用代赭石重镇以降逆,凡此种种,皆立意于和胃降逆之中,气逆平仄呃逆可止。

和胃降气之法,应根据兼证不同而分别施治,《证治汇补·呃逆》谓本证"治当降气化痰和胃为主,随其所感而用药。气逆者,疏导之;食停者,消化之;痰滞者,涌吐之;热郁者,清下之;血瘀者,破导之。若汗吐下后,服凉药过多者,当温补;阴火上冲者,当平补;虚而夹热者,当凉补。"系统论述了本证以和降为主的治疗大法。

张兴斌认为丁香与郁金同用,组成呃畏一二汤(丁香、郁金、柿蒂、旋覆花、赭石、法半夏、陈皮),其和降胃气的作用增强。姚庆云常用加味芍药甘草汤(白芍、炙甘草、灵仙、厚朴、木香)。认为方中芍药、甘草舒挛缓急有助于胃气的和降。

(二)活血则难愈之久呃可止

呃逆日久不愈,诸药罔效,此即《医林改错·呃逆》所谓"血府血瘀",宜用血府逐瘀汤,并谓"一见呃逆,速用此方,无论轻重,一付即效"。

印会河认为本病来去匆匆,即"数变"之病,例属"风"之为病,宜用血府逐瘀汤加地龙、蟅虫,血行则风自灭。崔金才亦用血府逐瘀汤治疗中风并发呃逆。刘光汉用暖胃活血降逆汤(炮姜、木香、枳壳、郁金、苏子、当归、桃仁、白芍、赤芍、红花、丹参、赭石、磁石、厚朴、牛膝、麦芽)治疗流行性出血热、肝硬化、肝癌等所致本病,均取得了较好疗效。

六、预防调护

(1)寒温适宜,注意避免外邪侵袭犯胃。

（2）饮食有节，不要过食生冷及辛辣煎炸之品，患热病时不过服寒凉之药，患寒证时不妄投温燥之剂。

（3）调畅情志，以免肝气逆乘肺胃。

（4）若呃逆出现于某些急慢性疾病的过程中，则要积极治疗原发病证，这是十分重要的预防措施。

（5）呃逆的轻症，多能逐渐自愈。取嚏、饮水、转移注意力可加速痊愈。

（6）若呃逆发作频频，则饮食中要进易消化的食物，粥面中可加姜汁少许以温宣胃阳，降逆止呃。

（7）一些虚弱患者，如因服食补气药过多而呃逆频作者，可用橘皮、竹茹煎汤温服。

（孙乙铭）

第二节 噎膈

一、概念

噎膈是指由于食管干涩或狭窄导致吞咽食物哽噎不顺、饮食难下，或食而复出的疾病。噎即噎塞，指吞咽之时哽噎不顺；膈为格拒，指饮食不下。噎可单独为病，亦可为膈的前驱表现，故临床常以噎膈并称。本病主要涵盖了西医学中的食管癌、贲门癌、贲门痉挛、食管-贲门失弛缓症、食管憩室、食管炎等。胃肠功能紊乱、胃神经症、胃食管反流征等疾病引起的食物难下不在本病证范围。

二、病因病机

噎膈的病因主要为七情内伤，饮食所伤，年老肾虚，脾、胃、肝、肾功能失调等，且几者之间常相互影响，互为因果，共同致病。

（一）病因

1.七情失调

导致噎膈的七情因素中，以忧思恼怒多见。忧思伤脾则气结，脾伤则水湿失运，滋生痰浊，痰气相搏；恼怒伤肝则气郁，气结气郁则津行不畅，瘀血内停，已结之气，与后生之痰、瘀交阻于食管、贲门，使食管不畅，久则使食管、贲门狭窄，而成噎膈。

2.饮食所伤

嗜酒无度，过食肥甘，恣食辛辣，助湿生热，酿成痰浊，阻于食管、贲门，或津伤血燥，失于濡润，使食管干涩，均可引起进食噎塞，而成噎膈。此外，饮食过热，食物粗糙发霉，既可损伤食管脉络，又可损伤胃气，气滞血瘀阻于食管、贲门，也可成噎膈。

3.年老肾虚

年老肾虚，精血渐枯，食管失养，干涩枯槁，发为此病。若阴损及阳，命门火衰，脾胃失于温煦，脾胃阳虚，运化无力，痰瘀互结，阻于食管，也可形成噎膈。

(二)病机

1.病位在食管,属胃所主,与肝、脾、肾三脏有关

噎膈的病位在食管,属胃所主,又因肝、脾、肾三脏之经络皆与食管相连,七情内伤、饮食不节、年老肾虚可致肝、脾、肾三脏功能失常,故病变与肝、脾、肾密切相关。肝之疏泄失常,则气失条达,可使气滞血瘀或气郁化火;脾之功能失调,健运失司,水湿聚而为痰,痰气交阻或痰瘀互结;肾阴不足,精血亏耗,则不能濡养咽嗌,肾阳亏虚,不能温运脾土,运化失司,以致气滞、痰阻、血瘀,使食管狭窄,胃失通降,津液干涸失濡而成噎膈。

2.病机关键为津枯血燥,气痰瘀互结,食管干涩、狭窄

内伤饮食、情志不遂、年老肾亏三者之间相互影响,互为因果,共同致病,使气机不畅、痰浊不化,痰气交阻于食管和胃,致哽噎不顺,梗阻难下,继则瘀血内结,痰、气、瘀三者交结,胃之通降阻塞,上下不通,因此饮食难下,食而复出;久病则气郁化火,或痰瘀生热,伤阴耗液,失于濡润,食管干涩,食饮难下。由于以上各种原因造成食管干涩、狭窄,因而产生噎膈。

3.病理性质为本虚标实,各有偏重

病理性质总属本虚标实,标实为痰、气、瘀阻塞食管。初起以邪实为主,随着病情发展,气结、痰阻、血瘀愈显,食管、贲门狭窄更甚,邪实有加;久病则气郁化火,或痰瘀生热,伤阴耗液,阴津日益枯槁,胃腑失其濡养,或阴损及阳,脾胃阳气衰败,不能输化津液,痰气瘀结益甚,多形成虚实夹杂之候;胃津亏耗,进而损及肾阴,以致精血虚衰,虚者愈虚,疾病由标实转为正虚。

4.病程有新久之分,病情有轻重之别

噎膈初起,常由饮食、情志所致,以痰气瘀交阻之邪实为主,病位偏上;日久损及脾肾阴津,则以本虚为主,病位偏下。部分患者病情继续发展,由阴损以致阳衰,则肾之精气并耗,脾之化源告竭,终成不救。

三、诊断与病证鉴别

(一)诊断依据

(1)咽下饮食梗阻不顺,食物在食管内有停滞感,甚则不能下咽到胃,或食入即吐。

(2)常伴有胃脘不适,胸膈疼痛,甚则形体消瘦,肌肤甲错,精神衰惫等症。

(3)起病缓慢,常表现为由噎至膈的病变过程,常由饮食、情志等因素诱发,多发于中老年男性,特别是在高发区。

(4)食管、胃的X线检查、内镜及病理组织学检查、食管脱落细胞检查以及胸腹部CT检查等有助于早期诊断。

(二)辅助检查

食管、胃的X线检查,胸腹部CT检查可以鉴别上消化道占位或憩室病变,也可作为贲门痉挛、食管-贲门失弛缓症的诊断条件之一;内镜及病理组织学检查、食管脱落细胞检查有助于食管癌、贲门癌的确诊。

(三)病证鉴别

1.噎膈与反胃

两者皆有食入即吐的症状。噎膈多系阴虚有热,主要表现为吞咽困难,食不能下,旋食旋吐,或徐徐吐出;反胃多属阳虚有寒,主要表现为食尚能入,停留胃中,朝食暮吐,暮食朝吐。

2.噎膈与梅核气

两者均见咽中梗阻不舒的症状。噎膈是有形之物瘀阻于食管,吞咽困难。梅核气则是气逆痰阻于咽喉,为无形之气,以咽部异物感为主,无吞咽困难及饮食不下的症状。

四、辨证论治

(一)辨证思路

1.辨轻重

本病早期轻症仅有吞咽之时哽噎不顺,全身症状不明显,病情严重则吞咽困难呈进行性加重,食常复出,甚则胸膈疼痛,滴水难入。

2.辨虚实

本虚多因热邪伤津、房劳伤肾、年老肾虚而致阴津枯槁,渐至而成气虚阳微,临床表现为形体消瘦,皮肤干枯,舌红少津,或面色苍白,形寒气短,面浮足肿;标实多因忧思恼怒,饮食所伤,寒温失宜,以气滞、痰凝、瘀阻为主,后期可出现虚实夹杂之证,临床表现为胸膈胀痛、刺痛,痛处不移,胸膈满闷,泛吐痰涎。

3.辨病理因素

临床应根据气、痰、瘀三者之偏重来辨病理因素。偏于气滞者,症见吞咽不顺,时觉胸膈痞闷,症状随情绪变化而波动,伴有嗳气频频,大便不畅,此证多见于食管炎、食管憩室、食管神经症等病变。偏于痰凝者,症见咽食梗阻,吞咽时食管疼痛,胸膈痞闷或热痛,呕吐痰涎,口干咽燥,大便干结或不爽。偏于瘀阻者,症见吞咽梗阻,胸膈刺痛,痛处固定,肌肤甲错,面色晦暗。

(二)治疗原则

依据噎膈的病机,其治疗原则为理气开郁,化痰消瘀,滋阴养血润燥,分清标本虚实而治。初起以标实为主,重在治标,以理气开郁,化痰消瘀为法,可少佐滋阴养血润燥之品;后期以正虚为主,或虚实并重,但治疗重在扶正,以滋阴养血润燥,或益气温阳为法,也可少佐理气开郁,化痰消瘀之品。但治标当顾护津液,不可过用辛散香燥之药;治本应保护胃气,不宜过用甘酸滋腻之品。存得一分津液,留得一分胃气,在噎膈的辨证论治过程中有着特殊重要的意义。

(三)分证论治

1.痰气交阻证

症状:进食梗阻,脘膈痞满,甚则疼痛,情志舒畅则减轻,精神抑郁则加重。嗳气呃逆,呕吐痰涎,口干咽燥,大便艰涩,舌质红,苔薄腻,脉弦滑。

病机分析:气郁痰阻,食管不利,则进食梗阻,脘膈痞满,甚则疼痛,情志舒畅则减轻,精神抑郁则加重;痰气交阻,胃气上逆,则嗳气呃逆,呕吐痰涎;气结津液不能上承,且郁热伤津,故口干咽燥,大便艰涩;舌质红,苔薄腻,脉弦滑为气郁痰阻,兼有郁热伤津之象。

治法:开郁化痰,润燥降气。

代表方药:启膈散加减。方中丹参、郁金、砂仁理气化痰解郁,沙参、贝母、茯苓润燥化痰,杵头糠和胃降逆。可加瓜蒌、半夏、天南星以助化痰之力,加麦冬、玄参、天花粉以增润燥之效。

加减:若郁久化热,心烦口苦者,可加栀子、黄连、山豆根以清热;若津伤便秘,可加增液汤和白蜜,以助生津润燥之力;若胃失和降,泛吐痰涎者,加半夏、陈皮、旋覆花以和胃降逆。

2.津亏热结证

症状:进食时梗涩而痛,水饮可下,食物难进,食后复出,胸背灼痛。形体消瘦,肌肤枯燥,五心烦热,口燥咽干,渴欲饮冷,大便干结,舌红而干,或有裂纹,脉弦细数。

病机分析:阴津亏耗,食管失于濡润,故进食时梗涩而痛,尤以进食固体食物为甚;热结痰凝,阻于食管,故食后复出,胸背灼痛;热结灼津,胃肠枯槁,则口燥咽干,渴欲饮冷,大便干结;胃不受纳,无以化生精微,故形体消瘦,肌肤枯燥,五心烦热;舌红而干,或有裂纹,脉弦细数为津亏热结之象。

治法:养阴生津,泄热散结。

代表方药:沙参麦冬汤加减。方中沙参、麦冬、玉竹滋养津液,桑叶、天花粉养阴泄热,扁豆、甘草安中和胃。可加玄参、生地、石斛以助养阴之力,加栀子、黄连、黄芩以清肺胃之热。

加减:若肠燥失润,大便干结,可加火麻仁、瓜蒌仁、何首乌润肠通便;若腹中胀满,大便不通,胃肠热盛,可用大黄甘草汤泄热存阴,但应中病即止,以免重伤津液;若食管干涩,口燥咽干,可饮五汁安中饮以生津养胃。

3.瘀血内结证

症状:进食梗阻,胸膈疼痛,食不得下,甚则滴水难进,食入即吐。面色黯黑,肌肤枯燥,形体消瘦,大便坚如羊屎,或吐下物如赤豆汁,或便血,舌质紫黯,或舌红少津,脉细涩。

病机分析:痰瘀内结,阻于食管或胃口,道路狭窄,故进食梗阻,胸膈疼痛,食不得下,甚则滴水难进,食入即吐;面色黯黑,肌肤枯燥为瘀血之象;长期饮食难下,化源告竭,故形体消瘦;阴伤肠燥,故大便坚如羊屎;瘀热伤络,血溢脉外,则吐下物如赤豆汁,或便血;舌质紫黯,或舌红少津,脉细涩为血亏瘀结之象。

治法:破结行瘀,滋阴养血。

代表方药:通幽汤加减。方中桃仁、红花活血化瘀,破结行血用以为君药;当归、生地、熟地滋阴养血润燥;槟榔下行而破气滞,升麻升清而降浊阴,一升一降,其气乃通,噎膈得开。可加乳香、没药、丹参、赤芍、三七、三棱、莪术破结行瘀,加海藻、昆布、瓜蒌、贝母、玄参化痰软坚,加沙参、麦冬、白芍滋阴养血。

加减:若气滞血瘀,胸膈胀痛者,可用血府逐瘀汤;若服药即吐,难以下咽,可先服玉枢丹,可用烟斗盛该药,点燃吸入,以开膈降逆,其后再服汤剂。

4.气虚阳微证

症状:进食梗阻不断加重,饮食不下,面色㿠白,精神衰惫,形寒气短。面浮足肿,泛吐清涎,腹胀便溏,舌淡苔白,脉细弱。

病机分析:阴损及阳,脾肾阳微,饮食无以受纳和运化,浊气上逆,故进食梗阻不断加重,饮食不下,泛吐清涎;脾肾衰微,气化功能丧失,寒湿停滞,故面色㿠白,精神衰惫,形寒气短,面浮足肿,腹胀便溏;舌淡苔白,脉细弱为气虚阳微之象。

治法:温补脾肾,益气回阳。

代表方药:温脾用补气运脾汤加减,温肾用右归丸加减。常用药:前方以人参、黄芪、白术、茯苓、甘草补脾益气,砂仁、陈皮、半夏和胃降逆。可加旋覆花、代赭石降逆止呕,加附子、干姜温补脾阳;若气阴两虚,加石斛、麦冬、沙参,以滋阴生津。后方用附子、肉桂、鹿角胶、杜仲、菟丝子补肾助阳,熟地、山茱萸、山药、枸杞子、当归补肾滋阴。

加减:若中气下陷,少气懒言,可用补中益气汤;若脾虚血亏,心悸气短,可用十全大补汤加减。噎膈至脾肾俱败阶段,一般宜先进温脾益气之剂,以救后天生化之源,待能稍进饮食与药物,再以暖脾温肾之方,汤丸并进,或两方交替服用。在此阶段,如因阳竭于上而水谷不入,阴竭于下而二便不通，称为关格，系开合之机已废、为阴阳离决的一种表现，当积极救治。

（四）其他疗法

1.单方验方

（1）威灵仙、白蜜各 30 g，山慈菇 10 g。水煎 3 次，每煎分 2 次服，每 4 小时服 1 次。适用于痰气交阻证。

（2）韭汁、牛乳各等分，调匀，频频呷服。适用于津亏热结证。

（3）代赭石 50 g，牛膝 50 g。上药共研成微细粉末，分为 24 等份，每天 3 次，每次 1 包。适用于津亏热结证。

（4）蝼蛄、蜣螂各 7 个，广木香 10 g，当归 15 g，共为细末，用黑牛涎半碗和药，黄酒送下。适用于噎膈之瘀血内结者。

（5）山慈菇 120 g，海藻、浙贝母、柿蒂、柿霜各 60 g，法半夏、红花各 30 g，乳香、没药各 15 g，三七 18 g，共为细末。每次 6 g，加适量白蜜，每天 2 次。适用于噎膈之瘀血内结者。

2.常用中成药

（1）沉香透膈丸。

功用主治：行气散瘀。用于气滞血瘀之噎膈。

用法用量：每次 10 粒，每天 2 次，含服或温姜水送服。

（2）紫金锭。

功用主治：清热解毒、化湿散结。用于痰气交阻，湿热毒蕴之噎膈。

用法用量：每次 0.6～1.5 g，每天 2 次，温开水磨服或外用。

（3）梅花点舌丹。

功用主治：清热化痰、活血化瘀。用于痰热交阻，气血不畅之噎膈。

用法用量：每次 3 粒，每天 2 次，将药放于舌上，以口麻为度，用温黄酒或温开水送下。

（4）西黄丸。

功用主治：益气活血、软坚散结。用于瘀血内阻，气滞痰凝之噎膈。

用法用量：每次 3～6 g，每天 1 次，温开水送服。

3.针灸疗法

（1）体针：以取足阳明经、足太阴经、足阳明经、手厥阴经、任脉穴为主。

处方：天突、中脘、足三里、膏肓、膻中、膈俞、心俞、天府、乳根。

配穴：吞咽困难者，可配合天鼎、巨阙、内关、膈俞、脾俞等穴；痰气交阻者，可配合太冲、中脘、丰隆；津亏热结者，可配合天枢、照海；瘀血内阻者，可配合合谷、血海、三阴交；气虚阳微者，可配合命门、气海、关元；肝胃不和者，可配合期门、内关、阳陵泉。

操作：毫针刺，实证用泻法，虚证用补法，胃寒及脾胃虚寒宜加灸。

（2）耳针：取咽喉、食管、贲门、胃、胸。毫针刺中等强度刺激，或用王不留行贴压或埋针。

4.外治疗法

（1）外敷法：苍术、白术、川乌、生半夏、生大黄、生五灵脂、生延胡索、枳实、当归、黄芩、巴豆仁、三棱、莪术、连翘、防风、芫花、大戟等中药制成药膏，外敷或选穴外贴。

（2）推拿疗法：以理气开郁、化痰消瘀、滋阴养血为治疗大法，用推、按、揉、摩、拿、搓、擦等法。

取穴及部位：天突、中脘、足三里、内关、膈俞、脾俞、丰隆、照海、血海、三阴交、气海、关元。

操作：①推揉胸壁舒气法，两手掌及多指交叉分推前胸，双手掌叠揉胸骨前面，重点在剑突表面操作。②推抹、捏拿上腹,往返施术5～10遍,时间约为5分钟,以透热为度。③敲击上腹,在叠掌揉上腹部的基础上,侧指快速敲击以上部位。④双掌左右分推上背部,单掌推督脉及膀胱经路线,从大椎至背腰交界处,双拇指同时沿膀胱经路线,从大杼推按至三焦俞向下用力,以按为主,叠掌揉背部膀胱经路线。

五、临证参考

(一)区分"噎膈"与"食管癌"的不同

噎膈之症状表现与西医的食管癌具有相似之处,但两者不完全等同。噎膈是根据症状命名的,包括了除食管癌以外的贲门痉挛、食管炎、食管狭窄等以吞咽困难为主症的其他疾病。食管癌是根据局部病理命名的,属于噎膈的范畴,是噎膈范围中的一个疾病。

(二)注意顾护津液及胃气

阴津亏耗是噎膈之本,疾病初期,阴津未必不损,使用行气、祛痰、活血之品当适当兼顾益气养阴,以免生变。后期津液枯槁,阴血亏损,治当滋阴补血。但滋腻之品亦不可过用,防滋腻太过有碍于脾胃,胃气一绝,则诸药罔效。所以养阴,可选用沙参、麦冬、天花粉、玉竹等,不能用生地、熟地之辈,以防腻胃碍气,并配合生白术、生山药、木香、砂仁健脾益气,芳香开胃。

(三)祛邪应重视邪毒夹杂

噎膈之病的病机复杂,多兼有顽痰、瘀血、气滞、热郁诸多因素,阻碍胃气,少有单一证型,所以在治疗时应通权达变,灵活遣方用药。若顽痰凝结,宜咸以散结,可加海藻、昆布、海蛤壳、瓦楞子等以化痰消积。若久病瘀血在络,化瘀用三棱、莪术、桃仁、红花,宜配合虫类药物搜络祛邪。方中可加用全蝎、水蛭、蜈蚣、壁虎等,搜剔削坚,散结避恶解毒。若气机阻滞,胸膈痞满者,可加用枳实、厚朴、柿蒂、刀豆子等开胸顺气,降逆和胃。如津伤热结者,可加白花蛇舌草、菝葜、冬凌草、山慈菇、半枝莲、山豆根、白英等清热解毒,和胃降逆。

(四)及早检查,确定病性

噎膈的病变范围较广,故应及早做相关检查,明确疾病的性质。食管痉挛属于功能性疾病,治疗以调理气机、和胃降逆为主。食管炎、贲门炎属于炎症性疾病,治予清热解毒、理气和胃之法。食管癌、贲门癌则为恶性肿瘤,早期无转移及严重并发症,应积极采用手术治疗,配合中药益气扶正、化痰活血、解毒散结。因为这3种情况疾病性质不同,治疗方法也不同,预后转归也不同,须把握病性,采用相应的治疗方法,提高临床疗效。

六、预防调护

(1)养成良好的饮食习惯,保持愉快的心情,为预防之要。

(2)如进食不宜过快,不吃过烫、辛辣、变质、发霉食物,忌饮烈性酒;多吃新鲜蔬菜、水果;宜进食营养丰富的食物,后期可进食牛奶、羊奶、肉汁、蜂蜜、藕汁、梨汁等流质饮食,顾护胃气。

(3)起居有常,勿妄作劳,避触秽浊之气。

(4)树立战胜疾病的信心。

(孙乙铭)

第三节 吐 血

一、概念

吐血是血从胃中经口吐出或呕出,血色多黯红,多夹有食物残渣,并常伴脘胁胀闷疼痛的病证。本病主要涵盖了西医学中的导致上消化道出血的疾病,其中以胃、十二指肠溃疡出血及肝硬化所致的食管、胃底静脉曲张破裂最多见,其次亦见于食管炎、急性胃炎、慢性胃炎、胃黏膜脱垂症等疾病。因某些全身性疾病如血液病、尿毒症、应激性溃疡等引起的吐血等,也可以参考本节辨证论治。

二、病因病机

吐血主要属胃的病变。胃为水谷之海,乃多气多血之腑,若因饮食不节,劳倦内伤,或其他脏腑影响,均可使胃络损伤引起吐血。

(一)病因

1.饮食不节,热伤胃络

平素饮食不节,嗜食辛辣炙煿之品,致燥热蕴结于胃;或嗜食肥甘,饮酒过度,致湿热郁结于胃,燥热、湿热均可化火,灼伤胃络,血随胃气上逆而成吐血之症。若因暴饮暴食,使脾胃升降失司,运化失健,食滞内结,化火损伤阳络,亦可致吐血。

2.情志内伤,肝火犯胃

郁怒伤肝,或情志抑郁,肝气郁结,郁而化火,肝火犯胃,损伤胃络,迫血上行,或素有胃热,复因肝火扰动,气逆血奔而上逆以致吐血。

3.劳倦内伤,脾胃虚弱

劳倦过度,损伤脾胃,或久病脾虚,脾气虚弱,统血无权,血液外溢上逆而为吐血;或脾胃素虚,复因饮冷,致寒郁中宫,脾胃虚寒,不能摄血,血溢脉外而致吐血。

4.肝胃久病,胃络瘀阻

胃痛或肝病日久不愈致气滞血瘀,或久病入络,脉络瘀阻,血脉血络阻滞,血行不畅可致血不循经,外溢上逆而为吐血。

5.热病久病,阴虚火旺

热病之后或久病阴津耗伤,或气火内郁日久阴津耗伤,阴血不足,虚火内生,阴虚火旺,灼伤胃络,血溢上逆而为吐血。

总之,引起吐血之因,总由胃热、脾虚,火热灼伤胃络,或气虚血失统摄而妄溢于外。

(二)病机

1.发病

火热灼伤胃络所致之吐血,一般发病较急骤。而由久病入络,气滞血瘀或脾气虚弱,血不循经引起者则发病多较缓慢。

2.病位

主要在胃,与肝、脾关系密切。

3.病性

有实有虚。实者以火热、瘀阻为多,虚者以气虚、阴虚常见。

4.病势

吐血日久,无论何种证型均可致气血亏耗,甚而出现气随血脱之证。

5.病机转化

吐血以火热、脾虚、瘀阻为主要病机,新病吐血,一般以火热实证为多见。日久可耗阴伤气,而转化为阴虚火旺或气阴两虚的吐血,若出血量多,血失气伤,可致气亏血耗,甚则气随血脱之证。因火热、脾虚所致之吐血,血溢脉外,离经之血可停而为瘀,或久病入络,均可导致瘀阻胃络,从而出现虚实相因,虚实夹杂,吐血缠绵难愈的情况。

三、诊断与病证鉴别

(一)诊断依据

(1)发病较缓,吐血前多有恶心、胃脘不适、头晕等先兆症状。血从胃或食管而来,随呕吐而出,常夹有食物残渣等胃内容物,血多呈紫红、紫黯色,也可以呈鲜红色,大便常色黑如漆或呈黯红色。

(2)有胃痛、胁痛、黄疸、癥积等宿疾。

(3)脘腹有压痛,肠鸣音活跃。出血量多者心率增快,血压下降,面色苍白。

(二)辅助检查

实验室检查呕吐物、大便潜血试验、上消化道钡餐造影、纤维胃镜和B超检查等有助于明确诊断。

(三)病证鉴别

1.吐血与咳血

咳血的病位在肺与气道,而吐血的病位在胃与食管。咳血之血色鲜红,常伴泡沫痰液;吐血之血色紫黯,常混有食物残渣。咳血之前多伴有喉痒、胸闷之兆,血常随咳嗽而出;而吐血常伴胃脘不适、恶心等症状,血随呕吐而出。咳血的患者常有咳嗽、肺痨、喘证或心悸等旧疾;而呕血则往往有胃痛、胁痛、黄疸、鼓胀等既往史。

2.吐血与鼻腔、口腔及咽喉出血

吐血经呕吐而出,血色紫黯,夹有食物残渣,常有胃病史。鼻腔、口腔及咽喉出血,血色鲜红,不夹食物残渣,在五官科做有关检查即可明确具体部位。

四、辨证论治

血得热则妄行,故吐血一证,初起大多由热迫血上行,虽有胃热和肝火之别,但两者均属实证。吐血量多或日久不愈者,每易由实证转为虚证,而出现中气虚弱、气虚血亏,以致脾肾两虚等虚损证候。亦有出血量多,正气已虚而热邪未清,或脉络瘀滞等虚实夹杂的证候。临床辨证时,应当详查证情,分清虚实,结合病情标本缓急。然后确立治则,进行治疗。

（一）辨证思路

1.辨有火无火

火盛破血妄行或火热灼伤胃络而致的吐血，一般多见心烦、面红、血色较红、脉数等症。有火者大多属实，或虚中夹实。无火者即气虚，多有中气虚弱或气血亏虚的症状。实证者一般多为初起，久病则多虚证。而有火者，当辨实火虚火，实火如热伤营血，胃火内炽，湿热伤胃，肝火犯胃等证；虚火引起的吐血，主要为阴虚火旺。

2.辨虚实

辨别吐血的虚实，主要是根据病程、临床证候及血色。新病吐血，大多属实；久病多虚。实者症见胃脘部疼痛，胀满不舒，出血量多，血色较红或紫黯，夹有血块，苔黄脉数；虚者症见脘痛绵绵或不痛，吐血色淡或紫黯不鲜，舌淡脉虚等。

（二）治疗原则

吐血一证，病情较急，尤其是出血多者，往往危及生命。所以根据证候的不同，审证求因，辨证施治，具有十分重要的意义。针对其主要病机，吐血的治疗以清火降逆、凉血止血、活血化瘀、益气摄血为主要治则。吐血初起，以热盛所致者为多，故当清火降逆，但应注意治胃治肝之别。吐血量多时，容易导致气随血脱，当急用益气固脱之法。气虚不摄者，则当大剂健脾益气，以复统摄之权。吐血之后及日久不止者，则需补养心脾，益气生血。

（三）分证论治

1.胃热壅盛证

症状：脘腹胀满，甚则作痛，吐血色红或紫黯，或夹食物残渣，口臭便秘，舌红，苔黄腻，脉滑数。

病机分析：嗜食辛辣或炙煿之品，燥热蕴积于胃，热伤胃络，迫血上溢，而致吐血色红，若有瘀结则色紫黯；热结于胃，胃失和降，饮食不化，故脘腹胀闷，甚则作痛；胃热熏蒸则口臭，便秘；苔黄腻，脉滑数亦为胃热之征。

治法：清胃泻火，化瘀止血。

代表方药：泻心汤合十灰散加减。泻心汤清胃泻火。十灰散凉血止血，兼能化瘀。方中黄连、黄芩清热泻火；大黄泄热通腑，降火消瘀；大小蓟、侧柏叶、茜草根、白茅根清热凉血止血；牡丹皮、栀子清热凉血。诸药效专力宏，清降之中使胃火去而血络和，吐衄得止。

加减：如恶心呕吐，加代赭石、竹茹、旋覆花；胃痛者，加三七末、白及末；泛酸者，加乌贼骨；热伤胃阴者，加石斛、天花粉；积滞者症见嗳腐吞酸夹不消化食物，加山楂、神曲、莱菔子消食导滞，降气消痰；饮酒过多，积热动血者，可加葛黄丸以泻火止血。

2.肝火犯胃证

症状：吐血色红或带紫，口苦胁痛，寐少梦多，烦躁易怒，舌质红绛，脉象弦数。

病机分析：暴怒伤肝，肝火横逆犯胃，损伤阳络，则吐血色红或带紫；肝胆之火上逆，则口苦胁痛；肝火扰乱心神，则出现心烦易怒，多梦少寐；舌质红绛，脉弦数，为肝火上逆耗伤胃阴之象。

治法：泻肝清胃，凉血止血。

代表方药：龙胆泻肝汤加减。方中龙胆草泻肝经之实火，黄芩、山栀苦寒泻火止血，柴胡、甘草疏肝调中，木通、泽泻、车前草清利湿热，当归、生地滋阴养血，还可加白茅根、藕节、墨旱莲、茜草凉血止血。

加减：如吐血不止，兼见胸脘满闷，口渴不欲饮者为有瘀血，可合花蕊石散或加三七末调服以化瘀止血;吐酸者,合左金丸;嗳气频作者,加沉香;胁痛者,加郁金。

3.瘀阻胃络证

症状:胃脘疼痛,痛有定处而拒按,痛如针刺或刀割,吐血紫黯,舌质紫,脉涩。

病机分析:气滞日久或久病伤络,而致瘀血凝滞,瘀阻胃络故胃脘疼痛,痛有定处而拒按;瘀阻之处,脉络受伤,胃气失和,升降失司,血随胃气上逆则吐血紫黯;舌质紫,脉涩为血行不畅之征。

治法:活血化瘀,理气止痛。

代表方药:血府逐瘀汤加减。本方由四逆散与桃红四物汤加味而成,桃红四物汤活血祛瘀,四逆散疏肝解郁,配以桔梗开胸膈之气,牛膝引血下行,一升一降,使气机升降调和。可加茜草、小蓟或参三七以增强止血散瘀的功效。

加减:胃脘刺痛者,加延胡索、乳香、没药;兼寒者,加艾叶炭、炮姜炭;兼热者,加大黄、虎杖;兼气虚者,加党参、黄芪;兼血虚者,加当归、鸡血藤。

4.脾虚不摄证

症状:吐血缠绵不止,时轻时重,血色淡,或伴胃痛隐隐喜温喜按,神疲乏力,心悸气短,面色苍白,舌质淡,脉细弱。

病机分析:劳倦过度或饮食不节,饥饱失调,损伤脾胃,脾气虚弱,统摄无权,血无所主而妄行于外,故吐血缠绵不止,血色黯淡;中气虚弱,气血运行不畅,则胃脘隐痛,喜温喜按;气随血去,气血亏虚,心失所养则心悸气短;气虚血亏不能上荣于面,则面色苍白;舌质淡,脉细弱为气血双亏之象。

治法:健脾益气,摄血止血。

代表方药:归脾汤加味。方中参、苓、术、草健脾益气,黄芪、当归益气生血,龙眼肉、酸枣仁、远志补血养心,木香理气醒脾。加炮姜温阳止血,阿胶养血止血。

加减:偏于脾阳虚者,加炮姜、炮附子、灶心黄土,或用黄土汤加减;兼有肝郁者,加佛手、郁金、柴胡等。

5.阴虚火旺证

症状:胃痛隐隐,吐血量多、色红,面色潮红,盗汗,口渴引饮,烦躁不安,头晕心悸,耳鸣,少寐,大便黑或干黑,舌红少苔,脉细数。

病机分析:热病之后或因气郁化火,津液耗伤,以致胃失濡养,故胃痛隐隐;阴虚火旺,灼伤胃络则吐血色红;津少上承则口渴引饮;虚火扰动则潮热盗汗、耳鸣、少寐、烦躁不安;肠道失润则大便干燥;舌质红,脉细数为阴虚火旺之象。

治法:滋阴清热,凉血止血。

代表方药:玉女煎加味。方中石膏、知母清胃热;地黄滋肾阴;麦冬清热养阴;牛膝导热下行,助降上炎之火而止上溢之血。酌加丹皮、侧柏叶、茅根、墨旱莲、藕节、紫珠草以凉血止血。

加减:兼气虚者加党参,或合生脉散;阴虚甚者,加龟甲、玄参;潮热者,选加地骨皮、青蒿、鳖甲、白薇;盗汗者,加五味子、牡蛎、浮小麦等;烦躁难眠者,加酸枣仁、知母。

上述五种证候的吐血,若吐血量多,出现面色青白,心慌气短,汗出肢冷,舌质淡,脉细数无力等症,为气随血脱之重危证候。当急用独参汤益气固脱,或参附汤益气回阳固脱,并可加三七粉、云南白药、阿胶等止血。

（四）其他疗法

1.单方验方

（1）生地黄 12 g,大黄粉 3 g,水煎服。滋阴止血,可用于各种证候的轻症吐血。

（2）藕节、大蓟各 15 g,水煎服。凉血止血,可用于各种证候的轻症吐血。

（3）白及、侧柏叶（或乌贼骨）各 30 g 共研细末,每天 2 次,每次 3~6 g,用温开水调服。收敛止血,可用于各种证候的轻症吐血。

（4）白及粉,每次 3~6 g,每天 2~4 次。收敛止血,可用于各种证候的轻症吐血。

（5）生地、地榆、白及各 15 g,水煎服。收敛止血,可用于各种证候的轻症吐血。

2.常用中成药

（1）云南白药。

功用主治:化瘀止血,活血止痛。适用于瘀阻胃络所致的吐血及黑便。

用法用量:每次 0.25~0.5 g,每天 4 次。

（2）紫地宁血散。

功用主治:清热凉血,收敛止血。适用于胃中积热所致吐血、便血。

用法用量:每次 8 g,每天 3~4 次。

（3）胃血宁口服液。

功用主治:收敛止血。适用于各种原因导致的轻症吐血、便血。

用法用量:每次 20 mL,每天 2 次。

（4）溃平宁颗粒。

功用主治:止血止痛,收敛生肌。适用于郁热所致的胃痛、吐血及黑便。

用法用量:每次 4 g,每天 3~4 次。

（5）止血宝颗粒。

功用主治:凉血止血,祛瘀消肿。适用于郁热所致的咳血、吐血。

用法用量:每次 1 袋,每天 2~3 次。

3.针灸疗法

（1）体针:以取足阳明、足太阴经穴为主。

处方:足三里、公孙、膈俞、内关。

配穴:胃热者,加内庭;肝火者,加行间;久病体虚者,加关元、气海、隐白。

操作:足三里、公孙用补法;膈俞、内关用泻法。配穴按虚补实泻法操作。隐白可用灸法。

（2）耳针或耳穴贴压法:取耳穴心、肺、肾、神门、肝、脾、肾上腺及出血相应部位（如胃出血用胃区）。

（3）穴位注射:取血海、足三里穴,用卡巴克络（安络血）或血凝酶（立止血）做穴位注射。

4.外治疗法

（1）贴敷疗法:①生栀子 15 g,生大黄 15 g,陈米醋适量。生药研极细末,醋调成膏状,敷脐。每天 1 次,待脐发痒,吐血止时可去掉,2 天为 1 个疗程。适用于胃热炽盛之吐血。②生地黄 15 g,咸附子 15 g。将药烘干,共研细末,过筛,用醋或盐水调成膏,敷双足涌泉穴。每天 1 次,3 天为 1 个疗程。适用于肝火犯胃之吐血。

（2）推拿按摩疗法:①因热迫血行出血者,让患者取坐位,医者以双手拇指点按郄门,以清营凉血;施用提拿足三阴法,点按血海、内庭、上巨虚,以清阳明胃热,通腑下气,泻肠胃火,清营凉血止血,适合于胃热壅盛者。②肝火犯胃者,可让患者坐位,医者以双手拇指点按肝俞、膈俞,以调理肝经,调和气血;施用揉拿手三阴法,点按内关、大陵,以和胃宽胸、清营凉血;复取仰卧位,点按中脘,以和胃降逆;以双手拇指点按期门,以疏泄肝气,降逆;施用提足三阴法,点按太冲、行间,以泻肝经之热,共达泻肝清热、凉血止血之效。③气虚血溢者,可让患者取坐位,医者以双手拇指点按脾俞,以健脾。再取仰卧位,施用点鸠掐里法,加点中脘、气海,以扶助元气,培补中土,健脾和胃,培元补气,共达健脾益气、摄血止血;施用提足三阴法,提拿足三阳法,点按阴陵泉、公孙,以健脾和胃,补脾统血。

五、临证参考

(一)灵活运用血证治疗法则

中医药治疗对于治疗吐血病,唐荣川提出的"止血、消瘀、宁血、补虚"的4大法则,确有其指导意义。这4大法则,既分阶段性,又有其统一性。治疗出血,止血当然为第1大法。出血期的止血法则可再辨证基础上灵活选用。清热止血法,药用仙鹤草、茜草根、侧柏叶、紫珠草、生地黄、玄参等;祛瘀止血法多选用三七、炒蒲黄、五灵脂、花蕊石;温中止血法用炮干姜、伏龙肝、艾叶等。而针对脉络损伤这一出血的主要病理结果,临床上常加用收敛止血药如白及、地榆,同时适当选择炭类药、收敛止血药。在出血期,其他3法可灵活运用,但需辨证准确,药物配伍得当。特别应该指出的是静止期的治疗非常重要,因此期治疗不当容易再度出血。静止期运用宁血大法首推清热地黄汤,在此基础上,还应适当加用少量止血药物,也可根据出血后的虚证表现,适度选用益气补血药,初期可用太子参、西洋参益气养阴,何首乌、阿胶养血补血,避免在余热未清时过早运用峻补药物助火动血,这对防止再出血,平稳进入恢复期大有帮助。恢复期采用益气活血、益气补血等法以防复发。四法也可在出血时同时采用。在治血过程中不忘治气,以平肝泄胃为主,使肝气不逆,胃气顺畅。但在出血过程中选用理气药不宜过多,应避免用过于温燥的药物治疗血热妄行的出血,因温燥药易燥火动血;理气药宜选用枳壳、川楝子、延胡索、郁金为宜。

(二)出血诱因多,止血非上策

诱发出血的原因是多种多样的,诸凡影响气血运行的一切因素,都可以引起出血,而瘀血滞留,阻隔脉络,又是出血的病理实质。所以在治疗时,应当审证求因,针对引起出血的原因,使瘀血消散,气血调和,血证才能真正治愈。对于行气(活血)而止血的治疗方法,并非局限于单纯使用活血的药物,而是泛指消除一切引起气血运行不畅的法则,也就是广义的行血(活血)概念,如若血热壅结而致瘀血者,则用凉血活血剂,气虚血滞而致瘀血者,则用益气升阳剂等;针对病因,谨守病机,疏通气血,令其条达,使瘀血消散,经络疏浚,血归循经,并根据具体情况和需要,佐以凉血止血的药物以治其标,标本兼顾,则出血可止。另外,中医药在治疗吐血时,中药剂型方面应多样化,服药方法可1天多次,给药途径可同时采用多种,目的只有一个,就是尽快止血。

(三)治疗当以补脾健胃为主

虚证吐血的根本原因是脾胃虚弱,其脉象多见涩细而弱,右脉尤弱,脾为气血生化之源,又主统血,人体血液运行的正常生理是由脾胃气健维持的。若是脾胃气虚,血液传布失常,则就会发生血液停蓄,可由劳倦、饮食、情志等因素而致血液涌动,发生吐血。故治疗上应以补脾健胃为主,一则温补脾气可以使后天之本充足,全身脏腑得到温养,使龙雷之火不上越,达到预防吐血的作用;一则补脾健胃可以消除血液停蓄这个状态,从而使血液运行复常,不致在情志等因素引动下发生吐血;一则补脾健胃可以使饮食运化正常,气血生化有源,使机体及时补生新血,恢复健康。

（四）分清标本缓急，灵活施治

本病的主要病机为火热、脾虚及瘀阻，如出血量大可出现气随血脱之证；临证要重视标本变化，权衡标本轻重缓急；根据病情的矛盾变化，详析病机，明确病因，辨清病位，知常达变，灵活施治；急则治其标，予以止血为先，重视清热降气，待出血停止，以缓则治其本图之，灵活运用消瘀、宁血、补虚法则，防止再次出血至为重要。

六、预防调护

增强体质，避免情志刺激，调摄生活起居、饮食适宜，防止暴饮暴食，忌辛辣刺激之品及过量饮酒，是预防吐血发生和反复发作的重要方面。

在吐血发生时，应使患者情绪安定，卧床休息，并给予精神安慰，消除恐惧及忧虑。大吐血时宜禁食。血止后，给予流质和半流质饮食，并宜少吃多餐，以防伤络出血。饮食不宜过热，以免血热妄行，更使吐血不止。蔬菜、豆类等清淡而富有营养食物及藕、梨、橘子等水果，对防止出血和早日恢复健康有一定帮助。

（孙乙铭）

第四节　呕　　吐

一、概念

呕吐是指胃失和降，气逆于上，迫使胃内容物从口中吐出或仅有干呕恶心为主症的一种病证。有声有物谓之呕，有物无声谓之吐，有声无物谓之干呕。呕与吐常同时发生，故一般合称为呕吐。本病涵盖了西医学的胃肠道、肝胆胰疾病等引起的反射性呕吐。其他如因精神心理因素引起的神经性呕吐，梅尼埃病、晕动症等前庭障碍性疾病所导致的呕吐，脑血管疾病等引起的中枢性呕吐，某些全身性疾病引起的呕吐如心力衰竭、糖尿病酮症酸中毒、急性肾盂肾炎、尿毒症、肿瘤及肿瘤化疗引发的呕吐，霍乱、药物中毒等引起的呕吐，妊娠呕吐，均不在此证范畴。

二、病因病机

呕吐的发生多因外邪侵袭、饮食不节、情志失调和脾胃虚弱等因素导致胃失和降，胃气上逆。

（一）病因

1.外邪侵袭

感受六淫之邪，或秽浊之气，内扰胃腑，浊气上逆，胃失和降而致呕吐。

2.饮食不节

食入不洁之品，或暴饮暴食，温凉失宜，食积胃脘，损伤脾胃；恣食生冷油腻或辛辣刺激之品，食滞内阻，均可使脾胃升降失司、浊气上逆而致呕吐。

3.情志失调

因七情不和，郁怒伤肝，肝气郁结，横逆犯胃，胃失和降；或因忧思过度，脾运失常，食停难化，胃气壅滞,均可致胃气上逆而致呕吐。

4.脾胃虚弱

脾胃素虚,正气不足,或因后天饮食不当、情志失调、劳倦过度、病后体虚等诱因,致脾胃受损,积聚胃中;或因药食不当,长期服用苦寒败胃之品,中阳不足,虚寒内生,胃失温养、濡润;或因久服辛辣温燥之品或久呕不愈,胃阴不足,胃失濡润,胃失和降,胃气上逆所致。

(二)病机

1.病机关键为胃失和降,气逆于上

胃居中焦,主受纳腐熟水谷,其气以降为顺,以通为用。外邪、食滞、痰饮、气郁等邪气犯胃,干于胃腑;或因脾胃虚弱,正气不足,使胃失温养、濡润致胃失和降,胃气上逆而发为呕吐。

初病多实,日久损伤脾胃,可由实转虚;或脾胃素虚,复因饮食等外邪所伤,或脾虚生痰饮,因虚致实,出现虚实并见的证候。无论邪气犯胃,或脾胃虚弱,发生呕吐的病机关键均为胃失和降,胃气上逆。

2.病位在胃,与肝脾密切相关,可涉及胆、肾

呕吐病位在胃,与肝脾相关。脾胃为水谷之海,气血生化之源,脾升胃降,同处中焦,对立统一,共司纳化之职,从而使气血充盈,营卫调和。若脾失健运,则胃气失和,升降失职;或脾阳不足,虚寒内生,胃失温濡,均可上逆致呕。肝与胃一升一降,肝宜升,胃宜降,肝木条达,中土疏利,五脏安和。若肝气郁结,木抑土壅,或肝气太过,木旺乘土,横逆犯胃,均使胃失和降,气逆于上致呕。足少阳胆,秉肝之气,主持枢机,性喜疏泄。阳气内外通达,气机上下升降,若邪犯少阳,枢机不利,疏泄失常,胆气犯胃,致胃气不降,则逆而作呕。肾为"先天之本",脾胃为"后天之本",肾与脾胃在生理功能上互存互助。肾气亏虚,失于化气行水,水聚于内,上攻于胃,冲逆于上,则发为呕吐。

3.病性有虚实之分,且可相互转化,兼杂致病

呕吐的病理性质无外乎虚实两类,实者由外邪、饮食、痰饮、气郁等邪气犯胃,致胃失和降,胃气上逆而发;虚者由气虚、阳虚、阴虚等正气不足,使胃失温养、濡润,不得润降,胃气上逆所致。一般来说,初病暴病多实,若呕吐日久,损伤脾胃,中气不足,可由实转虚;亦有脾胃素虚,复因饮食、情志所伤,或成痰生饮,则又可因虚致实,出现虚实夹杂的复杂病机。

4.病程有新久之分,治疗有难易之别

暴病呕吐,多属邪实,常由外邪、饮食、情志所致,病位较浅,正气未虚,治疗较易;久病呕吐,多属正虚或虚实夹杂,病程较长,病位较深,易反复发作,较为难治。

5.病延日久,易生变证

呕吐病久,或失治误治,日久不愈,多耗气伤津,引起气随津脱等变证。如久病、大病之中见呕吐而食不得入,面色㿠白,肢厥不温,脉微细欲绝,为阴损及阳,脾胃之气衰败,真阳欲脱之危证。

三、诊断与病证鉴别

(一)诊断依据

(1)以呕吐食物、痰涎、水液诸物,或干呕无物为主症,1天数次不等,持续或反复发作。

(2)常伴有恶心,纳谷减少,胸脘痞胀,泛酸嘈杂或胁肋疼痛等症。

(3)起病或急或缓,常先有恶心欲吐之感,多由气味、饮食、情志、冷热等因素而诱发。

（4）上消化道 X 线检查及内镜检查、腹部 B 超、头颅 CT、妊娠试验等常有助于诊断及鉴别诊断。

（二）辅助检查

电子胃镜、上消化道钡餐可作出急、慢性胃炎，胃、十二指肠溃疡病，胃黏膜脱垂等的诊断，并可与胃癌作鉴别诊断；肝功能、淀粉酶化验和 B 超、CT、MRI 等检查，可与肝、胆、胰疾病作鉴别诊断；血常规、腹部 X 线检查，可与肠梗阻、肠穿孔等作鉴别诊断；心肌酶谱、肌钙蛋白、心电图检查，可与心绞痛、心肌梗死作鉴别诊断。育龄妇女应化验小便，查妊娠试验。头部 CT 及 MRI：如患者暴吐，呈喷射状，应做头部 CT 或 MRI，以排除颅脑占位性病变；肾功能检查以排除肾衰竭和尿毒症所致呕吐。

（三）病证鉴别

1.呕吐与反胃

反胃亦属胃部病变，系胃失和降、气逆于上而成，也有呕吐的临床表现，所以可属呕吐范畴，但因又有其特殊的表现和病机，因此又当与呕吐相区别。反胃多系脾胃虚寒，胃中无火，难于腐熟，食入不化所致。表现为食饮入胃，滞停胃中，良久尽吐而出，吐后转舒。古人称"朝食暮吐，暮食朝吐"。而呕吐是以有声有物为特征，病机为邪气干扰，胃失和降所致，实者食入吐，或不食亦吐，并无规律，虚者时吐时止，或干呕恶心，但多吐出当日之食。

2.呕吐与噎膈

噎膈虽有呕吐症状，但以进食梗阻不畅，或食不得入，或食入即吐为主要表现，食入即吐是指咽食不能入胃，随即吐出。呕吐病在胃，噎膈病在食管。呕吐病程较短，病情较轻，多能治愈，预后良好。噎膈伴有食入即吐，则病情较重，病程较长，治疗困难。

3.呕吐与呃逆

两者均因胃气上逆所致，尤其注意与有声无物之干呕相鉴别。呃逆指喉间呃呃连声，声短而频，令人不能自止的病症，多为胃气上逆动膈，膈间气机不利，上冲于喉间所致，一般无物吐出。呕吐的病位在胃，多伴有呕吐物。干呕虽无物吐出，多伴有恶心，冲逆之气从咽而出，其声长而浊。

四、辨证论治

（一）辨证思路

1.辨虚实

实证呕吐，多因外邪、饮食、情志因素，病邪犯胃所致，发病急骤，病程较短，呕吐量多。因外感者，突发呕吐多伴有表证，脉实有力；因食滞者，呕吐物多酸腐臭秽，脘腹满闷，吐后得舒；因气逆者，呕吐吞酸，嗳气频频，胸胁胀痛，与情志刺激有关；因痰饮者，呕吐清水痰涎，脘闷不适，不思饮食。虚证呕吐，常为脾胃虚寒、胃阴不足而成，起病缓慢，病程较长，呕而无力，时作时止，吐物不多，酸臭不甚。若脾胃气虚者，常伴有精神萎靡，倦怠乏力，脉弱无力；若胃阴不足者，可有时作干呕，口干咽燥，舌红苔少，脉细数。

2.辨寒热

外感寒邪，过食生冷，寒邪客胃，损伤胃气，胃气痞塞，气逆于上，突发呕吐，兼发热恶寒，头身疼痛；日久可致脾阳不足，寒从内生，寒凝气滞，无力行使和降之职，可见泛吐清水，腹痛喜温喜按。伤寒伏热不解，过食辛辣之物，热邪犯胃，胃火上逆致呕，呕吐苦水、酸水，舌红苔黄；热病日久,胃阴不足,胃失濡养,不得润降,上逆致呕,见呕吐量少,或时作干呕,饥不欲食,舌红少苔,脉细数。

3.辨脏腑

呕吐病位在胃,与肝胆、脾、肾相关,辨证时要注意辨别病变脏腑的不同。如肝气犯胃的呕吐多与情志因素有关,嗳气频频,胸胁胀痛;若伴有口苦、咽干,胸胁苦满等少阳枢机不利的症状,多为胆气犯胃;脾胃虚弱,中焦虚寒所致呕吐,常伴腹痛喜按,完谷不化,面色少华,精神不振,舌淡脉弱等征象;长期呕吐,伴有肢冷,小便清长,腰膝酸软者,多为久病及肾。

4.辨呕吐物

呕吐物的性质常反映病变的寒热虚实、病变脏腑等,所以临证时应仔细询问,甚至亲自观察。如呕吐酸腐量多,气味难闻,多为饮食停滞,食积内腐;呕吐黄水味苦,多为胆热犯胃;呕吐酸水绿水,多为肝气犯胃;呕吐痰浊涎沫,多为痰饮中阻;泛吐清水,多属胃中虚寒,呕吐黏沫量少,多属胃阴不足。

5.辨可吐与止呕

呕吐一证,要注意原发病因,不可见呕止呕,本病既是病态,又是祛除胃中之邪的一种反应。一般病理反应的呕吐可用降逆止呕之剂,祛除病因,和胃止呕,以达收邪止呕之效。若胃中有痈脓、痰饮、食滞、毒物等有害之物时,不可妄用止呕之法,因为这类呕吐是机体的保护性反应,是邪之去路,邪去则呕吐自止。若呕吐不畅时,尚可选用探吐之法,因势利导,使邪去病除。

6.辨可下与禁下

呕吐病需灵活辨证,审因论治,正确处理可下与禁下的原则。病在胃不宜攻肠(禁下),以免引邪内陷,且呕吐尚能排出积食、败脓等,若属虚者更不宜下,兼表者下之亦误。但若确属胃肠实热,大便秘结,腑气不通,而致浊气上逆,气逆作呕者,可用下法,通其便,折其逆,使浊气下行,呕吐自止。

呕吐辨证应根据病史、病程、呕吐特点及伴随症状,以分清寒热、虚实、食积、气郁、外感、内伤等。呕吐经正确治疗,邪去正复,此为顺证。若失治误治,或感新邪,可使本病反复发作,虚实寒热之间,相兼为病。若实证失于调治,可转化为虚证;虚证复受外邪、食积、气郁等所伤又可致虚实夹杂。寒吐日久化热,可变为热吐;热吐久不愈也可伤阳,而形成寒热错杂之证。

(二)治疗原则

呕吐基本治疗原则为"和胃降逆止呕"。根据虚实进行辨证论治,实者重在祛邪,分别施以解表、消食、化痰、理气之法,辅以和胃降逆之品以求邪去胃安呕止之效;虚者重在扶正,分别施以益气、温阳、养阴之法,辅以降逆止呕之药,以求正复胃和呕止之功;虚实并见者,则予攻补兼施。

(三)分证论治

1.实证

(1)外邪犯胃证。

症状:突然呕吐,吐出有力,起病较急,如感受风寒,常伴有发热恶寒,头身疼痛,舌苔薄白,脉浮紧;如感受夏秋暑湿之邪,呕吐频繁,胸脘痞满,不思饮食或腹痛泄泻,或头昏如蒙,舌质红,苔黄腻,脉濡数。

病机分析:外邪犯胃,胃失和降,上逆为病。感受风寒或暑湿,秽浊之气,内扰胃腑,胃失和降,浊气上逆,故呕吐势急;恶寒发热、头痛,苔白,脉浮,为感受外邪的征象。

治法:解表祛邪,降逆和胃。

代表方药:霍香正气散加减。方中霍香、紫苏、厚朴疏邪化浊,制半夏、陈皮、茯苓、大腹皮和胃降逆。

加减:若风寒重者,恶寒无汗,头痛者,可加防风、羌活、荆芥、生姜等散寒解表;若胸闷腹胀兼宿食者,去白术、大枣、甘草,加神曲、鸡内金、麦芽消积导滞;积滞较甚、腹满便秘者,可加制大黄、枳实之类;心烦口渴者,去香燥甘温之品,加黄连、佩兰、荷叶清暑解热。

(2)饮食停滞证。

症状:呕吐酸腐,脘腹满闷拒按,得食更甚,吐后反舒,嗳气厌食,大便臭秽,或溏或结,舌苔厚腻,脉滑实。

病机分析:饮食不节,食滞内阻,脾胃受损,气机升降失司,胃气壅滞,浊气上逆致呕吐酸腐;食积湿热,阻于胃肠,中焦气机受阻,传导失司,故脘腹胀满拒按,大便不调;舌苔厚腻,脉滑实,为食滞内停的征象。

治法:消食导滞,和胃降逆。

代表方药:保和丸加减。方中神曲、山楂、莱菔子消食化滞,陈皮、半夏、茯苓和胃降逆,连翘清散积热。

加减:若食积较重,可加谷芽、麦芽、鸡内金等加强消食和胃之功;若积滞化热,腹胀便秘,可用小承气汤通腑泄热,使浊气下行,呕吐自止;若食已即吐,口臭而渴,胃中积热上冲,可用竹茹汤清胃降逆,多再加黄连、栀子清热泻火;若饮食停滞兼有脾胃虚弱者,可用枳术丸消食健脾;若食滞兼湿热内阻胃肠者,可选用枳实导滞丸;若误食不洁、酸腐败物,而见腹中疼痛,欲吐不得者,可因势利导,用烧盐方或瓜蒂散探吐祛邪。

(3)痰饮内阻证。

症状:呕吐多为清水痰涎,胸脘痞闷,不思饮食,头昏目眩,或心悸,或呕而肠鸣有声,苔白腻,脉滑。

病机分析:饮食不节,或素体脾虚,脾失健运,聚而生痰饮,停于胃中,胃失和降,故呕吐清水痰涎,脘闷食少;痰饮上干清阳,故头晕心悸;苔白腻,脉滑,为痰饮停滞的征象。

治法:温化痰饮,和胃降逆。

代表方药:小半夏汤合苓桂术甘汤加减。前者半夏、生姜和胃降逆;后者茯苓、桂枝、白术、甘草健脾燥湿,温化痰饮。

加减:若脾气受困,脘闷不食,可加砂仁、白豆蔻、苍术开胃醒脾;若气滞腹痛者,可加厚朴、枳壳行气除满;兼有心下痞、头眩心悸、先渴后呕等,用小半夏加茯苓汤降逆止呕,行水消痞;若兼有口苦胸闷,舌苔黄腻,脉滑实有力者,用黄连温胆汤和胃降逆,清热化痰。

(4)肝气犯胃证。

症状:呕吐吞酸,嗳气频作,胃脘不适,胸胁胀满,烦闷不舒,每因情志不遂而病情加剧,舌边红,苔薄白,脉弦。

病机分析:肝失疏泄,郁结横行,肝气犯胃,胃失和降,气逆于上,故呕吐吞酸,嗳气;肝性条达,布胁肋,情志不遂,肝气不舒则见胸胁胀痛,病情加剧;苔薄白,脉弦,为气滞肝旺的征象。

治法:疏肝和胃,降逆止呕。

代表方药:四逆散合半夏厚朴汤加减。前方疏肝解郁和脾,适用于肝脾不和,阳气内郁者;后方行气散结,降逆化痰,用于气郁痰阻,情志不畅者;方中柴胡、枳壳、白芍疏肝理气,厚朴、紫苏行气开郁,半夏、茯苓、生姜、甘草和胃降逆止呕。

加减：若气郁化火，心烦口苦咽干，可合左金丸清热止呕；若肝郁化火兼脾胃气滞，蕴湿生痰者，可用越鞠丸行气解郁，宽中除胀；若胸胁胀痛明显，可用柴胡疏肝散疏肝解郁；若兼腹气不通，大便秘结，可用大柴胡汤清热通腑；若气滞血瘀，胁肋刺痛，可用膈下逐瘀汤活血化瘀。

（5）胃肠积热证。

症状：呕吐酸苦，吐势急，胸中烦热，口渴喜冷饮，小便黄，大便干燥，舌红苔黄，脉滑实。

病机分析：实热积于胃肠，气机升降失常，在上胃气不降，且火性炎上，故呕吐势急；在下肠传导失司，且热伤津亏，肠失濡润，故大便干燥；胃络上通于心，热随胃的经脉逆走于上，故胸中烦热；热灼胃津，故口渴，舌红苔黄；热积胃中，阳气有余，故脉洪数。

治法：通腑泄热，和胃降逆。

代表方药：大黄甘草汤加减。方中大黄荡涤肠胃实热，甘草缓急和胃，使攻下而不伤正。

加减：若胃中积热明显者，可加竹茹、生姜、半夏、葛根等清热和胃降逆；若食积湿热明显者，可加枳实、黄连、黄芩、山楂、麦芽、莱菔子等消食导滞，清热化湿；若余热未尽，留扰胸膈兼有呕吐者，可用栀子生姜豉汤以清宣郁热，降逆止呕。

（6）胆热犯胃证。

症状：呕吐苦水，寒热往来，胸胁苦满，纳少，心烦口苦，咽干不适，舌质红，苔薄白，脉弦。

病机分析：邪犯少阳，少阳相火内郁，胆气横逆，胆热犯胃，胃失和降，胆味为苦，胆气上逆，故呕吐苦水；少阳枢机不利，疏泄失司，胆热内郁，故有寒热往来，胸胁苦满，咽干等邪犯少阳病症。

治法：和解少阳，降逆止呕。

代表方药：小柴胡汤加减。方中柴胡、黄芩解少阳胆经郁热，半夏、生姜和胃降逆止呕，人参、甘草、大枣健脾益气和胃。

加减：若兼呕吐嗳气，胸胁胀满，可用柴胡疏肝散疏肝和胃，降逆止呕；若兼阳明里实，见呕吐心下急，用大柴胡汤和解少阳、通里攻下；若兼邪热炽盛，见呕吐下利，用黄芩加半夏生姜汤；因寒热互结中焦，脾胃升降失调，所致呕而肠鸣下利、心下痞满，用半夏泻心汤辛开苦降，调中寒热。

2.虚证

（1）脾胃气虚证。

症状：饮食稍多即易呕吐，时作时止，面色萎黄，倦怠乏力，大便溏薄，舌质淡，薄白，脉细弱。

病机分析：病后或饮食不节，内伤脾胃，脾虚不运，胃气上逆致呕；脾胃为气血生化之源，脾胃虚弱，故面色少华，倦怠乏力，舌质淡，薄白，脉细弱均为脾气虚气血不足的征象。

治法：补气健脾，和胃降逆。

代表方药：香砂六君子汤加减。方中党参、白术、茯苓、炙甘草共奏补中健脾，益气养胃之功；陈皮、半夏降逆和胃止呕，砂仁、木香理气和中。

加减：若食滞不化，嗳腐酸臭，可加麦芽、神曲、鸡内金等消食和胃；若胃虚气逆，心下痞硬，干噫食臭，可用旋覆代赭汤降逆止呕；若脾虚湿盛泄泻，可加泽泻、薏苡仁、白扁豆等健脾化湿；若中气大亏，少气乏力，可用补中益气汤补中益气；若病久及肾，肾阳不足，腰膝酸软，肢冷汗出，可用附子理中汤加肉桂、吴茱萸等温补脾肾。

（2）脾胃阳虚证。

症状：呕吐频频，口泛清水，腹中冷痛，喜温喜按，纳少，面色无华，精神不振，四肢不温，完谷不化，舌质淡，苔白，脉沉迟无力。

病机分析：恣食生冷，或素体脾虚，损伤脾阳，脾胃虚寒，致脾阳虚不能温暖胃肠，寒气自内而生,胃失濡降,故呕吐频;脾阳不足,运化失健,则纳食减少;阳虚阴盛,寒从中生,寒凝气滞,故腹痛喜温喜按;阴寒之气内盛,水湿不化,见口泛清水,大便溏泄,甚则完谷不化。

治法:温中健脾,祛寒降逆。

代表方药:理中汤加减。方中干姜温中散寒,人参、甘草补中益气,助干姜温运中焦,振奋脾阳;白术健脾燥湿。

加减:若脾阳不振,畏寒肢冷,可加附子、干姜,或用附子理中丸或桂附理中丸温中健脾;若巅顶头痛,干呕吐涎沫或食谷欲呕,或呕而胸满,少阴吐利,手足逆冷,烦躁者,可用吴茱萸汤温肝暖胃,降逆止呕。

(3)胃阴不足证。

症状:呕吐反复发作,呕吐量少,或仅唾涎沫,时作干呕,口燥咽干,胃中嘈杂,似饥而不欲食,舌红少津,脉细数。

病机分析:热病,或过食辛辣温燥之品等,耗伤胃阴,胃阴不足,津亏失于润降,故呕吐或干呕;津不上润,则口燥咽干;胃阴不足,胃失濡养,故饥不欲食;舌红少津,脉细数为胃阴不足的征象。

治法:滋养胃阴,降逆止呕。

代表方药:麦门冬汤加减。方中人参、麦冬、粳米、甘草滋养胃阴,半夏降逆止呕。

加减:若阴虚甚,五心烦热者,可加麦冬、石斛、知母养阴清热;若倦怠乏力,烦热口渴,可用益胃汤以益胃生津;若呕吐较甚,可加橘皮、竹茹、枇杷叶;若阴虚便秘,可加火麻仁、瓜蒌仁润肠通便。若虚弱少气,呕逆烦渴,或虚烦不得眠,发热多汗,可用竹叶石膏汤清热生津,益气和胃。

(四)其他疗法

1.单方验方

(1)藿香 12 g,半夏 9 g,水煎服,用于治疗外邪犯胃的呕吐。

(2)饭锅巴如掌大 1 块,焙焦研细末,用生姜汤送下,适用于饮食停滞之呕吐。

(3)黄连 3 g,苏叶 3 g,水煎服,可用于治疗胃热呕吐者。

(4)干姜 6 g,炙甘草 3 g,水煎服,治疗胃虚寒呕吐。

(5)百合 75 g,用清水浸 1 夜,洗净后加水煮熟,再取蛋黄入百合汤中,兑少量冰糖,温服,适用于胃阳不足呕吐。

(6)乌梅肉 120 g,蜂蜜 120 g,熬膏。每天 3 服,每服 30 mL,适用于胃阴不足之呕吐。

2.常用中成药

(1)藿香正气胶囊。

功用主治:解表化湿,理气和中。用于外感风寒,内伤湿滞,头痛昏重,胸膈痞闷,呕吐腹泻等症。

用法用量:每次 1.2 g,每天 2 次。

(2)保和丸。

功用主治:消食和胃。用于食积停滞,脘腹胀满,嗳腐吞酸,嘈杂不适。

用法用量:每次 8 丸,每天 3 次。

(3)戊己丸。

功用主治:泻肝和胃,降逆止呕。用于肝火犯胃、肝胃不和所致的胃脘灼痛,呕吐吞酸、口苦嘈杂等症。

用法用量：每次 3～6 g,每天 2 次。

(4)木香顺气丸。

功用主治：健脾和胃,行气化湿。用于湿浊中阻,脾胃不和所致的胸膈痞闷、脘腹胀痛、呕吐恶心、嗳气纳呆。

用法用量：每次 6～9 g,每天 3 次。

(5)平胃丸。

功用主治：健脾燥湿,宽胸消胀。用于脾胃湿盛,不思饮食,脘腹胀满,恶心呕吐,吞酸嗳气等症。

用法用量：每次 6 g,每天 2 次。

(6)香砂养胃丸。

功用主治：温中和胃。用于不思饮食、胃脘满闷、泛吐清水等症。

用法用量：每次 8 丸,每天 3 次。

3.针灸疗法

(1)体针:以胃之募穴、背俞穴、足阳明经穴、手厥阴经穴为主。

处方：中脘、胃俞、内关、足三里。

配穴：外邪犯胃加外关、合谷解表散邪；饮食停滞加梁门、天枢消食和胃；肝气犯胃加太冲、期门疏肝理气；胆热犯胃加阳陵泉、足临泣；脾胃气虚加脾俞、气海；脾胃阳虚加脾俞、关元；胃阴不足加脾俞、三阴交。

操作：毫针法,各穴均常规针刺；脾胃气虚、阳虚者可行艾条灸、温针灸；每天 1 次,呕吐甚者每天可治疗 2 次。

(2)耳针：根据病变部位取胃、贲门、幽门、十二指肠、肝、胆、脾、神门、交感,每次选用 2～4 穴,毫针浅刺,亦可埋针或用王不留行贴压。

(3)穴位注射：取足三里、至阳、灵台等穴。每穴注射生理盐水 1～2 mL。

(4)穴位敷贴：取神阙、中脘、内关、足三里等穴。切 2～3 mm 厚生姜片如硬币大,贴于穴上,用伤湿止痛膏固定。

4.外治疗法

(1)外敷法：①大蒜适量,捣烂,敷于足心。②炒吴茱萸 30 g,葱、姜各少许,共捣烂,敷脐眼,外用纱布覆盖。③蓖麻仁 30 g,捣烂,敷于涌泉穴。④棉花子适量,炒焦研末,先将桐油煮沸,把棉花子末放入调匀,布包热敷于脐上。

(2)推拿疗法：以降逆止呕为治疗原则,主要手法有一指禅推法、点按法、摩法、指揉法等。

取穴及部位：中脘、天枢、神阙、脘腹部、脾俞、胃俞、膈俞、背部两侧膀胱经、内关、足三里。

操作：腹部,患者屈膝仰卧位,用轻快的一指禅推法沿腹部任脉从上而下往返治疗,尤其在中脘穴,时间约 5 分钟；用掌摩法在上腹部做顺时针方向治疗,时间约 3 分钟；点按中脘、天枢、神阙穴,每穴 2～3 分钟。背部,患者俯卧位,用一指禅推法沿背部两侧膀胱经,往返操作 5～8 遍；用指揉法在脾俞、胃俞、膈俞穴治疗,以有酸胀感为度。四肢,用指揉法在内关、足三里穴治疗,每穴 1～2 分钟。

加减：实证呕吐者,可用指揉、点按背俞穴上的压痛敏感点,并根据病邪性质,选不同的穴位治疗。如外邪犯胃者,可重手法按压、指揉内关、合谷和胃止呕,掌揉膀胱经并拿捏肩井疏散表邪；饮食积滞者,点按内关,揉摩腹部消食导滞；肝气犯胃者,配合肝俞、胆俞至症状缓解,点按期门、内关、太冲等穴；虚证呕吐者，掌揉膀胱经，以脾俞、胃俞为主，一指禅推天枢、关元，指揉足三里、上巨虚、下巨虚、三阴交，得气为度。脾胃虚寒者，可配以擦法，使热透胃脘为佳。

五、临证参考

（一）分析临床特点，审证求因

1.详查虚实，明确诊断

呕吐辨证不外乎虚实。通过虚实辨证，可以了解病体的邪正盛衰，为治疗提供依据。病变初期，多因外邪、饮食、情志等伤气致病，此时正气多不虚，可抗邪于外，治疗上遵循"实邪宜除"的原则，针对不同病因予以疏解表邪、消食通利、疏肝和胃等治法，同时注重开结和降。若先天禀赋不足或疾病失治误治，引起人体正气亏虚者，治疗上应遵循"虚呕宜补"，针对气血阴阳不足，给予相应治疗，同时注重温通柔润。对于虚实夹杂者，治应"攻补兼施"，并以补虚为主，泻实为辅。临床用药需明辨虚实，并结合胃的生理病理特点适当运用芳香降逆之品，以达悦脾和胃之效。

2.不同疾病呕吐特点不同

在临床治疗过程中通过辨析外在的表现，通过内外相袭整体性规律，探求疾病的实质。呕吐因胃气上逆所致，胃中之物多随上逆之气吐出，不同病因病机所致的呕吐不尽相同。因此，可根据呕吐物的性质、形态等来辨胃腑的寒热虚实；根据呕吐的呕势观察邪气的进退出入，病邪的深浅轻重。外邪、食滞或胃肠有热等所致的实证之呕吐，吐势多急；脾胃虚弱等致纳运不化，食积气滞之虚证呕吐，吐势多缓。从西医学角度看，结合呕吐的特点、呕吐物的性质和相应的实验室检查，对疾病的诊断也具有重要的提示意义。如：喷射状呕吐为颅内高压性呕吐的特点，反射性或周围性呕吐常伴有恶心，呕吐为非喷射性。呕吐物带发酵、腐败气味，多提示胃潴留；带粪臭味多提示低位小肠梗阻；含大量胆汁者提示梗阻平面多在十二指肠乳头以下，含大量酸性液体者多有胃泌素瘤或十二指肠溃疡。

3.根据病情特点，审因论治

呕吐相关的疾病病情轻重不一，急性胃肠炎导致的呕吐，诊治较易，预后佳。但幽门梗阻、肠梗阻等导致的呕吐，如不解除梗阻，单纯止吐反可加重病情，这两者均为腑气不通所致，中医辨证属实热积滞于肠胃，腑气不通，气逆于上，选用大黄甘草汤加减通腑泄热。急性胰腺炎所致呕吐，西医学研究认为该病主要治疗手段为禁食水，抑制胰酶活性，临床研究发现早期口服柴芩承气汤或留置胃管减压并注入柴芩承气汤，可显著缩短住院时间。由于呕吐病因繁杂，可涉及西医学的多种疾病，在临床上应详细询问病史，仔细检查，总结呕吐特点。在降逆止呕的基础上，根据不同病情进行相应治疗。

（二）明确可吐与止呕，可下与禁下

临证见呕吐患者，应区别不同情况，予以正确处理，不可一味止呕。一般来说，呕吐一证，多为病理反应，可用降逆止呕之剂，在祛除病因的同时，和胃止呕，以达祛邪止呕之效。但若属人体自身祛除有害物质的一种保护性反应，如胃中有食积、痰饮、痈脓而致呕吐者，不应止呕，待有害物质排出，再辨证治疗；若属误食毒物所致的呕吐，应按中毒治疗，这类呕吐应予解毒，并使邪有出路，邪去毒解则呕吐自止，止呕则留邪，于机体有害。

仲景有"患者欲吐者，不可下之"之戒，呕吐一般不宜用下法。兼表邪者，下之则邪陷入里；脾胃虚者，下之则伤脾胃；若胃中无有形实邪，下之则伤胃气；呕吐排痈脓等有害物质时，可涌吐，而不宜下。但临床上应辨证论治，若确属胃肠实热，大便秘结，腑气不通，而致浊气上逆作呕者，可

用下法,通其便,折其逆,使浊气下降,呕吐自止。

(三)从整体出发,调整脏腑平衡

1.胃以通为用,以降为顺

胃主受纳水谷,以通为用,以降为顺。降则和,不降则滞,反升则逆,通降是胃的生理特点的集中体现。治疗上重在调运气机,不宜壅塞脾胃升降之气。呕吐皆因胃失和降所致,治疗上应承胃腑下降之性,疏塞通滞,引浊下行。若肝气犯胃,应理气通降,可用香附、陈皮、枳壳、佛手、柴胡等;若饮食积滞停胃,应消食化滞通降,可用山楂、莱菔子、厚朴等;若胃肠积热,应通腑泄热,用大黄、枳实、瓜蒌、大腹皮等;若脾胃虚寒者,应辛甘通阳,可用黄芪、生姜、桂枝、甘草等,若胃阴不足者,用滋阴通降,可用麦冬、石斛、沙参、白芍等。虽有温、清、补、泻的不同,但均寓有通降的法则。

2.肝失疏泄,胃腑受邪

肝与胃,脏腑功能相关,一主疏泄藏血,性喜条达,一为多气多血之腑主受纳运化,通降为顺;五行之理相系,肝属木,胃属土,木能疏土;肝胃经络相连,肝足厥阴之脉,"挟胃属肝络胆",肝脉通畅,胃气和降。若七情所伤,肝气被郁,肝失于条达疏泄,最易侵及胃腑,使胃失和降,上逆为呕。故在治疗上疏泄厥阴以和肝用,调理阳明以降胃气。临床应用时应注意用药升降之别,柔润之宜,肝气当升,胃气须降,又因肝体阴而用阳,胃为阳脏,喜润恶燥,调理肝胃用药柔润相宜。

3.胆胃同为阳腑,同气相求

胆胃同居中焦,相与为邻,均有以降为顺,以通为用的六腑特性,同主水谷之运化。若胆经受热,失于转枢,横逆克伐胃土,使胃失和降,出现一系列呕吐苦水,口苦,脘胁疼痛等症状,治疗上应通顺阳明胃腑,清泄少阳胆热,同时注意"胆随胃降"的特点,适量加用沉降和胃之品。

4.肾气通于胃,久病及肾

肾阳为胃纳之动力,肾阴为胃阴之化源。胃气以降为顺,这种通降作用既依赖肺之肃降功能,还须肾气的摄纳和温煦作用。若呕吐日久,肾气虚衰,使肾失摄纳,浊气上逆,胃失和降,则致呕吐。故在治疗呕吐时,适当应用滋补肾阴或温补肾阳之品。

(四)呕吐服药时的注意事项

(1)服中药汤剂要注意药温适度,可采用小量频服法。即先让患者服一小口试探,若吐就让其吐出,如此2~3次后,一般就可适应,然后再一次服下,就不会再吐。

(2)服药前可先饮一小口生姜汁,或在服用的中药汤剂中加入适量的生姜汁(生姜10~15 g洗净切碎捣拦,加少量白开水泡10分钟应用)。生姜有良好的止呕功能,能明显减轻呕吐症状。

(3)因高热或肝胃火盛而呕逆者,若采用凉药温服法,以顺应疾病之性,便可减轻呕吐现象。

(4)去滓再煎首见于《伤寒论》《金匮要略》,其适应证均有呕吐症状或得药则剧吐的临床表现。临床报道认为,再煎可减轻药物异常气味或毒不良反应,从而减少对咽、胃等得不良刺激,且通过再煎还可使药液浓缩,减少服用量,便于服用。

(五)呕吐日久易生变证

顽固性呕吐日久,多伤津耗气,引起气随津脱等变证。需结合临床实际,可进行补充液体,或静脉注射生脉注射液,或口服淡盐水等治疗。

(六)用药经验

(1)治呕半夏、生姜为首选之药:治疗呕吐当以降逆为主。止呕者当首推半夏、生姜。《伤寒论》《金匮要略》中,仲景止呕方必用半夏,而且以之为君,不用生姜者仅大半夏汤一方。而《医宗金鉴》则明谓"呕吐,半夏为圣药"。临床亦证实,半夏止呕之功效非他药所能及,近代实验研究证明生姜有协同半夏止呕的功效,二药相伍(即小半夏汤)可谓相得益彰。

(2)不辨寒热,用大黄甘草汤:"食已即吐者,大黄甘草汤主之"出自《金匮要略·呕吐哕下利病脉证治》,历代医家多以方测证,从火、热立论。据临床疗效分析,大黄甘草汤的辨证要点,应为食已即吐,临床不必拘于阳明胃热腑实证,无论寒热虚实、内伤外感、宿食痰饮,均可服用此方。

(3)寒热错杂者,黄芩干姜茶频服(黄芩3 g,酒大黄3 g,吴茱萸3 g,干姜3 g):方中黄芩、酒大黄清热通腑、降胃气;吴茱萸、干姜温中止呕。

六、预防调护

(1)避免风寒暑湿之邪或秽浊之气的侵袭,生活有节,适量进行锻炼。

(2)注意饮食卫生,不可暴饮暴食,忌食生冷油腻、酸腐不洁之品,不宜食用辛辣刺激之品,不宜抽烟、喝酒,可适量服用一些有营养的流质饮食,如稀粥、山药粥、薏米粥等。

(3)注重精神情志调养,避免过度精神刺激,保持心情舒畅。

(4)对于呕吐剧烈者,应卧床休息,并密切观察病情变化。在选药方面,尽量选用芳香悦胃之品。服药方法,应少量频服,或在药中加入少量姜汁,以助药力。对于神昏及年老体弱,呕吐频繁者,应注意防止呕吐物误吸,必要时可插入胃管。

(孙乙铭)

第五节 反 胃

一、概念

反胃是指饮食入胃,宿谷不化,经过良久,由胃反出的病证。反胃一证,古称"翻胃",亦名"胃反",以朝食暮吐、暮食朝吐、吐出不消化食物为其特点。本病主要涵盖了西医学中的胃、十二指肠以反胃为主要临床表现的疾病,如幽门痉挛、幽门梗阻等疾病。由于胆囊疾病、颈椎病等疾病引起的反胃不在本病症范围。

二、病因病机

反胃多因饮食不节,或嗜食生冷,或忧思劳倦太过,或服寒凉药太多中阳受损,导致脾胃受伤,饮食入胃,停而不化,逆而吐出,发为本证。本病日久可致气滞、血瘀、痰凝而成,继而导致症状加重。

(一)病因

1.酷饮无度,伤于酒食

饮酒过度或多食辛香燥热之品,胃内积热,热久伤阴,以致郁热停聚胃脘,发为本病。

2.纵食生冷,败其中阳

嗜食生冷,饮食不节,损伤脾胃,失其运化功能,气血无以化生,而致气血两亏;久则阳气亦衰,而见脾胃虚寒的表现。脾胃既伤,病延旷日致中焦虚寒不能消化谷食。又脾运不旺,痰饮谷食阻于下脘,宿食不化不能下导终致尽吐而出。

3.七情忧郁,痰瘀互结

思伤脾,脾伤则气结,气结则津液不能输布,聚而成痰;怒伤肝,肝伤则气郁,气郁则血液不能畅行,积而为瘀,痰瘀互结,阻隔胃气,而引起食入良久反吐而出。

(二)病机

反胃的基本病机是肝失疏泄,气机郁滞,脾不健运致气滞痰瘀阻于胃脘,胃失通降,气逆而上,反胃而出。

1.病机关键在于脾伤

本病病位于胃,本乃脾伤。脾伤指脾主运化水谷精微功能减退,脾运正常饮食水谷无以停聚,反胃者往往畏惧纳谷,精微摄入减少,导致肾精亏、肾气衰、肾阳虚,见下焦火衰。

2.病位在胃,与肝脾肾密切相关

饮食物的受纳与运化无不与肝气疏利息息相关,肝气条达则脾气健旺,脾气升清,胃气降浊。若肝气郁结甚而横逆犯胃,可致脾胃产生脾运失健、胃失和降现象。又脾与胃相连以膜,其性一湿一燥,气机一升一降,功能一运一纳,协调配合共同完成饮食水谷在体内的代谢。肝脾二脏的生理功能正常与否决定着胃腑"传化物而不藏"的生理功能。反胃长久,脾胃失其后天之本,使肾精乏源肾阳虚亏,下焦无火以腐熟水谷,促使病情加剧。

3.当辨其新久及所致之因

治反胃之法,当辨其新久及所致之因,或以酷饮无度,伤于酒湿,或以纵食生冷,败其真阳;或因七情忧郁,竭其中气,总之,无非内伤之甚,致损胃气而然。若寒在上焦,则多为恶心,或泛泛欲吐者,此胃脘之阳虚也。若寒在中焦,则食入不化,每食至中脘,或少顷或半日复出者,此胃中之阳虚也。若寒在下焦,则朝食暮吐,或暮食朝吐,乃以食入幽门,丙火不能传化,故久而复出,此命门之阳虚也。故凡治此者,必宜以扶助正气,健脾养胃为主。但新病者胃气犹未尽坏,若果饮食未消,则当兼去其滞;若有逆气未调,则当兼解其郁;若病稍久,或素体禀弱之辈,则当专用温补,不可标本杂进,妄行峻利,开导,消食,化痰等剂,以致重伤胃气,必致不起也。

三、诊断与病证鉴别

(一)诊断依据

(1)脘腹胀满,朝食暮吐,暮食朝吐,或一两时而吐,或积至1天1夜,吐出不消化食物。

(2)常伴食欲缺乏、腹胀、嘈杂、泛酸、嗳气等上消化道症状,振摇腹部,可听到辘辘的水声。

(3)多有反复发作病史,发病前多有明显的诱因,如情志不畅、劳累、饮食不当等。

(4)胃镜、上消化道钡餐等理化检查有明确的胃、十二指肠疾病,并排除其他引起反胃的疾病。

(二)辅助检查

电子胃镜、上消化道钡餐可做急、慢性胃炎,胃、十二指肠溃疡病,幽门水肿、梗阻,胃癌等诊断;肝功能、淀粉酶化验和B超、CT、MRI等检查可与肝、胆、胰疾病作鉴别诊断;血常规、腹部X线检查可与肠梗阻等作鉴别诊断;颈椎摄片或MRI等检查可与颈椎病作鉴别诊断。

(三)病证鉴别

1.反胃与噎膈

反胃与噎膈皆有"食入及吐"的症状,但噎膈的特征"食噎不下,故反而上出",反胃则是"朝食暮吐,暮食朝吐,宿谷不化"。

2.反胃与呕吐

反胃与呕吐都有呕吐的症状,但呕吐以"有声有物,吐无定时"为其特征,而反胃以饮食入胃,宿谷不化,经过良久,由胃反出为特征。

四、辨证论治

(一)辨证思路

临证辨治应肝、脾、胃三者结合,以疏肝健脾治其本,通降和胃治其标。做到疏而不伤正气,补而不碍运气,降而不伐胃气。急性反胃多是邪盛,辨治较易。慢性反胃多因正虚,更须详察细辨。用药须轻灵,固护胃气,不悖"慢性病有方有守"之古训。如因肿瘤毒瘀等致病,宜合清热解毒化瘀散结和络之品。

(二)治疗原则

治疗各种因素所致的反胃,总的治则离不开和胃降逆。

(三)分证论治

1.肝胃不和证

症状:反胃发作频繁,逢恼怒或抑郁则复发或加重,伴两胁隐痛,攻窜不定,时有太息,舌淡苔薄,脉弦或弦滑。

病机分析:土虚木贼,肝气横逆犯胃,每致胃失和降,故反胃频作;肝性条达,布两胁,情志不遂,肝气不疏则见两胁隐痛,攻窜不定,时有太息,病情加剧;苔薄白,脉弦或弦滑,为气滞肝旺的征象。

治法:疏肝理气,和胃降逆。

代表方药:柴胡疏肝散合香苏饮。前方疏肝理气,解郁散结适用于肝气郁滞者;后方疏肝解郁,降逆止呕适用于肝胃不和者。方中柴胡疏肝解郁,制香附理气疏肝,陈皮、枳壳理气行滞,苏梗开胸顺气、降逆止呕,芍药、甘草养血柔肝,缓急止痛。

加减:若兼见脾胃气滞,加半夏、黄连、木香,辛开苦降,宽中除胀;若肝郁化火,心烦口苦咽干,加黄连、吴茱萸、焦山栀清泻肝火和胃;若兼腹气不通,大便秘结,加大黄、枳实、厚朴清热通腑;若气滞血瘀,胁肋刺痛,可加延胡索、当归、赤芍行气活血。

2.脾胃虚寒证

症状:食后脘腹胀满,朝食暮吐,暮食朝吐,吐出宿食不化,吐后即觉舒适,神疲乏力,面色少华,舌淡、苔薄,脉细缓无力。若兼见面色㿠白,四肢清冷,舌淡白,脉沉细,为久吐累及肾阳。

病机分析:饮食失调,或过食生冷,损伤脾阳,脾胃虚寒,致脾胃不能消谷,饮食不化,停滞胃中,故食后脘腹胀满,朝食暮吐,暮食朝吐,吐出宿食不化;脾阳不足,脾阳不能实四肢,故神疲乏力;脾阳不运,气血不能上呈,故面色少华;若久病及肾,肾阳不足,不能温养脏腑,则出现面色㿠白,四肢清冷。

治法:温中健脾,和胃降逆。

代表方药:丁蔻理中汤。方中丁香、肉豆蔻温中降逆,干姜温中祛寒,白术健脾燥湿,人参补气益脾,甘草和中补土。诸药合用,具有温中健脾、降逆止呕之功。

加减:若肾阳不足,畏寒肢冷,可加附子、肉桂补火助阳;若兼胃虚气逆,呕吐甚者,加旋覆花、代赭石降逆止呕;兼见吐甚而气阴耗伤者,酌加沙参、麦冬养胃润燥。

3.胃中积热证

症状:食后脘腹胀满,朝食暮吐,暮食朝吐,吐出宿食不化及酸腐稠液,面红,心烦口渴,便秘尿赤,舌干红,苔黄厚腻,脉滑数。

病机分析:邪热壅滞胃府,不降则滞,反升为逆,胃气上逆,故见脘腹胀满,朝食暮吐,暮食朝吐,吐出宿食不化及酸腐稠液;且火性炎上,热灼胃津,故面红、心烦口渴;热伤津亏,肠失濡润,故便秘尿赤;实热积于胃中,故舌干红,苔黄厚腻;热积胃中,阳气有余,故脉滑数。

治法:清胃泄热,降逆止吐。

代表方药:竹茹汤。方中葛根清泻胃火,生津止渴;半夏降逆止呕;竹茹善清胃热,止呕吐;生姜和胃止呕,与半夏、竹茹合用,增其降逆止呕之力。

加减:若兼大便秘结者,加大黄、枳实、厚朴清热通腑;热甚伤阴者,加生地、玄参、石斛滋阴润燥;兼气阴两伤者,可加麦冬、茯苓、玉竹以养阴和胃。

4.痰浊阻胃证

症状:脘腹胀满,食后尤甚,上腹或有积块,朝食暮吐,暮食朝吐,吐出宿食不化,或为痰涎水饮,眩晕,心悸,苔白滑,脉滑数。

病机分析:脾失健运,水湿内停而为痰为饮,痰饮之邪停于中焦则脘腹胀满,食后尤甚;痰浊阻滞胃脘,胃气不和,故见上腹积块,朝食暮吐,暮食朝吐,吐出宿食不化,或痰涎水饮;津液布散失常,脑窍失养则眩晕,痰阻心气则心悸;苔白滑,脉滑数为痰浊内蕴的征象。

治法:涤痰化浊,和胃降逆。

代表方药:导痰汤。方中南星燥湿化痰,祛风散结;枳实下气行痰;半夏燥湿祛痰;橘红消痰顺气;茯苓渗湿,甘草和中。全方共奏燥湿化痰、行气开郁之功。

加减:若口苦口腻,舌苔黄腻,痰郁化热者,加黄连、黄芩清热燥湿,藿香、佩兰芳香化浊;兼见胸脘痞闷者,可加枳壳、瓜蒌宽胸理气化痰。

5.瘀血内结证

症状:脘腹胀满,食后尤甚,上腹有积块,坚硬且推之不移,朝食暮吐,暮食朝吐,吐出宿食不化,或吐血便血,或上腹胀满刺痛拒按,舌质黯红或有瘀点,脉弦涩。

病机分析:瘀血内结于胃,故上腹有积块,坚硬且推之不移;胃口梗阻不畅,故见脘腹胀满,食后尤甚,朝食暮吐,暮食朝吐,吐出宿食不化;瘀血阻络,血溢脉外,可见吐血便血;舌黯红或有瘀点,脉弦涩为血亏瘀结的征象。

治法:活血化瘀,和胃降逆。

代表方药:膈下逐瘀汤。方中川芎、当归、赤芍活血;桃仁、红花、五灵脂化瘀;丹皮清血热;香附、乌药、枳壳、延胡索理气止痛,和胃降逆。

加减:若呕吐甚者,可加旋覆花、代赭石、半夏、竹茹降逆止呕;脘腹有积块者,可加三棱、莪术、鳖甲、夏枯草祛瘀软坚;若呕吐物夹有血丝或血块者,可加三七、仙鹤草等止血凉血之品。

(四)其他疗法

1.单方验方

(1)将麦门冬洗净绞汁1盏、生地煮绞汁100 g,和生姜汁半盏,三样汁一起下到薏苡仁、白米中,煮成稀粥来食用。

(2)新鲜韭汁1匙和牛奶1杯煮沸,口服。

(3)用牛奶6份、韭汁、生姜汁、藕汁、梨汁各1份,混合煮食。

（4）刺猬皮砂炒，研成细末，与高良姜等分，研和成为蜜丸，每次服 6 g，1 天 2 次，饭前服。

（5）蒲公英（干品）5～7 g，切细，水煎服。

（6）半夏 6 g，生姜 6 g，水煎服。

（7）制大黄 6 g，甘草 12 g，水煎服。

（8）芦根 12 g，白茅根 12 g，水煎服。

2.常用中成药

附子理中丸，每次 1 丸，每天 2 次。

3.针灸疗法

（1）针刺疗法：取脾俞、胃俞、中脘、章门、关元、足三里等穴，针刺可用平补平泻法。

（2）灸法：主穴取脾俞、胃俞、中脘。用艾条温和灸，各灸 5～10 分钟，每天灸 1 次，10 次为 1 个疗程。

五、临证参考

（一）辨证与辨病相参

治疗上应注意辨证辨病相结合，辨证时必须注意辨别病情的轻重缓急，病性的寒热虚实，审察阴阳气血，观察整个病程中的证情转化，做到随证化裁。同时采用相应的理化检查以明确疾病诊断，病证结合，进一步判断疾病的特点，既不延误病情，又能有针对性地指导治疗。

（二）注意祛除病因，辨证施治用药

针对胃腑蕴热，当以清热泻火、理气平冲之法。如唐·孙思邈《备急千金要方·胃腑方》云："治胃反，食即吐，上气方：芦根、茅根，各二两，细切。"寒气凝滞当以温通，如明·皇甫中《明医指掌·翻胃证》云："下焦有寒者，其脉沉而迟，其症朝食暮吐，暮食朝吐，小便清，大便闭而不通，治法当以通其闭塞，温其寒气。"脾胃气虚当健脾和胃，如清·陈念祖《医学从众录·膈症反胃》云："食入反出，脾失其消谷之能，胃失其容受之能，宜理中汤温脾，加麦芽以畅达一阳之气，与参术消补同行，土木不害，而脾得尽其所能。"癌毒瘀结当予活血化瘀、消痰散结，如清·张锡纯《医学衷中参西录·论胃病噎嗝治法及反胃治法》载："于变质化瘀丸中加生水蛭细末八钱。"较早地创制了活血化瘀法治疗反胃。

（三）治血治气，以平为要

胃为多气多血之腑，初病在经，久病入络，气滞血瘀、痰凝为患。应根据病情，或调气以和血，调血以和气，或气血同治。戴原礼曰："翻胃证，血虚者，脉必数而无力。气虚者，脉必缓而无力。气血俱虚者，则口中多出沫，但见沫大出者，必死。有热者脉数而有力，有痰者脉滑数，二者可治。血虚者，四物为主。气虚者，四君子为主。热以解毒为主，痰以二陈为主。"

六、预防调护

（1）少吃多餐，细嚼慢咽，饮食宜清淡流质，避免进食过烫、过冷的食物和辛辣刺激性食品，避免进食不易消化的食物，如坚硬、粗糙、油腻及粗纤维的食品，戒烟酒等。

（2）保持心情舒畅，保持正常的生活作息规律，劳逸结合，可适当参加健身活动。

（孙乙铭）

第六节 吐 酸

一、概念

吐酸是指胃中酸水上泛,随即吐出的病证,历代尚有"醋心""噫醋"之称。本病主要涵盖了西医学中的食管、胃、十二指肠以吐酸为主要临床表现的疾病,如胃食管反流病、急性胃炎、慢性胃炎、功能性消化不良、胃及十二指肠球部溃疡等疾病。

二、病因病机

吐酸的病因主要与饮食、情志有关。"肝失疏泄、胃失和降、胃气上逆,酸水泛溢"是本病主要病机。

(一)病因

1.外感风寒

寒邪犯胃,胃阳被遏,湿浊内停,郁而化热为酸。

2.情志因素

郁怒伤肝,肝木疏泄失常,气机阻滞,横逆犯胃,肝郁化热;或思虑过度,损伤脾胃,脾阳不足,痰浊内聚,酿而成酸。

3.内伤饮食

饮食不洁,或过食肥甘厚味醇酒煎炸食物,损伤脾胃,食不消化,湿热内生;或过食生冷,中阳受伤,致胸膈痞塞,胃气不和而致本症。

4.脾胃虚弱

先天不足或劳倦内伤,脾胃受损,中焦失运,谷不消化,酿而为酸。

(二)病机

1.病位在脾胃,与肝胆关系密切

《灵枢·四时气》云:"邪在胆,逆在胃。"张景岳在《景岳全书·吞酸》曰:"腹满少食,吐涎呕恶,吞酸嗳气,谵语多思者,病在脾胃。"刘完素在《素问玄机原病式·六气为病·吐酸》中说:"酸者,肝木之味也。由火盛制金,不能平木,则肝木自甚,故为酸也。"《四明心传》云:"凡为吞酸,尽属肝木,曲直作酸也。"明·秦景明《症因脉治·外感吐酸水、内伤吐酸水》论及的"呕吐酸水之因,恼怒忧郁,伤肝胆之气,木能生火,乘克脾胃则饮食不能消化遂成酸水浸淫之患矣"。

2.肝气郁结,横逆犯胃,胃失和降是本病病机的关键

《症因脉治》认为:"呕吐酸水之因,平时郁结,水饮不化,外被风寒所束,上升之气,郁而成积,积之既久,湿能生热,湿盛木荣,肝气太盛,遂成木火之化,因吞酸、吐酸之症作矣",而"恼怒忧郁,伤肝胆之气,木能生火,乘胃克脾,则饮食不能消化,停积于胃,遂成酸水浸淫之患矣"。

3.郁热与痰阻是本病的重要病理因素

《素问·至真要大论》指出:"诸呕吐酸,暴注下迫,皆属于热""少阳之胜,热客于胃,烦心心痛,目赤欲呕,呕酸善饥"。《医宗金鉴》云:"干呕吐酸苦,胃中热也。"《诸病源候论·噫醋候》认为

"噫醋"是"上焦有停痰,脾胃有宿冷,故不能消谷,谷不消则胀满而气逆,所以好噫而吞酸,气息醋臭"。明·龚信在《古今医鉴·梅核气》中将其病机描述为:"始因喜怒太过,积热蕴隆,乃成厉痰郁结,致斯疾耳"。

三、诊断与病证鉴别

(一)诊断依据

(1)吐酸以酸水由胃中上泛,从口吐出为主要诊断依据。

(2)常伴有胃痛,嗳气,腹胀,嘈杂易饥等上消化道症状。

(3)多有反复发作病史,发病前多有明显的诱因,如外感风寒、饮食不当,情志不畅等。

(4)胃镜、上消化道钡餐等理化检查有明确的胃、十二指肠疾病,并排除其他引起吐酸的疾病。

(二)辅助检查

电子胃镜、上消化道钡餐,可做急、慢性胃炎,胃、十二指肠溃疡病,上消化道肿瘤等诊断;肝功能、淀粉酶化验和 B 超、CT、MRI 等检查可与肝、胆、胰疾病作鉴别诊断。

(三)病证鉴别

1.吐酸与嘈杂

吐酸与嘈杂在病因病机上有许多相同之处,但临床表现不一致。吐酸是胃中不适,口吐酸水为主要临床表现的病证。嘈杂是胃中空虚,似饥非饥,似辣非辣,似痛非痛,胸膈懊恼,不可名状,或得食而暂止,或食已而复嘈为主要临床表现的病证。

2.吐酸与呕吐

吐酸与呕吐同属胃部疾病,吐酸即是呕吐酸水的临床表现,可属呕吐的范畴,但因其又有特殊的表现和病机,因此又当与呕吐相区别。呕吐是胃失和降,气逆于上,胃中之物从口吐出的病证,以有物有声为特征,病机为邪气干扰,胃虚失和所致。吐酸多由肝气郁结,胃气不和而发,属于热者,多由肝郁化热而致;属于寒者,可由寒邪犯胃,或素体脾胃虚寒而成;饮食停滞者嗳腐吞酸,是由食伤脾胃之故。

四、辨证论治

(一)辨证思路

本病多由肝气郁结,胃气不和而发,其中有偏寒、偏热之差异。属于热者,多由肝郁化热而致;属于寒者,可由寒邪犯胃,或素体脾胃虚寒而成;饮食停滞之泛酸噫腐者,是由食伤脾胃之故。临床首当辨寒热,次辨病在肝在胃,再辨是否兼夹食滞或痰湿。

(二)治疗原则

吐酸的临床治疗,常以调肝为其根本,但必须根据寒热证型,或泄肝和胃,辛开苦降,或温中散寒,和胃制酸,夹食加消导和中,兼痰配化痰祛湿,并可适当加入海螵蛸、煅瓦楞子等制酸药。病位均不离脾、胃、肝三者,基本病机在于中焦升降失常,胃气上逆而致病。正是基于这种认识,"疏肝理气,和胃降逆"乃治疗本病的基本原则。

(三)分证论治

1.肝胃郁热证

症状:吐酸时作,胃脘灼热,口苦而臭,心烦易怒,两胁胀闷,舌红,脉弦数。

病机分析:肝郁化火,横逆犯胃,胃失和降,浊气上泛,故见吐酸时作;肝脉布胁肋,故两胁胀闷;肝火上炎则口苦、心烦易怒;胃火炽盛则口臭、胃脘灼热;舌红苔黄,脉象弦数乃肝胃火郁的征象。

治法:疏肝泄热,降逆和胃。

代表方药:逍遥散合左金丸。前方疏肝解郁,健脾和营适用于肝气不疏者;后方清泻肝火,降逆止呕适用于肝火犯胃者。方中柴胡疏肝解郁;当归、白芍养血柔肝;白术、茯苓健脾去湿;生姜、炙甘草温中益气;薄荷少许,助柴胡疏肝清热;黄连清肝火,泻胃热;吴茱萸疏肝解郁,和胃降逆。

加减:热甚者,可加黄芩、焦山栀;泛酸甚者,加煅瓦楞、海螵蛸;大便秘结者,加虎杖、全瓜蒌;不寐者,加珍珠母、夏枯草。

2.脾胃虚寒证

症状:吐酸时作,兼吐清水,口淡喜暖,脘闷食少,少气懒言,肢倦不温,大便时溏,舌淡苔白,脉沉弱或迟缓。

病机分析:脾胃虚寒,胃气不和,浊阴上逆故见吐酸时作、兼吐清水;脾阳不足,运化失健,则脘闷食少;脾胃气虚,纳运乏力,则少气懒言;阳虚阴盛,寒从中生,故口淡喜暖,肢倦不温;阴寒之气内盛,水湿不化,见大便溏泄。

治法:温中散寒,和胃制酸。

代表方药:吴茱萸汤合香砂六君子汤。前方温中补虚,降逆止呕适用于肝胃虚寒,浊阴上逆者;后方益气健脾,行气化痰适用于脾胃气虚,痰阻气滞者。方中人参致冲和之气,白术培中宫,茯苓清治节,甘草调五脏,陈皮以利肺金之逆气,半夏以疏脾土之湿气,木香以行三焦之滞气,砂仁以通脾肾之元气,吴茱萸温胃暖肝、和胃降逆,生姜温胃散寒、降逆止呕。

加减:胃气上逆者加旋覆花、代赭石;嗳气频繁者,加白蔻、佛手;若病久及肾,肾阳不足,腰膝酸软,肢冷汗出,可加附子、肉桂温补脾肾。

3.湿阻脾胃证

症状:吐酸时作,喜唾涎沫,时时欲吐,胸脘痞闷,嗳气则舒,不思饮食,舌淡红,苔白滑,脉弦细或濡滑。

病机分析:湿浊中阻,脾胃不和,升降失常,胃气上逆,故吐酸时作、时时欲吐;湿阻气滞,则胸脘痞闷、嗳气则舒;湿邪伤脾,脾运失健,则不思饮食;津液布散失常则喜唾涎沫;舌淡红,苔白滑,脉弦细或濡滑为脾虚湿滞的征象。

治法:化湿和胃,理气解郁。

代表方药:藿香正气散。方中藿香和中止呕;半夏曲、陈皮理气燥湿,和胃降逆以止呕;白术、茯苓健脾运湿;大腹皮、厚朴行气化湿;紫苏、白芷醒脾宽中,行气止呕;桔梗宣肺利膈,又助化湿;生姜、甘草、大枣,调和脾胃。

加减:湿浊留恋,苔腻不化者,可加苍术、佩兰化湿醒脾;湿郁化热,舌苔黄腻者,可加黄连、黄芩清热化湿;大便稀溏者,加山药、扁豆健脾止泻。

4.食滞胃腑证

症状:胃脘饱胀,嗳腐吞酸,甚至呕恶,宿食上泛,纳谷乏味或不思饮食,舌苔黄腻,脉滑实。

病机分析:暴饮暴食,损伤脾胃,脾胃纳化失常,中焦气机受阻。食浊内阻则胃脘饱胀、纳谷乏味或不思饮食;胃失和降,胃气上逆,胃中腐败谷物上泛,故嗳腐吞酸,甚至呕恶,宿食上泛;舌苔黄腻,脉滑实是食滞内停的征象。

治法：宽中行滞，健脾助消。

代表方药：保和丸。方中山楂消油腻肉积；神曲消酒食陈腐之积；莱菔子消面食痰浊之积；陈皮、半夏、茯苓理气和胃，燥湿化痰；连翘散结清热。诸药合用，有消食导滞、理气和胃之功。

加减：若积滞化热，腹胀便秘，可用小承气汤通腑泄热；胃中积热上冲，可用竹茹汤清胃降逆；若饮食停滞兼有脾胃虚弱者，可用枳术丸消食健脾；若饮食停滞兼有湿热内阻者，可用枳实导滞丸消积导滞，清利湿热。

（四）其他疗法

1.单方验方

（1）煅牡蛎、煅鸡蛋壳，研末口服，每次 4.5 g，每天 3 次，治胃酸过多。

（2）海螵蛸 120 g，砂仁 30 g，共研末，每次 3 g，每天 2 次，开水送服，治胃寒、吐酸。

（3）吴茱萸 9 g（开水泡去苦水），生姜 3 g，水煎服，治恶心吐酸。

2.常用中成药

（1）胃苏冲剂，每次 1 包，每天 3 次，口服。

（2）健胃愈疡片，每次 4 粒，每天 3 次，口服。

（3）舒肝片，每次 4 粒，每天 2 次，口服。

（4）温胃舒胶囊，每次 3 粒，每天 2 次，口服。

3.针灸疗法

针刺中脘、内关、足三里。热证加刺阳陵泉，用泻法；寒证用补法，并加艾灸。

五、临证参考

（一）辨属寒属热

本病属肝失条达，横逆犯胃，致胃气上逆为患，临床应首辨寒热。如《素问·至真要大论》云："诸呕吐酸，暴注下迫，皆属于热。"明代《医灯续焰·吞酸吐酸》云："吞酸与吐酸，是皆形寒胃冷……故统宜温中散寒，令郁滞开而病自愈矣。"提出以温中散寒为主治疗该病。《证治汇补·吐酸》云："初因标寒，宜暂与辛温反佐以开发之；久成郁热，宜以寒凉清解，或分利之；结散热去，则气自通和，酸亦自已也。"指出本病应分阶段治疗。

（二）辨属虚属实

临床上应根据虚实的不同合理用药。如张璐《张氏医通》言："嘈杂与吐酸一类……肝木摇动中土。故中土扰扰不宁……盖土虚不禁木所摇，故治法必当补脾运痰，土厚载物，则风木自安，不必用伐肝之剂，六君子汤为专药，火盛作酸，加吴茱萸、川黄连。"提出以六君子汤补脾运痰为主治疗本病。俞根初《重订通俗伤寒论·清凉剂》载："或吐黏涎，或呕酸汁，或吐苦水，或饥不欲食，食即胃满不舒，甚则胀痛，或嘈杂心烦。故以芩、连、橘、半，苦降辛通，调和肝胃为君；臣以竹茹、枳实，通络降气；佐以赤苓、碧玉，使胃中积聚之浊饮从小便而泄；使姜、沥二汁，辛润涤痰，以复其调畅之性。此为清肝和胃，蠲痰泄饮之良方。"提到应用清肝和胃法治疗该病。

六、预防调护

（1）进食应细嚼慢咽，避免吃刺激性及促进胃液分泌的食物，如多纤维的芹菜、韭菜、黄豆芽、海带和浓缩果汁等。辣椒、芥末、烈性酒、咖喱、胡椒粉、蒜、薄荷等也不宜食用。此外，甜食、红薯在胃内易产酸，也要尽量少食。

（2）避免吃生冷及不易消化的食物。饭菜要软、烂、容易消化，以减轻胃的负担。

（3）减少脂肪摄入，脂肪可延缓胃排空，刺激胆囊收缩与分泌，降低食管括约肌压力，烹调以煮、炖、烩为主，不用油煎炸。

（4）日常膳食中应有足够的营养素，如蛋白质和易消化的食物。因为蛋白质能中和胃酸，有利于减少胃酸和修复病灶。

（乔晓丽）

第七节 嘈 杂

一、概念

嘈杂俗名"嘈心""烧心症"，是指胃中空虚，似饥非饥，似辣非辣，似痛非痛，胸膈懊恼，莫可名状的一种病症，常兼有嗳气、吐酸等，亦可单独出现，常见于西医学的功能性消化不良、反流性食管炎、慢性胃炎和消化性溃疡等疾病中。因胃癌、胆囊炎等疾病引起的嘈杂不在本病证讨论范围。

二、病因病机

嘈杂主要由饮食不节、情志不和、脾胃虚弱和营血不足等因素导致痰热、肝郁、胃虚、血虚，从而发生嘈杂。

（一）病因

1.饮食不节

饮食不节，暴饮暴食，损伤脾胃；或过食辛辣香燥，醇酒肥甘，或生冷黏滑难消化之食物，积滞中焦，痰湿内聚，郁而化热，痰热内扰而成嘈杂。

2.情志不和

肝主疏泄，若忧郁恼怒，使肝失条达，横逆反胃，致肝胃不和，气失顺降而致嘈杂。

3.脾胃虚弱

由于脾胃素虚，或病后胃气未复，阴分受损，或过食寒凉生冷，损伤脾阳，以致胃虚气逆，扰乱中宫而致嘈杂。

4.营血不足

由于素体脾虚，或思虑过度，劳伤心脾，或因失血过多，皆能造成营血不足，使胃失濡润，心失所养，致嘈杂萌生。

（二）病机

1.病因病机脾胃虚弱为本，胃失和降为发病关键

脾胃虚弱，可导致痰饮内生，或土虚木乘，若湿热或痰热久恋，日久阴液暗耗，或热病之后津液受戕，胃阴不足，濡润失司，致和降无能；或体质素弱，形瘦胃薄，复加生冷伤胃，饥饱伤脾，中气更馁，运化无力，水饮留滞，亦可导致嘈杂发生。嘈杂的病因病机脾胃虚弱为本，痰湿、热邪、气郁等为标，胃失和降为发病关键。

2.嘈杂病位在胃,其发病与脾、肝关系密切

脾主运化,胃主受纳,脾为胃运化水谷精微,脾宜升则健,胃宜降则和,而脾胃土的健运又有赖于肝木的正常疏泄。大凡经常饥饱不一或饮食不节,日积月累,脾胃运化失常,致湿热或痰热中阻,胃失通降之职;或性格内向,常常抑郁寡欢,致肝失条达,横逆犯胃,肝胃不和,胃失和降,均可引发嘈杂。

三、诊断与病证鉴别

(一)诊断依据

(1)胃脘部空虚感,似饥非饥,似辣非辣,似痛非痛,胸膈懊忱等症状,可伴有上腹部压痛。

(2)可伴有泛酸,嗳气,恶心,食欲缺乏,胃痛等上消化道症状。

(3)多有反复发作病史,发病前多有明显的诱因,如天气变化、情志不畅、劳累、饮食不当等。

(4)胃镜、上消化道钡餐等理化检查有明确的胃、十二指肠疾病,并排除其他引起上腹部疼痛的疾病。

(二)辅助检查

电子胃镜、上消化道钡餐,可做急、慢性胃炎,胃、十二指肠溃疡病等的诊断,并可与胃癌做鉴别诊断;幽门螺杆菌(Hp)检测、血清胃泌素含量测定、血清壁细胞抗体测定、胃蛋白酶原测定及内因子等检查有利于慢性胃炎的诊断;肝功能、血尿淀粉酶、血脂肪酶化验和肝胆脾胰彩超、CT、MRI 等检查可与肝、胆、胰疾病做鉴别诊断;血常规、腹部 X 线检查可与肠梗阻、肠穿孔等做鉴别诊断。

(三)病证鉴别

1.嘈杂与胃痛

嘈杂是指胃内似饥非饥、似痛非痛,莫可名状的证候,常兼有嗳气、恶心、吐酸、干哕、胃痛等症。胃痛是指胃脘部感觉有隐痛、胀痛、刺痛、灼痛等不适的证候。嘈杂与胃痛的共同点是:两者均属于胃脘部不适之证,其病因病机为饮食劳倦、肝气犯胃等以致损伤脾胃而发病。而鉴别的关键在于能否准确表达出症状,也就是说,嘈杂者无法清楚地说明自己的痛苦,但一般比疼痛症状较轻,也可发生于疼痛的前期;而胃痛则能准确表达清楚其部位、性质,一般发病较急,时好时犯。

2.嘈杂与吞酸

《张氏医通·嘈杂》曰:“嘈杂与吞酸一类,皆由肝气不舒……中脘有饮则嘈,有宿食则酸。”指出嘈杂与吞酸病位相同,并具有相同的肝气不舒的病机,区别在于病因不同:嘈杂为饮邪所致,而吞酸的关键在于有宿食留滞。从临床实践来看,两者的临床表现明显不同,后者常自觉有酸水上泛,前者主要是胃中空虚,似饥非饥之状,但两者也可同时出现。引起嘈杂、吞酸的原因很多,也有由同一原因的不同表现。

四、辨证论治

(一)辨证思路

1.辨虚实

本病首先当分虚实。实证分为胃热(痰热)证与肝胃不和证,虚证又可分为胃气虚、脾胃虚寒、胃阴虚及血虚。胃热者,嘈杂而兼恶心吐酸,口渴喜冷,舌质红,舌苔黄或干,脉多滑数;肝胃不和者,胃脘嘈杂如饥,似有烧灼感,胸闷懊忱,嗳气或泛酸,两胁不舒,发作与情绪关系较大,舌

红,苔薄白,脉细弦;胃气虚者,嘈杂时作时止,兼口淡无味,食后脘胀,体倦乏力,舌淡,苔白,脉虚;脾胃虚寒者,嘈杂,多见泛吐清水或酸水,或兼恶心,呕恶,食少,腹胀,便溏,甚则形寒,舌淡,苔白,脉细弱;胃阴虚者,嘈杂时作时止,饥而不欲食,口干舌燥,舌质红,少苔或无苔,脉细数;血虚者,嘈杂而兼血虚征象。

2.辨寒热

次当辨寒热,胃热(痰热)证属实热证,胃阴虚证阴虚化热时,可出现五心烦热等而形成虚热证,胃气虚进一步发展,可见畏寒肢冷等而形成脾胃虚寒证。

3.辨脏腑

嘈杂痛病位主要在胃,但与肝、脾关系密切。辨证时要注意辨别病变脏腑的不同。如肝郁气滞致病导致肝胃不和嘈杂,其发病多与情志因素有关,痛及两胁,心烦易怒、嗳气频频;胃气虚证及脾气虚弱,中阳不振所致嘈杂,常伴食欲缺乏、便溏,面色少华,舌淡脉弱等脾胃虚弱或虚寒之征象;口苦、泛酸,食油腻后加重者,多为胃热(痰热)证。

4.辨病势缓急轻重顺逆

凡嘈杂起病急骤者,病程较短,多由饮食不节,过食生冷,暴饮暴食,饮酒恼怒、情绪激动诱发,致寒伤中阳,食滞不化,肝气郁结,胃失和降而致嘈杂;凡嘈杂起病缓慢,疼痛渐发,病程较长。多由脾胃虚弱,失于调治,或重病大病,损伤脾胃,造成中气不足,升降失司,脾虚不能运化滞浊,胃气不和而致嘈杂。

嘈杂经过正确的治疗,病邪祛除,正气未衰,嘈杂可很快好转,嘈杂持续时间缩短,复发减少,多为顺象。若治疗不能坚持,或延误诊治,或复感新病邪,急性嘈杂发展为慢性嘈杂,经常复发,间隔时间缩短,嘈杂时间可长达数年。嘈杂若失治则可延为便闭、三消、噎膈之症,故应及时诊治,谨防恶变可能。

(二)治疗原则

脾胃位居中焦,胃气宜通、宜降、宜和,通则胃气降,降则气机和,和则纳运正常,纳运和,则嘈杂自除,故治疗嘈杂应抓住通、降、和三法。在治疗嘈杂的过程中,应时时注意顾护胃气。

(三)分证论治

1.胃热(痰热)证

症状:嘈杂而兼恶心吐酸,口渴喜冷,心烦易怒,或胸闷痰多,多食易饥,或似饥非饥,胸闷不思饮食,舌质红,舌苔黄或干,脉多滑数。

病机分析:胃热嘈杂,多由饮食伤胃,湿浊内留,积滞不化;或肝气失畅,郁而化热,气机不利,痰热内扰中宫,故出现心烦易怒、口渴、胸闷吞酸等症状;舌红苔黄,脉滑数,为热邪犯胃之象。

治法:清胃降火,和胃除痰。

代表方药:黄连温胆汤加减。方中以黄连、半夏为君,黄连直泻胃火,半夏降逆和胃化痰,与黄连配伍辛开苦降,宣通中焦;以寒凉清降的竹茹、枳实为臣清胆胃之热,降胆胃之逆,既能泄热化痰,又可降逆和胃;佐以陈皮理气燥湿,茯苓健脾渗湿,使湿祛而痰消;取少量生姜辛以通阳,甘草益脾和胃,调和诸药,共为使药。此方应去大枣不用,因大枣性味甘温,有滋腻之性。诸药合用,可使痰热清,胆胃和,诸症可愈。

加减:胃痛者加延胡索、五灵脂;腹胀者加川厚朴、莱菔子;嗳气者加代赭石、旋覆花;泛酸者加瓦楞子、海螵蛸;纳呆者加山楂、神曲;便秘者加大黄;舌红郁热者加黄芩;苔腻湿重者加苍术、佩兰;热盛者,可加黄芩、山栀等,以增强其清热和胃功效。

2.肝胃不和证

症状：胃脘嘈杂如饥,似有烧灼感,胸闷懊恢,嗳气或泛酸,两胁不舒,发作与情绪关系较大。妇女可兼经前乳胀,月经不调,舌质红,苔薄白,脉细弦。

病机分析：肝主疏泄,若忧郁恼怒,使肝失条达,横逆犯胃,致肝胃不和,气失顺降,而致嘈杂。

治法：抑木扶土。

代表方药：四逆散加减。方中佛手、枳壳、白芍、绿萼梅疏肝抑木,石斛、白术、茯苓、甘草健脾胃补中气,瓦楞子、蒲公英抑酸护膜清热。

加减：妇女兼经前乳胀,月经不调者,可予丹栀逍遥散,两胁胀痛明显者,可加香橼、延胡索以增强疏肝理气作用。

3.胃气虚证

症状：嘈杂时作时止,兼口淡无味,食后脘胀,体倦乏力,舌淡,苔白,脉虚。

病机分析：胃者水谷之海,五脏六腑皆禀气于胃,如因素体虚弱,劳倦或饮食所伤,以致胃虚气逆,扰乱中宫,故见嘈杂。

治法：补益胃气。

代表方药：四君子汤加味。方中党参、白术、茯苓、甘草长于补中气,健脾胃,怀山药、白扁豆增强健脾之效。

加减：兼气滞者,加木香、砂仁调气和中;胃寒明显者,加干姜温胃散寒。

4.脾胃虚寒证

症状：嘈杂,多见泛吐清水或酸水,或兼恶心,呕恶,食少,腹胀,便溏,甚则形寒,中脘冰冷感,水声辘辘。面色萎黄或少华,舌质淡,苔白,脉细弱。

病机分析：脾胃虚弱,失于调治,或重病大病,损伤脾胃,造成中气不足,升降失司,脾虚不能运化滞浊,胃气不和而致嘈杂。

治法：温中健脾,理气和胃。

代表方药：四君子汤合二陈汤加减。方中党参、白术、茯苓、甘草、怀山药、黄芪等益气健脾;陈皮、半夏、木香、砂仁理气和胃;炒薏苡仁、白扁豆健脾渗湿。

加减：若寒痰停蓄胸膈,或为胀满少食而为嘈杂者,宜和胃二陈煎,或和胃饮。若脾胃虚寒,停饮作酸嘈杂者,宜温胃饮,或六君子汤。若脾肾阴分虚寒,水泛为饮,作酸嘈杂者,宜理阴煎,或金水六君煎。

5.胃阴虚证

症状：嘈杂时作时止,饥而不欲食,食后饱胀,口干舌燥,大便干燥,舌质红,少苔或无苔,脉细数。

病机分析：胃阴不足,胃失濡养,胃失和降,胃虚气逆,故见嘈杂,饥而不欲食,食后饱胀,口干舌燥,大便干燥,舌红,少苔或无苔,脉细数为胃阴不足之象。

治法：滋养胃阴。

代表方药：益胃汤加减。方中沙参、麦冬、生地、玉竹、石斛、冰糖甘凉濡润,益胃生津,冀胃阴得复而嘈杂自止。

加减：胃脘胀痛者,可加玫瑰花、佛手、绿萼梅、香橼等理气而不伤阴之品;食后堵闷者,可加鸡内金、麦芽、炒神曲等以消食健胃;大便干燥者,加瓜蒌仁、火麻仁、郁李仁等润畅通便;阴虚化热者,可加天花粉、知母、黄连等清泄胃火;泛酸者,可加煅瓦楞子、海螵蛸等以制酸。

6.血虚证

症状:嘈杂而兼面黄唇淡,心悸头晕,夜寐多梦,善忘,舌质淡,苔薄白,脉细弱。

病机分析:营血不足,心脾亏虚,胃失濡养,故见嘈杂。心失血养,故心悸,夜寐梦多;脑失血濡,故头晕,善忘;面黄唇淡,舌淡,脉细弱均为血虚之征。

治法:益气补血,补益心脾。

代表方药:归脾汤加减。方中取四君子汤补气健脾,使脾胃强健而气血自生,乃补血不离健脾之意;木香理气,生姜、大枣调和营卫,龙眼、酸枣仁、远志养心安神,用于血虚嘈杂,甚为合拍。

加减:兼气虚者,可加黄芪、党参、白术、茯苓以健脾益气;泛吐清水者加吴茱萸、高良姜;便溏甚者加薏苡仁;腹胀明显者加枳壳、厚朴。

(四)其他疗法

1.单方验方

(1)煅瓦楞 30 g,炙甘草 10 g,研成细粉末,每次 3 g,每天 3 次口服。

(2)海螵蛸 15 g,浙贝母 15 g,研成细粉末,每次 2 g,每天 3 次口服。

(3)煅瓦楞 15 g,海螵蛸 15 g,研成细粉末,每次 2 g,每天 3 次口服。

(4)鸡蛋壳去内膜洗净,炒黄,研成细粉末,每次 2 g,每天 2 次口服。

(5)龙胆草 1.5 g,炙甘草 3 g,水煎 2 次,早晚分服。

2.常用中成药

(1)香砂养胃丸。

功用主治:温中和胃。用于胃脘嘈杂,不思饮食,胃脘满闷或泛吐酸水。

用法用量:每次 3 g,每天 3 次。

(2)胃复春。

功用主治:健脾益气,活血解毒。用于脾胃虚弱之嘈杂。

用法用量:每次 4 片,每天 3 次。

(3)养胃舒。

功用主治:滋阴养胃,行气消导。用于口干、口苦、食欲缺乏、消瘦等阴虚嘈杂证。

用法用量:每次 1~2 包,每天 3 次。

(4)小建中颗粒。

功用主治:温中补虚,缓急止痛。用于脾胃虚寒,脘腹疼痛,喜温喜按,吞酸的嘈杂。

用法用量:每次 15 g,每天 3 次。

3.针灸疗法

胃热者选穴:足三里、梁丘、公孙、内关、中脘、内庭;脾胃虚寒者选穴:足三里、梁丘、公孙、内关、中脘、气海、脾俞;胃寒者选穴:足三里、梁丘、公孙、内关、中脘、梁门;肝郁者选穴:足三里、梁丘、公孙、内关、中脘、期门、太冲;胃阴不足者选穴:足三里、梁丘、公孙、内关、中脘、三阴交、太溪。

操作:毫针刺,实证用泻法,虚证用补法,胃寒及脾胃虚寒宜加灸。

4.外治疗法

(1)取吴茱萸 25 g,将吴茱萸研末,过 200 目筛,用适量食醋和匀,外敷涌泉穴,每天 1 次,每次30 分钟。

(2)取吴茱萸 5 g,白芥子 3 g,研为细末,用纱布包扎,外敷中脘穴,每次 20 分钟,并以神灯(TDP 治疗仪)照射。

五、临证参考

（一）辨证与辨病相参

1.明确诊断，掌握预后

明确诊断是采取正确治疗的前提。嘈杂所对应的相关疾病整体预后较好，但萎缩性胃炎、胃溃疡等疾病为胃癌前状态性疾病，有潜在恶变的可能性，应根据病变的轻重程度，及时复查，明确病情的转归，及时更改治疗方案。慢性胃炎伴重度异型增生患者需及时行内镜或手术治疗；消化性溃疡注意有无合并出血、幽门梗阻或癌变者，如出现这些合并症，当中西医结合治疗。

2.判断病情的特点，注意辨证辨病相结合

嘈杂治疗上应注意辨证辨病相结合，辨证时必须注意辨别病情的轻重缓急、病性的寒热虚实，审察气血阴阳，观察整个病程中的症情转化，做到随证化裁。同时，采用理化检查以明确疾病诊断，病证结合，进一步判断疾病的特点，既不延误病情，又能针对性地指导治疗。如对于消化性溃疡，考虑到其致病因素主要为胃酸，在辨证施治的基础上可配合使用制酸护膜、生肌愈疡的药物，如白及、乌贼骨、瓦楞子、浙贝母等；对于萎缩性胃炎，应注意濡润柔养，兼以活血通络，切勿刚燥太过；对于胃食管反流病，则应注意泄肝和胃降逆。

3.结合胃镜及组织病理特点选用药物

胃镜及组织病理检查为中医辨证施治提供了更客观、更丰富的临床资料，治疗时应不忘结合胃镜病理特点治疗。如伴有幽门螺杆菌（Hp）感染的患者，特别是根除失败的患者，在西医标准三联根除 Hp 治疗方案的基础上，临床医师可以配合黄连、黄芩、黄芪、党参等扶正清热解毒中药治疗，以冀提高 Hp 的根除率；对于慢性萎缩性胃炎伴有肠上皮化生或异性增生者，在辨证论治的基础上，可予健脾益气，活血化瘀中药，并适当选用白花蛇舌草、半枝莲、半边莲、藤梨根等抗癌中药，并告知患者定期复查胃镜及组织病理；伴有食管、胃黏膜糜烂者，在配伍三七粉、白及、乌贼骨、煅瓦楞等制酸护膜药物。

六、预防调护

（1）注意在气候变化的季节里及时添加衣被，防寒保暖。

（2）1 日 3 餐定时定量，细嚼慢咽，避免进食过烫、过冷的食物和辛辣刺激性食品，避免进食过咸、过酸及甜腻的食物，戒烟酒等。

（3）慎用对胃黏膜有损伤的药物，如非甾体抗炎药、糖皮质激素、红霉素等。

（4）保持心情舒畅，保持正常的生活作息规律，避免劳累过度。

（乔晓丽）

第八节　痞　　满

一、概念

痞满是以胸脘痞塞满闷不舒，按之柔软，压之不痛，视之无胀大之形为主症的病证。西医学中的慢性胃炎、胃神经症、胃下垂、消化不良等疾病,当出现以胃脘部痞塞、满闷不舒为主要表现时,可参考本节辨证论治。早期肝硬化、胸腔积液、心绞痛、心肌梗死表现为胸脘满闷者不属于本病证范围。

二、病因病机

痞满多因表邪内陷入里,饮食不节,痰湿阻滞,情志失调,或脾胃虚弱等各种原因导致脾胃损伤,升降失司,胃气壅塞而发病。

(一)病因

1.感受外邪

外邪侵袭肌表,治疗不得其法,滥施攻里泻下,脾胃受损,外邪乘虚内陷入里,结于胃脘,阻塞中焦气机,升降失司,胃气壅塞,遂成痞满。

2.内伤饮食

暴饮暴食,或恣食生冷粗硬,或偏嗜肥甘厚味,或嗜浓茶烈酒及辛辣过烫饮食,损伤脾胃,以致食谷不化,阻滞胃脘,升降失司,胃气壅塞,而成痞满。

3.痰湿阻滞

脾胃失健,水湿不化,酿生痰浊,痰气交阻于胃脘,则升降失司,胃气壅塞,而成痞满。

4.情志失调

多思则气结,暴怒则气逆,悲忧则气郁,惊恐则气乱等,造成气机逆乱,升降失职,形成痞满。其中尤以肝郁气滞,横犯脾胃,致胃气阻滞而成之痞满为多见。

5.脾胃虚弱

素体脾胃虚弱,中气不足,或饥饱不匀,饮食不节,或久病损及脾胃,纳运失职,升降失调,胃气壅塞,而生痞满。

(二)病机

1.基本病机为脾胃升降功能失调,胃气壅塞

外感湿热、客寒,或食滞、痰湿停留日久,或肝郁气滞,横逆犯脾或病程日久,脾胃受损等,均可导致脾胃运纳失职,清阳不升,浊阴不降,中焦气机阻滞,升降失司而出现痞满。

2.病位在胃,涉及肝脾

本病病位在胃,与肝脾关系密切。胃位居中焦,属于阳土,喜润恶燥,主受纳传输水谷,以和降为顺,实而不能满,故极易感受外邪,而致气机阻滞,胃气不降;脾胃同属中土,互为表里,喜燥恶湿,主运化转输,以升为健,若脾土虚弱,健运失职,则水谷入胃不得化,以致水反为湿,谷反为滞,湿滞壅积于胃腑,气机不通而成痞满;肝主疏泄,喜条达而恶抑郁,体阴而用阳,一遇情志不遂,则肝气郁结,横逆犯胃,气机郁滞,升降失职,酿生痞满,三者相互影响,互为因果。

3.虚实夹杂为其病机特点

外邪所犯,食滞内停,痰湿中阻,湿热内蕴,气机失调等所成之痞皆为实邪,脾胃气虚,无力运化,或胃阴不足,失于濡养所致之痞则属虚痞,因邪实多与中虚不运,升降无力有关,而中焦转运无力,最易招致病邪内阻,两者互相影响,相互转化,从而形成虚实夹杂、寒热错杂之证。

此外,痞满日久不愈,气血运行不畅,脉络瘀滞,血络损伤,可见吐血、黑便,亦可产生胃痛或积聚、噎膈等变证。

三、诊断与病证鉴别

(一)诊断依据

(1)以胃脘痞塞,满闷不舒为主要临床表现,其痞按之柔软,压之不痛,视之无胀大之形。

(2)常伴有胸膈满闷,饮食减少,得食则胀,嗳气则舒等症。

(3)发病和加重常与饮食、情志、起居、冷暖失调等诱因有关。

(4)多为慢性起病,时轻时重,反复发作,缠绵难愈。

(5)纤维胃镜检查、上消化道 K 线检查、胃液分析等的异常,有助于本病的诊断。

(二)辅助检查

电子胃镜或纤维胃镜可确诊慢性胃炎,并排除溃疡病和胃肿瘤;病理组织活检可确定慢性胃炎的类型以及是否有肠上皮化生、异型增生;X 线钡餐检查可协助诊断慢性胃炎、胃下垂等;胃肠动力检测如胃肠测压、胃排空试验、胃电图等可协助诊断胃动力障碍、紊乱等;幽门螺杆菌(Hp)相关检测是否为 Hp 感染;B 超、CT 检查可鉴别肝胆病和腹水等。

(三)病证鉴别

1.痞满与胃痛

两者病位皆在胃脘部,且胃痛常兼胀满,痞满时有隐痛,应加以鉴别。胃痛以疼痛为主,痞满以痞塞满闷为主;胃痛者胃脘部可有压痛,痞满者则无压痛。

2.痞满与鼓胀

鼓胀与胃痞同为腹部病证,且均有胀满之苦,鼓胀早期易与胃痞混淆。鼓胀腹部胀大膨隆,胀大之形外现;胃痞则自觉满闷痞塞,外无胀大之形。鼓胀按之腹皮急;胃痞胃脘部按之柔软。

3.痞满与胸痹心痛

胸痹心痛可有脘腹满闷不舒,痞满常伴有胸膈满闷,但两者有病在心胸和病在胃脘之不同,应予区别。胸痹心痛属胸阳痹阻,心脉瘀阻,心脉失养为患,以胸痛,胸闷,短气为主症,伴有心悸、脉结代等症状;痞满系脾胃功能失调,升降失司,胃气壅塞所致,以胃脘痞塞满闷不舒为主症,多伴饮食减少,得食则胀,嗳气则舒等症状。

4.痞满与结胸

两者病位皆在脘部,然结胸以心下至小腹硬满而痛、拒按为特征;痞满则在心下胃脘,以满而不痛、手可按压、触之无形为特点。

四、辨证论治

(一)辨证思路

1.辨虚实

痞满食后尤甚,饥时可缓、便秘、舌苔厚腻,脉实有力者为实痞,多由外邪所犯、暴饮暴食,食滞内停,痰湿中生、湿热内蕴、情志失调等所致。食积者,伴有嗳腐吞酸,大便不调,味臭如败卵;痰湿者,伴有身重困倦,口淡不渴;脘腹嘈杂不舒,口苦,舌苔黄腻者为湿热之邪所致;心烦易怒,善太息,脉弦者为情志不遂所致。痞满能食,饥饱均满,食少纳呆,大便清利、虚无力者属虚痞,多由脾胃气虚,无力运化,或胃阴不足,失于濡养所致。脾胃虚弱者,痞满时轻时重,纳呆,神疲乏力,脉细弱;胃阴不足者,饥不欲食,口燥咽干,舌红少苔,脉细数。

2.辨寒热

痞满绵绵,得热则减,口淡不渴,或渴不欲饮,舌淡苔白脉沉迟或沉涩者属寒。而痞满势急,口渴喜冷,舌红苔黄脉数者为热。

(二)治疗原则

痞满的病变部位在胃脘,病变脏腑在脾胃,基本病机是中焦气机不利,脾胃升降失职,故总的治疗原则为调理脾胃升降、行气除痞消满,根据虚实分治,实者泻之,分别施以理气解郁、清热祛湿、消食导滞、除湿化痰等法;虚者补之,施以健脾益胃,补中益气,养阴益胃之法。由于本病证常为虚实夹杂之候,所以治疗时通常消补并用。

(三)分证论治

1.饮食内停证

症状:脘腹痞闷而胀,进食尤甚,拒按,嗳腐吞酸,恶食呕吐,或大便不调,矢气频作,味臭如败卵,舌苔厚腻,脉滑。

病机分析:饮食停滞,胃腑失和,气机瘀滞,故脘腹痞闷而胀;食滞胃脘,胃失和降,故嗳腐吞酸,呕吐;食滞作腐,气机不畅,故大便不调,臭如败卵;舌苔厚腻,脉滑为饮食停滞之象。

治法:消食和胃,行气消痞。

代表方药:保和丸加减。山楂、神曲、莱菔子消食导滞,行气除胀;半夏、陈皮和胃化湿,行气消痞;茯苓健脾渗湿,和中止泻;连翘清热散结。

加减:食积较重者,可加鸡内金、谷芽、麦芽以消食;脘腹胀满者,可加枳实、厚朴、槟榔等理气除满;食积化热,大便秘结者,加大黄、枳实,或用枳实导滞丸通腑消胀,清热利湿;兼脾虚便溏者,加白术、扁豆,或枳实消痞丸健脾和胃,化湿消痞。

2.痰湿中阻证

症状:脘腹痞塞不舒,胸膈满闷,头晕目眩,身重困倦,呕恶纳呆,口淡不渴,小便不利,舌苔白厚腻,脉沉滑。

病机分析:痰浊阻滞,脾失健运,气机不畅,故见脘腹痞塞不舒;湿邪困脾,清阳不升,清窍失养,故头晕目眩;湿邪困脾,胃失和降,故见困倦,呕恶;气化不利,故小便不利;舌苔白厚腻,脉沉滑为湿邪偏重之象。

治法:除湿化痰,理气和中。

代表方药:二陈平胃汤加减。制半夏、藿香、苍术燥湿化痰;陈皮、厚朴理气消胀;茯苓、甘草健脾和胃。

加减:痰湿盛而胀满甚者,可加枳实、苏梗、桔梗,或合用半夏厚朴汤加强化痰理气;气逆不降,嗳气不止者,加旋覆花、代赭石、沉香、枳实等降逆下气;痰湿郁久化热而见口苦、舌苔黄者,改用黄连温胆汤清化痰热;兼脾胃虚弱者,加党参、白术、砂仁健脾和中。

3.湿热阻胃证

症状:脘腹痞闷,或嘈杂不舒,恶心呕吐,口干不欲饮,口苦,纳少,舌红苔黄腻,脉滑数。

病机分析:湿热内蕴,困阻脾胃,气机不利,则胃脘痞闷,嘈杂不舒;湿热中阻,气机不利,升降失司,故见恶心呕吐,口干口苦;脾为湿困,纳运失职,而见纳少;舌红苔黄腻,脉滑数为湿热壅盛之象。

治法:清热化湿,和胃消痞。

代表方药:泻心汤合连朴饮加减。大黄泄热消痞,和胃开结;黄芩、黄连、栀子清热燥湿;厚朴理气燥湿;石菖蒲芳香化湿,醒脾开胃;半夏和胃燥湿;芦根清热和胃,止呕除烦;黄连、淡豆豉清热燥湿除烦。

加减:恶心呕吐明显者,加竹茹、生姜、旋覆花以止呕;纳呆不食者,加鸡内金、谷麦芽以开胃导滞;嘈杂不适者,合用左金丸;便溏者,去大黄,加扁豆、陈皮化湿和胃;寒热错杂者,用半夏泻心汤苦辛通降。

4.肝胃不和证

症状:脘腹痞闷,胸胁胀满,心烦易怒,善长太息,呕恶嗳气,或吐苦水,大便不爽,舌质淡红,苔薄白,脉弦。

病机分析:肝气犯胃,胃气郁滞,而致脘腹痞闷;肝气郁结,气机不舒,故心烦易怒,善太息;肝气犯胃,胃失和降,而见呕恶嗳气;胆胃不和,气逆于上,故呕吐苦水;肠胃不和,气机郁滞,故大便不爽,舌质淡红,苔薄白,脉弦为肝气郁滞之象。

治法:疏肝解郁,和胃消痞。

代表方药:越鞠丸合枳术丸加减。香附、川芎疏肝散结,行气活血;苍术、神曲燥湿健脾,消食化滞;栀子泻火解郁;枳实行气消痞;白术健脾益胃;荷叶升清养胃。

加减:气郁明显,胀满较甚,加柴胡、郁金、厚朴,或用五磨饮子理气导滞消胀;肝郁化火,口苦而干者,加黄连、黄芩泻火解郁,呕恶明显者,加半夏、生姜和胃止呕,嗳气者,加竹茹、沉香和胃降气。

5.脾胃虚弱证

症状:脘腹满闷,时轻时重,喜温喜按,纳呆便溏,神疲乏力,少气懒言,语声低微,舌质淡,苔薄白,脉细弱。

病机分析:脾胃虚弱,健运失职,升降失常,故脘腹满闷,时轻时重;脾胃虚寒,故喜温喜按;脾虚不运,故见纳呆便溏;脾胃气虚,形神失养,故见神疲乏力,少气懒言;舌质淡,苔薄白,脉细弱为脾胃虚弱之象。

治法:补气健脾,升清降浊。

代表方药:补中益气汤加减,黄芪、党参、白术、炙甘草益气健脾,升麻、柴胡升举清阳,当归养血和营,陈皮理气消痞。

加减:胀闷较重者,可加枳壳、木香、厚朴以理气运脾;四肢不温,阳虚明显者,加制附子、干姜,或合理中丸温胃健脾;纳呆厌食者,加砂仁、神曲理气开胃;舌苔厚腻,湿浊内蕴者,加半夏、茯苓,或改用香砂六君子汤加减以健脾祛湿,理气除胀。

6.胃阴不足证

症状:脘腹痞闷,嘈杂,饥不欲食,恶心嗳气,口燥咽干,大便秘结,舌红少苔,脉细数。

病机分析:胃阴亏虚,胃失濡养,和降失司,故见脘腹痞闷,嘈杂,饥不欲食,胃失和降,故恶心嗳气;阴虚津枯,津液不能上承,大肠液亏失于濡养,故见口燥咽干,大便秘结;舌红少苔,脉细数为阴虚之象。

治法:养阴益胃,调中消痞。

代表方药:益胃汤加减。生地、麦冬、沙参、玉竹养阴益胃,香橼疏肝理脾,消除心腹痞满。

加减:津伤较重者,加石斛、天花粉加强生津;腹胀较著者,加枳壳、厚朴理气消胀;食滞者,加谷麦芽消食导滞;便秘者,加火麻仁、玄参润肠通便。

(四)其他疗法

1.单方验方

(1)生姜50 g(拍碎剁末),陈皮10 g,大枣数枚,水煎服,用于感寒所致脘腹胀满。

(2)佛手30 g,山楂15 g,麦芽15 g,神曲15 g,水煎服,用于食积痞满。

(3)枳壳10 g,陈皮10 g,水煎服,用于气滞证。

(4)白豆蔻3 g,藿香、生姜各6 g,半夏、陈皮各5 g,水煎服,用于脾虚湿阻之痞满。

(5)神曲30 g,炒萝卜籽10 g,麦芽10 g,水煎服,用于因食用谷米食物过多导致腹胀厌食者。

(6)怀山药30 g,鸡内金9 g,蜂蜜15 g。怀山药、鸡内金用水煎取汁,调入蜂蜜,搅匀。每天1剂,分2次温服,用于脾胃虚弱,运化不健之食积腹胀者。

(7)荔枝核100 g,橘皮10 g,研成细末,饭前服5 g,每天3次,用于肝气郁滞所致脘腹胀满者。

(8)绿萼梅10 g,绿茶4 g。上方以沸水冲泡,代茶频饮,兑开水再饮。1天1剂。用于肝胃不和证。

2.常用中成药

(1)四磨汤口服液。

功用主治:顺气降逆。用于气滞、食积所致脘腹胀满。

用法用量:每次10～20 mL,每天3次。

(2)达立通颗粒。

功用主治:清热解郁,和胃降逆,通利消滞,用于肝胃郁热所致痞满,症见胃脘胀满、嗳气、食欲缺乏、胃中灼热、嘈杂泛酸、脘腹疼痛、口干口苦;运动障碍型功能性消化不良见上述症状者。

用法用量:温开水冲服,1次1袋,1天3次。于饭前服用。

(3)气滞胃痛颗粒。

功用主治:疏肝理气,和胃止痛。用于情志不畅,肝气犯胃所引起的胃痛连胁,嘈杂恶心等症。

用法用量:每次1～2包,每天3次。

(4)香砂和胃丸。

功用主治:健脾开胃,行气化滞。用于脾胃虚弱之脘腹胀满,食欲缺乏。

用法用量:每次6 g,每天2次。

(5)养胃舒胶囊

功用主治:滋阴养胃。用于胃阴亏虚所致的脘腹满闷。

用法用量:每次2粒,每天3次。

(6)加味保和丸。

功用主治:健脾消食。用于饮食积滞之胃痞。

用法用量:每次6～9 g,每天3次。

(7)补中益气丸。

功用主治:补中益气,升阳举陷。用于脾胃虚弱,中气下陷所致食少腹胀。

用法用量:每次6 g,每天3次。

(8)胃力康颗粒。

功用主治:行气活血,泄热和胃。用于肝胃郁热之脘腹痞满,嗳气吞酸者。

用法用量：每次 10 g,每天 3 次。

3.针灸疗法

(1)体针。

实证：取足厥阴肝经、足阳明胃经穴位为主,以毫针刺,采用泻法。常取足三里、天枢、气海、中脘、内关、期门、阳陵泉等。

虚证：取背俞穴、任脉、足太阴脾经、足阳明胃经穴为主,毫针刺,采用补法。常取脾俞、胃俞、中脘、内关、足三里等。

(2)耳针：取脾、胃、肝、交感、大肠、小肠,实证宜用针刺法,一般刺入深度 2～3 分,按顺时针方向中等幅度捻转,留针 5～10 分钟,每天 1 次;虚证宜采用埋针法,亦可用针刺法,埋针一般埋 1～2 穴,采用针刺法时同上法,应按逆时针方向小幅度捻转,留针 10～20 分钟,隔天 1 次,10 次为 1 个疗程。

4.外治疗法

(1)外敷法：①肉桂粉、沉香粉等量以酒调成糊状敷于脐部,外用麝香壮骨膏外贴固定,1 天 1 换。②香附、五灵脂各 30 g,黑白牵牛子各 15 g,加醋炒熨脐周,每天 1 次,每次 30 分钟。③木香、干姜、白胡椒等份,为末敷脐,胶布贴盖,3 天更换。

(2)推拿疗法。①实证：患者取仰卧位,取中脘、天枢、气海、关元等穴。以一指禅法缓慢从中脘推至气海,往返 5～6 遍,每天 1 次。②虚证：患者取俯卧位,取脾俞、胃俞、大肠俞、小肠俞、长强等穴,用摖法,从上至下,往返 3～4 遍,至局部出现热胀感为宜。

五、临证参考

(一)痞满以"滞"为患,以"通"为法

痞满的病位在胃,与肝脾关系密切,脾胃同居中焦,胃主通降,以降为顺,脾主升清,以升为健,清升浊降则气机调畅,肝主疏泄,调节脾胃气机,若脾失健运,胃失和降,肝气郁结,疏泄不利,三者相互影响,致使中焦气机不利,脾胃升降失职,而发为痞满,故中焦气机阻滞,脾胃升降失司为本病证的根本病机,治疗应着眼于"通"上。如董建华教授治疗上强调以通降为法,顺应胃的生理特性,如胃气壅滞者,治以和胃理气通降;肝胃不和者,治以疏肝和胃通降;饮食停滞者,治以消食导滞通降;湿热中阻者,治以清热化湿通降;实热壅滞者,治以清热泻腑通降;脾胃气虚者,治以健脾益气通降;脾胃阳虚者,治以温养脾胃通降;胃阴不足者,治以养阴益胃通降。临床多运用理气通降之药,如木香、陈皮、砂仁、柴胡、郁金、佛手、槟榔、枳实等,使其脾气升,胃气降,脾胃之气运行畅达,可收康复之效。

(二)治痞应重视健脾益气

《证治汇补》载："大抵心下痞闷,必是脾胃受亏。"说明脾虚是痞病产生的内在因素。脾胃虚弱易致外邪内陷,或饮食不化,痰湿内生,阻碍中焦气机,而发为痞证。因此。在痞满实证的治疗中,除了以祛邪为主外,还应兼顾保护脾胃之气,以发挥祛邪而不伤其正气之功效。对于虚痞的治疗,应采用"虚则补之""塞因塞用"之法,给予益气健脾治疗,以振奋中气,从而恢复其气机升降之枢纽的作用,使清气上升,浊阴下降,痞病自消。代表方有参苓白术散、补中气益汤。常用药物有人参、党参、黄芪、白术、茯苓、甘草、大枣等。此外根据"健脾先运脾,运脾必调气"的理论,一般在健脾益气的基础上,常添加陈皮、枳壳、柴胡、苏梗等疏导理气药物。痞证日久,或过用香燥之品,常暗耗阴津,致胃阴不足,胃体失养,气机不畅,而见胃脘痞满,脘中灼热,口燥咽干,大便干

结,舌红,苔少或无苔,脉虚细数者,需加用沙参、麦冬、玉竹、石斛、天花粉、知母等养阴生津之品。

(三)湿邪阻滞是形成胃痞的重要病理因素

湿为阴邪,易首先犯脾,困阻脾胃,阻遏气机,影响脾胃升降功能,导致痞满的发生,由于体质状况不同,饮食偏嗜的性质不同,或形成寒湿中阻,或导致湿热中阻,都可引起痞满。故治痞应以祛湿为主,但有芳香化湿、苦温燥湿、淡渗利湿、健脾化湿之分,热化者宜清热,寒化者宜温燥,症见胃脘痞满,纳呆乏力,舌苔腻,脉濡滑者,宜芳香化湿为主,药用藿香、佩兰、枳壳、大腹皮、香橼皮、佛手、芦根、焦三仙等;口干不欲饮,苔白腻者,宜加苍术、厚朴、陈皮、清半夏等苦温燥湿之品,小便不利者,宜加茯苓、通草、车前子等淡渗之品。脾虚湿阻者,症见脘腹胀闷,食后更甚,大便稀溏,苔薄腻,脉濡细,宜健脾化湿为主,药用扁豆、木香、砂仁、藿香、佩兰、生薏苡仁、茯苓、通草、枳壳、香橼皮、佛手等;湿邪化热,湿热阻滞脾胃者宜清热化湿,药用黄芩、黄连、滑石、藿香、佩兰、芦根等。

(四)痞满多虚实相兼、寒热错杂,治疗宜消补兼施、辛开苦降

胃痞虽有虚实寒热之别,但在病变过程中,因寒热虚实可相互转化,故可出现虚实相兼、寒热错杂等复杂证型。治疗此类证型,首推仲景伤寒方诸泻心汤。中医大家刘渡舟教授对仲景之学有高深的造诣,应用泻心汤类方治疗心下痞证经验丰富。刘老认为在五泻心汤中,半夏泻心汤、生姜泻心汤、甘草泻心汤三方是调理脾胃阴阳的,大黄黄连泻心汤和附子泻心汤乃是针对寒热具体情况而制订的。半夏泻心汤、生姜泻心汤、甘草泻心汤均为治疗心下痞的方剂,皆以脾胃升降失常,寒热错杂而出现的心下痞满与呕、利等证为主。三方药物相仿,治疗略同,但同中有异,其中辛开、苦降、甘调各有偏重。如半夏泻心汤证以心下痞兼呕为主;生姜泻心汤证以心下痞硬,干噫食臭,胁下有水气,腹中雷鸣与下利为主;甘草泻心汤证则以痞利俱甚,谷气不化,客气上逆,干呕心烦不得安为主。大黄黄连泻心汤用于中焦有热,影响脾胃气机升降而成心下痞者,附子泻心汤用于热痞兼下焦阳虚者。

(五)结合西医检查手段辨证施治

田德禄将西医学的胃肠造影、胃镜检查看作中医望诊的延伸,对胃镜象及其病理象进行微观辨证,在辨证用药基础上加入针对性用药,常获良效。如对于慢性萎缩性胃炎患者,镜下见胃黏膜红白相间,以白为主,管腔空旷,皱襞变浅,分泌物减少,血管显露,认为属脾胃虚弱,法宜虚则补之,常用黄芪、党参、炒白术、炒山药、石斛等;对于镜下胃黏膜呈树枝状及铺路石样改变等属癌前病变,病检常示胃黏膜异型增生,肠上皮化生者,多属久病入络,非痰即瘀,治宜祛瘀化浊,临证常加菖蒲、胆星、金铃子散、失笑散或丹参饮,甚则加猬皮、九香虫常获良效;经胃肠造影提示胃下垂者应与饮食积滞、阻于胃腑、留滞不降,胃腑不堪重负,久则下沉而坠有关,不能一概以虚论治。故临证常在补中气之药中加入理气消导之品如槟榔、枳实壳、焦三仙、莱菔子等,促进胃肠蠕动,加快胃腑排空,从而明显缩短了胃下垂的疗程。

六、预防调护

(一)饮食调摄

节制饮食,勿暴饮暴食;饮食宜清淡,忌肥甘厚味、辛辣醇酒及生冷之品。

(二)精神调摄

保持乐观开朗,心情舒畅。

（三）注意生活起居

适寒温，防六淫，注意腹部保暖。

（四）适当运动

适当参加体育锻炼，增强体质。

（乔晓丽）

<h1 align="center">第九节　胃　　痛</h1>

一、概念

胃痛又称胃脘痛，是以上腹胃脘部疼痛为主症的病证。本病主要涵盖了西医学中的胃、十二指肠以上腹痛为主要临床表现的疾病，如急性胃炎、慢性胃炎、消化性溃疡、功能性消化不良、胃食管反流病、胃下垂、胃黏膜脱垂等。因胃癌、肝炎、胆囊炎、胰腺炎、肺炎、心肌梗死等疾病引起的上腹部疼痛不在本病证范围。

二、病因病机

胃痛主要由外邪犯胃、饮食伤胃、情志内伤和脾胃虚弱等因素导致胃气阻滞、胃失通降，不通则痛。

（一）病因

1.外邪犯胃

外感寒、热、湿诸邪，内客于胃，皆可致胃气阻滞，不通则痛。其中尤以寒邪最为多见，寒主收引，致胃脘气血凝滞不通而痛。

2.饮食伤胃

饮食不节，暴饮暴食，饥饱无常，损伤脾胃；或五味过极，辛辣无度，肥甘厚腻，过嗜烟酒，蕴湿生热，伤脾碍胃。两者皆可胃气壅滞，不通则痛。

3.情志内伤

恼怒伤肝，肝失疏泄，横逆犯胃，胃气郁滞，或气郁化火；忧思过度，脾气郁结，损伤胃气，均可引起胃痛。

4.脾胃虚弱

素体脾虚，或后天饮食、劳倦、久病等原因损伤脾胃，脾胃虚弱，气血运化无力，或中阳不足，虚寒内生，胃失温养，或因热病伤阴，或因胃热火郁，灼伤胃阴，或久服香燥之品，耗伤胃阴，胃阴受损，胃失濡润，皆可发为胃痛。

（二）病机

1.病机关键为胃气郁滞，失于和降，不通则痛

胃属六腑之一，属阳土，喜润恶燥，宜通而不宜滞，其气以和降为顺，胃痛初起多由情志郁结，肝气犯胃，气机阻滞而痛；或外感寒邪，寒凝气血，不通而痛；或饮食不节，胃腑失于和降而痛。病程日久，气郁化火，或湿而化热，热灼胃腑而痛；或久病入络，胃腑络脉瘀阻而痛。由于以上各种

原因造成胃的气机阻滞,胃失和降,不通则痛,因而产生胃痛。

2.病位在胃,与肝、脾密切相关,可涉及胆、肾

本病病位在胃,与肝、脾相关。脾胃同居中焦,互为表里,共为后天之本。生理上两者纳运互用,升降协调,燥湿相济,阴阳相合,病理上也相互影响,若脾气虚弱,运化失职,可致胃虚气滞而痛;若脾阳不足,寒自内生,可致虚寒胃痛;若脾润不及,胃失濡润,可致阴虚胃痛。肝与胃是木土乘克的关系,若肝气郁滞,势必克脾犯胃,致气机郁滞,胃失通降而痛;肝气久郁,或化火伤阴,或成瘀入络,或伤脾生痰,每使胃痛缠绵难愈。肝失疏泄还可累及胆腑,使胆汁通降失职,逆行入胃,灼伤胃腑。肾为胃之关,脾胃运化腐熟,全赖肾阳之温煦,若肾阳不足,可致脾肾阳虚,中焦虚寒,胃失温养而虚寒胃痛;若肾阴亏虚不能上济于胃,则胃失于濡养而阴虚胃痛。

3.病理性质有虚实寒热之异,且可相互转化、兼夹

胃痛病理性质有虚有实,实者多属不通而痛,可由气滞、寒凝、食积、热郁、湿阻、血瘀引起;虚者多属不荣而痛,如脾胃阳虚或久病阴伤者所致。同时,虚实中又有寒热的不同,如饮食寒凉所致者,属于实寒证;中焦阳虚所致者,属于虚寒证。气郁化火或湿热内侵所致者,属于实热证,阴虚内热者属虚热证。本病主要的病理因素气滞、寒凝、食积、湿阻、热郁、血瘀等,可单一致病,常又可相兼为病,亦可相互转化,出现如气病及血、虚实夹杂等复杂情况。

4.病程有新久之分,在气在血之别

胃痛初起,常由外邪、饮食、情志所致,以气机郁滞为主,病位较浅,多在气分;日久由经入络,气郁血瘀,病位较深,多为气血同病。

5.病延日久,变证衍生

胃痛病延日久,可衍生变证,如胃热炽盛,迫血妄行;或瘀血阻滞,血不循经;或脾气虚弱,不能统血,均可导致胃络受损而发生出血,若出血量大,气随血脱则可发为厥脱。湿郁化热,火热内结,腑气不通,可出现腹痛剧烈拒按,大汗淋漓,四肢厥逆的厥脱危证。胃痛日久,浊痰聚瘀,结于胃脘,阳明失于和降,发为反胃,或酿毒生变,转为胃癌。

三、诊断与病证鉴别

(一)诊断依据

(1)上腹胃脘部近心窝处发生疼痛,有胀痛、刺痛、隐痛、剧痛等不同疼痛性质,可伴有上腹部压痛。

(2)常伴食欲缺乏,腹胀,恶心呕吐,嘈杂,泛酸,嗳气等上消化道症状。

(3)多有反复发作病史,发病前多有明显诱因,如天气变化、情志不畅、劳累、饮食不当等。

(4)胃镜、上消化道钡餐等理化检查有明确的胃、十二指肠疾病,并排除其他引起上腹部疼痛的疾病。

(二)辅助检查

电子胃镜、上消化道钡餐,可做急、慢性胃炎,胃、十二指肠溃疡病,胃黏膜脱垂等的诊断,并可与胃癌做鉴别诊断;幽门螺杆菌(Hp)检测、血清胃泌素含量测定、血清壁细胞抗体测定、胃蛋白酶原测定及内因子等检查有利于慢性胃炎的诊断;肝功能、淀粉酶化验和 B 超、CT、MRI 等检查可与肝、胆、胰疾病做鉴别诊断;血常规、腹部 X 线检查可与肠梗阻、肠穿孔等做鉴别诊断;心肌酶谱、肌钙蛋白、心电图检查可与心绞痛、心肌梗死做鉴别诊断。

（三）病证鉴别

1.胃痛与真心痛

真心痛是心经病变所引起的心痛证，相当于西医学的急性冠脉综合征。真心痛多见于中老年人，有时可出现上腹痛，但多有高血压、糖尿病等病史，主要表现起病较急，当胸而痛，且多刺痛，有压榨感，动辄加重，痛引肩背，常伴心悸气短、汗出肢冷，病情危急。其病变部位、疼痛程度与特征、伴随症状及其预后等方面与胃痛有明显区别。

2.胃痛与胁痛

胁痛是以胁部疼痛为主证，可伴发热恶寒，或目黄肤黄，或胸闷太息，极少伴嘈杂泛酸，嗳气吐腐。多相当于西医学的急慢性胆囊炎、胆管炎等胆道系统感染疾病。肝气犯胃之胃痛可有攻痛连胁，但以胃脘部疼痛为主症。

3.胃痛与腹痛

腹痛是以胃脘以下，耻骨毛际以上部位疼痛为主症，多相当于西医学的急、慢性胰腺炎以及外科急腹症（包括肠梗阻、腹膜炎、肠穿孔、宫外孕等），胃痛以上腹胃脘处疼痛为主症。胃处腹中，与肠相连因而在个别特殊病证中，胃痛可以影响及腹，而腹痛亦可牵连于胃，这就要从其疼痛的主要部位和如何起病来加以辨别。

4.胃痛与肠痈

肠痈（急性阑尾炎）病变初起，多表现为突发性胃脘部疼痛，随着病情的变化，很快由胃脘部转移至右下腹部疼痛为主，且痛处拒按，腹皮拘急，右腿屈曲不伸，转侧牵引则疼痛加剧，多可伴有恶寒、发热等症。胃痛患者始终局限于胃脘，一般无发热。

5.胃痛与胃癌

胃癌多以胃痛为主要症状，可伴呕血、黑便、消瘦等。如胃痛日久，反复发作，伴消瘦、呕血、黑便等症者，更需详细询问病史，注意体格检查（包括左锁骨上淋巴结的触诊），同时及时行上消化道钡餐造影和电子胃镜等检查以明确诊断。

四、辨证论治

（一）辨证思路

1.辨虚实

新病体壮，痛势急剧，痛处拒按，固定不移，食后痛甚，脉盛者多属实证，并有气滞、寒凝、食滞、火郁、湿热、血瘀之别。气滞者，痛无定处，时发时止，胃痛且胀，多由情志诱发；寒凝者，曾感受寒邪，或嗜食冷饮，得温则减，喜热饮，脉紧弦；食滞者，多有饮食不节史，可伴嗳腐泛酸，大便秘结；湿阻者，苔厚而腻，脉滑；热郁者，舌红苔黄，口臭泛酸，得热则甚，脉数；血瘀者，病久痛有定处，痛如针刺，入夜尤甚，舌紫黯或有瘀斑，脉涩。久病体虚，痛势和缓，隐隐作痛，痛处喜按，部位不定，饥而痛甚，脉虚者多属虚证，有脾胃气虚、脾胃虚寒、胃阴不足之分。脾胃气虚者，痛势绵绵，多伴有食欲欠振，纳后脘胀，神疲乏力，舌淡胖有齿印，脉弱；脾胃虚寒者，胃脘疼痛，空腹易作，得食则缓，畏寒怕冷，大便易溏，脉沉细或细弦；胃阴不足者，胃脘隐隐灼痛，饥不欲食，口干咽燥，大便干结，舌红少苔，脉细。此外，服药后的反应也可以作为虚实辨证的依据，如服用黄芪、党参、白术等补益药后，症状缓解者多为虚证，症状加重者多为实证。

2.辨寒热

寒性凝滞收引，寒者多为冷痛，又有虚实不同，实寒多有受寒或饮食寒凉史，疼痛剧烈而拒按,虚寒疼痛多病程较久,隐隐而痛,喜温喜按,伴泛吐清水,遇寒痛甚,得温痛减,饮食喜温,舌苔白滑,脉象弦紧或舌淡苔薄,脉弱等特点,虚寒者容易感受外寒,形成内外俱寒;热者多为灼痛,实证痛势急迫,虚证疼痛隐隐,伴泛酸嘈杂,遇热痛甚,得寒痛减,饮食喜冷,舌红苔黄,脉弦数或舌红有裂纹苔少,脉细弱等特点。

3.辨气血

初病在气,久病在血。初痛、胃痛且胀,痛无定处者在气,在气者有气滞气虚之分。气滞者,多为阵发,与情志相关,胀甚于痛,攻窜不定,嗳气频频,苔薄白,脉弦;气虚者,多为隐痛,空腹痛,饮食减少,大便溏薄,食后腹胀,舌淡,脉弱。久痛入络,形成血瘀证,表现为痛有定处,痛如针刺,呈持续性,入夜尤甚,舌质紫黯或有瘀斑,脉涩。又有出血病史者,常有留瘀和血虚之候,临证应注意鉴别。

4.辨脏腑

胃痛病位主要在胃,但与肝、脾密切相关,可涉及胆、肾,辨证时要注意辨别病变脏腑的不同。如肝郁气滞、肝胃郁热等致病多发病与情志因素有关,痛及两胁,心烦易怒、嗳气频频;脾气虚弱,中阳不振所致胃痛,常伴食欲缺乏、便溏,面色少华,舌淡脉弱等脾胃虚寒之征象;口苦、泛酸,食油腻后加重者,多为胆胃不和;肢冷、畏寒,小便清长,腰膝酸软者,多为久病及肾。

5.辨食滞、湿浊、痰饮

食滞、湿浊、痰饮既是胃痛的常见原因,又常发生于胃痛的演变过程中,临证应注意辨别。食滞者多有饮食不节史,因饮食不当而诱发或加重胃痛,伴脘腹胀满,按之不适,厌食,舌苔垢腻;湿困中焦多表现为胃脘疼痛伴胸脘痞闷,口黏、口甜,食欲欠振,大便溏薄,以腻苔为辨证要点;痰饮主要表现为胃中辘辘有声,或泛吐涎沫,或口吐清水,按之胃脘有振水声。

6.辨病势缓急轻重顺逆

凡胃痛起病急骤者,病程较短,多由外邪犯胃,饮食不节,过食生冷,暴饮暴食,饮酒恼怒、情绪激动诱发,致寒伤中阳,食滞不化,肝气郁结,胃失和降,不通而痛。凡胃痛起病缓慢,疼痛渐发,病程较长,多由脾胃虚弱、关系他脏,脏腑功能失调所致。

胃痛经过正确的治疗,病邪祛除,正气未衰,胃痛可很快好转,疼痛持续时间缩短,复发减少,多为顺象。若治疗不能坚持,或延误诊治,或复感新病邪,急性胃痛发展为慢性胃痛,经常复发,间隔时间缩短,胃痛时间可长达数年。胃痛反复发作,久治不愈,或未及时治疗,疼痛加重,出现消瘦、黑便,甚至呕血,病势加重,应及时诊治,谨防恶变可能。

(二)治疗原则

胃痛治疗,以"通"为关键,治则以"和胃止痛"为要,立足于一个"通"字。清·高士宗说:"通之之法,各有不同,调气以和血,调血以和气,通也;上逆者使之下行,中结者,使之旁达,亦通也;虚者使之助通,寒者使之温通……"故治疗不能局限于狭义的通法,应审证求因,辨证施治。邪盛以祛邪为急,正虚以扶正为先,虚实夹杂者,则当祛邪扶正并举。胃寒者,散寒即所谓通;食积者,消食即所谓通;气滞者,理气即所谓通;湿阻者,化湿即所谓通;热郁者,泄热即所谓通;血瘀者,化瘀即所谓通;阴虚者,养阴益胃即所谓通;阳虚者,温运脾阳即所谓通。

(三)分证论治

1.寒邪客胃证

症状:胃痛暴作,恶寒喜暖,得温痛减,遇寒加重,口淡不渴,或喜热饮,舌淡苔薄白,脉弦紧。

病机分析:寒邪客胃或饮食生冷,寒凝胃脘,阳气被遏,气机郁滞,故胃痛暴作;胃无热邪,故不渴;热能盛寒,故喜热饮;弦脉主痛,紧脉主寒。

治法:温胃散寒,行气止痛。

代表方药:香苏散合良附丸加减。前方理气散寒,适用于外感风寒,胃气郁滞;后方温胃散寒,理气止痛,适用于寒邪客胃之胃痛证。香附、苏梗、木香、陈皮、白芷、乌药行气止痛,高良姜、桂枝、干姜温胃散寒。

加减:伴风寒表证者,可加苏叶、藿香、生姜、葱白等疏散风寒;伴胸脘痞闷、纳呆者,可加枳实、鸡内金、法半夏、神曲等消食导滞。

2.饮食伤胃证

症状:胃胀痛拒按,不思饮食,嗳腐吞酸,甚则呕吐不消化食物,其味腐臭,吐后痛减。大便不爽,苔厚腻,脉滑。

病机分析:暴饮暴食,饮食停滞,阻塞胃气,故胀痛;宿食不化,浊气上逆,故嗳腐吞酸,甚则呕吐宿食;食积阻滞,胃失通降,致肠腑传导失司,故便不爽;苔厚腻、脉滑为宿食停滞之象。

治法:消食导滞,和胃止痛。

代表方药:保和丸加减。神曲、山楂、莱菔子消食导滞,茯苓、半夏、陈皮化湿和胃。

加减:米面食滞者,可加谷芽、麦芽以消食化滞;肉食积滞者,重用山楂,可加鸡内金以消食化积;伴脘腹胀甚者,加枳实、木香、青皮、槟榔等行气消滞;胃脘胀痛而便秘者,可合用小承气汤或改用枳实导滞丸以通腑行气;胃痛急剧拒按、伴苔黄腻而便秘者,为食积化热成燥,可合用大承气汤以泄热通腑。

3.肝气犯胃证

症状:胃痛胀闷,攻撑连胁,遇情志不疏则痛作或痛甚,嗳气、矢气则舒,善太息,大便不畅,苔多薄白,脉弦。

病机分析:肝气郁结,横逆犯胃,胃气阻滞,不通则痛;情志怫郁,气郁加重,故痛作或加重;嗳气、矢气则气郁暂得缓解;气滞肠腑传导不利,则大便不畅;善太息,脉弦为肝郁气滞之象。

治法:疏肝理气,和胃止痛。

代表方药:柴胡疏肝散加减。柴胡、白芍、川芎、香附疏肝解郁,陈皮、佛手、枳壳、甘草理气和中。

加减:痛甚者,可加川楝子、延胡索加强理气止痛;胁痛明显者,可加橘络、丝瓜络、郁金以通络止痛;嗳气频频者,可加沉香、刀豆壳、旋覆花以降气;泛酸者,可加乌贼骨、煅瓦楞子中和胃酸。

4.湿热中阻证

症状:胃痛急迫,脘闷灼热,嘈杂泛酸,渴不欲饮,纳呆恶心,口干口臭,小便色黄,大便不畅,舌红苔黄腻,脉滑数。

病机分析:邪热犯胃,故胃痛急迫、灼热;热结湿阻,胃气上逆,故泛酸嘈杂,纳呆恶心;舌红、苔黄、脉数为里热之象,苔腻、脉滑为湿浊阻滞之象。

治法:清热化湿,理气和胃。

代表方药:黄连平胃散加减。黄连、黄芩清热燥湿,苍术、藿香、厚朴、陈皮运脾化湿,茯苓、薏苡仁、泽泻、车前子淡渗利湿。

加减:胃热炽甚者,可加栀子、蒲公英等清泄胃热;气滞腹胀者,可加枳实、木香、佛手等理气消胀;大便不畅者,可加冬瓜子利湿导滞;恶心呕吐者,可加竹茹、旋覆花等和胃降逆;纳呆者,可加神曲、山楂、谷麦芽等消食健胃;泛酸者,可加乌贼骨、浙贝母、煅瓦楞等中和胃酸。

5.瘀血停胃证

症状：痛有定处，如针刺、刀割，痛时持久，食后或入夜尤甚，或见吐血黑便，舌质紫黯，有瘀斑，脉涩。

病机分析：瘀血内阻，胃络壅滞，不通则痛；瘀血有形，故痛有定处、痛时持久；进食则动其瘀，故食后痛甚；血属阴，故夜间瘀血加重；瘀血内阻，血不循经，故见吐血黑便；舌质紫黯，有瘀斑，脉涩为血瘀之象。

治法：化瘀通络，理气和胃。

代表方药：丹参饮合失笑散加减。前方理气化瘀，后方化瘀止痛，两方合用加强活血化瘀作用，适用于胃痛如针刺、痛有定处及久病不愈的患者。丹参、五灵脂、蒲黄活血止痛，檀香、砂仁行气和胃。

加减：痛且胀者，可加陈皮、青皮、木香、枳壳、莪术等行气消胀止痛；伴胁痛者，可加川楝子、延胡索、香附、郁金等疏肝理气、活血止痛；久病正虚者，可加党参、黄芪、太子参、仙鹤草等益气活血；黑便者，可加三七、白及以化瘀止血生肌；若呕血黑便，面色萎黄，四肢不温，舌淡脉弱无力者，可加用黄土汤以温脾摄血。

6.胃阴亏虚证

症状：胃脘隐隐灼痛，饥不欲食，或嘈杂或脘痞不舒或干呕呃逆，口干咽燥，消瘦乏力，大便干结，舌红少津，脉细数。

病机分析：阴虚则生内热，虚火消谷则似饥，胃虚不能消磨水谷则不欲食；胃阴不足，胃失濡养，则嘈杂；胃虚不运，通降失施，故脘痞不舒或干呕呃逆；津不上承，则口干；津不下行，则便干；舌红少津，脉细数为阴虚火旺之象。

治法：养阴益胃，和中止痛。

代表方药：一贯煎合芍药甘草汤加减。前方养阴益胃，后方缓急止痛，两方合用适用于隐隐作痛、口干咽燥、舌红少津的胃痛。沙参、麦冬、生地、枸杞子养阴益胃，当归养血活血，川楝子、生麦芽疏肝理气，芍药、甘草缓急止痛。

加减：胃脘胀痛者，可加厚朴花、玫瑰花、佛手、绿萼梅、香橼等理气止痛；食后堵闷者，可加鸡内金、谷麦芽以消食健胃；大便干燥者，加瓜蒌仁、火麻仁、郁李仁等润畅通便；阴虚胃热者，可加石斛、知母、黄连等清泻胃火；胃脘灼痛、嘈杂泛酸者，可加煅瓦楞子或配用左金丸以制酸。

7.脾胃虚寒证

症状：胃脘绵绵冷痛，喜温喜按，空腹痛甚，得食痛减，劳累或受凉后发作或加重，时呕清水或夹不消化食物，食少脘痞，口淡不渴，倦怠乏力，手足不温，大便溏薄，舌淡胖，脉沉弱。

病机分析：虚则喜按，寒则喜暖，胃络借饮食之暖，以温通血脉；劳则气耗，受寒则虚寒加重；脾运迟缓，水饮停留，胃虚通降无权，故泛呕清水、宿食；脾阳不达四肢，则手足不温；大便溏薄，舌淡胖，脉沉弱，为中虚有寒，脾阳虚弱之象。

治法：温中健脾，和胃止痛。

代表方药：黄芪建中汤加减。本方温中散寒，和胃止痛，适用于喜温喜按之胃脘隐痛。黄芪、桂枝甘温补中，辛甘化阳；白芍、甘草缓急和营止痛；生姜、大枣温胃和中补虚。

加减：泛吐清水，加干姜、半夏、茯苓、陈皮；泛酸，加左金丸、乌贼骨、煅瓦楞；胃脘冷痛，虚寒较甚，呕吐，肢冷者，可合附子理中汤；无泛吐清水或手足不温者，可改用香砂六君子汤。

(四)其他疗法

1.单方验方

(1)乌贼骨、贝母等份研细末,每次 3 g,用于胃痛泛酸明显者。

(2)香附 6 g、高良姜 3 g,水煎服,用于胃痛寒凝者。

(3)百合 30 g、乌药 10 g,水煎服,用于阴虚胃痛。

(4)蒲公英 15～30 g,水煎服,用于热性胃痛。

(5)红花 3 g,大枣 10 枚,水煎服,用于血瘀胃痛。

(6)桃仁、五灵脂各 15 g,微炒为末,米醋为丸如小豆粒大,每服 15～20 粒,开水送服,孕妇忌服。用于血瘀胃痛。

2.常用中成药

(1)香砂养胃丸。

功用主治:温中和胃。用于不思饮食,胃脘满闷或泛吐酸水。

用法用量:每次 3 g,每天 3 次。

(2)气滞胃痛颗粒。

功用主治:疏肝理气,和胃止痛。用于情志不畅,肝气犯胃所引起的胃痛连胁,嘈杂恶心等症。

用法用量:每次 1～2 包,每天 3 次。

(3)胃苏冲剂。

功用主治:理气消胀,和胃止痛。用于胃脘胀痛。

用法用量:每次 15 g,每天 3 次。

(4)三九胃泰。

功用主治:清热化湿,理气和胃。用于湿热交阻,脾胃不和之胃痛。

用法用量:每次 1～2 袋,每天 3 次。

(5)摩罗丹浓缩丸。

功用主治:和胃降逆,健脾消胀,通络定痛。用于胃痛、胀满、痞闷、纳呆、嗳气、烧心等症。

用法用量:每次 8～16 丸,每天 3 次。

3.针灸疗法

(1)体针:以取足阳明、手厥阴、足太阴经、任脉穴为主。

处方:足三里、梁丘、公孙、内关、中脘。配穴:胃寒者加梁门,胃热者加内庭,肝郁者加期门、太冲,脾胃虚寒者加气海、脾俞,胃阴不足者加三阴交、太溪,血瘀者加血海、膈俞。

操作:毫针刺,实证用泻法,虚证用补法,胃寒及脾胃虚寒宜加灸。

(2)耳针:取胃、肝、脾、神门、交感。毫针刺中等强度刺激,或用王不留行贴压或埋针。

(3)穴位注射:取中脘、脾俞、胃俞、足三里,每次选 2 穴,用黄芪、丹参或当归注射液,每穴注射药液1 mL,每天 1 次。

4.外治疗法

(1)外敷法:①取肉桂 30 g、丁香 15 g,研为细末,用纱布包扎,外敷中脘穴,每次 10～20 分钟。②取吴茱萸 75 g,用白酒适量拌匀,用绢布包成数包,蒸 20 分钟左右,趁热以药包熨脘腹、脐下、足心,药包冷则更换,每天 2 次,每次 30 分钟,或以疼痛缓解为度。

(2)推拿疗法:以行气止痛为治疗大法,用一指禅推、按、揉、摩、拿、搓、擦等法。

取穴及部位：中脘、天枢、肝俞、脾俞、胃俞、三焦俞、肩中俞、手三里、内关、合谷、足三里、气海、胃脘部、背部、肩及胁部。

操作：①患者仰卧位，医者站于一侧。用轻快的一指禅推法在中脘、天枢、气海施术，每穴2分钟，四指摩胃脘部1～2分钟，按揉足三里2分钟。②患者俯卧位，用一指禅推法自肝俞至三焦俞，往返施术5～10遍，再用较重的按揉法在肝俞至三焦俞施术，时间约为5分钟。最后施以擦法，以透热为度。③患者坐位，拿肩井或点按肩井，较重力按揉手三里、内关、合谷，搓肩臂和两胁，往返10～20遍。

加减：①病邪阻滞。用较重的点按法在大肠俞、八髎施术，时间约为2分钟；用擦法在左侧背部施术，以透热为度。②脏腑功能失调。用一指禅推法自天突至中脘施术，重点在膻中，按揉章门、期门，擦肾俞、命门，以透热为度。

五、临证参考

(一)辨证与辨病相参

1.明确诊断，掌握预后

明确诊断是采取正确治疗的前提。胃痛所对应的相关疾病整体预后较好，但萎缩性胃炎、反流性食管炎、胃溃疡等疾病有潜在恶变的可能性，应根据病变的轻重程度，及时复查，明确病情的转归，及时更改治疗方案。慢性胃炎伴重度异型增生患者需及时行内镜或手术治疗；消化性溃疡注意有无合并出血、穿孔、幽门梗阻或癌变者，如出血量大者应以中西医结合治疗为主。

2.判断病情的特点，注意急则治其标，缓则治其本

胃痛治疗上应注意辨证辨病相结合，辨证时必须注意辨别病情的轻重缓急，病性的寒热虚实，审察气血阴阳，观察整个病程中的症情转化，做到随证化裁。同时，采用理化检查以明确疾病诊断，病证结合，进一步判断疾病的特点，既不延误病情，又能针对性地指导治疗。如对于消化性溃疡，考虑到其致病因素主要为胃酸，在辨证施治的基础上可配合使用制酸护膜、生肌愈疡的药物，如白及、乌贼骨、瓦楞子、浙贝母等；对于萎缩性胃炎，应注意濡润柔养，兼以活血通络，切勿刚燥太过；对于胃食管反流病，则应注意泄肝和胃降逆。

同时，治疗应遵循急则治其标，缓则治其本的原则。风寒犯胃、饮食积滞、情志所伤者，病势多急，应急则治标，予温胃散寒、消食导滞、疏肝理气；素体脾虚、久病伤正、气阴两伤者，病势多缓，应缓则治本，予健脾助运、益气扶正、养阴益胃等法。若疼痛剧烈的患者（主要是胃、十二指肠溃疡），出现发热、腹肌紧张、腹部压痛、反跳痛等症状体征，应注意胃肠穿孔，应及时转外科治疗。

3.结合胃镜病理特点选用药物

胃镜病理检查为中医辨证施治提供了更客观、更丰富的临床资料，治疗时应不忘结合胃镜病理特点治疗。如伴有幽门螺杆菌(Hp)感染患者，特别是根除失败的患者，在西医标准根除Hp治疗方案的基础上，临床医师可以积极配合中药治疗，一般可采取扶正祛邪的方法，如黄连、黄芩和党参、干姜同用，以提高幽门螺杆菌的根除率；对于慢性萎缩性胃炎伴有肠化或异性增生者，在辨证论治的基础上，注意益气活血，并适当选用生薏苡仁、莪术、白花蛇舌草、半枝莲、仙鹤草等药物，并告知患者注意饮食的调护，避免食用腌制品；伴有食管、胃黏膜糜烂者，在配伍乌贼骨、白及等制酸护膜的基础上，酌情选用地榆、仙鹤草、炒薏苡仁、参三七等药物。

(二)注意祛除病因，用药以止痛为先

导致胃痛的病因很多，祛除致病因素是缓解疼痛的有效方法，所以在胃痛的辨治过程中要详

辨病因,注意祛除病因和止痛为先的有机结合。胃痛的发病一般有诱因可寻,要详细了解以利于审因论治。如寒凝气滞,治当散寒止痛;饮食停滞,治当消食导滞;情志不畅,治当疏和气机;湿邪阻滞,治当化湿和中;中焦郁热,治当清热和中;因虚致痛,治当补虚止痛,注意气虚、阳虚和阴虚之别。又不论病因如何,中焦气机的郁滞,不通则痛,是胃痛的病机关键,故在辨证用药基础上,适当参入理气和胃、缓急止痛之品,如延胡索、炒白芍等,有助于症状的缓解。

(三)脏腑相关,治胃勿忘整体观念

1.治胃宜照顾到胃的体用特征

胃为阳明燥土,体阳而用阴,喜润恶燥,以通为用,宜降则和。胃病日久,病机虚实错杂,或寒热兼夹,治疗时应注意用药刚柔,兼筹并顾,不可过偏一端,注意忌刚用柔、忌柔用刚和刚柔并济的合理运用,从而恢复胃的正常通降功能。如胃阳虚弱,易为寒邪、饮食生冷所伤,当用辛温散寒之品,以恢复胃的和降功能;胃阴不足者,多为久病不复,肝火劫伤胃阴或过用辛燥等,治宜养阴益胃,和中止痛,多以甘凉濡润之品以滋养胃阴,如麦冬、沙参、石斛、玉竹等,使津液复而胃得润降,则胃痛自愈。如为肝火所伤,又当结合酸甘合化,如芍药、甘草等,既能柔肝平木,又可酸甘化阴,一举两得。

2.结合脏腑辨证,注意从他脏论治

(1)肝为起病之源,胃为传病之所:肝与胃是木土乘克的关系,病理上也密切相关,"肝为起病之源,胃为传病之所",肝胃不和是胃痛最常见的证型之一,故从肝论治胃痛最为重要。叶天士提出"醒胃必先制肝""培土必先制木"的用药原则。在具体用药中,又当区分肝气郁滞、肝郁化火、肝阴不足等不同的病理机制,给予疏肝、清肝、泻肝、柔肝和平肝等治疗。如董建华教授提出了疏肝解郁和胃、滋阴疏肝和胃、益气疏肝健脾、抑肝扶脾止痛、疏肝理气化痰、清肝散瘀和胃、疏肝除湿散满、化瘀疏肝和络等方法,可资临证参考。

(2)邪在胆,逆在胃,胆胃相关:胆胃在生理上相互关联,共居中焦,同属六腑,泻而不藏;病理上,可因情志内伤,肝胆失疏,或因饮食不节,损伤脾胃,导致气机不畅,肝胆疏泄失常而致病。《灵枢·四时气》曰:"邪在胆,逆在胃,胆液泄则口苦,胃气逆则呕苦。"多见口苦、泛酸,食油腻后加重者等胆胃同病之象,多见于胆汁反流性胃炎。治疗时注意"通降为顺",以疏肝利胆、和胃降逆为基本大法,配伍柴胡、黄芩之品,或合以温胆汤加减。

(3)脾胃以膜相连,互为表里,为气机升降之枢纽,治疗过程中应注意调理脾胃的升降:在生理上,脾胃同居中焦,脾体阴而用阳,以升为健;胃体阳而用阴,以降为和,两者阴阳相合,升降相因,为气机升降之枢纽。病理情况下,脾胃气机升降失常,脾气不能升清,则胃气不能降浊;胃气失于和降,则脾的运化功能失常,表现为气机不利,不通则痛。治疗时注意调畅中焦气机,恢复脾胃受纳运化之职,以合"治中焦如衡,非平不安"的用药原则,常用的方法有补中益气法、益胃养阴法、辛开苦降法、和胃降逆法,升降相合法(如配伍桔梗、枳壳)等。由于脾胃的升降和肺气的宣肃有关,故用药时亦可适当参入宣调肺气之品,如枇杷叶、杏仁、桔梗等,以助胃气的和降。

(4)肾为胃之关,胃的腐熟功能依赖于肾阳的温煦,久病勿忘补肾:肾为胃之关,脾胃运化腐熟,全赖肾阳之温煦,若肾阳不足,可致脾肾阳虚,中焦虚寒,胃失温养而虚寒胃痛;若肾阴亏虚不能上济于胃,则胃失于濡养而阴虚胃痛。治疗胃痛时注意治肾,适当参以补肾之品。

(四)治血治气,以平为要

胃为多气多血之腑,初病在经,久病入络,气滞血瘀,证见胃痛久发,痛处固定,舌有紫气,脉弦或涩,应根据病情,或调气以和血,调血以和气,或气血同治。然症有轻重,瘀有深浅,治亦当有所区别,活血药有养血活血、活血散瘀、破瘀散结和搜剔通络的不同,应当根据证候的虚实和病情的轻重不同选择应用。

(五)证多兼杂易变,临证宜加详察

临床上多以复合性证候为主,很少见到单一证候者,且可因体质、药物、饮食、天气等多种因素而发生寒热虚实的转化,因此疾病发展过程中多易出现虚实寒热夹杂等证候,治疗应善于抓主症,解决主要矛盾,因虚致实者当以补虚为主,佐以祛邪,因实致虚者当以祛邪为主,佐以补虚。注重"观其脉症,知犯何逆,随证治之"。

六、预防调护

(1)注意在气候变化的季节里及时添加衣被,保持室内温暖、空气流通,防止受寒。

(2)一日三餐定时定量,细嚼慢咽,可少吃多餐,平常尽量不吃零食,避免进食过烫、过冷的食物和辛辣刺激性食品,避免进食不易消化的食物,如坚硬、粗糙、油腻及粗纤维的食品,戒烟酒等。

(3)慎用对胃黏膜有损伤的药物,如阿司匹林、水杨酸类、保泰松、吲哚美辛、激素、碘胺、红霉素、四环素、利血平等。

(4)保持心情舒畅,保持正常的生活作息规律,避免劳累过度。

(赵玉成)

第十节　胃　　缓

一、概念

胃缓是由于长期饮食失调,或劳倦过度等,使中气亏虚,脾气下陷、肌肉瘦削不坚,固护升举无力,以致胃体下坠。以脘腹坠胀作痛,食后或站立时加重为主症的病证。本病主要指西医学中的胃下垂。各种慢性病中出现的胃肠功能障碍等类似病症者不在本病证范围。

二、病因病机

胃缓主要由饮食不节,内伤七情,劳倦过度,或先天禀赋薄弱等因素导致脾胃虚弱,中气下陷,升降失和,使形体瘦削,肌肉不坚所引起。

(一)病因

1.饮食不节,损伤脾胃

饮食不节,暴饮暴食,饥饱无常,损伤脾胃;或五味过极,辛辣无度,肥甘厚腻,过嗜烟酒,蕴湿生热,伤脾碍胃;或嗜食寒凉生冷,损伤脾阳,水谷不能化生精微,停痰留饮。均可因脾胃失和而致胃缓。

2.情志失调,内伤脾胃

情志拂逆,木郁不达,横逆犯胃,以致肝胃不和;忧思伤脾,脾失健运,胃失和降,升降失和致胃缓。

3.禀赋不足,脾胃虚弱

素体禀赋不足,或劳倦内伤、或久病产后等原因损伤脾胃,脾胃虚弱,中阳不足,虚寒内生,胃失温养;或因热病伤阴,或因胃热火郁,灼伤胃阴,或久服香燥之品,耗伤胃阴,或汗吐下太过,胃阴受损,胃失濡养;纳食减少,味不能归于形,形体瘦削,肌肉不坚而形成胃缓。

（二）病机

1.病机关键为脾胃失和,升降失常

脾主升,胃主降;脾主运化,胃主受纳,脾胃失和即表现为脾胃这一对矛盾的功能紊乱,或为脾气下陷,或为胃气上逆,或脾不运化,或胃不受纳。饮食不节,损伤脾胃,湿热痰饮内生;或情志失调,内伤脾胃;或禀赋不足,劳倦内伤、久病产后损伤脾胃,胃失温养或濡养,导致脾胃虚弱,中气下陷,升降失和而形成胃缓。

2.病位在胃,与肝脾肾密切相关

本病病位在胃,与肝、脾、肾相关。脾胃同居中焦,互为表里,共为后天之本。生理上两者纳运互用,升降协调,燥湿相济,阴阳相合,病理上也相互影响。肝与胃是木土乘克的关系,若肝气郁滞,势必克脾犯胃,致气机郁滞,胃失通降;肝气久郁,或化火伤阴,或成瘀入络,或伤脾生痰,使胃缓缠绵难愈。肾为胃之关,脾胃运化腐熟,全赖肾阳之温煦,若肾阳不足,可致脾肾阳虚,中焦虚寒,胃失温养;若肾阴亏虚不能上济于胃,则胃失于濡养。

3.病理性质有虚实寒热之异,且可相互兼夹

胃缓,本为虚证,脾胃气虚,脾肾阳虚或脾胃阴虚,脾胃脏腑功能失调,常导致气滞、热郁、血瘀、食积、湿阻、饮停,临床多见虚实夹杂。本病主要的病理因素气滞、热郁、血瘀、食积、湿阻、饮停等,可单一致病,又可相兼为病,亦可相互转化,出现如气病及血等情况。

三、诊断与病证鉴别

（一）诊断依据

（1）不同程度的上腹部饱胀感,食后尤甚,腹胀可于餐后、站立过久和劳累后加重,平卧时减轻,腹部疼痛呈隐痛或胀痛,无周期性及节律性。

（2）常伴有厌食、嗳气、便秘、腹痛及消瘦、头晕、乏力等胃肠功能失调的症状及全身虚弱表现。

（3）起病缓慢,多发生于瘦长体形,经产妇及消耗性疾病进行性消瘦等。饮食不节、情志不畅、劳累等均为诱发因素。

（4）上消化道 X 线钡餐造影检查可见胃小弯角切迹、胃幽门管低于髂嵴连线水平;胃呈长钩形或无张力型,上窄下宽,胃体与胃窦靠近,胃角变锐。胃的位置及张力均低,整个胃几乎位于腹腔左侧。

根据站立位胃角切迹与两侧髂嵴连线的位置,将胃下垂分为 3 度:轻度角切迹的位置低于髂嵴连线下 1～5 cm;中度角切迹的位置位于髂嵴连线下 5.1～10 cm;重度角切迹的位置低于髂嵴连线下 10.1 cm 以上。

（二）辅助检查

上消化道钡餐是目前诊断的主要方法,饮水 B 超检查也具有辅助诊断作用。电子胃镜、上消化道钡餐,可排除胃黏膜糜烂,胃、十二指肠溃疡病,胃癌等病变并明确诊断;肝功能、淀粉酶化验和 B 超、CT、MRI 等检查可与肝、胆、胰疾病作鉴别诊断;血常规、腹部 X 线检查可与肠梗阻、

肠穿孔等作鉴别诊断;血糖、甲状腺功能检查可与糖尿病、甲状腺疾病作鉴别诊断。

(三)病证鉴别

1.胃缓与胃痞

胃缓与胃痞均以脘腹痞满为主症,但胃缓的脘腹痞满多见于饭后,同时可兼见胀急疼痛,或胃脘部常有形可见,与一般的痞满不同。

2.胃缓与胃痛

胃缓可见脘腹痞满及疼痛,但胃缓之胃脘疼痛多为坠痛,餐后、站立过久和劳累后加重,平卧时减轻,呈隐痛或胀痛,无周期性及节律性,与一般胃痛不难鉴别。

四、辨证论治

(一)辨证思路

1.辨虚实

脾胃气虚者,病势绵绵,多伴有食欲欠振,纳后脘胀,神疲乏力,舌淡胖有齿印,脉弱;脾虚气陷者,脘腹重坠作胀,食后益甚,或便意频数,肛门重坠,或脱肛,或小便混浊,或久泄不止;脾肾阳虚者,脘腹胀满,食后更甚,喜温喜按,食少便溏,畏冷肢凉,胃中振水,呕吐清水,腰酸,舌淡胖,苔白滑,脉沉弱。脾虚阴损者,胃脘痞满,食后更显,神疲乏力,气短懒言,咽干口燥,烦渴欲饮,午后颧红,小便短少,大便干结,舌体瘦薄,苔少而干,脉虚数。脾胃脏腑功能失调,常导致气滞、热郁、血瘀、食积、湿阻、饮停;气滞者,痛无定处,时发时止,胃痛且胀,多由情志诱发;热郁者,舌红苔黄,口臭泛酸,得热则甚,脉数;血瘀者,病久痛有定处,痛如针刺,入夜尤甚,舌紫黯或有瘀斑,脉涩。食积者,多有饮食不节史,可伴嗳腐泛酸,大便秘结;湿阻者,苔厚而腻,脉滑;饮停者,胃中振水,泛吐涎沫或呕吐清水,舌淡胖,苔白滑;临床多见虚实夹杂,相兼为病。

2.辨寒热

脾虚气陷,脾肾阳虚多见虚寒征象,表现为病程较久,脘腹痞满,隐隐而痛,喜温喜按,伴泛吐清水,遇寒痛甚,得温痛减,饮食喜温,舌苔白滑,脉象弦紧或舌淡苔薄,脉弱等特点;气滞郁而化热,湿阻或食积久而化热,阴液不足等均可见热之征象,如脘腹胀满,按之不适,口苦,厌食,舌苔黄腻或咽干口燥,午后颧红,小便短少,大便干结,舌体瘦薄,苔少而干,脉虚数。

3.辨脏腑

胃缓病位主要在胃,但与肝、脾、肾密切相关,辨证时要注意辨别病变脏腑的不同。脾胃虚弱,中气下陷所致胃缓,常见脘腹重坠作胀,食后益甚,或便意频数,肛门重坠,或脱肛;脾肾阳虚胃缓,常伴喜温喜按,食少便溏,畏冷肢凉,胃中振水,呕吐清水,腰膝酸软;肝郁气滞、肝胃郁热等致病多与情志因素有关,脘腹胀满,胸胁满闷,心烦易怒,嗳气频频。

(二)治疗原则

根据胃缓的病机,其治疗原则以益气升阳,行气降逆为主。凡脾气虚弱,治以健脾益气;脾气不升或中气下陷,宜益气升阳;胃失和降,气机不利,上逆为呕、为哕,则宜行气降逆;胃缓多为虚中夹实,因脾阳不足而痰饮内停,治以温化痰饮;因气机阻滞,久而入络有瘀血者,治以活血化瘀;因脾胃升降失调,寒热夹杂或湿热蕴结者,治宜辛开苦泄。

(三)分证论治

1.脾虚气陷证

症状:脘腹重坠作胀,食后益甚,或便意频数,肛门重坠,或脱肛,或小便混浊,或久泄不止,神疲乏力,食少,消瘦,便溏,眩晕,舌淡,脉弱。

病机分析:脾胃气虚,升降失司,中气下陷,故脘腹重坠作胀,食后益甚,或便意频数,肛门重坠,或脱肛,或久泄不止;脾虚运化无力,故食少便溏;脾胃为气血生化之源,脾主四肢,脾失健运,清阳不升,生化不足,故神疲乏力,消瘦,眩晕;舌淡,脉弱亦为脾虚之征。

治法:补气升陷。

代表方药:补中益气汤合升陷汤加减。黄芪、党参、白术、当归、炙甘草益气健脾生血,柴胡、升麻、桔梗升举清阳,枳壳、陈皮理气和胃降逆。

加减:兼肝郁气滞,加柴胡、香附、厚朴、槟榔;泛酸,加左金丸、乌贼骨、煅瓦楞;瘀血阻滞,加丹参、蒲黄、五灵脂、三七;湿热中阻,加茵陈、佩兰、豆蔻、黄连;食积纳呆,加焦山楂、麦芽、谷芽、神曲;泄泻便溏,加仙鹤草、炒山药、芡实、莲子。

2.脾肾阳虚证

症状:脘腹胀满,食后更甚,喜温喜按,食少便溏,畏冷肢凉,胃中振水,呕吐清水,腰酸,舌淡胖,苔白滑,脉沉弱。

病机分析:脾主运化,脾主四肢,脾肾阳虚,运化失司,故脘腹胀满,食后更甚,喜温喜按,食少便溏;四肢失于温煦,故畏冷肢凉;脾胃虚寒,痰饮内生,胃失和降故胃中振水,呕吐清水;腰为肾之府,肾阳虚衰故腰酸;舌淡胖,苔白滑,脉沉弱亦为脾肾阳虚,痰饮内停之征。

治法:温补脾肾。

代表方药:附子理中汤合苓桂术甘汤加减。干姜、附子、党参温补脾肾,桂枝、白术、炙甘草、茯苓以温化水饮。

加减:腰酸明显,加杜仲、牛膝、淫羊藿、续断;呕吐清水,加陈皮、半夏;久泄不止,加石榴皮(壳)、煨诃子、罂粟壳、芡实、莲子。

3.脾虚阴损证

症状:胃脘痞满,食后更显,神疲乏力,气短懒言,咽干口燥,午后颧红,小便短少,大便干结,舌体瘦薄,苔少而干,脉虚数。

病机分析:脾胃气阴两虚,脾胃气虚,健运失常,故胃脘痞满,食后更显,神疲乏力,气短懒言;胃津不足,津液不能上承,故咽干口燥;阴虚内热,故午后颧红;阴液亏虚,化源不足,大肠失于濡润,故小便短少,大便干结;舌体瘦薄,苔少而干,脉虚数均为气阴亏虚,虚中有热之征。

治法:补脾益胃。

代表方药:参苓白术散合益胃汤加减。太子参、生黄芪、炙甘草、山药补脾益气,玉竹、麦冬、石斛益胃生津,佛手、桔梗理气和胃。

加减:失眠多梦,加夜交藤、酸枣仁、柏子仁、茯神;大便干结,加火麻仁、冬瓜仁、瓜蒌、杏仁。

(四)其他疗法

1.单方验方

(1)苍术15 g,加水武火煮沸3分钟,改用文火缓煎20分钟,亦可直接用沸水浸泡,少量频饮,用于脾虚湿阻者。

(2)枳实12 g,水煎服,用于脾虚气滞者。

(3)黄芪30 g,砂仁10 g(布包),乌鸡半只,共煲至烂熟,去砂仁,加盐调味,饮汤吃肉,用于脾虚气陷者。

(4)黄芪30 g,陈皮9 g,猪肚1只,猪肚洗净,将黄芪、陈皮用纱布包好放入猪肚中,麻线扎紧,加水文火炖煮,熟后去掉药包,趁热食肚饮汤,用于中气不足、脾胃虚弱者。

(5)桂圆肉30 g,加水煮沸后备用,将鸡蛋1个打入碗内,用煮好的桂圆肉水冲入蛋中搅匀,煮熟食用,每天早、晚各1次,用于脾胃阳虚者。

(6)乌龟肉250 g、炒枳壳15 g,共煲汤,加盐调味,吃肉饮汤,用于胃阴亏虚者。

2.常用中成药

(1)补中益气丸。

功用主治:补中益气,升阳举陷。用于脾胃虚弱、中气下陷所致的体倦乏力、食少腹胀、便溏久泻、肛门下坠。

用法用量:每次6 g,每天3次。

(2)枳术宽中胶囊。

功用主治:健脾和胃,理气消痞。用于脾虚气滞引起的脘胀、呕吐、反胃、纳呆、反酸等。

用法用量:饭后服用。每次3粒,每天3次。

(3)香砂养胃丸。

功用主治:温中和胃。用于不思饮食,胃脘满闷或泛吐酸水。

用法用量:每次3 g,每天3次。

(4)胃苏颗粒。

功用主治:理气消胀,和胃止痛。用于胃脘胀痛。

用法用量:每次15 g,每天3次。

(5)保和丸。

功用主治:消食,导滞,和胃。用于食积停滞,脘腹胀满,嗳腐吞酸,不欲饮食。

用法用量:每次8粒,每天2次。

(6)理中丸。

功用主治:温中祛寒,补气健脾。用于胃下垂属脾胃虚寒者。

用法用量:每次9 g,每天2~3次。

(7)金匮肾气丸。

功用主治:温补肾阳,化气行水。用于肾阳虚损引起的脘腹胀满,腰膝酸软,小便不利,畏寒肢冷。

用法用量:每次6 g,每天2次。

(8)胃乐宁。

功用主治:养阴和胃。用于胃阴亏虚引起的痞满,腹胀。

用法用量:每次1片,每天3次。

(9)达立通颗粒。

功用主治:清热解郁,和胃降逆,通利消滞,用于肝胃郁热所致痞满证,症见胃脘胀满、嗳气、食欲缺乏、胃中灼热、嘈杂泛酸、脘腹疼痛、口干口苦;运动障碍型功能性消化不良见上述症状者。

用法用量:温开水冲服,1次1袋,1天3次。于饭前服用。

3.针灸疗法

(1)针刺:针足三里、中脘、关元、中极、梁门、解溪、脾俞、胃俞等穴。

(2)灸法:灸足三里、天枢、气海、关元等穴。

(3)耳针:用毫针柄在耳郭的胃肠区按压,寻找敏感点,然后在此点上加压2~3分钟,每天

1次。

4.外治疗法

(1)外敷法:①取升麻研粉与石榴皮适量捣烂,制成1枚直径1 cm的药球,置于患者神阙穴,胶布固定。患者取水平卧位,将水温60 ℃的热水袋熨敷肚脐,每次半小时以上,每天3次。②用蓖麻子仁98％、五倍子末2％,按此比例打成烂糊,制成每颗约10 g,直径1.5 cm的药饼备用。用时在百会穴剃去与药饼等大头发1块,将药饼紧贴百会穴上,纱布绷带固定,每天早、中、晚各1次,每次10分钟左右,以感觉温热而不烫痛皮肤为度。

(2)推拿疗法:患者先取俯卧位,医师双手由患者之第三胸椎至第五腰椎两侧揉捏2~3遍,用右肘尖分别在脊柱两旁按压肝俞、胆俞、脾俞、胃俞等穴2~3遍,双手掌根同时由腰部向背部弹性快速推按4~5遍。转仰卧位,医师双手掌自下而上反复波形揉压腹部2~3遍,然后用拇指点压中脘、天枢、气海、关元、气冲、足三里、内关各1分钟,每次约按摩30分钟,每天1次,2个月为1个疗程。

五、临证参考

(一)以虚为主,虚中兼实

临床上胃缓多以虚为主,脾胃气虚是其发病的根本,临床常见脾虚气陷,脾肾阳虚,脾虚阴损等证型。但可因体质、药物、饮食、情志、气候等多种因素,在疾病发展过程中易出现痰饮、食积、气滞、血瘀等证候,治疗应善于抓主症,解决主要矛盾,因虚致实者当以补虚为主,佐以祛邪;以实为著者当以祛邪为主,佐以补虚。

(二)病在脾胃,涉及肝肾

生理上,脾胃同居中焦,脾以升为健;胃以降为和,两者升降相因,为气机升降之枢纽。病理情况下,脾胃气机升降失常,脾气不能升清,则胃气不能降浊;胃气失于和降,则脾的运化功能失常。治疗时注意调畅中焦气机,恢复脾胃受纳运化之职,以合"治中焦如衡,非平不安"的用药原则,常用方法有补中益气法、益胃养阴法、辛开苦降法等。肝属木,脾胃属土,土壅木郁,土虚木乘,临床上常见肝脾不和及肝胃不和,故从肝论治胃缓也十分重要。叶天士提出"醒胃必先制肝""培土必先制木"的用药原则。在具体用药中,又当区分肝气郁滞、肝郁化火、肝阴不足等不同的病理机制,给予疏肝、清肝、泄肝、柔肝和平肝等治疗。肾为胃之关,脾胃运化腐熟,全赖肾阳之温煦,若肾阳不足,可致脾肾阳虚,中焦虚寒;若肾阴亏虚不能上济于胃,则胃失于濡养而脾虚阴损。胃缓久病勿忘补肾,适当参以补肾之品。

(三)内外兼治,综合治疗

胃缓多病程较长,以虚为主,患者餐后脘腹坠胀,食欲缺乏,消瘦,若单纯以汤药长期调养,患者的依从性较差。因此,治疗胃缓应内服与外治结合,内服以汤药浓煎,多次频服,或以膏散剂型;外治以敷贴、针灸、推拿,兼以自我锻炼。

(四)合理营养,增强信心

胃缓者多脘腹坠胀,食欲缺乏,消瘦,存在营养不良,久而影响康复的信心,出现焦虑或抑郁的情绪。膳食应荤素搭配,食材新鲜,营养合理,做工精细;忌肥甘厚腻、粗糙不易消化之物。也要注意调节患者的情绪,并得到患者家庭的支持,以增强康复的信心。

六、预防调护

(1)加强体育锻炼,如仰卧起坐、俯卧撑等可增加肌力,有助于防治本病。

（2）饮食营养丰富，烹调以蒸、煮、炖为主，宜少吃多餐，餐后宜平卧少许时间；进餐定时，细嚼慢咽，禁止暴饮暴食，避免进食不易消化的食物，如坚硬、粗糙、油腻及粗纤维的食品。

（3）经产多胎易致腹壁松弛，应计划生育，少生优生。

（4）保持心情舒畅，生活作息规律，避免过度劳累。

（赵玉成）

第十一节 纳 呆

一、概念

纳呆是指胃的受纳功能呆滞，也称"胃呆"，即消化不良、食欲缺乏的症状。如果胃口欠佳，常有饱滞之感，称为"胃纳呆滞"。胃的受纳功能降低，食欲缺乏，又称纳呆、纳少或食少。西医学中急性胃炎、慢性胃炎、消化性溃疡、功能性消化不良、胃下垂等疾病，若以食欲缺乏、消化不良等为主症时，均属于中医学纳呆范畴，均可参考本节进行辨证论治。肝硬化、肿瘤等患者可能出现食欲缺乏等类似主症，不属于该疾病范畴。

二、病因病机

纳呆主要由感受时邪、饮食伤胃、情志失调和脾胃虚弱等因素导致胃失受纳，功能呆滞。

（一）病因

1.感受时邪

外感寒、热、暑、湿诸邪，内客于胃，皆可导致胃脘气机升降失常，运化失职。如因感受风寒之邪，风寒之邪客胃，使胃之受纳功能受损；或因感受暑热时邪，热邪干胃，胃气受损，亦可使胃之消化吸收功能障碍；若感受湿邪，湿性黏腻，最易伤害人体脾胃之消化吸收功能，同时脾主湿而恶湿，湿多则能郁遏脾阳，使脾运受损，胃气不开则不思饮食。

2.饮食所伤

若饮食有节，起居有常，不妄作劳，则能形与神俱。若生活起居有逆生理，或过食甘肥厚腻，以酒为浆，以妄为常，醇酒甘肥过度，伐伤脾胃，使胃气受伤，则胃气不能腐熟水谷精微，则不思饮食。

3.情志失调

抑郁恼怒，情志不遂，肝失疏泄，横逆犯胃，脾胃升降失常，或忧思伤脾，脾失健运，运化无力，胃腑失和，气机不畅，均发为本病。

4.脾胃虚弱

脾胃为后天之本，中运之轴。陈修园说："中央健，四旁如。"讲的就是脾胃功能健旺。胃气受损，则恶闻食臭，导致食欲缺乏。胃中元气盛，则能食而不伤，过时而不饥，脾胃俱旺，则能食而肥，脾胃俱衰，则不能食而瘦。

(二)病机

1.纳呆的发病机制总为脾胃气机升降失常

其病理表现可有虚实之分,实证者因外邪、食滞、肝气等邪气犯胃,以致胃气痞塞升降失常;虚证为脾胃气阴亏虚,运化失常,脾不升清,胃失和降。一般初病多实,实证日久,脾胃受损,可致脾胃虚弱,由实转虚,若再次为饮食、外邪等所伤,可出现虚实夹杂之证。

2.病变脏腑主要在脾胃,与肝、肾等密切相关

外感寒、热、暑、湿诸邪,内客于胃,皆可致胃脘气机升降失常,运化失职,胃纳失和而致纳呆。若过食甘肥厚腻,伐伤脾胃,使胃气受伤,则胃气不能腐熟水谷精微,则不思饮食。肝气郁结,横逆犯胃,胃气失和;或肝气不足,木不疏土而致纳呆。肾为胃之关,脾胃运化腐熟,全赖肾阳之温煦,若肾阳不足,可致脾肾阳虚,中焦虚寒,胃失温养;或肾阴亏虚不能上济于胃,胃失濡养而纳呆。

3.病理性质有虚实之异,病情演变有轻重之别

由于病因、病程、体质的差异,证候有偏于脾胃运化功能的失调和偏于脾胃气阴的虚弱。纳呆一般属于脾胃病证,证候表现多与脾胃失调有关,全身症状不重,脾胃失调者病程迁延可演变为虚证。纳呆属实证者,如湿热、寒湿、食滞者,治疗较易,去除病因后,预后良好。而脾胃气阴亏虚、脾肾阳虚者,病情易反复,病程较长,较为难治。

三、诊断与病证鉴别

(一)诊断依据

(1)以食欲缺乏、不思饮食、脘腹胀满不适等为主症,可伴有嗳腐吞酸、呃逆、乏力、胸膈痞闷、情绪不畅、大便不调等症状。

(2)如明确与肿瘤相关、肝硬化失代偿期、尿毒症等疾病相关者,不属于此病范畴。

(3)注意其起病经过,与饮食、情志、受凉等关系,其他伴发症状,以资鉴别其不同病理性质。

(二)辅助检查

消化道钡餐、电子胃镜、肠镜等内镜检查可诊断胃肠道器质性疾病、胃炎、胃扩张、胃下垂、胃肠道肿瘤等;胃肠道压力测定有助于胃肠功能紊乱性疾病的诊断。肝肾功能、B超、CT等检查有助于确定病变部位及性质,亦可排除肝硬化、尿毒症、脑血管病以及胸腹腔肿瘤等。

(三)病证鉴别

1.纳呆与疰夏

两者皆有食欲缺乏,同时疰夏可见全身倦怠,大便不调,或有身热,其特点为发病有严格的季节性,"春夏剧,秋冬瘥",秋凉后自行转愈。纳呆虽可起病于夏,但秋后不会恢复正常,而是持久胃纳不开,且一般无便溏、身热等见症。

2.纳呆与反胃

两者都可以不思饮食为主症,都与胃肠气机升降失常密切相关。反胃是指饮食入胃,宿谷不化,经过良久,由胃反出之病。多因饮食不当,饥饱无常,或嗜食生冷,或忧愁思虑,损伤脾胃,中焦阳气不正,寒从内生,而致脾胃虚寒,不能腐熟水谷,饮食入胃,停留不化,逆而向上,终至尽吐而出,治当温中健脾,降逆和胃。

四、辨证论治

(一)辨证思路

1.辨虚实

凡起病急骤,病程较短,伴有脘腹胀痛,嗳气酸腐,大便不调,舌苔厚腻者,多属实证;凡病程较长,不思饮食,少气懒言,乏力、倦怠者,多属虚证。实有湿热、寒湿、食滞、气滞等因,虚有气虚、阴虚、阳虚之异。

2.辨脏腑

纳呆病变脏腑主要在脾胃,与肝、肾等密切相关,辨证时要注意辨别病变脏腑的不同。如嗳气、恶心、苔腻,多食后脘腹作胀呕吐,多属脾失健运;食而不化,大便偏稀,伴面色㿠白形瘦,多汗易感者,多属脾胃气虚;食少饮多,大便干结,伴面色萎黄者多胃阴不足;与情志因素有关,痛及两胁,心烦易怒、嗳气频频,多肝气犯胃;伴肢冷、畏寒,小便清长,腰膝酸软者,多为久病及肾,脾肾两虚。

(二)治疗原则

纳呆的治疗原则为调整气机升降,兼顾活血和络,消补并用,润燥相宜,动静结合。具体治疗大法宜根据其病因及不同的证候特点,灵活运用。以湿热内蕴为主者,宜以清化湿热为主;寒湿盛者,宜温中散寒,理气化湿;食滞所致者,应着重消积导滞;肝气克犯脾胃者,宜疏肝理气和胃;脾胃虚弱者,宜健脾益气;胃阴不足者,养阴益胃为主;脾肾阳虚者,当温补脾肾。

(三)分证论治

1.湿热蕴结证

症状:纳呆,脘腹胀闷,呕恶便溏,胃脘灼痛,吞酸嘈杂,口干而苦,渴喜凉饮,而不欲饮,舌红苔黄,脉滑数。

病机分析:湿热蕴中,脾胃气机升降失调,纳呆,脘腹胀满、呕恶便溏;湿热熏蒸,热郁于内,吞酸嘈杂,口干而苦;热中兼湿,渴喜凉饮,而不欲饮;舌红苔黄,脉滑数,均为湿热中阻之征。

治法:清化湿热。

代表方药:清中汤加味。药选制厚朴、川连(姜汁炒)、石菖蒲、制半夏、香豉(炒)、焦山栀、芦根。黄连清热燥湿,厚朴理气化湿,均为君药,焦栀、香豉清郁热,除烦闷,芦根清热生津,均为臣药,石菖蒲芳香化浊,制半夏化湿和中,均为佐使药。诸药相伍,共奏清热化湿,理气和中之效。

加减:湿偏盛者可加藿香、苍术等以增化湿理气之功;热偏盛者可加黄芩、蒲公英等清泄胃热。

2.寒湿困脾证

症状:纳呆,脘腹胀闷,呕恶便溏,食少,舌淡黏腻,头身困沉,懒动懒言,脘腹隐痛,体虚水肿,面色皮肤晦黄。白带过多。舌胖苔白滑腻,脉濡缓或细滑。

病机分析:寒湿内盛,中阳受困,湿邪或寒湿之邪阻碍脾的正常气机,致使运化失司,水湿内停,可见;又脾气虚,运化失司,湿自内生,致水湿停留。可见湿盛与脾虚互为因果,以致出现以上诸症。

治法:健脾化湿。

代表方药:藿香正气散加减。药选藿香、白术、半夏、厚朴、大腹皮、白芷、紫苏、茯苓、陈皮、桔梗、甘草等。方中藿香芳香化温,和中止呕,并能发散风寒,紫苏、白芷辛香发散,助藿香外散风寒,兼可芳香化浊;厚朴、陈皮、半夏曲行气燥湿,和中消滞;白术、茯苓健脾去湿;大腹皮行气利温;桔梗宣肺利膈;生姜、大枣、甘草调和脾胃,且和药性。诸药合用,共成健脾化湿,理气和中之功。

加减:气逆不降,嗳气不止者,加旋覆花、代赭石、沉香等降气;兼脾胃虚弱者,加党参、砂仁加强健脾;痰湿郁久化热而口苦、舌苔黄者,改用清中汤等加减清化湿热。

3.食滞胃脘证

症状:脘腹胀满疼痛,拒按厌食、纳呆呃逆,恶心呕吐,嗳气吞酸,大便不畅,便下恶臭,舌苔厚腻,脉弦滑。

病机分析:暴食多饮,饮停食滞,损伤脾胃,脾胃纳化失常,中焦气机受阻所致。食浊内阻则脘腹胀满,导致胃脘疼痛,纳呆,大便不畅或稀溏,便下恶臭,舌苔厚腻,脉滑。胃气不得下降则上逆故恶心、呕吐、呃逆、嗳气吞酸。

治法:消食导滞。

代表方药:保和丸加减。药用山楂、神曲、半夏、陈皮、茯苓、连翘、莱菔子。方中山楂、神曲、莱菔子合用,消肉、酒、麦、面诸积;半夏、陈皮既有辛散开结之效,又有降浊化气之功;茯苓健脾行湿;连翘辛凉开结,解郁热。诸药共成化滞开胃之剂,积去则胃纳自开。

加减:米面食滞者,可加谷芽、麦芽以消食化滞;肉食积滞者,重用山楂,可加鸡内金以消食化积;伴脘腹胀甚者,加枳实、木香、青皮、槟榔等行气消滞;胃脘胀痛而便秘者,可合用小承气汤或改用枳实导滞丸以通腑行气;胃痛急剧拒按、伴苔黄腻而便秘者,为食积化热成燥,可合用大承气汤以泄热通腑。

4.肝气犯胃证

症状:纳呆腹胀,胃脘胀痛,以胀为主,或攻窜两胁,或胃脘痞满,恼怒生气则发作或加重,嗳气得舒,胸闷叹息,排便不畅,舌苔薄白或薄黄,脉弦。

病机分析:肝主失疏泄,气机不调,肝木之气克犯脾土。导致胃脘气机升降失常,气滞不行则出现纳呆,腹胀,甚至胃痛,攻窜两胁,恼怒生气则发作或加重,嗳气得舒,常有胸闷叹息。

治法:疏肝和胃。

代表方药:柴胡疏肝散加减。药用柴胡、芍药、川芎、香附、陈皮、枳壳、甘草。方中柴胡主散能升,长于舒展气机,疏解郁结,此外柴胡在方中还具有引诸药入肝之长;枳壳行气导滞,与柴胡相配,一升一降,疏肝胃,导壅滞;柴胡配柔肝缓急之芍药,调肝护阴,刚柔相济,相辅相成,既除芍药之腻,又缓解柴胡之燥,体用兼顾,互为制约;芍药合甘草,缓急舒挛,止痛和中;香附、陈皮行气疏肝理脾;川芎为血中气药,善于行散开郁止痛,上述诸药共成疏肝和胃之剂。

加减:若见肝郁化火,气火上逆,则兼有头痛头胀,目赤口苦,急躁易怒,胁肋灼痛等症,可加丹皮、川连、左金丸;胀痛甚加延胡索、沉香、郁金;嗳气频作加旋覆代赭汤;腹中胀满加厚朴、槟榔;胸中痞闷加佛手、香元、砂仁、瓜蒌等。

5.脾胃气虚证

症状:食少纳呆,腹胀便溏。面色萎黄,肌肉消瘦,肢倦乏力,四肢水肿,小便清长等,或见脱肛,阴挺,内脏下垂,二便滑泄不禁等。舌淡嫩或有齿痕,苔白,脉缓无力。

病机分析:脾失健运,生化无源,精微失布。脾主运化,脾气虚则胃气亦弱,腐熟不及,运化失健,不能升清降浊。脾虚不运,水湿停聚。中气下陷,升举不能,脏腑维系无力。

治法:健脾益气。

代表方药:补中益气汤加减。药用炙黄芪、党参、白术、陈皮、升麻、当归、柴胡、炙甘草。方中黄芪补中益气为君;人参、白术、甘草甘温益气,补益脾胃为臣;陈皮调理气机,当归补血和营为佐;升麻、柴胡协同参、芪升举清阳为使。综合全方,补气健脾,使后天生化有源,脾胃气虚诸证自可痊愈。

加减:临床若见胃脘胀重加木香、佛手;大便稀加藿香、山药、肉豆蔻;食欲差加砂仁、鸡内金、焦三仙;脘腹冷痛用延胡索配吴茱萸;泛酸加海螵蛸或煅瓦楞、苏叶;汗出不止加牡蛎,失眠多梦加酸枣仁、肢体酸痛加桂枝。

6.胃阴不足证

症状:饥不欲食,胃脘隐痛或灼痛,嘈杂嗳气,唇舌干燥,或干呕呃逆,脘痞不畅,便干溲短,舌光红少津,或剥苔、少苔,舌面有小裂纹,脉小弦或细数。

病机分析:胃阴不足,阴虚生热扰于胃中,胃失津润,故脘痞不畅,饥不欲食,胃失和降则干呕呃逆;津伤胃燥而及于肠故便干溲短。

治法:养阴益胃。

代表方药:益胃汤加减,药用沙参、麦冬、生地、玉竹、石斛、甘草等。生地、麦冬味甘性寒,养阴清热,生津润燥,为甘凉益胃之上品。北沙参、玉竹养阴生津,以加强生地、麦冬益胃养阴之力,诸药共奏养阴益胃之功。

加减:临床若见胃中嘈杂、反酸,可加左金丸;阴虚呕恶可加竹茹、芦根、半夏;胃酸减少可加乌梅、焦三仙;大便艰涩加瓜蒌、槟榔、大黄。

7.脾肾阳虚证

症状:食少脘痞,时呕清水或夹不消化食物,口淡不渴,倦怠乏力,手足不温,腰膝酸软,小便清长,大便溏薄,舌淡胖,脉沉弱。

病机分析:火不暖土,脾运迟缓,水饮停留,胃虚通降无权,故食少脘痞,泛呕清水、宿食;脾阳不达四肢,则手足不温;肾阳失于温煦,故腰膝酸软,小便清长,大便溏薄,舌淡胖,脉沉弱,为中虚有寒、脾阳虚弱之象。

治法:温阳健脾。

代表方药:附子理中汤加减。药用党参、白术、附子、干姜、肉桂、甘草等。方中附子、干姜辛热,温中散寒共为主药;党参甘温入脾,补气健脾为辅药,白术健脾燥湿为佐药;甘草缓急止痛,调和诸药为使药。全方合用,共奏温阳健脾之功。

加减:泛吐清水,加干姜、半夏、茯苓、陈皮;无泛吐清水或手足不温者,可改用香砂六君子汤。

(四)其他疗法

1.单方验方

(1)蒲公英 15~30 g,水煎服,用于湿热中阻。

(2)藿香 10~15 g,白术 10~15 g,水煎服,用于寒湿内蕴。

(3)莱菔子 15 g 水煎,送服木香面 4.5 g,用于食积胃脘。

(4)香附 6 g,水煎服,用于肝胃气滞者。

(5)党参 10~15 g,白术 10~15 g,水煎服,用于脾胃气虚。

(6)百合 30 g,玉竹 10 g,水煎服,用于胃阴亏虚。

(7)肉桂 3 g,巴戟天 10 g,白术 10 g,用于脾肾阳虚。

2.常用中成药

(1)保和丸。

功用主治:消食,导滞,和胃。用于食积停滞,脘腹胀满,嗳腐吞酸,不欲饮食。

用法用量:每次1～2丸,每天2次。

(2)胃苏冲剂。

功用主治:理气消胀,和胃止痛。用于胃脘胀痛。

用法用量:每次15 g,每天3次。

(3)香砂养胃丸。

功用主治:温中和胃。用于不思饮食,胃脘满闷或泛吐酸水。

用法用量:每次3 g,每天3次。

用法用量:每次1～2包,每天3次。

(4)温胃舒。

功用主治:温中健脾。用于脾胃虚寒,脘腹冷痛,呕吐泄泻,手足不温之胃痛。

用法用量:每次1～2包,每天3次。

(5)养胃舒。

功用主治:滋阴养胃,行气消导。用于口干、口苦、食欲缺乏、消瘦等阴虚胃痛证。

用法用量:每次1～2袋,每天2次。

(6)三九胃泰。

功用主治:清热化湿,理气和胃。用于湿热交阻,脾胃不和之胃痛。

用法用量:每次1～2包,每天3次。

3.针灸疗法

(1)体针:以取足阳明、手厥阴、足太阴经、任脉穴为主。

处方:脾俞、胃俞、内关、中脘、足三里。

操作:毫针刺,实证用泻法,虚证用补法,胃寒及脾胃虚寒宜加灸。

(2)耳针:取胃、肝、脾、神门、交感。毫针刺中等强度刺激,或用王不留行贴压或埋针。

(3)穴位注射:取脾俞、胃俞、中脘、足三里,每次选2穴,用黄芪、丹参或当归注射液,每穴注射药液1 mL,每天1次。

4.外治疗法

(1)外敷法:①取藿香、佩兰、陈皮、山药、扁豆、白芷、白术各等份,研为细末,用纱布包扎,外敷神阙穴,7天为1个疗程,每2～3天换药1次。②取高良姜、青皮、陈皮、苍术、薄荷、蜀椒各等量,研为细末,做成香袋,佩戴于胸前。

(2)推拿疗法:以健脾理气为治疗大法,用一指禅推、按、揉、摩、拿、搓、擦等法。

取穴及部位:脾俞、胃俞、中脘、合谷、天枢、手三里、内关、足三里、气海、胃脘部、背部、肩及胁部。

操作:①患者仰卧位,医者站于一侧。用轻快的一指禅推法在中脘、天枢、气海施术,每穴2分钟,四指摩胃脘部1～2分钟,按揉足三里2分钟。②患者俯卧位,用一指禅推法自肝俞至三焦俞,往返施术5～10遍,再用较重的按揉法在肝俞至三焦俞施术,时间约为5分钟。最后施以擦法,以透热为度。③患者坐位,较重力按揉手三里、内关、合谷,搓肩臂和两胁,往返10～20遍。

五、临证参考

（1）临证时需积极寻找纳呆病因，因该症状可见于西医学之多种疾病，如肿瘤等恶性消耗性疾病多有纳呆之证，需排除器质性病变，在辨证施治的同时，应结合辨病治疗。

（2）现代医学在单方验方药物的选择上有所研究，如和胃常用白芍、荷叶、陈皮等，益胃常选石斛、玉竹、沙参等，养胃常用麦冬、佛手、藿香等，清胃常用青皮、丹皮、黄连等，温胃常用桂枝、吴茱萸、细辛等，健胃常用白术、茯苓、山药、苍术等，开胃常用砂仁、厚朴、草豆蔻等。

（3）对于临床反复发作，药物疗效欠佳患者，可配合使用针灸治疗，采用针刺中脘、气海、双天枢、双足三里。中脘为六腑之会，胃之募穴。足三里为足阳明胃经之合穴。两穴相配伍调中益气、升清降浊、调理肠胃与气血的功用。

六、预防调护

（1）起居有常，生活有节，注意寒温适宜，避免外邪侵袭。

（2）一日三餐定时定量，细嚼慢咽，可少吃多餐，平常尽量不吃零食，避免进食过烫、过冷的食物和辛辣刺激性食品，避免进食不易消化的食物，如坚硬、粗糙、油腻及粗纤维的食品，戒烟酒等。

（3）保持精神舒畅，避免过喜、暴怒等不良情志刺激，对于肝气犯胃者，尤当注意。

（赵玉成）

第十二节 腹　痛

一、概念

腹痛是指以胃脘以下、耻骨毛际以上部位发生疼痛为主要表现的病证。腹部涉及范围较广，根据其部位一般分为大腹、小腹和少腹。脐以上为大腹，属脾胃；脐以下为小腹，属肾、大小肠、膀胱、胞宫；小腹两侧为少腹，属肝胆。腹痛相当于西医学的肠易激综合征、消化不良、胃肠痉挛、不完全性肠梗阻、肠粘连、肠系膜和腹膜病变、急慢性胰腺炎、慢性胰腺炎、肠道寄生虫等。因肾绞痛、膀胱炎、痢疾、宫外孕等引起的腹痛不在本病症范围。

二、病因病机

感受外邪、饮食所伤、情志失调及素体阳虚等，均可导致气机阻滞、脉络痹阻或经脉失养而发生腹痛。

（一）病因

1.外感实邪

外感风、寒、暑、热、湿邪，侵入腹中，均可引起腹痛。风寒之邪直中经脉则寒凝气滞，经脉受阻，不通则痛。若伤于暑热，或寒邪不解，郁而化热，或湿热壅滞，可致气机阻滞，腑气不通而见腹痛。

2.饮食不节

暴饮暴食,饮食停滞,纳运无力;过食肥甘厚腻或辛辣,酿生湿热,蕴蓄胃肠;或恣食生冷,寒湿内停,中阳受损,均可损伤脾胃,腑气通降不利而发生腹痛。其他如饮食不洁,肠虫滋生,攻动窜扰,腑气不通则痛。

3.情志失调

情志不遂,则肝失条达,气机不畅,气机阻滞而痛作。若气滞日久,血行不畅,则瘀血内生。

4.阳气素虚

素体脾阳亏虚,虚寒中生,渐致气血生成不足,脾阳虚馁而不能温养,出现腹痛,甚至病久肾阳不足,相火失于温煦,脏腑虚寒,腹痛日久不愈。

此外,跌仆损伤,络脉瘀阻;或腹部手术后,血络受损,亦可形成腹中血瘀,中焦气机升降不利,不通则痛。

(二)病机

1.发病机制为气机不通,不通则痛

腹痛的发生,其基本病机是各种原因引起腹部气机不通,不通则痛。不通主要包含两大方面,一方面是由于各种邪气阻滞于脏腑经络之间,脏腑气机阻滞,气血运行不畅,经脉痹阻,不通则痛;另一方面则是脏腑亏虚,气血运行无力,经脉失养,不荣而痛。两者虽有虚实之分,但引起腹痛的实质都是脏腑经络的气机不能正常运行所致,所以气机不通是本病发生的基本机制。

2.病位在腹部,但涉及多个脏腑和经络

腹中有肝、胆、脾、肾、大肠、小肠、膀胱、胞宫等脏腑,并为足三阴、足少阳、手足阳明、冲、任、带等经脉循行之处。所以从大体上来说,虽然可以笼统地认为腹痛的病位在腹部,但还应该根据患者具体的疼痛部位、疼痛的性质和范围、疼痛的伴随症状等,综合判断其属于哪个脏腑,哪条经络,才能进行有针对性地治疗。

3.病理性质分寒热虚实

腹痛发病的病理因素主要有寒凝、火郁、食积、气滞、血瘀。病理性质不外寒、热、虚、实四端。寒证是寒邪凝滞于腹中经脉,气机阻滞,不通则痛;热证是由六淫化热入里,湿热交阻,使气机不和,传导失职而发;实证为邪气郁滞,不通则痛;虚证为中脏虚寒,气血不能温养而痛。四者往往相互错杂,或寒热交错,或虚实夹杂,或为虚寒,或为实热,亦可互为因果,互相转化。如寒痛日久,郁而化热,可致郁热内结;热痛日久,治疗不当,可以转化为寒,成为寒热交错之证;素体脾虚不运,再因饮食不节,食滞中阻,可成虚中夹实之证。

4.注意病机转化

腹痛有久暂之分,虚实之辨。一般急性暴痛,起病急,病情重,若治疗不及时,或不得当,则可能出现气血逆乱,而致厥脱之证;由于此时以邪气盛实为主,正气未虚,所以如果能够及时处理,祛邪外出,则一般预后较好。慢性腹痛,多以虚实夹杂或以虚为主,一般疼痛不重,较少出现厥脱的情况,但由于病理因素较多,多数病程较长,迁延难愈。此外,若湿热蕴结肠胃,蛔虫内扰,或术后气滞血瘀,可造成腑气不通,气滞血瘀日久,可变生积聚。若湿热食滞,壅阻肠腑,气血凝滞,瘀热内结,肉腐成脓,可酿成内痈(如肠痈)等。

三、诊断与病证鉴别

(一)诊断依据

(1)凡是以胃脘以下、耻骨毛际以上部位发生疼痛为主要表现者,即为腹痛。其疼痛性质各异,若病因外感,突然剧痛,伴发症状明显者,属于急性腹痛;病因内伤,起病缓慢,痛势缠绵者,则为慢性腹痛。

(2)注意与腹痛相关病因,脏腑经络相关的症状。如涉及肠腑,可伴有腹泻或便秘;寒凝肝脉,痛在少腹,常牵引睾丸疼痛;膀胱湿热可见腹痛牵引前阴,小便淋沥,尿道灼痛;蛔虫作痛多伴嘈杂吐涎,时作时止;瘀血腹痛常有外伤或手术史;少阳表里同病腹痛可见痛连腰背,伴恶寒发热,恶心呕吐。

(3)结合患者的性别、年龄、婚况,以及与饮食、情志、受凉等关系,起病经过,其他伴发症状等,鉴别何脏何腑受病,明确病理性质。

(二)辅助检查

急性腹痛应做血、尿、便常规,血、尿淀粉酶检查,消化道钡餐,B超,腹部X线检查,胃肠道压力测定,胃肠内镜检查等,以明确病变部位和性质;必要时可行腹部CT检查、妊娠试验等以排除外科、妇科疾病以及腹部占位性病变。有腹水的应进行腹腔穿刺液的化验。

(三)病证鉴别

1.腹痛与胃痛

胃处腹中,与肠相连,腹痛常伴有胃的症状,胃痛亦时有腹痛的表现。但胃痛部位在心下胃脘之处,常伴有恶心、嗳气等胃病见症,腹痛部位在胃脘以下,较少伴有上述症状。

2.腹痛与其他内科疾病中的腹痛症状

许多内科疾病中常见腹痛的表现,此时的腹痛只是该病的症状之一。如痢疾之腹痛,伴有里急后重,下痢赤白脓血;积聚之腹痛,以腹部包块为特征等。而腹痛病证,当以腹部疼痛为主要表现。

3.腹痛与外科、妇科腹痛

内科腹痛常先发热后腹痛,疼痛一般不剧,痛无定处,压痛不显;外科腹痛多后发热,疼痛剧烈,痛有定处,压痛明显,见腹痛拒按,腹肌紧张等。妇科腹痛多在小腹,与经、带、胎、产有关,如痛经、先兆流产、宫外孕、输卵管破裂等,应及时进行妇科检查,以明确诊断。

四、辨证论治

(一)辨证思路

1.辨疼痛性质

(1)凡病势急剧,痛时拒按,伴腹胀、呕逆等为实证;若病势绵绵,喜揉喜按者为虚证。暴痛多实,久痛多虚。

(2)腹痛拘急,疼痛暴作,痛无间断,坚满急痛,遇冷痛剧,得热则减者,为寒痛;痛在脐腹,痛处有热感,时轻时重,或伴有便秘,得凉痛减者,为热痛。

(3)腹痛时轻时重,痛处不定,攻冲作痛,伴胸胁不舒、腹胀、嗳气或矢气则胀痛减轻者,属气滞痛;少腹刺痛,痛无休止,痛处不移,痛处拒按,经常夜间加剧,伴面色晦暗者,为血瘀痛;因饮食不慎,脘腹胀痛,嗳气频作,嗳后稍舒,痛甚欲便,便后痛减者,为伤食痛。

2.辨疼痛部位

痛在两胁、少腹者多为肝经病证;大腹疼痛,多为脾胃病证;脐腹疼痛多为大小肠病证;痛在小腹者为肾、膀胱病证。

3.辨腹痛急缓

(1)急性腹痛常突然发病,腹痛较剧,伴随症状明显,多因外感时邪,饮食不节,蛔虫内扰而得。

(2)慢性腹痛多发病缓慢,病程迁延,痛势不甚,多因内伤情志,脏腑虚弱,气血不足所致。

(二)治疗原则

治疗腹痛多以"通"字立法,应根据辨证的虚实寒热,在气在血,确立相应治法。在通法的基础上,结合审证求因,标本兼治,一般以虚实为纲,实则泻之,虚则补之,热者寒之,寒者热之,滞者通之,郁者散之。对实证者,重在祛邪疏导多清热化湿、消食导滞、理气化瘀;对虚证者,应温中补虚,益气养血,不可滥施攻下。根据叶天士久病入络之说,对绵绵不愈之腹痛,可采取辛润活血通络之法。注意不可过用香燥理气之品,应中病即止。

(三)分证论治

1.寒邪内阻证

症状:腹痛拘急,遇寒痛甚,得温痛减,口淡不渴,形寒肢冷,小便清长,大便清稀或秘结,舌质淡,苔白腻,脉沉紧。

病机分析:寒邪侵袭腹中,则有寒凝气滞,中阳被遏,脉络痹阻,不通则痛;寒为阴邪,阴不耗液,因而口淡不渴;寒主收引,困遏阳气,脉管收缩而见脉象沉紧。

治法:散寒温里,理气止痛。

代表方药:良附丸合正气天香散加减。前方温里散寒,后方理气温中,两者合用共奏散寒止痛之效,适用于治疗寒邪阻遏中阳,腹痛拘急,得热痛减的证候。高良姜、干姜、紫苏温中散寒,乌药、香附、陈皮理气止痛。

加减:如寒气上逆致腹中切痛雷鸣,胸胁逆满呕吐者,用附子粳米汤温中降逆;如腹中冷痛,身体疼痛,内外皆寒者,用乌头桂枝汤温里散寒;若少腹拘急冷痛,属肝脉寒滞者,用暖肝煎温经散寒;若寒实积聚,腹痛拘急,大便不通者,大黄附子汤温泻寒积。

2.湿热壅滞证

症状:腹痛拒按,烦渴引饮,大便秘结,或溏滞不爽,潮热汗出,小便短黄,舌质红,苔黄燥或黄腻,脉滑数。

病机分析:湿热之邪,易阻气机,气机壅滞,则腑气不通,不通则痛;小便黄、舌红、苔黄、脉数皆为里热之象;苔腻、脉滑为湿浊阻滞之象。

治法:泄热通腑,行气导滞。

代表方药:大承气汤加减。本方具有软坚润燥、破结除满、荡涤肠胃的功能,适用于腑气不通,大便秘结,腹痛拒按,发热汗出的腹痛。大黄攻下燥屎;芒硝咸寒泄热,软坚散结;厚朴、枳实导滞消痞。

加减:若燥热不甚,湿热偏重,大便不爽者,可去芒硝,加栀子、黄芩等;若痛引两胁,可加郁金、柴胡;如腹痛剧烈,寒热往来,恶心呕吐,大便秘结者,改用大柴胡汤表里双解。

3.饮食积滞证

症状:脘腹胀满,疼痛拒按,嗳腐吞酸,厌食呕恶,痛而欲泻,泻后痛减,或大便秘结,舌苔厚腻,脉滑。

病机分析:食积胃肠则腹胀拒按;食滞胃脘,腐熟不及则有嗳腐吞酸;饮食所伤,脾失健运,大肠传导失常故泻;舌苔厚腻,脉滑为食积所致。

治法:消食导滞,理气止痛。

代表方药:枳实导滞丸加减。本方具有消积导滞、清热祛湿的作用,适用于嗳腐吞酸、厌食呕恶,腹痛胀满之证。大黄、枳实、神曲消食导滞;黄芩、黄连、泽泻清热化湿;白术、茯苓健脾助运。

加减:若腹痛胀满者,加厚朴、木香行气止痛;兼大便自利,恶心呕吐者,去大黄,加陈皮、半夏、苍术理气燥湿,降逆止呕;如食滞不重,腹痛较轻者,用保和丸。

4.肝郁气滞证

症状:腹痛胀闷,痛无定处,痛引少腹,或兼痛窜两胁,时作时止,得嗳气或矢气则舒,遇忧思恼怒则剧,舌质红,苔薄白,脉弦。

病机分析:肝气郁结,气机不畅,可见腹痛胀闷;肝气疏泄失司,则有嗳气稍舒,忧思恼怒加剧;舌红、脉弦为气逆阳亢之象。

治法:疏肝解郁,理气止痛。

代表方药:柴胡疏肝散加减。本方具有疏肝行气止痛之效,可用于治疗因肝气郁结,腹痛走窜,牵引少腹或两胁之证。柴胡、枳壳、香附、陈皮疏肝理气;芍药、甘草缓急止痛;川芎行气活血。

加减:若气滞较重,胸胁胀痛者,加川楝子、郁金;若痛引少腹、睾丸者,加橘核、荔枝核;若腹痛肠鸣,气滞腹泻者,可用痛泻要方;若少腹绞痛,阴囊寒疝者,可用天台乌药散;肝郁日久化热者,加丹皮、山栀子清肝泄热。

5.瘀血内停证

症状:腹痛较剧,痛如针刺,痛处固定,经久不愈,舌质紫黯,脉细涩。

病机分析:瘀血内停,气机阻滞,脉络不通,不通则痛;血瘀日久,可见舌质紫黯;瘀血内停,阻滞脉道,血脉被遏,则脉细涩。

治法:活血化瘀,和络止痛。

代表方药:少腹逐瘀汤加减。本方有活血化瘀、理气止痛之效,适宜治疗腹痛如针刺、痛有定处的血瘀证。当归、川芎、赤芍、甘草养血和营;延胡索、蒲黄、五灵脂化瘀止痛;肉桂、干姜、小茴香温经止痛。

加减:若腹部术后作痛,或跌仆损伤作痛,可加泽兰、没药、三七;瘀血日久发热,可加丹参、丹皮、王不留行;若兼有寒象,腹痛喜温,胁下积块,疼痛拒按,可用膈下逐瘀汤。若下焦蓄血,大便色黑,可用桃核承气汤。

6.中虚脏寒证

症状:腹痛绵绵,时作时止,喜温喜按,形寒肢冷,神疲乏力,气短懒言,胃纳不佳,面色无华,大便溏薄,舌质淡,苔薄白,脉沉细。

病机分析:中阳不振,气血不足,失于温养,则见腹痛绵绵,喜温喜按;中气不足则神疲乏力,气短懒言;舌质淡、苔薄白为寒证表现。

治法:温中补虚,缓急止痛。

代表方药:小建中汤加减。本方具有温中补虚、缓急止痛的功能,可用于治疗形寒肢冷、喜温喜按、腹部隐痛之证。桂枝、生姜温阳散寒;芍药、炙甘草缓急止痛;饴糖、大枣甘温补中;可加党参、白术益气健脾。

加减:若腹中大寒,呕吐肢冷,可用大建中汤温中散寒;若腹痛下利,脉微肢冷,脾肾阳虚者,可用附子理中汤;若大肠虚寒,积冷便秘者,可用温脾汤;若中气大虚,少气懒言,可用补中益气汤。

(四)其他疗法

1.单方验方

(1)小茴香 9 g,乌药 6 g,水煎服,功能温经散寒。适用于寒邪阻滞之腹痛。

(2)五灵脂 9 g,蒲黄 9 g,研细末,醋、水各半,煮透,连渣服之。功能活血祛瘀。适用于瘀血停滞之腹痛。

(3)肉桂 10 g,莱菔子 15 g,水煎内服,适用于气滞腹痛。

(4)艾叶 5 g,香附 10 g,肉桂 3 g,水煎服。功能温经散寒。适用于虚寒腹痛。

2.常用中成药

(1)补脾益肠丸。

功用主治:益气健脾,温中散寒。用于脾胃虚寒型的溃疡性结肠炎、肠易激综合征等引起的腹痛。

用法用量:每次 6 g,每天 3 次。

(2)补中益气丸。

功用主治:健脾益气。用于脾气虚弱之腹痛。

用法用量:每次 8 粒,每天 3 次。

(3)附子理中丸。

功用主治:健脾温中散寒。用于脾肾阳虚之腹痛。

用法用量:每次 8～12 粒,每天 3 次。

(4)保和丸。

功用主治:消食化滞。用于饮食停滞之腹痛。

用法用量:每次 3～6 g,每天 3 次。

(5)藿香正气丸。

功用主治:解表化湿,理气和中,扶正祛邪。用于外感风寒或内伤饮冷引起的腹痛。

用法用量:每次 8 粒,每天 3 次。

(6)延胡索止痛片。

功用主治:功能理气,活血,止痛。用于气滞血瘀之腹痛。

用法用量:每次 4～6 片,每天 3 次。

3.针灸疗法

(1)体针:以取足阳明、足厥阴经及任脉穴为主。

处方:下脘、关元、天枢、足三里、太冲。

配穴:寒邪内积者加神阙、公孙;湿热壅滞者加阴陵泉、内庭;气滞血瘀者加膻中、血海;脾阳不振者加脾俞、肾俞。

(2)耳针:选胃、小肠、大肠、肝、脾、交感、神门、皮质下。毫针刺,每次选 2～4 穴,疼痛时用中强刺激捻转,亦可用锨针或王不留行按压。

穴位注射:选天枢、足三里。用异丙嗪和阿托品各 50 mg 混合液,每穴注入 0.5 mL 药液,每天 1 次。

4.外治疗法

(1)外敷法:①硫黄、吴茱萸各 6 g,大蒜适量,捣和,涂敷脐中,适用于寒性腹痛。②胡椒粉 10 g,敷于脐上,胶布敷盖,24 小时后取下,更新再敷,适用于虚寒性腹痛。③皮硝 30～90 g,打碎,布包敷于痛处或脐部,适用于因食滞湿热引起的腹痛。

(2)推拿疗法:以通经和络止痛为治疗大法,用一指禅推、按、揉、摩、搓、擦等法。

取穴及部位:中脘、天枢、气海、肝俞、胆俞、脾俞、胃俞,三焦俞、足三里、内关、三阴交、压痛点。

操作:患者仰卧位,医者站于一侧。用轻快的一指禅推法在中脘、天枢、气海施术,每穴 2 分钟,再用较重力按揉腹部压痛点处 3 分钟,四指摩腹 1～2 分钟,最后按揉内关、足三里、三阴交,每穴 2 分钟;患者俯卧位,用一指禅推法自肝俞至三焦俞,往返施术 5～10 遍,再用较重的按揉法在肝俞至三焦俞施术,时间约为 5 分钟。最后施以擦法,以透热为度。

加减:①寒邪内阻者,加揉关元、神阙。②湿热壅滞者,按压内庭、行间、曲池、阴陵泉。③饮食积滞者,加用一指禅推上脘、下脘、章门、期门。④肝郁气滞者,加以重按期门、太冲、行间。⑤瘀血内停者,加揉血海、曲泉、地机。⑥中虚脏寒者,加以按揉、搓擦大包、章门,以透热为度。

五、临证参考

(一)根据不同病机,采用不同之"通"

腹痛的临床表现虽然复杂,但只要把握其病因特点,病机之归属,病位之所在,就可治之有据。即通常运用的寒者热之,热者寒之,虚者补之,实者泻之,在气治气,在血治血。无论何种治法,都在于求其"通则不痛",恢复六腑的和降调顺功能。

(二)灵活运用温通法治疗腹痛

温通法是以辛温或辛热药为主体,配合其他药物,借能动能通之力,以收通则不痛之效的治疗方法。一是与理气药为伍,如良附丸中高良姜与香附同用,温中与理气相辅相成,用于寒凝而致气滞引起的腹痛十分相宜。二是与养阴补血药相合,刚柔相济,也可发挥温通止痛作用,如当归四逆汤中桂枝、细辛与当归、白芍同用。三是与活血祛瘀药配用,如少腹逐瘀汤,在活血化瘀的同时使用小茴香、干姜、肉桂等辛香温热之品,来化解滞留于少腹的瘀血。四是与补气药相配,温阳与补气相得益彰,如附子理中汤,对中虚脏寒的腹痛切中病机。五是与甘缓药同用,常用甘草、大枣、饴糖等味甘之品,使其温通而不燥烈,缓急止痛而不碍邪。

(三)通腑药的具体运用

治疗腹痛多以通腑为基本治则,但临证时必须根据病情,灵活配伍应用。理气轻剂用枳壳、大腹皮、陈皮,重剂用槟榔、瓜蒌、酒军、元明粉。对腹痛虚实夹杂者,先治其标,使脾胃运化功能恢复,再酌用益气健脾之品。如脾虚兼气滞,先用香附、陈皮、枳壳、大腹皮等行气通腑,后酌加党参、黄芪、炙甘草顾本补虚。脾虚夹有食滞,则先用鸡内金、陈皮、莱菔子、焦三仙等消导化积,再加党参、白术等消中兼补,即用补法中一定要注意补中兼通,切忌壅补。

(四)鉴别虫证引起的腹痛

若属蛔虫寄生于人体肠道,导致脾胃健运失常,气机郁滞,出现脐腹阵痛,手足厥冷,泛吐清涎等蛔厥症状者,可选乌梅丸等辨证加减。绦虫属古籍所载的寸白虫病。寸白虫寄生于肠道,吸食水谷精微,扰乱脾胃运化,而引起大便排出白色节片,肛痒,腹痛,或腹胀,乏力,食欲亢进等症。治疗以杀虫驱虫为主,同时佐以泻下药促进虫体排出。驱虫可予槟榔、南瓜子、仙鹤草等,驱虫后,可适当予党参、茯苓、白术等调理脾胃以善后,经 3～4 个月后未再排出节片,可视为治愈,反之,再有节片排出,当重复驱虫治疗。

六、预防调护

(1)平素宜饮食有节,进食易消化,富有营养的饮食。忌暴饮暴食,忌食生冷、不洁之食物,少食过于辛辣、油腻之品。

(2)要养成良好的饮食习惯,饭前洗手,细嚼慢咽,饭后不宜立即参加体育运动。

(3)虚寒者宜进热食,热证忌辛辣、煎炸、肥甘厚腻之品;食积者宜暂禁食或少食。

(4)医师须密切注意患者的面色、腹痛部位、性质、程度、时间、腹诊情况、二便及伴随症状,并须观察腹痛与情绪、饮食寒温等因素的关系。如患者出现腹痛剧烈、拒按、冷汗淋漓、四肢不温、呕吐不止等症状,须警惕出现厥脱证,应立即处理,以免贻误病情。

(赵玉成)

第十三节 痢 疾

一、概念

由于气血邪毒凝滞于肠腑脂膜,传导失司,以腹痛、里急后重、下痢赤白脓血为主症的病证称为痢疾。病类分急、慢性两类,急性者,称之为暴痢;慢性者,称之为久痢,常见反复发作黏液脓血便,腹部隐痛,虚坐努责,甚至脱肛,肌肉消瘦,神疲乏力,食欲缺乏等。西医学中的炎症性肠病、肠型白塞综合征、慢性细菌性痢疾等,均可参考"久痢"辨证论治。急、慢性细菌性痢疾,急、慢性阿米巴痢疾等疾病不在本病症范畴。

二、病因病机

痢疾多由外感湿热、邪毒之气,内伤饮食,损及脾胃与肠而致。由于邪气客于大肠,与气血搏结,肠道脂膜血络受伤,传导失司,而致下痢赤白脓血、腹痛、里急后重之证。久痢多因痢疾迁延,邪恋正衰,禀赋虚弱,或治疗不当,收涩过早,关门留寇则成。

(一)病因

1.外感邪毒

夏秋季节,暑湿秽浊、邪毒易于滋生,人处湿热熏蒸之中,脾胃呆滞,若起居不慎,劳作不休,湿热之邪,侵及肠道,气血与暑湿毒邪搏结于肠之脂膜,化为脓血发病。若不得正确治疗,因早用固涩或过用苦寒之药,致使邪气留滞,正气耗伤,病势缠绵难愈。又因大肠位于下焦,气血流动相对缓慢,湿热蕴结此处,药力难达,故病势缠绵,久病耗伤正气,造成正虚邪恋之证。

2.内伤饮食

若平素嗜食肥甘厚味或恣食生冷,均可伤及脾胃,脾胃升降失常,湿热或寒湿之邪,壅塞肠中,与气血搏结于肠之脂膜,化为脓血,可诱发本病。脾胃素弱之人,屡伤寒湿,或湿热痢疾过服寒凉之品,克伐中阳,每成虚寒痢。

3.情志内伤

肝在志为怒,恼怒可令肝气亢盛或郁结,致中焦运化不利、受纳失司,日久化热,积滞湿热蕴结肠中,腑气不通,肠络瘀滞,血败肉腐而见腹痛、下利脓血。脾在志为思,长期精神紧张、思虑忧郁均可伤脾,致脾虚运化不利,湿停食滞,客于肠道,大肠传导失司而致病。

4.禀赋虚弱

若其人禀赋素虚,先天脾胃娇嫩,肌肉不充,虽正常饮食亦不能运化,化为湿浊留滞中焦,下流大肠而发病,而肾阳与脾阳密切相关,命门之火能帮助脾胃腐熟水谷,助肠胃消化吸收。如久病损伤肾阳,或年老体衰,阳气不足,脾失温煦,运化失常亦可成本病。又有素体阴虚,感邪而病痢,或痢久不愈,湿热伤阴,每成阴虚痢。

(二)病机

1.病位在大肠,与胃、脾、肾关系密切

本病的病位在大肠,与脾胃关系密切,可涉及肾。痢疾基本病变在肠,因肠与胃密切相连,故常曰在肠胃。痢疾日久,不但损伤脾胃而且累及于肾,导致肾气虚惫或脾肾阳虚,下痢不止。

2.病机关键为脾肾亏虚,邪蕴肠腑,病势缠绵

久痢多在脾胃虚弱的基础上感受外邪、饮食不节或忧思恼怒等,湿热、寒湿、食积等病邪蕴结肠中,与肠中气血相搏结,大肠传导功能失司,通降不利,气血瘀滞,肠络受损,腐败化为脓血而痢下赤白;由于脾胃虚弱,或饮食、劳倦、思虑、久病等诸多因素作用,导致脾气受损,脾虚失于健运,水谷不化,日久胶结,渐成下痢赤白。脾虚不能化生水谷精微,后天失养,兼之久泻伤阴损阳,渐及于肾,肾虚又导致土无所助,脾肾并虚,致病情缠绵难愈。脾肾亏虚是本病发病及缠绵难愈的关键,是决定本病预后的重要因素。

3.病理因素以湿邪为主,病理性质有虚、实、寒、热之不同

素体阳盛者,易感受湿热,或感受湿邪后,湿从热化;素体阳虚者,易感受寒湿,或感受湿邪后,湿从寒化。湿热、寒湿、食积等邪气内蕴肠腑,与肠中气血相搏结,大肠传导功能失司,通降不利,气血瘀滞,肠道脂膜血络受伤,腐败化为脓血而下痢赤白脓血;气机阻滞,腑气不通故见腹痛、里急后重。

病理性质有虚、实、寒、热之不同,且演变多端。外感湿热或湿热内生,壅滞腑气,熏灼肠道,下痢赤白脓血,赤多白少,或湿热之气上攻于胃,胃气逆而不降,噤口不纳者皆属于实证、热证;寒湿阴邪所致者为寒证。下痢日久,可由实转虚或虚实夹杂,寒热并见。如果湿热之气上攻于胃,或久痢伤正,胃虚气逆,则胃不纳食,而成为噤口痢;如湿热内郁不清,日久则伤气、伤阴,或素体阴虚邪恋,而成阴虚痢;脾胃素虚而感寒湿患痢,或湿热痢过服寒凉药物致脾虚中寒,日久化源不足,累及肾阳,关门不固,下痢滑脱,形成虚寒痢;如痢疾迁延,邪恋正衰,脾气更虚,或治疗不当,收涩过早,关门留寇,则成久痢,或时愈时发的休息痢;痢久不愈,或反复发作,不但损伤脾胃而且影响及肾,导致肾气虚惫,关门不固,下痢不止。

三、诊断与病证鉴别

(一)诊断依据

(1)下痢脓血黏液,腹痛,里急后重,大便次数增多。

(2)多有反复发作病史,迁延不愈。

(3)常见于夏秋季节,多因饮食不洁而诱发。

（4）大便常规、大便培养、血常规、X线钡剂灌肠造影及结肠镜检查有助于诊断。

（二）辅助检查

（1）血常规、生化检查可帮助判断疾病严重程度；免疫学检查可测出相关抗体，利于诊断及鉴别。

（2）粪便常规检查可明确诊断，反复大便常规检查、培养和孵化可判断有无痢疾杆菌、阿米巴等病原体。

（3）结肠镜及黏膜病理学检查可诊断炎症性肠病，明确病变范围，并鉴别溃疡性结肠炎、克罗恩病等。溃疡性结肠炎病变多从直肠开始，呈连续性、弥漫性分布，结肠镜表现为黏膜易脆、点状出血、弥漫性炎性糜烂、溃疡，活动期炎性细胞浸润、隐窝脓肿、杯状细胞缺失，缓解期隐窝结构异常（扭曲分支）、隐窝萎缩。克罗恩病结肠镜检查可见节段性、非对称性的黏膜炎症、纵行或阿弗他溃疡、鹅卵石样改变，可有肠腔狭窄和肠壁僵硬等。两者均伴有明确的黏膜组织学改变。

（三）病证鉴别

痢疾与泄泻：两者均多发于夏秋季节，均为排便次数增多，皆由外感时邪、内伤饮食而发病。泄泻是粪便稀薄、无脓血，腹痛、肠鸣并见，泻后痛减，其病机为脾失健运，湿邪内盛。痢疾则便脓血、腹痛、里急后重并见，便后不减，其病机为邪客大肠，与气血搏结，气血壅滞，腐败化为脓血，以资鉴别。见诸临床，泻痢两者，可以相互转化。有先泻后转痢者，病情加重；亦有先痢而后转泻者，病情减轻，临证时须仔细辨别。

四、辨证论治

（一）辨证思路

1.辨虚实

一般新病年少，形体壮实，腹痛拒按，里急后重便后减轻者多为实；久病年长，形体虚弱，腹痛绵绵，痛而喜按，里急后重，便后不减或虚坐努责者为虚。

2.辨寒热

下血色鲜红，或赤多白少，质稠恶臭，肛门灼热，或里急后重，如厕而不得便，口渴喜冷饮，小便黄或短赤，舌质红，苔黄腻，脉数而有力者属热；痢下白多赤少或晦暗清稀，频下污衣，无臭，面白，畏寒喜热，四肢微厥，小便清长，舌质淡，苔白滑，脉沉细弱者，属寒。

3.辨伤气、伤血

下痢白多赤少，为湿邪伤及气分；赤多白少，或以血为主者，为热邪伤及血分。

4.辨邪正盛衰

识别本病是否重急，主要根据其临床病象，观察其邪毒的强弱，胃气的虚实，阴液的存亡，阳气的消长以治之。凡痢疾经治疗后，痢下脓血次数减少，腹痛、里急后重减轻，为气血将和，正能胜邪，向愈；凡下痢脓血，兼有粪质者轻，不兼有粪质者重；凡下痢脓血次数虽减少，而全身症状不见减轻，甚而出现烦躁，腹胀，精神萎靡，手足欠温，脉症不符，皆预示病情恶化，应引起高度重视。如凡下痢次数逐渐减少，而反见腹胀痛，呕吐，烦躁口渴，气急，甚或神昏谵语，为邪毒内炽上攻之象；凡下痢，噤口不食，精神萎靡，或呕逆者，为胃气将败；凡下痢脓血，烦渴转筋，甚或面色红润，唇如涂朱，脉数疾大者，为阴液将涸或阴阳不交之候；凡下痢不禁，或反不见下痢，神萎倦卧，畏寒肢冷，自汗，气息微弱，脉沉细迟，或脉微欲绝，为阳气将脱，阴阳欲离之象。

（二）治疗原则

1.寒热虚实分治

痢疾的治疗应根据病证的寒热虚实确定治疗原则。热痢清之，寒痢温之，寒热交错者，清温并举。久痢寒证、虚证多见，宜补虚温中，调理脾胃，兼以清肠，收涩固脱。虚实夹杂者，通涩兼施。

2.调和气血

痢疾不论虚实，肠中多有滞，气血失于调畅。因此，消导、去滞、调气、和血行血为治痢的基本方法。赤多重用血药，白多重用气药。

3.顾护胃气

"人以胃气为本，而治痢尤要"，说明顾护胃气应贯穿治痢过程之始终。

4.久痢滑脱宜温养

虚证久痢，中焦气虚，脾胃亏损，阳气不振，滑脱不禁，应用温养之法，兼以收涩固摄，温补中焦，健运脾胃，固摄肠腑，慎用攻伐之品。

5.治疗禁忌

忌过早补涩，忌峻下攻伐，忌分利小便，以免留邪或伤正气。如休息痢时发时止，多因治不得法，止涩太早，以致正虚邪恋，治宜扶正祛邪。

（三）分证论治

1.大肠湿热证

症状：腹痛，里急后重，下痢赤白脓血，赤多白少，或纯下赤冻，肛门灼热，小便短赤，或发热恶寒，头痛身楚，或口渴欲饮。舌质红，苔黄腻，脉滑数或浮数。

病机分析：湿热之邪毒积滞肠中，气血被阻，气机不畅，传导失司，所以腹痛，里急后重；湿热之毒熏灼，伤及肠道脂膜之气血，腐败化为脓血，则见痢下赤白；湿热下注，则肛门灼热，小便短少。若兼有表证则恶寒发热，头痛身楚。若热重于湿则赤多白少，或纯下赤冻，热盛灼津则见发热口渴。舌质红，苔黄腻，脉滑数或浮数为热重下痢之表现，或内有郁热、外有表证。

治法：清热化湿解毒，调气行血导滞。

代表方药：芍药汤加减。本方调气行血，清热燥湿止痢，适用于赤多白少，肛门灼热之下痢。芍药、当归、甘草和营理血，缓急止痛；黄芩、黄连清热燥湿解毒；木香、槟榔、大黄行气导滞，以除后重；肉桂辛温大热，辛能散结，热可防其苦寒太过。

加减：若属热重下痢，宜加用白头翁汤清热解毒；瘀热较重，痢下鲜红者，可加地榆、桃仁、赤芍、丹皮凉血化瘀；若痢疾初起，兼有表证者，可用活人败毒散，解表举陷，即喻嘉言所谓逆流挽舟之法。若身热汗出，脉象急促，表邪未解而里热已盛者，宜用葛根芩连汤解表清里；若夹食滞，见痢下不爽，腹痛拒按，苔黄腻脉滑者，可加用枳实导滞丸。若表证已减，痢尤未止，可加香连丸以调气清热。

2.寒湿阻滞证

症状：腹痛，里急后重，痢下赤白黏冻，白多赤少，或纯为白冻，脘闷，头身困重，口淡，饮食乏味。舌质淡，苔白腻，脉濡缓。

病机分析：寒湿滞留肠中，因寒主收引，湿邪黏滞，故气机阻滞，而见腹痛，里急后重；寒湿之邪伤于气分，故下痢白多赤少，或纯为白冻；寒湿困脾，健运失司，故脘闷，头身困重，口淡，饮食乏味。舌质淡，苔白腻，脉濡缓为寒湿内盛之象。

治法:温化寒湿,调气和血。

代表方药:胃苓汤加减。本方温化寒湿,可用于寒湿内盛、白多赤少之下痢。苍术、白术、厚朴健脾燥湿,桂枝、茯苓温化寒湿,陈皮理气散满。

加减:痢下白中兼赤者,加芍药、当归调营和血;寒湿气滞明显者,加槟榔、木香、炮姜散寒调气;若兼表证者,可合荆防败毒散逆流挽舟,祛邪外出。

3.寒热错杂证

症状:胃脘灼热,烦渴,腹痛绵绵,畏寒喜暖,下痢稀溏,时夹少量黏冻,饥而不欲食,强食则吐,四肢不温。舌质红,苔黄厚腻,脉沉缓。

病机分析:久痢伤及厥阴,厥阴病是寒热错杂证,病愈之机全赖一阳来复。阳长阴退,即是生机;阴胜阳消,则入危境。邪入厥阴,厥阴之脉挟胃,上贯膈,今火性炎上,肝气横逆犯胃,故胃脘灼热;火性炎上则上热,热灼津伤,故烦渴;又因下焦有寒,脾失健运,更因肝木乘犯,故饥而不欲食,强食则吐;下焦阳气虚,阴寒盛,不能外达于手足,故四肢不温,腹痛绵绵,下痢稀溏夹少量黏冻;舌红苔黄厚腻为热,脉沉缓为虚寒。此亦为上热下寒证。

治法:温中补虚,清热燥湿。

代表方药:乌梅丸加减。本方温中补虚,清热燥湿止痢,能治寒热错杂,正气虚弱之久痢。乌梅涩肠止泻,黄连、黄柏清热燥湿止痢,附子、干姜、桂枝、川椒、细辛温肾暖脾而助运祛寒,人参、当归益气补血而扶正。

加减:兼食滞者,可加神曲、山楂、莱菔子;寒凝较重者去黄连、黄柏。

4.瘀血阻滞证

症状:腹部刺痛,拒按,下痢色黑,腹痛固定不移,夜间加重,面色晦暗,或腹部结块,推之不移。舌质紫黯或有瘀斑,脉细涩。

病机分析:久痢不愈,时发时止,肠之脂膜反复被损,又有伏邪积垢不去,蓄积而为瘀血,故下痢色黑;瘀血内阻,使气血运行受阻,不通则痛,故疼痛是血瘀证的突出症状;其疼痛具有刺痛,拒按,固定不移的特点,皆因有形瘀血停积于肠,气血不得通达之故;由于夜间血行较缓,瘀阻加重,故夜间加重;积瘀不散而凝结,久之腹部可形成结块,推之不移;面色晦暗,舌质紫黯或有瘀斑,脉细涩皆为瘀血内阻之象。

治法:活血祛瘀,行气止痛。

代表方药:膈下逐瘀汤加减。本方功能活血祛瘀,行气止痛,可用治久痢之腹部疼痛属瘀血内阻者。当归、川芎、桃仁、红花、赤芍、灵脂、丹皮活血以祛瘀积,香附、延胡索、乌药、枳壳行气导滞而止痛,甘草调和诸药。

加减:本方可与六君子汤间服,以补益脾肾,攻补兼施;里急后重者加黄连、白头翁。

5.肝郁脾虚证

症状:下痢多因情绪紧张而发作,腹痛欲便,便后痛减,胸胁胀闷,善太息,嗳气,食少腹胀,矢气频作。舌质淡红,苔薄白,脉弦或弦细。

病机分析:情绪紧张或忧思恼怒之时,气机不利,肝失条达,横逆侮脾,气滞于中则腹痛欲便,便后痛减;肝失疏泄,脾虚不运,故胸胁胀闷,善太息,嗳气,食少腹胀,矢气频作;舌质淡红,苔薄白,脉弦或弦细为肝旺脾虚之象。

治法:疏肝理气,补脾健运。

代表方药:痛泻要方加减。本方泻肝补脾,用于肝郁脾虚之泻痢。白术健脾补虚,白芍养血柔肝,陈皮理气醒脾,防风升清止泻。

加减:排便不畅、矢气频繁者,加枳实、槟榔理气导滞;腹痛隐隐,大便溏薄,倦怠乏力者,加党参、茯苓、炒扁豆健脾化湿;胸胁胀痛者,加青皮、香附疏肝理气;夹有黄白色黏液者,加黄连、木香清肠燥湿。

6.脾虚湿阻证

症状:腹胀食少,大便溏薄或夹少量黏液,肢体倦怠,神疲乏力,少气懒言,面色萎黄,或脱肛。舌质淡,边有齿痕,苔白腻,脉细弱或细滑。

病机分析:久痢损伤脾胃,受纳无权,脾气虚弱,健运失职,故见腹胀食少。食入不消,清浊不分,注入有伏邪积垢之肠道,则见大便溏薄或夹少量黏液;脾气虚,化源不足,不能充达肢体、肌肉,故肢体倦怠,宗气不足则神疲乏力,少气懒言,面色萎黄;严重者中气下陷,则出现脱肛。舌淡,边有齿痕,苔白腻,脉细弱或细滑,为脾气虚兼湿浊之象。

治法:健脾益气,化湿助运。

代表方药:参苓白术散加减。本方能补中气,渗湿浊,行气滞,用于脾虚湿阻之泻痢。方中人参、白术、茯苓益气健脾渗湿;山药、莲子肉、白扁豆、薏苡仁健脾益气,渗湿止泻;砂仁醒脾和胃,行气化滞;桔梗宣肺利气,培土生金;甘草健脾和中。

加减:若久痢脾虚气陷,脱肛少气者,用补中益气汤以补中益气,升阳举陷。

7.脾肾阳虚证

症状:下痢稀薄,带有白冻,甚则滑脱不禁,腹部隐痛,喜温喜按,食少神疲,四肢不温,腰酸怕冷,或脱肛。舌质淡,苔白滑,脉沉细而弱。

病机分析:因久痢不愈,或湿热痢过服寒凉之品,损伤中阳而致脾肾阳虚,寒湿凝滞肠中,阴邪独盛,气分大伤,故下痢稀薄,夹有白冻;阳虚肠中失于温养,故见腹部隐痛,喜温喜按;严重者脾虚及肾,关门不固,则滑脱不禁;脾阳不振,健运失司,则食少神疲,四肢不温;气虚下陷,则见脱肛;脾肾阳虚,则腰酸怕冷。舌质淡,苔白滑,脉沉细而弱,皆为虚寒之象。

治法:温补脾肾,收涩固脱。

代表方药:桃花汤合真人养脏汤加减。前方温中涩肠,后方兼能补虚固脱,两方合用温补脾肾,涩肠固脱,可治疗脾肾虚寒,形寒肢冷,腰膝酸软,滑脱不禁之久痢。赤石脂、罂粟壳涩肠止泻,肉豆蔻、诃子暖脾温中止泻,干姜、肉桂温肾暖脾,人参、白术、粳米益气健脾和中,当归、白芍养血和血,甘草缓急止痛,木香理气醒脾。

加减:脾肾阳虚重,手足不温者,可加附子以温肾暖脾;脱肛坠下者,可加升麻、黄芪以益气升陷,亦可用补中益气汤加减,以益气补中,升清举陷。

8.阴血亏虚证

症状:下痢赤白黏冻,或下鲜血黏稠,脐腹灼痛,虚坐努责,心烦,口干口渴。舌质红少津,苔少或无苔,脉细数。

病机分析:素体阴虚,感邪而病痢,或痢久不愈,湿热伤阴,遂为阴虚痢。阴血不足,湿热熏蒸于肠之脂膜,化为脓血,故痢下赤白或鲜血黏稠;阴亏热灼,湿热交阻,故脐腹灼痛;营阴亏损,则虚坐努责;胃阴不足,津液不能上承,则口干口渴;阴虚火旺,上扰心神,则心烦。舌质红少津,苔少或无苔,脉细数为阴血亏耗之征。

治法:养阴合营,清肠止痢。

代表方药:驻车丸加减。本方寒热并调,养阴化湿清肠,用治湿热痢久伤阴,下痢鲜血量少,或虚坐努责,口干心烦者。黄连清热坚阴,厚肠止痢;阿胶、当归养阴和血;少佐炮姜以制黄连苦寒太过;白芍、甘草酸甘化阴,和营止痛;瓜蒌润肠而滑利气机。

加减:若口干口渴明显,可加入石斛、沙参、天花粉养阴生津。若阴虚火旺,湿热内盛,下痢鲜血黏稠,加黄柏、秦皮、白头翁清热化湿解毒,加丹皮、赤芍、槐花凉血止血。

(四)其他疗法

1.单方验方

(1)马齿苋 60 g,生甘草 60 g,水煎服。适用于久痢大肠湿热者。

(2)陈皮 15 g,干荷叶 10 g,砂仁 2 g。以开水泡服,每天 2 剂,早晚各 1 剂。适用于久痢脾虚湿盛者。

(3)乌梅 25 g,煎浓汁加糖服。或烧焦研末,每服 10 g,米汤或黄酒送下,每天 2～3 次。适用于赤白痢或久痢不愈。

(4)炮姜 15 g,赤石脂 30 g,白术 12 g,水煎服。适用于久痢不止,形体消瘦,食欲缺乏。

(5)炮姜 30 g,姜汁炙桑白皮 60 g。共研为细末,每服 6 g,米汤送下,每天 2～3 次。适用于久痢不止。

2.常用中成药

(1)香连丸。

功用主治:清热燥湿,行气止痛。用于湿热泻痢。

用法用量:每次 3～6 g,每天 2～3 次,小儿酌减。

(2)肠胃康颗粒。

功用主治:清热除湿化滞。用于湿热泻痢。

用法用量:开水冲服,每次 8 g(1 袋),每天 3 次。

(3)泻痢固肠片。

功用主治:调胃化湿,益气固肠。用于脾胃虚弱,久痢脱肛,腹胀腹痛,肢体疲乏。

用法用量:每片 0.6 g,每次 4 片,每天 2 次。忌生冷油腻物。

(4)结肠炎丸。

功用主治:调和肝脾,涩肠止痛。用于肝脾不和,泻痢腹痛。

用法用量:每次 5 g,每天 3 次。

(5)克痢痧胶囊。

功用主治:解毒辟秽,理气止泻。用于泄泻,痢疾和痧气(中暑)。

用法用量:口服,1 次 2 粒,1 天 3～4 次,中病即止。

(6)固本益肠片。

功用主治:健脾温肾,涩肠止泻。用于脾虚或脾肾阳虚所致久痢。

用法用量:每次 4 片,每天 3 次。

(7)补脾益肠丸。

功用主治:补中益气,健脾和胃,涩肠止泻。用于脾胃虚弱者。

用法用量:每次 6 g,每天 3 次。

(8)四神丸。

功用主治:温肾暖脾,涩肠止泻。用于脾肾阳虚之久泻、久痢。

用法用量:每次 9 g,每天 2 次。

3.针灸疗法

(1)体针:常用脾俞、天枢、足三里、大肠俞、气海、关元、太冲、肺俞、神阙、上巨虚、阴陵泉、中脘、丰隆等。若大肠湿热,取曲池、足三里、上巨虚,用泻法;若脾肾阳虚,艾灸脾俞、中脘、神阙、足三里、三阴交等穴。

(2)水针:取脾俞、大肠俞、足三里、上巨虚,选取黄芪注射液或当归注射液2 mL,做穴位注射,后两穴交替使用,隔天1次,10次为1个疗程。

(3)耳针:取大肠、小肠、胃、脾、肾、交感、神门,每次3~5穴,隔天1次,10次为1个疗程。

4.外治疗法

(1)灌肠疗法:痢疾除内服药物外,亦可用灌肠疗法,使药物直达病所,提高疗效。凡下痢赤白脓血,里急后重者,常用:①苦参、马齿苋以1∶2比例,水煎收滤液150 mL保留灌肠。②黄连、黄柏、马齿苋、白头翁等量,水煎收滤液150 mL保留灌肠。③马齿苋60 g,地榆、黄柏各15 g,半枝莲30 g,煎至150 mL保留灌肠。④白头翁根茎30~50 g,煎至100 mL保留灌肠。⑤黄柏15 g,地榆15 g,马齿苋60 g,水煎100 mL加入锡类散1 g,云南白药2粒,保留灌肠。上述疗程一般7天,每天1次,以脓血尽,里急后重除为度。

(2)栓剂疗法:若病变主要累及近肛门的直肠及乙状结肠段,用栓剂直肠给药可使之与病灶直接接触,达到内病外治的效果,且方法简单,使用方便,更易为广大患者接受。如清肠栓(马齿苋、青黛散、参三七、五倍子等),功在清热解毒,化瘀止血,收湿敛疮,1粒,纳肛,1~2次/日。

(3)推拿疗法:推拿治疗具有益气健脾,祛瘀除湿,和中止痛之功。能改善局部微循环,减轻肠黏膜的炎性反应,促进溃疡面血管新生,使肠黏膜修复,溃疡愈合,且能缓解平滑肌痉挛,解痉止痛,并能增强机体免疫力。

取穴及部位:中脘、天枢、肝俞、胆俞、脾俞、胃俞、三焦俞、肾俞、大肠俞、神阙、关元、气海、腹部、背部、肩及胁部。

腹部操作:患者仰卧,医者以沉着缓和的全掌按揉法施于腹部,由中脘穴渐移至关元穴,往返5遍,继以柔和深透的一指禅推法施于以上部位,时间约10分钟;拇指按揉关元、气海、双侧天枢穴各3分钟;摩腹5分钟;施掌振法于神阙穴1~3分钟。

背部操作:患者俯卧,以法沿脊柱两旁足太阳膀胱经循行部位治疗,自肝俞至大肠俞,时间3分钟;点按两侧脾俞、胃俞、三焦俞、肾俞、大肠俞诸穴,时间共5分钟;沿两侧腰部夹脊穴或膀胱经循行部位施平推法,透热为度。

五、临证参考

(一)病因强调了情志、劳倦与禀赋在发病中的作用

现代医家在临床实践中发现某些痢疾发病与情志、劳倦及先天禀赋不足有关,进一步丰富了痢疾的病因学说。有学者在临床中发现,情志失调,肝气亢盛或郁结,每影响脾胃,致脾失健运,胃失和降,谷反为滞,水反为湿,日久化热,积滞湿热蕴结肠中,腑气不通,肠络瘀滞,血败肉腐而见腹痛、下利脓血;长期精神紧张、思虑忧郁均可伤脾,致脾虚运化不利,湿停食滞,客于肠道,大肠传导失司,而致气血搏结,伤及脂膜血络,化腐成脓而发病或复发。除此之外,肺在志为悲,或因悲伤过度,或因所欲不遂,而致肺气郁闭,气机升降失调,大肠传导失司,积滞内生,终致湿热、瘀血互结而发本病。

临床常见患者因工作、生活劳累或作息不规律而导致本病发生或复发。劳倦过度则脾胃更

虚,食入不消,清浊不分,注入有伏邪积垢之肠道,则见大便溏薄,黏液增多,甚则泻下急迫为水样;脾气虚弱,气血生化乏源,不能上荣于面则见面色晦暗萎黄;不能充达肢体、肌肉,故见肢体倦怠,神疲乏力;病久脾阳受损,运化无权,水饮留于肠间则见肠鸣辘辘,阳虚阴盛,寒从中生,故见腹部恶寒。总因伏邪积垢不除、气血失和,加之中焦受损而致疾病复发或迁延不愈。

现代研究显示本病发生与先天禀赋相关。禀赋为先天赋予的体质因素,乃"胎元之本,精气之受之于父母事也",与先天遗传有着密切的联系。结合临床辨证发现,本病多见禀赋不足,素体脾肾亏虚。脾失健运,则水湿、水谷不化;肾为胃之关,肾失温化,则胃不能腐熟水谷。食湿内停,浊气不化,阴火内生,而成湿热壅遏肠中而致病。

(二)病机认识进一步深入

1.本病与肝脾肾三脏密切相关,脾虚为发病之本

董建华认为,溃疡性结肠炎病位在肠,同时与肝、脾、肾密切相关。田德禄提出脾虚乃溃疡性结肠炎发病之本。本病的发生是由于饮食、劳倦、思虑、久病等,致脾气受损,不能职司运化,水湿停聚,或从热化,或从寒化,成湿热或寒湿。气虚不能帅血运行,气虚血瘀;或由于气滞、湿阻、热瘀等病邪阻滞气血,肠络失和,脂膜受损,血败肉腐,内溃成疡,倾脂刮膜,下痢赤白。故曰痢疾皆本于脾,脾虚乃发病之根本。临床观察证实,大部分患者尤其是在反复发病,或迁延日久,或邪退之后,往往舌质偏淡,舌体胖,舌边常有齿痕,通过运用以健脾益气为主组成的方剂治疗本病,确实取得了满意的疗效。

2.病机复杂,往往寒热错杂,虚实相兼

刘渡舟认为,溃疡性结肠炎乃寒热错杂之证,上热下寒,寒热阻拒,阴阳不交,影响胃肠的消化传导功能而见此证。田德禄集多年治疗溃疡性结肠炎经验提出,溃疡性结肠炎属休息痢范畴,病情反复发作,本虚标实,寒热错杂,乌梅丸乃一治痢良方。

3.证候与内痈相关,由湿热壅盛,气血壅滞所致

田德禄提出,湿热为溃疡性结肠炎发病之标。外感湿热,或湿从内生,困脾碍运,湿滞日久,多从热化,湿热熏蒸,壅滞肠间,与气血相搏结,使肠道传导失司,脂络受伤,气凝血滞,腐败成疡,化为脓血,而痢下赤白;气机阻滞,腑气不通,所以腹痛、里急后重。无论是初发期,抑或为反复发作期,常多见湿热标实证,如大便黏滞不爽、黏液脓血便、脘痞腹胀、肛门灼热、小便短赤、舌苔黄腻等症。常与脾虚本证交相影响,互为因果。湿热不清,脾虚难复,脾虚不运,湿热不除,当急则治标,首先清化之。

4.血瘀、积滞为本病重要病理基础

王新月认为瘀血内阻、积滞不通是本病反复发作的病理基础。机体由于感受外邪,或为饮食七情所伤,湿热、寒凝之邪壅塞肠中,气血与之相搏结,肠道传导失司,肠络受伤,终致气滞血瘀,气血不通而发病。其瘀血形成机制有久病入络,湿热内蕴日久,血脉运行不畅;或由于患者脓血便,反复应用止血药、苦寒药造成血行不畅。久病必瘀,气虚、气滞、湿阻、热灼等诸邪与肠间气血凝滞,壅滞肠中,肠络失和而致病。

血瘀形成后,更加阻滞气血,运行愈加不畅,而有腹部痉挛疼痛,痛处固定不移,舌质紫黯,或有瘀斑、瘀点等症。此外,积滞留于大肠可致气滞血瘀,而气血不畅则加重积滞,两者互为因果,病位深入,邪气深伏,气血不畅及积滞难除是本病发病的特点,又是本病缠绵难愈,反复发作的重要病机特点。又因积滞难除,瘀血不去,新血不生,肠络失养,瘀血越甚,气血愈虚,病程迁延,缠绵难愈。

(三)临床治疗新思考

1.治痢不囿于四忌

清初倪宗贤提出治痢有 4 忌：一忌温补，二忌大下，三忌发汗，四忌分利(《倪涵初疟痢三方》)。因为温补留邪，大下伤阴，发汗伤阳，分利耗津，故列为禁忌。此仅常规而言，但不能绝对化。若下痢日久，阳虚阴脱，非温补涩肠何以固虚脱。积滞较重，腑实内停，古有大小承气惯例，今亦多用不可偏废，何禁之有？常用厚朴、枳实、槟榔等除积滞效果反好。痢初兼表证，发汗不仅可以解表，而且正是喻昌倡导的逆流挽舟之治痢良法(《医门法律·痢疾门》)，宜微汗中病即止。泻痢往往相伴，"治泄不利小便非其治也"；况痢多湿热，湿不分利，与热胶结，痊愈无期，如痢疾湿重者固当分利，湿不重适当分利，也有利于治疗，盖湿有碍膀胱气化。茯苓甘平淡渗健脾化湿；泽泻、木通、车前子、冬瓜皮、鸭跖草等甘寒苦寒之品，不但利小便，而且能清肺之化源，以"肺与大肠相表里"故耳，故治疗痢疾可选用适量的分利之味。以上是王本立的治痢经验，有别于传统治疗经验，特列出来供大家借鉴。

2.某些痢疾治疗宜通涩兼施

因"无积不成痢"，故"初痢忌涩"之训不无道理。治不遵训则会使治疗效果适得其反，造成"闭门留寇"，延长病程，加重病情。如果只守"通因通用"之治则，虽然大部分患者治之亦效，但也会出现攻伐太过，损伤脾胃，食欲缺乏影响病体恢复的不良后果，如在痢疾初期，在"通因通用"治则的前提下，适当运用收涩止痢之法，非但没用"闭门留寇"之虞，而且用之得法，结合辨证加减，效果会更好。芍药汤乃仲景治痢名方，适当配伍酸收之品如五倍子、石榴皮、五味子等收涩止痢，蒲公英清热解毒，枳壳行胃肠之滞气，通涩兼用，寓涩于通，在临床上收到较好的治疗效果。

3.治痢疾应用黄连之争

痢疾乃湿热蕴结于大肠而失其疏泄传导所致，其治当以"通因通用"为法，使大肠功能恢复，用药当取当归、白芍、木香、莱菔子、槟榔等来调气行血、通腑导滞。而黄连一药虽可清热燥湿，但因其能"厚肠胃"，有收敛之性，可阻碍大肠的传导，故不主张用之。尤对于湿热痢疾早期，有"兜涩太早"之戒。而现代药理研究证实黄连具有广谱抗菌作用，提取之黄连素(小檗碱)广泛应用于肠道感染性疾病，在治疗痢疾的方剂中大多都会用到黄连，因此，此说尚有待于大量的临床加以验证。

4.寒温并用是久痢常用之法

痢疾日久，湿热余邪未清，而正气已伤，往往表现为本虚标实、寒热错杂之证，成为缠绵不愈之久痢或反复发作之休息痢。治疗上宜标本同治、消补兼施、寒温并用，如用乌梅汤治疗久痢，连理汤治疗休息痢，腹中冷积则用温脾汤以温下等，皆为寒温并用之治法，临床收效颇巨。

5.从肺论治炎症性肠病

中医理论认为肺与大肠相表里，肺主肃降，肠的气机运动有赖于肺的推动，肠的津液输布有赖于肺的通调；大肠病变，传导失司，则湿浊毒邪上犯，导致肺失清肃，津液不布，两者生理病理密切相关。炎症性肠病(IBD)包括溃疡性结肠炎和克罗恩病，归属于中医"久痢""休息痢"范畴。据国外文献报道，IBD 患者可有多种肺和气道的病变，病损率可达到 50%，主要表现为肺功能异常、支气管扩张等。近来临床研究发现，67.14%的溃疡性结肠炎患者发生肺功能损伤，以小气道气流受限、弥散功能下降、残气量比肺总量升高为主要特征，提示 UC 患者存在阻塞性肺部改变，证候表现为肺气不足，肺气郁滞，肺失宣降等。因此本病病位在大肠，病在血分，气血凝滞，病久可及肺。治疗除清化湿热，调气和血外，还当补肺益气，从里治表，防止传变，脏腑合治；宣畅肺气,调和气血,行布津液,兼顾脾肾。进而从肺论治成为中医治疗炎症性肠病新的思路与方法。

六、预防调护

(1)注意饮食卫生,特别是夏秋季节,不过食生冷,绝对禁止进食不洁及变质食物,注意节制饮食,不宜辛辣、肥甘厚味过度,常食大蒜有一定预防作用。

(2)顺应季节气候变化,保养身体。纳凉取暖皆应适度;保持精神愉快,避免抑郁恼怒;劳逸结合,注意锻炼身体;节制房事,以保护正气,不易受邪。

(3)患病以后,治病宜早,防止病情恶化,注意休息,按时服药。

(4)休息痢在缓解期应注意调整脾胃功能,预防复发。

(赵玉成)

第十四节 泄 泻

一、概念

泄泻是以排便次数增多,粪质稀薄或者完谷不化,甚至泻出如水样为主症的病证。大便溏薄而势缓者为泄,大便清稀如水而直下为泻。本病一年四季均可发生,但以夏秋两季为常见。本病主要涵盖消化器官发生功能或者器质性病变导致的腹泻,如急性肠炎、食物中毒、炎症性肠病、肠易激综合征、肠道肿瘤、肠结核等。而细菌性痢疾、阿米巴痢疾等病所引起的大便次数增多、粪质稀薄不在本病证范围。

二、病因病机

泄泻是由感受外邪、饮食所伤、情志失调及脏腑虚衰等因素导致脾病湿盛、脾胃运化功能失调、肠道分清泌浊、传导功能失司。

(一)病因

1.感受外邪

外感寒湿暑热之邪均可引起泄泻,其中以湿邪最为多见。湿邪易困脾土,寒邪和暑热之邪,既可侵袭皮毛肺卫,从表入里,使脾胃升降失司,亦能夹湿邪为患,直接损伤脾胃,导致运化失常,清浊不分,引起泄泻。

2.饮食所伤

误食馊腐不洁之物,使脾胃受伤,或饮食过量,停滞不化,或恣食肥甘辛辣,致湿热内蕴,或恣啖生冷,寒气伤中,均能化生寒、湿、热、食滞之邪,使脾运失职,升降失调,清浊不分,发生泄泻。

3.情志失调

忧虑忿愤,精神紧张,易致肝气郁结,木郁不达,横逆乘脾犯胃;或思虑过度,脾气受损,土虚木乘,均可使气机升降失调,肠道功能失常,清浊不分,相杂而下,遂成本病。

4.脏腑虚衰

调摄失宜,或久病之后,或年老体弱,均可导致脾胃虚弱,脾失升运,或肾阳不足,命门火衰,脾失温煦,水谷不能腐熟,运化失常,致水反为湿,食反为滞,湿滞内停,阻碍气机,升降失调,清浊不分,遂成泄泻。

(二)病机

1.病机关键为脾病与湿盛,致肠道功能失司而发泄泻

湿的产生一是感受外湿,二是湿从内生,两者都与脾病密切相关。脾病可以导致湿盛,湿盛又可加重脾病,在泄泻的发病过程中,往往互为因果。脾病湿盛是导致脾胃运化功能失调,肠道分清泌浊、传导功能失司而发生泄泻的重要病理环节。

2.病位在肠,主病之脏在脾,同时与肝、肾关系密切

脾之运化功能失常,气机升降失调,小肠分清泌浊失职,大肠传导失司,以致水谷不化,水湿不分,混杂而下,发生泄泻。此外,肝失疏泄,横逆乘脾;肾阳虚衰,不能上蒸脾土,腐熟分流水谷,亦能导致泄泻。

3.病理性质有虚实之分,又可互相转化夹杂

泄泻病理性质有虚实之分。一般来说,暴泻以湿盛为主,多因湿盛伤脾,或食滞生湿,壅滞中焦,脾为湿困所致,病属实证。久泻多偏于虚证,由脾虚不运而生湿,或他脏及脾,如肝木克脾,或肾虚火不暖脾,水谷不化所致。而虚实之间又可相互转化夹杂。以病机演变看,久泻往往由暴泻转归而成。既有从实转虚的病理变化过程,又有逐渐出现的脾阳亏损、脾气下陷、脾肾阳虚、肾气失固,甚至气虚及阴、阳虚及阴,出现气阴两虚、阴阳两虚等以虚为主的病理变化特点;还有在脾胃亏损、脾肾两虚的基础上,分别兼见湿食内停、肝郁犯脾甚或形成饮滞胃肠、瘀阻肠络等因虚致实而出现虚实夹杂,寒热交错,或本虚标实,甚至以邪气为主的病理变化情况。且久泻每在脾胃虚弱、脾肾两虚的基础上,因感受寒湿、湿热或饮食不节、情志失调而致病情加重或反复,或引起急性发作,亦可表现为脾虚夹湿、夹食或夹滞的证候。

4.病程有急慢之分,泄泻日久,变证衍生

急性腹泻,经及时治疗,绝大多数在短期内痊愈,有少数患者,暴泻不止,损气伤津耗液,可成痉、厥、闭、脱等危证,特别是伴有高热、呕吐、热毒甚者尤然。急性泄泻因失治或误治,可迁延日久,由实转虚,转为慢性泄泻。日久脾病及肾,肾阳亏虚,脾失温煦,不能腐熟水谷,可成命门火衰之五更泄。

三、诊断与病证鉴别

(一)诊断依据

(1)以大便粪质稀溏为诊断的主要依据,或完谷不化,或粪如水样,大便次数增多,每天3～5次至十数次。

(2)常兼有腹胀、腹痛、肠鸣、纳呆。

(3)起病或急或缓。暴泻者多有暴饮暴食或误食不洁之物的病史。迁延日久,时发时止者,常有外邪、饮食或情志等因素诱发。

(4)并排除其他引起大便次数增多、粪质稀薄的疾病。

(二)辅助检查

粪便检查比较重要,应认真观察病者新鲜粪便的量、质及颜色;显微镜下粪检,进行粪便培养等。慢性泄泻可行X线钡剂灌肠、全消化道钡餐或肠道内镜检查;必要时可做腹部B超或CT检查。此外,一些全身性疾病如甲状腺功能亢进症、糖尿病、慢性肾功能不全等也可引起腹泻,可进行相关检查有助于明确诊断。

（三）病证鉴别

1.痢疾

泄泻与痢疾有许多共同点，如均好发于夏秋季节，病位均在胃肠，均可由感受外邪或内伤而致，都有腹痛、便次增多、粪便异常等症状。然而两者的主症各异，病机病性不同。从主症看，泄泻以排便次数增多，粪质稀薄，或完谷不化，甚至如水样为主症；痢疾以腹痛，里急后重，泻下赤白脓血或黏冻为主症。就腹痛而言，泄泻亦有腹痛，但往往与肠鸣并见，其痛多可缓减；而痢疾之腹痛，与里急后重同时出现，其痛便后不减，或虽减而旋即如故。从病机看，泄泻主要是湿盛与脾胃功能障碍，以致清浊不分，混杂而下；而痢疾为邪壅肠中，肠道传化失司，气血凝滞，脂络受损，腐败化为脓血。病理性质和演变来看，泄泻多属寒湿证，也有热证，但寒证多于热证，日久多损伤脾阳；痢疾多属热证，也有寒证但热证多于寒证，日久多损耗真阴。从两者的关系来看，泄泻与痢疾又可以互相转化。有先泻转为痢者，也有先痢转为泻者。有些痢疾病者，并不是一开始就便下脓血，而是先为泄泻，后转为泻下脓血。这是病情加重的表现。相反也有痢疾而转为泄泻者，这是病情好转的表现，但这是相对而不是绝对的。

2.霍乱

霍乱是指以起病急骤，猝然发生上吐下泻，腹痛或不痛为特征的一种病证。其病也有下泄，但与上吐并见，且病情凶险，来势急暴，变化迅速，挥霍撩乱。所吐之物均为未消化之食物，气味酸腐热臭，所泻之物多为黄色粪水，或吐下如米泔水，或如洗肉水。常伴有恶寒、发热，部分患者在吐泻之后，津液耗伤，迅速消瘦，或发生转筋，腹中绞痛。若吐泻剧烈，可致面色苍白，目眶凹陷，汗出肢冷等津竭阳衰之危候。而泄泻以大便稀溏，次数增多为特征，一般预后良好。

四、辨证论治

（一）辨证思路

1.辨暴泻与久泻

暴泻者起病较急，病程较短，泄泻次数颇多；久泻者起病较缓，病程较长，泄泻呈间歇性发作。

2.辨寒热

大便色黄褐色而臭，泻下急迫，肛门灼热者，多属热证；大便稀溏，或完谷不化者，多属寒证。

3.辨虚实

急性暴泻，泻下腹痛，痛势急迫拒按，泻后痛减，多属实证；慢性久泻，病程较长，反复发作，腹痛不甚，喜温喜按，神疲肢冷，多属虚证。

4.辨证候特征

外感泄泻，多兼表证；食滞泄泻，以腹痛肠鸣，粪便臭如败卵，泻后痛减为特点；肝气乘脾之泄泻，每因情志郁怒而诱发，伴胸胁胀闷，嗳气食少；脾虚泄泻，大便时溏时烂，伴神疲体倦；肾阳虚衰之泄泻，多发生于五更，大便溏泻，完谷不化，伴形寒肢冷。

（二）治疗原则

泄泻的治疗大法为运脾化湿。急性泄泻多以湿盛为主，重在化湿，佐以分利，再根据寒湿和湿热的不同，分别采用温化寒湿与清化湿热之法。夹有表邪者，佐以疏解；夹有暑邪者，佐以清暑；兼有伤食者，佐以消导。久泻以脾虚为主，当以健脾。因肝气乘脾者，宜抑肝扶脾。因肾阳虚衰者，宜温肾健脾。中气下陷者，宜升提。久泻不止者，宜固涩。暴泻不可骤用补涩，以免关门留寇;久泻不可分利太过,以防劫其阴液。若病情处于虚寒热兼夹或互相转化时,当随证而施治。

(三)分证论治

1.寒湿内盛证

症状:泄泻清稀,甚则如水样,食少恶寒,腹痛肠鸣,或兼恶寒,发热,头痛,肢体酸痛等表证,舌苔白或白腻,脉濡缓。

病机分析:寒湿内盛困脾,脾失健运,中阳不振,气机升降失调,肠道功能失职,使饮食清浊不分,混杂而下,故泄泻清稀,甚则如水样;寒湿内盛,肠道气机受阻,且寒主收引,故腹痛肠鸣;脾阳被遏则恶寒,健运失职则食少;若风寒湿束于肌表,营卫被遏,则恶寒,发热,头痛,肢体酸痛,舌苔脉象均为寒湿之征。

治法:芳香化湿,解表散寒。

代表方药:藿香正气散加减。方中藿香辛温散寒、芳香化浊;苍术、茯苓、半夏、陈皮健脾祛湿,和中止呕;厚朴、大腹皮理气除满;紫苏、白芷、桔梗解表散寒、疏利气机,加木香理气止痛。

加减:若表寒重者,可加荆芥、防风疏风散寒;若外感寒湿,饮食生冷,腹痛,泻下清稀,可用纯阳正气丸温中散寒,理气化湿;若湿邪偏重,腹满肠鸣,小便不利,可改用胃苓汤健脾行气祛湿。

2.湿热伤中证

症状:泄泻腹痛,泻下急迫,粪色黄褐,气味臭秽,肛门灼热,烦热口渴,小便短黄,舌质红,苔黄腻,脉滑数或濡数。

病机分析:湿热浸淫,伤及脾胃,阻碍气机,传化失常,湿热下注,故腹痛泄泻,泻下急迫;热在中焦,故粪色黄褐,气味臭秽;邪热下注,故肛门灼热,小便短赤;湿热熏蒸,可见烦热口渴;舌苔脉象均为湿热伤中之征。

治法:清热燥湿,分利止泻。

代表方药:葛根芩连汤加减。本方有解表清里、升清止泻的作用。方中重用葛根,升举脾胃清阳之气而止下利;黄芩、黄连苦寒清热燥湿;加木香理气止痛,甘草甘缓和中;车前草、茯苓利水止泻。

加减:若有发热、头痛、脉浮等表证,加用金银花、连翘、薄荷疏风清热;若夹食滞者,加神曲、山楂、麦芽消食导滞;若湿邪偏重者,加藿香、厚朴、茯苓、猪苓、泽泻健脾祛湿;若在夏暑之间,症见发热头痛,烦渴自汗,小便短赤,脉濡数,可用新加香薷饮和六一散表里同治,解暑清热,利湿止泻。

3.食滞肠胃证

症状:腹满胀痛,泻下粪便臭如败卵,泻后痛减,嗳腐吞酸,不思饮食,舌苔垢浊或厚腻,脉滑。

病机分析:食滞胃肠,导致脾胃运化失常,传化失司,气机阻滞水谷停为湿滞而成泄泻。食滞胃肠,故腹满胀痛;食物不化而腐败,故泻下粪便臭如败卵;内有积滞,故泻后痛减;脾胃不和故嗳腐吞酸,不思饮食;舌苔脉象均为宿食停滞之征。

治法:消食导滞,和中止泻。

代表方药:保和丸加减。方中神曲、山楂、莱菔子消食和胃;半夏、陈皮和胃降逆;茯苓健脾祛湿;连翘解郁清热;可加谷芽、麦芽增强消食功效。

加减:若食积较重,脘腹胀满,可因势利导,根据"通因通用"的原则,用枳实导滞丸,用大黄、枳实推荡积滞,使邪去则正自安;食积化热可加黄连清热燥湿止泻;兼脾虚可加白术、扁豆健脾祛湿。

4.脾气亏虚证

症状:大便时溏时泻,夹有不消化食物,迁延反复,食欲缺乏食少,食后脘闷不舒,稍进油腻食物,则大便次数增加,神疲倦怠,舌质淡,苔白,脉细弱。

病机分析:脾气亏虚则不能升发,水谷不化,清阳下陷,升降失调,清浊混杂而下,故大便时溏时泻,夹有不消化食物;脾气虚弱,而油腻食物本不易消化,故稍进油腻食物则大便次数增加;脾气虚则神疲乏力;气虚运化失司,则食欲缺乏食少,食后脘闷不舒;舌脉均为脾气亏虚之征。

治法:健脾益气,化湿止泻。

代表方药:参苓白术散加减。方中人参、白术、茯苓、甘草健脾益气;砂仁、陈皮、桔梗、扁豆、山药、莲子肉、薏苡仁理气健脾化湿。

加减:若脾阳虚衰,阴寒内盛,可用理中丸以温中散寒;若久泻不止,中气下陷,或兼有脱肛者,可用补中益气汤以益气健脾,升阳止泻。

5.肾阳虚衰证

症状:黎明前脐腹作痛,肠鸣即泻,完谷不化,脐腹冷痛喜暖,形寒肢冷,腰膝酸软,舌淡苔白,脉沉细。

病机分析:肾阳不足,命门火衰,不能温煦脾土,致脾运失司,清晨阳气未振,阴寒较盛,故见晨起腹痛肠鸣泄泻;命门火衰,不能助脾腐熟水谷,故大便夹有不消化食物;肾阳不足,致脾阳不足,故腰膝酸软,脐腹冷痛,喜暖;阳虚则外寒,故形寒肢冷;舌脉均为肾阳虚衰之征。

治法:温肾健脾,固涩止泻。

代表方药:四神丸加减。方中补骨脂温补肾阳;肉豆蔻、吴茱萸温中散寒;五味子收敛止泻;加附子、炮姜温脾逐寒。

加减:若脐腹冷痛,可加附子理中丸温中健脾。若年老体衰,久泻不止、脱肛,为中气下陷,可加黄芪、党参、白术、升麻益气升阳。若泻下滑脱不禁,或虚坐努责者,可改用真人养脏汤涩肠止泻。若脾虚肾寒不著,反见心烦嘈杂,大便夹有黏冻,表现寒热错杂证候,可改服乌梅丸方。

6.肝气乘脾证

症状:泄泻肠鸣,腹痛攻窜,矢气频作,泻后痛减,伴有胸胁胀闷,嗳气食少,每因抑郁恼怒,或情绪紧张而发,舌淡红,脉弦。

病机分析:忧思恼怒,气机郁结,肝气横逆,乘脾犯胃,脾胃受限,气机失调,运化失常,清气不升,反而下降,而发生腹痛攻窜、肠鸣、泄泻;情志不畅则伤肝,肝郁加重,故每因抑郁恼怒,或情绪紧张而发,泻后气机稍畅,故泄后痛减;肝气郁结,气机郁闭则胸胁胀闷;脾胃受制,则嗳气食少;舌苔、脉象均为肝旺脾虚之象。

治法:抑肝扶脾。

代表方药:痛泻要方加减。方中白芍养血柔肝,白术健脾补虚,陈皮理气醒脾,防风升清止泻。

加减:若胸胁脘腹胀闷疼痛,嗳气者,加可柴胡、木香、郁金、香附疏肝理气止痛;若兼神疲乏力,纳呆,脾虚甚者,加党参、茯苓、扁豆、鸡内金等益气健脾开胃;久泻反复发作可加乌梅、焦山楂、甘草酸苷敛肝,收涩止泻。

(四)其他疗法

1.单方验方

(1)车前子、马齿苋、蒲公英适量等分,水煎服,主治泄泻腹痛、恶寒发热者。

(2)生山楂、焦山楂适量等分,水煎服,治疗伤食泄泻。

(3)精制硫黄装入胶囊,每服 2 g,每天服 2 次。适用于肾阳虚衰之久泻。

(4)鲜马齿苋 100 g,鲜石榴皮 30 g,红糖 15 g,水煎温服。每天 1 剂,连服 2～3 天,主湿热留滞之泄泻。

(5)肉豆蔻 150 g,乳香 50 g,为末,陈米粉煮糊为丸,每服 6 g,米汤送下。治老人虚久泻。

(6)补骨脂 10 g,焙干为末,猪腰子 1 个,去白筋油膜,破开,将补骨脂末装入裹紧,蒸,不用着水,食之。治肾虚久泻。

2.常用中成药

(1)藿香正气丸。

功用主治:解表化湿,理气和中。治疗寒湿泄泻见发热恶寒、肠鸣泄泻者。

用法用量:口服,每次 9 g,每天 2～3 次。

(2)附子理中丸。

功用主治:温阳祛寒,益气健脾。治疗脾肾阳虚所致的泄泻,泄泻清稀,腹痛,手足不温。

用法用量:口服,每次 9 g,每天 2 次。

(3)葛根芩连微丸。

功用主治:清热燥湿,解肌止泻。治疗湿热泄泻,泻下秽臭,肛门灼热。

用法用量:口服,每次 3 g,每天 3 次。

(4)加味香连丸。

功用主治:清热祛湿。主治肠道湿热而致的腹痛泄泻。

用法用量:口服,每次 6 g,每天 3 次。

(5)枫蓼肠胃康颗粒。

功用主治:清热除湿化滞。用于急性胃肠炎,属伤食泄泻型及湿热泄泻型者,证见腹痛腹满、泄泻臭秽、恶心呕腐或有发热恶寒,苔黄脉数等。亦可用于食滞胃痛而证见胃脘痛、拒按。

用法用量:开水冲服。每次 1 袋,每天 3 次。

(6)胃肠安丸。

功用主治:芳香化浊,理气止痛,健胃导滞。用于消化不良引起的腹泻,肠炎,细菌性痢疾,脘腹胀满,腹痛,食积乳积。

用法用量:口服,每次 4 丸,每天 3 次。

3.针灸疗法

(1)取天枢、足三里、关元、公孙、三阴交、中脘、下脘、脾俞等穴。暴泻属湿热者,用泻法,留针 30～60 分钟;久泻属虚寒者,轻刺激,一般不留针。

(2)取神阙穴,用细盐将脐孔填平,上置大艾炷,做隔盐灸。治疗暴泻属于寒证者。

(3)耳针:取大肠、小肠、脾、胃、交感、神门。每次取 3～5 穴,暴泻留针 10 分钟,每天 2 次中强刺激;久泻留针 20 分钟,隔天 1 次,10 次为 1 个疗程。

(4)拔罐疗法:用口径 6 cm 火罐,于肚脐窝处拔罐,隔天 1 次,3 次为 1 个疗程。用于治疗各种泄泻。

4.外治疗法

(1)大蒜捣泥,贴足心或贴脐中。治久泻。

(2)胡椒、大蒜作饼,贴脐中。治寒泻。

（3）木土鳖半个，丁香四粒，麝香少许，共为细末，以水为丸如黄豆大，纳脐中，外用胶布固定，治疗水泻。

（4）附子15 g，生姜20 g，大葱2根，捣烂敷于足心。主治寒泻。

（5）肉桂、鸡内金各3 g，硫黄、枯矾、五倍子各6 g，白胡椒2 g，共研末，鲜葱头3根捣烂，与各药拌匀，以醋调为糊状，敷脐部。治久泻。

五、临证参考

（一）升阳助中气，风药胜湿邪

脾升则健，脾气升发，谷气上升，清阳四布，元气充沛，生机旺盛。脾病湿盛，脾为湿困，脾胃运化功能失调，中气下陷，清阳不升，肠道分清泌浊、传导功能失司，相杂而下，发为泄泻。"风能胜湿"，其一是风药的功效多有祛风胜湿的作用，能解表散邪而发汗，使湿邪随汗而解，并通过宣肺化湿、调畅气机，利于气机的升降出入。阳气上升，浊阴下降，内停的湿邪化为汗尿而解。其二是风药多入肺肝两经，具宣肺疏肝的功效，肝气的疏泄功能，能调畅气机、促进胆汁的分泌，利于脾胃气机升降和纳运功能的协调。风能胜湿，即肝木的疏泄条达可以抑制脾土的壅郁，防止脾胃气机失调和湿困脾胃，湿邪致病。故健脾药常佐以风药。常用风药如羌活、防风、升麻、柴胡等，但风药不可量过大，否则可耗伤脾气。

（二）治湿不利小便非其治也

这是指泄泻来势急暴，水湿聚于肠道，洞泄而下，唯有分流水湿，利小便而实大便，故适用于暴泻。久泻多为脾虚失运或脏腑生克所致，虽有水湿，乃久积而成，非顷刻之病变，故久泻不可分利小便。湿轻者，芳香化之；湿重者，苦温燥之。如芳香化湿：藿香、佩兰、白豆蔻等；淡渗除湿：茯苓、薏苡仁、白扁豆等；苦温燥湿：半夏、厚朴、苍术、草果等；利水祛湿：猪苓、泽泻、车前子草等。

（三）暴泻不可骤涩，久泻未必纯虚

暴泻不可聚涩，恐闭门留寇也，须健脾、燥湿、消导、分利；久泻虽缠绵时日，但只要湿邪未尽，或夹寒、热、痰、郁、食等病史，万不可以久泻必虚，或急于求成，忙于补涩。若夹他邪，则恐"炉烟虽熄，灰中有火也"，而变证接踵而至。久泻日久不愈，可用固涩。常用涩药如椿根皮、秦皮、石榴皮、乌梅、五倍子。

（四）寒热夹杂、虚实兼见需明辨

久泻多虚，常理也。但久泻原因复杂，在病程中寒热夹杂、虚实互见者常常有之，临证宜于复杂多变的症状中把握辨证关键，辨明何者为标，何者为本，治疗应掌握先后缓急，攻补时机，如辛开苦降、调和肝脾等法乃为此等病而设。乌梅丸、诸泻心汤、连理汤、柴芍二君汤、黄连汤等可随证选用。

（五）先消后补，以通为治

慢性泻泄不宜纯用温补，宜先投疏导通利以调理气机，先治标病，使邪有出路，再予健脾和中等法治之。泻久宜丸散，补脾先开胃，药补不如食补，药补食疗兼施。

（六）补脾不过甘，清热不过苦

泻泄多脾伤积湿，甘味虽利于脾，但不利于祛湿，暴泻少用纯甘，多用苦温燥脾、苦寒化湿。泄泻日久，脾气已衰，湿邪不盛，多用甘温悦脾，如黄芪、山药、扁豆、莲子、薏苡仁、芡实。清热燥湿用黄芩、黄连、黄柏，苦寒可败胃，故不宜过用久用。

(七)"健脾"与"运脾"酌情而用

临床治疗久泻应注意两个方面。

1.健脾化湿

脾虚失健则运化失常,湿邪内生,故当健脾以化湿,方如参苓白术散、四君子汤类。

2.运脾化湿

脾为湿困,则气化遏阻,清浊不分,此时应以运脾胜湿为务。运脾者,燥湿之谓,即芳香化湿、燥能胜湿之意,药如苍术、厚朴、藿香、白豆蔻等。

临床因脾虚致泻者健脾,因湿邪困脾致泻者运脾,两者灵活应用最为关键。

六、预防调护

(1)起居有常,注意调畅情志,保持乐观心志,慎防风寒湿邪的侵袭。

(2)饮食有节,宜清淡、富营养、易消化为主,可食用一些对消化吸收有帮助的食物,如山楂、山药、莲子、扁豆、芡实等。避免进食生冷不洁及忌食难消化或清肠润滑食物。

(3)急性泄泻患者要给予流质或半流质饮食,忌食辛热炙煿、肥甘厚味、荤腥油腻食物;某些对牛奶、面筋等不耐受者宜禁食之。若泄泻而耗伤胃气,可给予淡盐汤、饭汤、米粥以养胃气。若虚寒腹泻,可予淡姜汤饮用,以振奋脾阳,调和胃气。

(赵玉成)

第十五节　便　秘

一、概念

便秘是临床常见病与多发病,是以大便排出困难,粪质干燥坚硬,秘结不通,艰涩不畅,排便次数减少或排便周期延长,或虽有便意而排便无力、粪便不干亦难排出为主的病症。主要包括西医学中的功能性便秘、便秘型肠易激综合征、各种原因引起的肠黏膜应激能力减弱,或因直肠、肛周疾病,神经性疾病,慢性消耗性疾病,内分泌代谢疾病,结缔组织性疾病,药物作用,精神因素,医源性因素等而出现的便秘。因肿瘤、巨结肠病、肠梗阻等疾病引起的便秘不在本病证范围。

二、病因病机

便秘主要由饮食不节、情志失调、年老体虚、感受外邪等因素导致热结、气滞、寒凝、气血阴阳亏虚引起肠道传导失司。

(一)病因

1.饮食不节

饮酒过多,过食辛辣肥甘厚味,导致肠胃积热,大便干结;或恣食生冷,致阴寒凝滞,胃肠传导失司,造成便秘。

2.情志失调

忧愁思虑过度,或久坐少动,每致气机郁滞,不能宣达,于是通降失常,传导失职,糟粕内停,不得下行,而致大便秘结。

3.年老体虚

素体虚弱,或病后、产后及年老体虚之人,气血两亏,气虚则大肠传送无力,血虚则津枯肠道失荣,甚则致阴阳俱虚,阴亏则肠道失荣,导致大便干结,便下困难,阳虚则肠道失于温煦,阴寒内结,导致便下无力,大便艰涩。

4.感受外邪

外感寒邪可导致阴寒内盛,凝滞胃肠,失于传导,糟粕不行而成冷秘。若热病之后,肠胃燥热,耗伤津液,大肠失润,亦可致大便干燥,排便困难。

(二)病机

1.病机关键为大肠传导失常

大肠属六腑之一,主传化糟粕,主津液,便秘多由饮食不节,胃肠积热或阴寒凝滞,传导失司,导致便秘;或情志失调,气机郁滞,大肠传导失常而致便秘;或年老体虚,气血阴阳亏虚而便秘;或感受外邪,阻滞胃肠,失于传导而致便秘。由于以上各种原因造成大肠的传导失司,因而产生便秘。

2.病位在大肠,与肺脾胃肝肾等脏腑密切相关

本病病位在大肠,与肺、脾、胃、肝、肾等脏腑的功能失调有关。胃热过盛,津伤液耗,则肠失濡润;脾肺气虚,则大肠传送无力;肝气郁结,气机壅滞,或气郁化火伤津,则腑失通利;肾阴不足,则肠道失润;肾阳不足,则阴寒凝滞,津液不通,故皆可影响大肠的传导,而发为本病。

3.病理性质有虚实寒热之异,且可相互转化、兼夹

便秘的病性可概括为寒、热、虚、实四个方面。燥热内结于肠胃者,属热秘;气机郁滞者,属实秘;气血阴阳亏虚者,为虚秘;阴寒积滞者,为冷秘或寒秘。四者之中,又以虚实为纲,热秘、气秘、冷秘属实,气血阴阳不足的便秘属虚。而寒、热、虚、实之间,常又相互转化或相互兼夹。如热秘久延不愈,津液渐耗,可致阴津亏虚,肠失濡润,病情由实转虚。气机郁滞,久而化火,则气滞与热结并存。气血不足者,如受饮食所伤或情志刺激,则虚实相兼。阳气虚衰与阴寒凝结可以互为因果,见阴阳俱虚之证。

4.病程有新久之分、在气在血之别

便秘初起,常由外邪、饮食、情志所致,以气机郁滞为主,病位较浅,多在气分;"久病入络",气郁血瘀,病位较深,多为气血同病。

5.病延日久,重视疾病危害

便秘临床症状轻重不一,很多人常常不去特殊理会,但实际上便秘的危害很大。便秘在有些疾病如结肠癌、肝性脑病、乳腺疾病、早老性痴呆的发生中起重要作用,除此,其在急性心肌梗死、脑血管意外中可导致生命意外。部分便秘和肛肠疾病,如痔、肛裂等有密切的关系。

因此,早期预防和合理治疗便秘将会大大减轻便秘带来的严重后果,改善生活质量,减轻社会和家庭负担。

三、诊断与病证鉴别

(一)诊断依据

(1)排便间隔时间超过自己的习惯1天以上,或两次排便时间间隔3天以上。

(2)大便粪质干结,排出艰难,或欲大便而艰涩不畅。

（3）常伴腹胀、腹痛、口臭、食欲缺乏及神疲乏力、头眩心悸等症。

（4）本病常有饮食不节、情志内伤、劳倦过度等病史。

（5）便常规、钡剂灌肠及电子肠镜等理化检查可以明确，并排除其他疾病引起大便不通的疾病。

（二）辅助检查

临床上便常规、潜血试验和直肠指检应是常规检查的内容。直肠指检有助于发现直肠癌、痔、肛裂、炎症及外来压迫、肛门括约肌痉挛等。腹部平片可有助于确定肠梗阻的部位，对假性肠梗阻的诊断尤有价值。钡剂灌肠适用于了解钡剂通过胃肠道的时间、小肠与结肠的功能状态，亦可明确器质性病变的性质、部位与范围。电子结肠镜可与肿瘤、巨结肠病、梗阻等器质性病变所造成的便秘做鉴别诊断。胃肠传输试验是确诊便秘后进一步分型的常用方法，该方法简单易行。肛门直肠测压可以帮助明确便秘的病因及分型。排粪造影有助于诊断直肠、肛管解剖及局部功能障碍，在便秘诊断中有重要价值，并为选择治疗方法提供依据。

（三）病证鉴别

便秘与肠结：两者皆为大便秘结不通。但肠结多为急病，因大肠通降受阻所致，表现为腹部疼痛拒按，大便完全不通，且无矢气和肠鸣音，严重者可吐出粪便。便秘多为慢性久病，因大肠传导失常所致，表现为腹部胀满，大便干结艰行，可有矢气和肠鸣音，或有恶心欲吐，食纳减少。

四、辨证论治

（一）辨证思路

1.辨虚实

便秘临床以虚实区分，实者包括热秘、气秘和冷秘，虚者包括气虚、血虚、阴虚和阳虚。便秘伴小便短赤，面红心烦，口干口臭，大便干燥，胁腹痞满，甚则胀痛，苔黄燥，脉滑实者多为实证，治则为清热泻火，泻利通便；便软，排便无力，常虚坐半日而终不得解，便后疲乏，伴短气汗出，头晕目眩，心悸，小便清长，四肢不温，舌淡苔白，脉细弱者多为虚证，治则为益气温阳，滋阴养血，润肠通便。

2.辨寒热

热秘表现为大便干结，腹部胀满，甚则疼痛拒按；小便短赤，面红心烦，或有身热，口干口臭，舌苔黄燥，脉滑实。甚则舌质红赤，舌苔黄腻或黄燥，焦黑燥裂，脉滑实有力。或兼见身体壮热，蒸然汗出，不恶寒而恶热，重者可见神昏谵语的燥热腑实之征。而冷秘则出现大便秘结涩滞，大便干或不干，排出困难；面色㿠白，时作眩晕心悸，甚则腹中冷痛，喜热怕冷，小便清长，面色青淡，畏寒肢冷，或腰脊冷重。舌质淡，苔白润，脉沉迟。

3.辨脏腑

本病病位在大肠，与肺、脾、胃、肝、肾等脏腑的功能失调有关。胃热过盛，津伤液耗，则肠失濡润；脾肺气虚，则大肠传送无力；肝气郁结，气机壅滞，或气郁化火伤津，则腑失通利；肾阴不足，则肠道失润；肾阳不足，则阴寒凝滞，津液不通，故皆可影响大肠的传导，而发为本病。

（二）治疗原则

便秘的治疗应以通下为主，但决不可单纯用泻下药，应针对不同的病因采取相应的治法。实秘为邪滞肠胃、壅塞不通所致，故以祛邪为主，给予泄热、温散、通导之法，使邪去便通；虚秘为肠失润养、推动无力而致，故以扶正为先，给予益气温阳、滋阴养血之法，使正盛便通。

（三）分证论治

1.实秘

（1）热秘证。

症状：大便干结，腹胀腹痛，口干口臭，面红心烦，或有身热，小便短赤，舌红，苔黄燥，脉滑数。

病机分析：素体阳盛，或喜食辛辣燥热，好食肥甘厚味，或过饮烈酒，多服温热滋补之品，或外感热证，热邪伤肺，肺胃之津不能下达大肠，致使胃肠积热，耗伤津液，肠道干涩，故大便秘结。热盛于内，积热上蒸，故见面红身热、口干烦渴；热移膀胱，故见小便短赤。舌苔黄燥，脉象滑数为热结津伤之象。本证热结日久伤阴或耗伤正气，可合并阴虚、气虚之证。

治法：泄热导滞，润肠通便。

代表方药：麻子仁丸加减。本方有润肠泄热，行气通便的作用，适用于肠胃燥热，津液不足之便秘。大黄、枳实、厚朴通腑泄热，麻子仁、杏仁、白蜜润肠通便，芍药养阴和营。

加减：伴咳喘者，可加瓜蒌仁、苏子、黄芩等清肺降气以通便；伴痔疮、便血者，可加槐花、地榆等清肠止血；伴热势较盛，痞满燥实坚者，可用大承气汤以急下存阴。

（2）气秘证。

症状：大便干结或不干，排便不畅，欲解不得，肠鸣矢气，腹中胀痛，嗳气频作，纳食减少，胸胁满闷，舌苔薄腻，脉弦。

病机分析：若情志不畅，忧愁多虑，气郁不畅，肝失条达，气机阻塞，肝木侮土，胃肠失和。气郁化火，腑气不通，浊气不降，大肠气机不畅，传导不利而致便秘。气滞于内，故见胸胁满闷，脘腹胀痛；腑气不降，故见肠鸣矢气，排便不畅；苔薄腻脉弦为气滞之象。本证气郁日久化火，或耗伤正气，或推行乏力，可并见热结、气虚、血瘀之证。

治法：顺气导滞。

代表方药：六磨汤加减。本方调肝理脾，通便导滞，适用于气机郁滞，大肠传导失职的便秘。木香调气，乌药顺气，沉香降气，大黄、槟榔、枳实破气行滞。

加减：伴腹部胀痛甚者，可加厚朴、柴胡、莱菔子以助理气；伴气逆呕吐者，可加半夏、陈皮、代赭石以降逆止呕；伴七情郁结，忧郁寡言者，加白芍、柴胡、合欢皮以疏肝解郁；伴跌仆损伤，腹部术后，便秘不通者，可加红花、赤芍、桃仁等以活血化瘀。

（3）冷秘证。

症状：大便秘结涩滞，腹痛拘急，腹满拒按，胁下偏重，手足不温，呃逆呕吐，舌苔白腻，脉弦紧。

病机分析：多因外感阴寒之邪，或内伤久病，阳气耗伤，或过服生冷寒凉、伐伤阳气，阴寒内盛所致。寒凝于内，糟粕固于肠间，而失去正常传导，故见排便困难，发为冷秘。阴寒内盛，温煦失权，故见小便清长，喜热怕冷，少腹冷痛。舌苔白腻，脉弦紧为寒凝之征。阳虚为寒凝之根本，故寒凝证多伴阳虚之证。

治法：温里散寒，通便止痛。

代表方药：温脾汤合半硫丸加减。前方温中散寒，导滞通便，用于冷积便秘，腹痛喜温喜按者；后者温肾、祛寒、散结，适用于老年虚冷便秘。附子温里散寒，大黄荡涤积滞，党参、干姜、甘草温中益气，当归、苁蓉养精血，润肠燥，乌药理气。

加减：伴便秘腹痛者，可加枳实、厚朴、木香以助泻下之力；伴腹部冷痛，手足不温，可加高良姜、小茴香以助散寒。

2.虚秘

(1)气虚证。

症状:大便并不干硬,虽有便意,但排便困难,用力努挣则汗出短气,便后乏力,面白神疲,肢倦懒言,舌淡苔白,脉弱。

病机分析:一身之气皆属于肺,肺气虚弱,全身之气虚弱,脏腑之气衰微;脾气虚弱,运化无权,水谷精气不能输布全身。肺脾两气虚弱,致大肠传送无力,使肠内容物停留阻滞,出现便秘。

治法:益气润肠。

代表方药:黄芪汤加减。本方有补益脾肺,润肠通便的作用,适用于脾肺气虚,大肠传导无力,糟粕内停的便秘。黄芪补脾肺之气,麻仁、白蜜润肠通便,陈皮理气。

加减:伴脘腹痞满,舌苔白腻者,可加白扁豆、生薏苡仁以健脾祛湿;伴脘胀纳少者,可加炒麦芽、砂仁以和胃消导;伴乏力汗出者,可加白术、党参以补中益气;伴肢倦腰酸者,可加大补元煎以滋补肾气。

(2)血虚证。

症状:大便干结,面色无华,头晕目眩,心悸气短,失眠,多梦健忘,唇甲色淡,舌淡苔白少津,脉细。

病机分析:血能营养和滋润全身,给全身脏腑组织器官以充分的营养。血的生成不足,和持久过度的耗损,血的滋润和营养减弱,致全身血虚,肠失濡养,使肠壁枯衰,传导乏力。

治法:养血润燥。

代表方药:润肠丸加减。本方有养血滋阴,润肠通便的作用,适用于阴血不足,大肠失于濡润之便秘。当归、生地滋阴养血,麻仁、桃仁润肠通便,枳壳引气下行。

加减:伴面白,眩晕甚者,可加玄参、何首乌、枸杞子以养血润肠;伴手足心热,午后潮热者,可加知母、胡黄连等以清虚热;伴阴血已复,便仍干燥者,可加五仁丸以润滑肠道。

(3)阴虚证。

症状:大便干结,状如羊屎,形体消瘦,头晕耳鸣,颧红面赤,五心烦热,潮热盗汗,腰膝酸软,舌红少苔,脉细数。

病机分析:津液有滋润和营养的功能,津液的生成,津液的输布和津液的排泄与肺、脾、肾关系密切,肺、脾、肾三脏的生理功能失调,津液的生成、输布和排泄就会出现病理变化,津液亏损,肠液减少,肠失濡养,肠的传导失常。

治法:滋阴通便。

代表方药:增液汤加减。本方有滋阴增液,润肠通便的作用,适用于阴津亏虚,肠道失濡之便秘。玄参、麦冬、生地滋阴生津;当归、石斛、沙参滋阴养血,润肠通便。

加减:伴口干面红,心烦盗汗者,可加芍药、玉竹以助养阴;便秘干结如羊屎状者,可加火麻仁、柏子仁、瓜蒌仁以增润肠之效;胃阴不足,口干口渴者,可用益胃汤;肾阴不足,腰膝酸软者,可用六味地黄丸;若阴亏燥结,热盛伤津者,可用增液承气汤以增水行舟。

(4)阳虚证。

症状:大便干或不干,排出困难,小便清长,面色㿠白,四肢不温,腹中冷痛,或腰膝酸冷,舌淡苔白,脉沉迟。

病机分析:阳气具有温养全身组织、维护脏腑功能的作用。素体阳虚,或过食寒凉之品,过服苦寒之药,使阳气更虚,真阳受损。年老体弱者,肾阳虚衰,下焦失养,温煦失职,津液不能蒸发,肠内失养,推动乏力,虚寒内盛,便难固涩。舌淡苔白,脉沉迟为阳虚之象。

治法:温阳通便。

代表方药:济川煎加减。本方有温补肾阳,润肠通便的作用,适用于阳气虚衰,阴寒内盛,积滞不行之便秘。肉苁蓉、牛膝温补肾阳;附子、火麻仁润肠通便,温补脾阳;当归养血润肠;升麻、泽泻升清降浊;枳壳宽肠下气。

加减:伴寒凝气滞、腹痛较肾者,可加肉桂、木香以温中行气止痛;伴胃气不和,恶心呕吐者,可加半夏、砂仁以和胃降逆。

(四)其他疗法

1.单方验方

黑芝麻、胡桃仁、松子仁等分,研细,稍加白蜜冲服,用于阴虚秘者。

2.常用中成药

(1)新清宁片。

功用主治:清热解毒,活血化瘀,缓下。用于内结实热,喉肿,牙痛,目赤,便秘,下痢,感染性炎症,发烧等症。

用法用量:1次3～5片,1天3次。

(2)三黄片。

功用主治:清热解毒,泻火通便。用于三焦热盛所致的目赤肿痛,口鼻生疮,咽喉肿痛,牙龈肿痛,心烦口渴,尿黄便秘。

用法用量:1次4片,1天2次。

(3)复方芦荟胶囊。

功用主治:清肝泄热,润肠通便,宁心安神。用于心肝火盛,大便秘结,腹胀腹痛,烦躁失眠。

用法用量:1次1～2粒,1天1～2次。

(4)麻仁润肠丸(胶囊)。

功用主治:润肠通便。用于肠胃积热,胸腹胀满,大便秘结。

用法用量:丸剂,口服,1次1～2丸,1天2次;胶囊剂,口服,1次8粒,1天2次。

(5)便通胶囊。

功用主治:健脾益肾,润肠通便。用于脾肾不足,肠腑气滞所致的虚秘。症见大便秘结或排便乏力,神疲气短,头晕目眩,腰膝酸软,以及原发性习惯性便秘、肛周疾病所引起的便秘见以上证候者。

用法用量:口服,1次3粒,1天2次。

3.针灸疗法

(1)体针:常用穴位天枢、上巨虚、足三里、大肠俞等。热秘配合谷、曲池;气秘配中脘、阳陵泉、行间、内关;脾胃气虚配中脘、足三里、胃俞、脾俞;血虚肠燥和肝肾阴虚配三阴交、照海、复溜、次髎;冷秘配太溪、照海,或选神阙、关元、气海,用灸法。1天1次,10次为1个疗程。

(2)耳针:常用穴位胃、大肠、小肠、直肠、交感、皮质下、三焦等。1次取3～4穴,中等刺激,1天1次,两耳交替进行,每天按压10次,每次3分钟。

4.外治疗法

(1)敷贴疗法:穴位药敷就是将药物研末,用一定的溶媒(水、醋汁、姜汁、黄酒等)调成膏状或糊状,或将药物煎煮取汁浓缩后,加入附加剂,制成糊状药膏,敷贴固定于选定穴位或脐部,通过皮肤吸收,作用于肠道,从而达到通便目的。前者多根据证候选用单味药或多味药一起使用,实秘、热秘可选大黄粉、芒硝、甘遂末等;寒实凝结者可选附子、乌头、丁香、胡椒、麝香等。后者多根据辨证处方用药。每天或隔天换药1次,每天如能热敷数次,效果更佳。

(2)灌肠疗法:灌肠疗法是用导管自肛门经直肠插入结肠灌注液体,以达到通便排气的治疗方法。能刺激肠蠕动,软化、清除粪便,并有降温、催产、稀释肠内毒物、减少吸收的作用。此外,亦可达到供给药物、营养、水分等治疗目的。

较多采用的灌肠药物:番泻叶30 g水煎成150～200 mL,灌肠;或大黄10 g加沸水150～200 mL,浸泡10分钟后,加玄明粉10 g搅拌至完全溶解,去渣,药液温度控制在40 ℃左右,灌肠。患者取左侧卧位,暴露臀部,将肛管插入10～15 cm后,徐徐注入药液,保留20分钟后排出大便。如无效,间隔3～4小时再重复灌肠。

5.生物反馈疗法

生物反馈疗法是根据操作性条件反射的原理建立起来的一种心理治疗方法。生物反馈训练就是在模拟排便的情况下或是将气囊塞进直肠并予充气,再试图将其排出,同时观察肛门内外括约肌的压力和肌电活动。让患者了解哪些指标不正常,然后通过增加腹压,用力排便,协调肛门内外括约肌运动等训练,观察上述指标的变化,并不断调整、训练,学会有意识地控制收缩的障碍、肛门矛盾收缩或肛门不恰当地松弛,从而达到调整机体、防治疾病的目的。一般安排每周2次治疗,持续5周以上。

五、临证参考

(一)辨证与辨病相参

1.明确诊断,掌握预后

明确诊断是采取正确治疗的前提,抓住主症,参考舌脉变化处方用药。本病的预后,单纯性便秘,只需要用心调治,预后较佳。若属其他疾病兼便秘者,则须观察病情的新久轻重。若热病之后,余热未清,伤津耗液而大便秘结者,调治得法,预后易佳。噎膈重症,常兼便秘,甚则粪质坚硬如羊屎,预后甚差。此外,老年性便秘和产后便秘,因气血不复,大便难畅,阳气不通,阴寒不散,便秘难除,因而治疗时难求速效。

2.判断病情的特点,注意急则治其标,缓则治其本

便秘治疗种类颇多,主要为内治法和外治法,治疗应遵循急则治其标,缓则治其本的原则。胃肠积热、阴寒凝滞者,病势多急,应急则治标,予泄热通便、温里散寒等法;素体体虚、久病伤正、气血两亏、阴阳两虚者,病势多缓,应缓则治本,予益气润肠、养血润燥、滋阴温阳等法。经内治法治疗无效或收效不大的重度患者,应考虑是否有器质性病变,如有可考虑手术治疗。

(二)注意祛除病因,健脾通下是关键

导致便秘的病因很多,祛除致病因素是缓解大便不通的有效方法,所以在便秘的辨治过程中要详辨病因,注意祛除病因和通便为先的有机结合。便秘的发病一般有诱因可寻,要详细了解以利于审因论治。如肠胃积热,治当泄热通便;气机郁滞,治当顺气导滞;阴寒凝滞,治当散寒通便;气虚便秘,治当益气润肠;血虚便秘,治当养血润燥;阴虚便秘,治当滋阴通便;阳虚便秘,治当温阳通便。便秘一证,标在大肠,本在脾胃。"脾旺不受邪",故健脾通下是关键,临床上可以用四君子汤作为基础方随症加减。

(三)脏腑相关,辨证治疗用药

便秘一证,标在大肠,本在脾胃。"脾旺不受邪",故健脾通下是关键,临床上应用四君子汤加减治疗便秘。习惯用元参代替人参,白术宜生用重用,加茯苓、炙甘草为基本方。其中,元参养阴清热,益胃生津,增液行舟;生白术补气健脾,益气通便,又不致泻,为理想的通便药;茯苓健脾祛湿;炙甘草濡润和中,调补脾胃。

脾虚者要重用生白术 30～60 g 以补气健脾通便;血虚肠燥者用生白芍 30 g、当归 15 g 以补血润燥通便;肾阴虚者用生首乌 30 g、生熟地 30 g 以滋补肾阴通便;肾阳虚者用肉苁蓉 30 g、胡桃肉 20 g 以温补肾阳,润肠通便;气虚者重用黄芪 30～50 g 以补益肺气通便;痰热阻肺者加瓜蒌仁、杏仁、黄芩以宣肺清热通便;大肠实热者用大黄、虎杖以清热泻腑通便;久病多瘀,兼有血瘀者加桃仁、大黄以活血化瘀通便;肝郁气滞者重用枳实、郁金、莱菔子以疏肝理气通便。

(四)证多兼杂易变,临证宜加详察

临床上证候较为复杂,很少见到单一证候者,并可因体质、饮食、自然气候等多种因素而发生寒热虚实的转化,因此疾病发展过程中多易出现虚实寒热夹杂等证候。治疗上应善于抓住主症,解决最主要的痛苦之处,因虚致实者当以补虚为主,佐以祛邪,因实致虚者当以祛邪为主,佐以补虚。

六、预防调护

(1)注意饮食的调理,合理膳食,以清淡为主,多吃粗纤维的食物(魔芋、糙米、玉米、芹菜、韭菜等)和水果(香蕉、西瓜等),勿过食辛辣刺激、肥甘厚味或饮酒无度。

(2)嘱患者每天早晨按时排便,养成定时大便的习惯。

(3)适当多饮水。每天早晨空腹时最好能饮一杯温开水或蜂蜜水,以增加肠道蠕动,促进排便。

(4)保持心情舒畅,加强身体锻炼,特别是腹肌的锻炼,有利于胃肠功能的改善。

(赵玉成)

第十六节　便　　血

一、概念

便血又称泻血、下血、血便、结阴、肠风、脏毒等。是胃肠脉络受损,出现血液随大便而下,或大便呈柏油样为主要临床表现的病证。本病主要涵盖了西医学中的胃肠道炎症、溃疡、肿瘤、息肉、憩室炎等所致的便血。因某些血液病、急性传染病、肠道寄生虫病、中毒及维生素缺乏等疾病所致的便血不在本病证范围。

二、病因病机

便血主要由感受外邪、情志过极、饮食不节、劳倦过度、久病体虚等因素导致火热熏灼、迫血妄行或气虚不摄、血溢脉外,下渗肠道而成便血之证。

(一)病因

1.感受外邪

外感湿热诸邪,湿热蕴于大肠,灼伤阴络,迫血妄行,血逸脉外,下渗肠道,故见便血。

2.情志过极

情志不遂,忧思恼怒过度,肝之疏泄失常,肝气郁滞,气滞则血瘀,久之络破血溢,血液下渗大肠而成便血之证。

3.饮食不节

嗜食辛辣厚味或饮酒过多,滋生湿热,久之则胃肠湿热蕴蓄而下注大肠,阴络灼伤,遂致便血。

4.劳倦过度

神劳伤心,体劳伤脾,房劳伤肾。劳欲过度可导致心、脾、肾气阴的损伤。若损伤于气,则气虚不能摄血,以致血液外溢而形成便血;若损伤于阴,则阴虚火旺,迫血妄行而致便血。

5.久病体虚

久病导致便血的机制主要有3个方面:久病使阴精伤耗,以致阴虚火旺,迫血妄行而致便血;久病使正气亏损,气虚不摄,血溢脉外而致便血;久病入络,使血脉瘀阻,血行不畅,血不循经而致便血。

(二)病机

1.病机关键为火盛迫血妄行或气虚血无所摄,血液下渗,溢入肠道而见便血

血液的正常运行有赖于气的推动作用、温煦作用和固摄作用,火热内盛,迫血妄行或脾胃气虚,血无所摄,均可导致便血的发生。便血初起多由于感受湿热之邪或饮食不当,湿热内蕴,热极生火,迫血妄行而致便血;或情志不调,肝气郁结,气滞血瘀,脉络瘀滞,血逸脉外而致便血;或过食生冷,损伤脾胃,脾不统血而致便血。病程日久,气血亏虚,气不摄血而致便血。

2.病位在胃与肠,与肝、脾、肾密切相关

本病病位在胃与肠,与肝、脾相关。肝主疏泄,主藏血,若肝气不足,收摄无力,或肝火亢盛,迫血妄行,均可导致肝脏藏血功能失常而出现便血。脾主统血,若脾气虚弱,运化无力,气生无源,气衰而固摄功能减退,血液失去统摄,溢于脉外,下渗肠道而见便血。肾主封藏,肾气虚失于封藏之本,血无所归,离于脉道,渗于肠间而见便血。

3.病理性质有虚实寒热之异,且可相互转化、兼夹

便血的病理演变,往往是虚实夹杂,且有偏于实和偏于虚的不同。偏于实者,多表现为湿热内蕴或气滞血瘀,日久由于血去正伤,可转化为虚证或虚实夹杂证。其偏于虚者,常见于出血量较大的患者,多表现为血虚气少,轻则头晕、面色苍白、心慌气怯;重则四肢冰冷、大汗淋漓、精神模糊、尿闭;亡血严重者,甚至气随血脱。

4.病程有新久之分

便血初起,多以邪实为主,常由外邪、饮食、情志所致,病位较浅;日久由于气随血脱,气血两虚而转为正虚,也可因复感外邪或脉络瘀阻而成虚实夹杂之证,病位较深。

5.病延日久,变证衍生

便血日久,可衍生变证,如肠道湿热初起为实证,日久阴血亏虚而邪热未尽,则成虚实夹杂之证,或因湿热留恋而使便血反复发作。气滞血瘀者,由于离经之血停于病所而为瘀,日久可形成阳明蓄血证,若瘀毒内扰神明,即可出现"恍惚、善忘,甚则谵语如狂"等精神障碍的证候。脾胃虚寒所致的便血多与气候变化有关,在寒暑转换时易复发。便血日久,气血亏虚,气不摄血,严重者可出现气随血脱之证。

三、诊断与病证鉴别

(一)诊断依据

(1)大便下血,色鲜红、黯红,或色黑如柏油样,或伴腹痛、大便次数增多。

(2)常有肝病或胃肠病史。

(3)可根据患者情况进行血常规、大便常规、肿瘤标志物、直肠指检、X线钡餐检查、钡剂灌肠造影、腹部 CT、胃镜、肠镜、血管造影等检查,以明确出血部位及原因。

(二)辅助检查

少量出血时,血常规可无明显异常,中、大量出血早期因有周围血管收缩与红细胞重新分布等生理调节,血常规可无明显变化,出血 3～4 小时后,因组织液渗入血管内以补充失去的血浆容量,红细胞和血红蛋白因稀释而数值降低,出现失血性贫血。血常规检查可初步评估出血量的多少。便血时,大便常规可见红细胞,潜血试验阳性。肿瘤标志物有助于对胃肠道肿瘤所致便血的诊断。直肠指检有助于诊断直肠癌以及痔疮、肛瘘、肛周脓肿等肛周疾病。胃、肠镜检查可更直观地了解胃肠道的出血情况。若持续出血,经胃、肠镜检查不能确诊者,可行血管造影检查以明确出血部位。对于不宜行胃、肠镜检查的患者,可考虑行 X 线钡餐检查、钡剂灌肠造影以及腹部 CT 等检查。

(三)病证鉴别

1.便血与痢疾

痢疾初起有发热、恶寒等症,其便血为脓血相兼,且有腹痛、里急后重、肛门灼热等症。便血无里急后重,无脓血相兼,与痢疾不同。

2.便血与痔疮

痔疮属外科疾病,其大便下血特点为便时或便后出血,血色鲜红,常伴有肛门异物感或疼痛,做肛门直肠检查时,可发现内痔或外痔,与内科所论之便血不难鉴别。

3.远血与近血

便血之远近是指出血部位距肛门的远近而言。远血其病位在胃、小肠(上消化道),血与粪便相混,血色如黑漆色或黯紫色。近血来自乙状结肠、直肠、肛门(下消化道),血便分开,或是便外裹血,血色多鲜红或黯红。

4.肠风与脏毒

两者均属便血。肠风血色鲜泽清稀,其下如溅,属风热为患。脏毒血色黯浊黏稠,点滴不畅,因湿热(毒)所致。

四、辨证论治

(一)辨证思路

1.辨虚实

便血初病多为实证,久病多为虚证或虚实夹杂证。若便血证见大便干结,脘腹胀闷疼痛,口干口苦,舌红,或有紫斑或紫点,苔黄腻,脉数有力者,多为实证。证见大便稀溏,面色不华,脘腹隐痛,喜温喜按,食欲缺乏,神倦懒言,畏寒肢冷,心悸少寐,舌质淡,脉细缓无力者,多为虚证。一般而言,少量出血者多偏于实,中等量出血者多为虚实互见,大量出血者多表现为虚脱的证候。临床应根据患者具体情况四诊合参,方能明辨虚实。

2.辨寒热

寒为阴邪,易伤阳气,寒者多有畏寒肢冷表现,且多有受寒或饮食寒凉史,多在受凉后或寒热交替时出现,若有腹痛者,多喜温喜按,遇寒痛甚,得温痛减,舌质淡,苔白滑,脉象弦紧或细弱。热者多有大便干结,肛门灼热,口干口苦,饮食喜冷,舌红苔黄,脉弦数等表现。

3.辨脏腑

便血的病位在胃与肠,与肝、脾、肾密切相关,辨证时要注意辨别病变脏腑的不同。一般而言,大便颜色黯红,或黑而量多,与大便混杂而下,病位多在胃及小肠;便血颜色鲜红,或混杂鲜血,其病位多在大肠;如肝郁气滞,发病多与情志因素有关,常伴胸胁及脘腹胀闷不适,甚则刺痛;脾胃虚寒,气不摄血者常伴面色不华,食欲缺乏,体倦乏力,畏寒肢冷等;便血伴大便滑泄不禁,腰膝酸软,舌质淡胖,脉虚细无力者,多为久病及肾,肾阳虚衰。

4.辨病势缓急轻重顺逆

便血初起出血量少,病情较轻,正气尚盛者,一般预后较好,经过治疗多可在较短时间内使血止病愈。出血量多者,常吐血、便血并见。由于大量出血,以致形成气随血脱之危候,严重者甚至危及生命。但亦有出血量虽多而正气未衰,表现气虚血亏之证,经过恰当的治疗而痊愈者。

(二)治疗原则

便血的病机复杂,治疗应辨证求因,审因论治,急则治其标,缓则治其本。若病程较长,出血量较少,临床症状不明显者,以治本为主,兼治其标,肠道湿热者清化湿热,凉血止血;气滞血瘀者疏肝理气,化瘀止血;脾胃虚寒者温中健脾,养血止血;气虚不摄者健脾益气,养血摄血。若病程较短,出血量大,兼有神志恍惚、汗出肢冷、脉微欲绝者,当急以益气固脱止血为要,待病情缓解,再图治本。

(三)分证论治

1.肠道湿热证

症状:便血色红黏稠,大便不畅或稀溏,或有腹痛,口苦,舌质红,苔黄腻,脉濡数。

病机分析:外感湿热诸邪,或嗜食辛辣厚味、长期过量饮酒等,滋生湿热,湿热蕴于大肠,灼伤阴络,血逸脉外,故见便血色红黏稠;湿热内蕴,肠道传化失常,故大便不畅或稀溏;肠道气机阻滞,故见腹痛;口苦,舌质红,苔黄腻,脉濡数均为湿热蕴蒸之象。

治法:清化湿热,凉血止血。

代表方药:地榆散合槐角丸加减。两方均能清热化湿,凉血止血,但两方比较,地榆散清化湿热之力较强,而槐角丸则兼能理气活血,可根据临床需要酌情选用或合用。方中地榆、茜草、槐角凉血止血;栀子、黄芩、黄连清热燥湿,泻火解毒;茯苓淡渗利湿;防风、枳壳、当归疏风理气活血。

加减:大便不畅者,加大黄通腑泄热;气滞腹胀者加枳实、木香行气消胀;腹痛者,加制香附、白芍、甘草理气缓急止痛;大便夹有黏液者,加败酱草、金银花藤清热解毒;若日久不愈,湿热未尽而营阴已亏,可予驻车丸寒热并调,化湿坚阴;若下血过多,营阴亏损,可予六味地黄丸合脏连丸加槐花、地榆、墨旱莲以滋阴清热、养脏止血。

2.气滞血瘀证

症状:便血紫黯,胸胁及脘腹胀闷不适,甚则刺痛,面色晦暗,舌有紫斑或紫点,脉弦涩。

病机分析:平素情志不畅,气机瘀滞,或久病入络,脉络瘀滞,血逸脉外,下流肠道而见便血紫黯;气血瘀滞不通,故胸胁及脘腹胀闷不适,甚则刺痛;气血不能上荣于面部,故面色晦暗,舌有紫斑或紫点,脉弦涩均为气滞血瘀之象。

治法:疏肝理气,化瘀止血。

代表方药:膈下逐瘀汤加减。方中当归、川芎、赤芍养血活血;桃仁、红花、五灵脂可活血化瘀,养血与祛瘀同施,可活血而不耗血;香附、乌药、枳壳、延胡索行气止痛,与活血相伍,既行血分瘀滞,又解气分郁结;丹皮清热凉血;甘草调和诸药。

加减:胁下有癥块者,可加服郁金、丹参、鳖甲以活血化瘀、消癥化积;若瘀血内停,郁而化热,热扰心营,可予犀角地黄汤凉血止血;如出血过多而致气阴两虚者,用生脉散益气养阴。

3.脾胃虚寒证

症状:便血紫黯,甚则黑色,腹部隐痛,喜温喜按,面色不华,神倦懒言,大便溏薄,舌质淡,脉细缓无力。

病机分析:脾胃素虚,或饮食不节、过食生冷寒凉之品,寒客中焦,日久脾胃虚寒,统血无力,血溢肠胃故见便血;出血部位在肠之上端,因血来较远,故便血紫黯,甚则黑色;寒凝气滞,健运失司,故腹部隐痛,喜温喜按,大便溏薄;气血生化不足,失于温煦濡养,故面色不华,神倦懒言。舌质淡,脉细缓无力为脾胃虚寒之象。

治法:温中健脾,养血止血。

代表方药:黄土汤加减。本方可温阳健脾,养血止血。方中灶心土、炮姜温中止血;白术、附子、甘草温中健脾;地黄、阿胶养血止血;黄芩苦寒坚阴,起反佐作用;白及、乌贼骨收敛止血;三七、花蕊石活血止血。

加减:阳虚较甚,畏寒肢冷者,去黄芩、地黄之苦寒滋润,加鹿角霜、炮姜、艾叶等温阳止血;若出血日久,脾虚及肾,脾肾阳虚而大便滑泄不禁,腰膝酸软,舌质淡胖,脉虚细无力者,加用仙茅、淫羊藿、补骨脂以温肾助阳。

4.气虚不摄证

症状:便血色红或紫黯,食少,体倦,面色萎黄,心悸,少寐,舌质淡,脉细。

病机分析:由于劳倦过度或久病消耗,中气亏虚,气不摄血,血溢肠胃故见便血;中气不足,血生化乏源,故见食少,体倦,面色萎黄;气血不足,心神失养,故心悸,少寐;舌质淡,脉细为气血不足之象。

治法:健脾益气,养血摄血。

代表方药:归脾汤加减。本方补气生血,健脾养心,适用于气虚不摄的便血。方中党参、茯苓、白术、甘草补气健脾;当归、黄芪益气生血;酸枣仁、远志、龙眼肉补心益脾,安神定志;木香理气醒脾。

加减:出血较多者,加阿胶、槐花、地榆、仙鹤草养血止血;中气下陷,神疲气短,肛门坠胀者,加柴胡、升麻益气升陷;若见面色㿠白,汗出肢冷,脉细弱者,乃气随血脱之证,急用独参汤益气固脱。

(四)其他疗法

1.单方验方

(1)五倍子(煅黑)、血余炭、益母草、陈藕节、乌梅肉各六钱,姜炭二钱,共研细末,每次二钱,于饭前一小时用白开水送下。不论肠风下血、痔疮出血皆可用。

(2)大黄炭研粉,每次 3～6 g,每天 2 次,温水吞服。适用于便血轻证。

（3）茄子叶瓦上烘干研粉,每次 6 g,每天 2 次。米汤吞服。适用于便血轻证。

（4）墨旱莲 60 g,煎汤代茶。适用于便血轻证。

（5）槐花 15 g,水煎服。凉血止血,适用于便血轻证。

2.常用中成药

（1）地榆槐角丸。

功用主治:疏风润燥,凉血泄热。用于痔疮便血,发炎肿痛。

用法用量:口服。1 次 1 丸,1 天 2 次。

（2）槐角丸。

功用主治:清肠疏风,凉血止血。用于肠风便血,痔疮肿痛。

用法用量:口服,水蜜丸 1 次 6 g,小蜜丸 1 次 9 g,大蜜丸 1 次 1 丸,1 天 2 次。

（3）紫地宁血散。

功用主治:清热凉血,收敛止血。用于治疗胃及十二指肠溃疡或胃炎引起的吐血,便血,属胃中积热型者。

用法用量:口服。1 次 8 g,1 天 3～4 次。

（4）脏连丸。

功用主治:清肠止血。用于肠热便血,肛门灼热,痔疮肿痛。

用法用量:口服,水蜜丸 1 次 6～9 g,小蜜丸 1 次 9 g,大蜜丸 1 次 1 丸,1 天 2 次。

（5）荷叶丸。

功用主治:凉血止血。用于咯血,衄血,尿血,便血,崩漏。

用法用量:口服,1 次 1 丸,1 天 2～3 次。

（6）四红丹。

功用主治:清热止血。用于吐血,衄血,便血,妇女崩漏下血。

用法用量:口服。每次 1 丸,1 天 2 次,温开水送服。

3.针灸疗法

（1）体针:以取手阳明、足阳明、足太阴、督脉穴为主。

处方:天枢、上巨虚、承山、长强、合谷。

配穴:湿热较甚者加曲池、阴陵泉;脾胃虚寒者加中脘、足三里;气虚不摄者加气海、百会。

操作:毫针刺,实证用泻法,虚证用补法,脾胃虚寒及气虚不摄者宜加灸。

（2）耳针:取耳部肛门穴为主穴,配以直肠、大肠、肺、脾、神门、皮质下。每次主穴均用,配穴根据患者症状及耳穴反应酌选 2～3 穴。毫针刺中等强度刺激,或用王不留行贴压或埋针。

（3）穴位注射:取大肠俞、上巨虚、足三里、承山,每次选 2 穴,用黄芪注射液,每穴注射药液 1 mL,每天 1 次。

4.外治疗法

（1）脐疗法:生地黄 64 g,白芍、黄芩、黄柏、山栀子、地榆、侧柏叶、生甘草各 32 g,牡丹皮 15 g,水牛角 30 g,麻油 500 g,黄丹 222 g,石膏 12 g。上药用麻油熬汁,黄丹、石膏收膏,贴于脐。每天 1 次,3～5 天为 1 个疗程。

（2）灌肠法:云南白药 30 g。溶于 150～200 mL 生理盐水中,做保留灌肠。每天 1 次,连用 3～5 天。主治原因不明之肠出血。（云南白药内含三七等药,具有明显的止血作用。本方为急性大量出血应急之用,止血后尚需查明病因,针对病因治疗）。

五、临证参考

（一）明确诊断，掌握预后

明确诊断是采取正确治疗的前提。便血涉及多个脏腑组织，既可以单独出现，又常伴见于其他病证的过程中。临证时应根据便血颜色及量的多少初步估算出血部位及病情轻重，采取积极有效的治疗方案，及时复查血常规、大便常规等相关指标，明确治疗效果及病情转归，并根据病情变化调整治疗方案。

（二）尽早明确出血原因及部位，进行针对性治疗

便血有远血、近血之分，一般而言，便血颜色紫黯，甚则黑色，多为远血；色鲜红者多为近血。临证时应根据便血颜色初步判断出血部位，针对性地行胃镜或肠镜等检查，以明确出血原因及具体部位，再根据患者病情制订相应的中西医治疗方案。

（三）辨病与辨证相结合

便血可见于西医学的多种疾病，如消化道溃疡、肿瘤、息肉、憩室炎等，故在便血的诊断和治疗过程中，辨证论治应与西医学的辨病相结合。先辨病，根据患者的临床表现和检查结果明确患者的临床诊断及疾病分期，后辨证，根据患者的病情特点制订个体化的治疗方案，以提高临床疗效。

（四）急则治其标，缓则治其本

便血的治疗，当分轻重缓急，如清代唐容川在《血证论》中提出止血、消瘀、宁血、补虚的治血四法。若处于出血期，首当止血，待出血停止病情稳定后再针对病因，或清化湿热、凉血止血，或疏肝理气、化瘀止血，或温中健脾，养血止血，或健脾益气、养血摄血。

（五）证多兼杂易变，临证宜加详察

便血的病机比较复杂，初起多为实证，日久由于血去正伤，而易转化为虚证或虚实夹杂的证候。临床上多以复合性证候为主，很少见到单一证候者，治疗应善于抓主症，明辨寒热虚实，解决主要矛盾。

六、预防调护

（1）保持大便通畅，预防和治疗便秘，适量吃些含纤维素较多的蔬菜，如韭菜、芹菜、白菜、菠菜等，水果以香蕉为最佳。避免进食过烫、过冷的食物和辛辣刺激性食品，避免进食坚硬、粗糙的食品，戒烟酒等。

（2）便血的患者应避免剧烈活动，便血量大者要卧床休息，可根据病情进食流质、半流质或无渣饮食，必要时应禁食。同时注意观察便血的颜色、性状及次数。若出现头昏、心慌、烦躁不安、面色苍白、脉细数等症状，常为大出血的征兆，应积极救治。

（3）保持心情舒畅，勿郁怒动火，保持正常的生活作息规律，每天定时排便，排便时不要久蹲不起或过分用力，并注意肛门卫生，常用温水清洗，保持肛周皮肤清洁。

（4）慎用活血化瘀药，如三七片、丹参片、阿司匹林及某些抗凝药等，以免造成出血不止。

（赵玉成）

第九章 内分泌科疾病的中医诊治

第一节 消　渴

消渴是以多饮、多食、多尿、形体消瘦为主要临床表现的一类疾病。消渴的临床表现及发病规律与西医学的糖尿病基本一致。消渴是由于先天禀赋不足,素体阴虚,复加过食肥甘,形体肥胖,活动减少,情志失调,外感六淫,劳欲过度所致。其病变过程可分为三个阶段,即脾瘅期(糖尿病前期)、消渴期(糖尿病期)、消瘅期(糖尿病并发症期)。脾瘅期大多表现为形体肥胖、食欲旺盛,其他症状不明显;典型的消渴期可出现多饮、多尿、多食、形体消瘦、疲乏无力等临床表现,但目前由于健康查体使消渴早期发现,大多症状不明显或无症状;消瘅期常伴有心、脑、肾、视网膜、神经及下肢血管病变,严重可导致失明、肾衰竭、截肢。其基本病机是阴虚燥热,以阴虚为本,燥热为标。故治疗以养阴生津,清热润燥为基本原则。

根据国际糖尿病联盟(IDF)2017年统计数据显示:全球糖尿病成人患者约有4.25亿,全球20～79岁女性的糖尿病患病率约为8.4%,男性患病率约为减肥9.1%。预计到2045年,糖尿病患者可能达到6.29亿。我国糖尿病患病率也呈快速增长趋势,2017年,中国20～79岁人群中糖尿病患者有1.144亿,居世界首位。但是,我国糖尿病的诊断率仅有30%～40%,即每10个糖尿病患者中,只有3～4人知道自己有糖尿病。目前,中国糖尿病患者估计达1.18亿,位列世界第一。我国2型糖尿病的患病率为10.4%,男性和女性患病率分别为11.1%和9.6%,男性高于女性。肥胖和超重人群的糖尿病患病率显著增加。空腹静脉血浆葡萄糖(简称空腹血糖)和口服葡萄糖耐量试验(oral glucose tolerance test,OGTT)负荷后2小时血糖是诊断2型糖尿病的主要指标。其治疗是以生活方式干预结合控制体重、降糖、降压、调脂、抗血小板治疗等多方面的综合管理。

中医预防与治疗糖尿病有悠久的历史,积累了较为丰富的经验,具有鲜明的特色,尤其在诊治糖尿病慢性并发症方面具有一定优势。形成了包括中药、针灸、食疗、体育、推拿按摩等独特的治疗方法。

中医防治糖尿病的研究,从临床治疗经验的汇总、发掘,到循证医学理论指导下的大样本证候学特点的系统化研究,再到中医综合治疗方案的规范化临床试验,从基础理论到临床实践的研究均取得较大的进展。已经完成的国家"九五""十五"攻关课题结果显示,中医治疗糖尿病微血管并发症疗效显著,中医综合治疗方案已经建立,并在初步的临床实践中得到验证,展示了中医综合治疗糖尿病及其并发症的良好前景。

一、诊断标准

（一）中医诊断标准

（1）口渴多饮，多食易饥，尿频量多，形体消瘦。

（2）初起可"三多"症状不著。病久常并发眩晕、肺痨、胸痹、中风、雀目、疮疖等。严重者可见烦渴、头痛、呕吐、腹痛、呼吸短促，甚或昏迷厥脱危象。

（3）查空腹、餐后 2 小时尿糖和血糖，尿比重，葡萄糖耐量试验。必要时查尿酮体，血尿素氮、肌酐、二氧化碳结合力及血钾、钠、钙、氯化物等。

（二）西医诊断标准

1.糖尿病的诊断标准

（1）糖尿病诊断是依据空腹、任意时间或口服葡萄糖耐量试验（OGTT）中 2 小时血糖值。空腹指 8～14 小时内无任何热量摄入；任意时间指 1 天内任何时间，与上次进餐时间及食物摄入量无关；OGTT 是指以 75 g 无水葡萄糖为负荷量，溶于水内口服（如为含 1 分子水的葡萄糖则为 82.5 g）。

（2）在无高血糖危象，即无糖尿病酮症酸中毒及高血糖高渗性非酮症昏迷状态下，一次血糖值达到糖尿病诊断标准者必须在另一天复测核实。如复测未达到糖尿病诊断标准，则需在随访中复查明确。再次强调，对无高血糖危象者诊断糖尿病时，绝不能依据一次血糖测定值进行诊断。

（3）糖耐量减低（IGT）诊断标准：空腹血浆血糖＜7 mmol/L，OGTT 2 小时血糖≥7.8 mmol/L，＜11.1 mmol/L。

（4）空腹血糖受损（IFG）诊断标准：空腹血浆血糖≥6.1 mmol/L，＜7.0 mmol/L，OGTT 2 小时血糖＜7.8 mmol/L。

（5）IGT 和 IFG 统称为糖调节受损（IGR）。

（6）以上血糖水平均指静脉血浆葡萄糖，用葡萄糖氧化酶法测定。

（7）急性感染、创伤或其他应激情况下可出现暂时血糖升高，不能依此诊断为糖尿病，须在应激消除后复查。

（8）儿童的糖尿病诊断标准与成人一致。

（9）妊娠妇女的糖尿病诊断标准长期以来未统一，建议亦采用 75 g OGTT。

2.糖尿病的分型

糖尿病分型包括临床阶段及病因分型两方面。

（1）临床阶段：指无论病因类型，在糖尿病自然病程中患者的血糖控制状态可能经过以下阶段：①正常血糖至正常糖耐量阶段。②高血糖阶段。后一阶段中又分为两个时期：糖调节受损期和糖尿病期。糖尿病进展中可经过不需用胰岛素、为控制糖代谢而需用胰岛素及为了生存而需用胰岛素 3 个过程。

（2）病因分型：根据目前对糖尿病病因的认识，将糖尿病分为 4 大类，即 1 型糖尿病、2 型糖尿病、其他特殊类型糖尿病及妊娠糖尿病。

二、鉴别诊断

(一)口渴症

口渴症是指口渴饮水的症状,可出现于多种疾病过程中,外感热病之实热证为多见,或失血后,或其他原因导致的阴液耗伤后,与本病的口渴有相似之处。但口渴症无多食、多尿、消瘦等临床表现,一般随原发病的好转,口渴能缓解或消失,且血糖、尿糖检查呈阴性。

(二)瘿病

瘿病中气郁化火、阴虚火旺型,以急躁易怒、多食易饥、形体日渐消瘦、心悸、眼突、颈前一侧或两侧肿大为特征。其中的多食易饥、消瘦,类似消渴的中消。但瘿病还有心悸、多汗、眼突、发热、颈部一侧或两侧肿大等症状和体征,甲状腺功能检查异常等,无明显的多饮、多尿症状及血糖偏高。两者一般不难区别。

三、证候诊断

为了便于临床诊治,根据《内经》记载,将本病分为Ⅲ期。发展到Ⅲ期即为并发症期,根据各种并发症的严重程度,又分为Ⅲ早、Ⅲ中、Ⅲ晚期。

(一)Ⅰ期

消渴(糖尿病)隐匿期(脾瘅)。

1.临床特征

(1)多为肥胖形体,体质尚壮,食欲旺盛,耐久力有所减退,舌红,脉数。

(2)血糖偏高,常无尿糖,应激状态下血糖明显升高,出现尿糖。血脂多数偏高(胆固醇、甘油三酯,其中有1项高即是)。

2.病机特点与证候

阴虚为主,常见以下3种证候。

(1)阴虚肝旺证:食欲旺盛,便干尿黄,急躁易怒,舌红苔黄,脉弦细数。

(2)阴虚阳亢证:阴虚加头晕目眩。

(3)气阴两虚证:气虚加阴虚。

(二)Ⅱ期

消渴(糖尿病)期(消渴)。

1.临床特征

(1)常有多尿、多饮、多食、消瘦、怕热,口舌咽干,尿黄便干,舌红苔黄,脉数。

(2)血糖、糖化血红蛋白、尿糖均高,血脂偏高。

2.病机特点与证候

阴虚化热为主,常见以下5种证候。

(1)胃肠结热证:大便干结,消谷善饥,口咽干燥,多饮多尿,怕热喜凉,舌红苔黄,脉数有力。

(2)湿热困脾证:胸脘腹胀,纳后饱满,渴不欲饮,肌肉酸胀,四肢沉重,舌胖嫩红,苔黄厚腻,脉滑数。

(3)肝郁化热证:胸胁苦满,急躁易怒,常有太息,口苦咽干,头晕目眩,易于疲乏,舌质黯红,舌苔薄黄,脉沉弦。

(4)燥热伤阴证:口咽干燥,多饮多尿,大便干结,怕热喜凉,舌红有裂,舌苔糙黄,脉细数。

（5）气阴两伤，经脉失养证：气虚、阴虚、肢体酸软、不耐劳作。

（三）Ⅲ期

消渴（糖尿病）并发症期（消瘅）由于个体差异并发症的发生不完全相同，可单一出现，也可两种以上并见，严重程度也不尽相同，可能心病在早期，而眼病已进入中期或晚期。所以在研究各种并发症时，尚需拟定各种并发症发展到早、中、晚期的具体指标，总体上以全身病变及主要脏器的损害程度分辨。

1.Ⅲ早期

（1）主要病机：气阴两虚，经脉不和。

（2）临床特征：气阴两虚加腰背或肢体酸疼，或有胸闷、心悸、心痛、记忆力减退，头晕，手足麻疼，性功能减退等。但其功能仍可代偿，即维持原有的工作和生活。

2.Ⅲ中期

（1）主要病机：痰瘀互结，阴损及阳。

（2）临床特征：神疲乏力，胸闷心悸，咳有黏痰，心悸气短，头晕目眩，记忆力减退，下肢水肿，手足发凉，口唇舌黯，脉弱等。如视网膜病变进入Ⅲ～Ⅳ期，冠心病心绞痛频发，肾功能失代偿致血红蛋白下降，肌酐、尿素氮升高，脑血管病致脑供血不全而眩晕，记忆力减退不能正常工作，因神经疼痛，血管坏疽，肌肉萎缩致不能正常生活和工作。

3.Ⅲ晚期

（1）主要病机：气血阴阳俱虚，痰湿瘀郁互结。

（2）临床特征：在Ⅲ中期基础上发展成肢体残废，脏器严重受损甚至危及生命。如冠心病发展为心肌梗死、严重的心律失常、心力衰竭。肾衰竭尿毒症期。视网膜病变Ⅱ～Ⅳ期。脑血栓形成或脑出血等。

四、病因

消渴的发生与诸多因素有关，是一复合病因的综合病症。发病的内因为素体阴虚，禀赋不足。外因有饮食不节，过食肥甘；形体肥胖，体力活动减少，精神刺激，情志失调；外感六淫，邪气侵害；化学毒物损害或嗜服温燥药物；劳欲过度，损耗阴精等。外因通过内因而发病。

（一）素体阴虚，五脏虚弱

素体阴虚，五脏虚弱是消渴发病的内在因素。素体阴虚是指机体阴液亏虚及阴液中某些成分缺乏。其主要原因是先天禀赋不足，五脏虚弱。后天阴津化生不足。

（二）饮食不节，过食肥甘

长期过食肥甘，醇酒厚味，损伤脾胃，脾胃运化失司，积热内蕴，消谷耗液，损耗阴津，易发生消渴。

（三）活动减少，形体肥胖

富贵人由于营养丰盛，体力活动减少，形体肥胖，故易患消渴。随着经济的发展，生活水平提高，由于长期摄取高热量饮食，或过多膳食，加之体力活动的减少，身体肥胖，糖尿病的发病率也逐渐增高。

（四）精神刺激，情志失调

长期过度的精神刺激，情志不舒，或郁怒伤肝，肝失疏泄，气郁化火，上灼肺胃阴津，下灼肾阴；或思虑过度，心气郁结，郁而化火，心火亢盛，损耗心脾精血，灼伤胃肾阴液，均可导致消渴的发生。

（五）外感六淫，毒邪侵害

外感六淫，燥火风热毒邪内侵散膏（胰腺），旁及脏腑，化燥伤津，也可发生消渴。

（六）久服丹药，化燥伤津

在中国古代，自隋唐以后，常有人为了壮阳纵欲或养生延寿而嗜服用矿石类药物炼制的丹药，致使燥热内生，阴津耗损而发生消渴。现服石药之风不复存在，但长期服用温燥壮阳之剂，也可导致燥热伤阴，继发消渴。

（七）长期饮酒，房劳过度

长期嗜酒，损伤脾胃，积热内蕴，化燥伤津；或房事不节，劳伤过度，肾精亏损，虚火内生，灼伤阴津可发生消渴。

五、病机

（一）发病

消渴可发生于任何年龄。中年以后发病者所占比例较大，多数起病缓慢，病势由轻渐重；青少年患消渴者所占比例较小，但发病急骤，病势较重。

（二）病位

病位在肺胃肾，涉及肝脾二脏，晚期则侵及五脏六腑，筋脉骨髓。

（三）病性

消渴以本虚标实、虚实夹杂为特点。本虚以气阴两虚为主，标实以燥热内结、瘀血内停和痰浊中阻为多见。

（四）病势

突发者重，缓发者轻；年少发病者重，年老发病者轻；单发本病者轻，出现变证者重。

（五）病机转化

1.病变早期，阴津亏耗，燥热偏盛

消渴是一个复合病因的病证。素体阴虚，五脏虚弱是消渴发病的内在因素；过食肥甘、形体肥胖、情志失调、外感六淫、房劳过度为消渴发病的重要环境因素。过食肥甘，醇酒厚味，损伤脾胃，积热内蕴；精神刺激，气郁化火；外感六淫，毒邪侵害，均可化燥伤津，发生消渴。消渴早期，基本病机为阴津亏耗，燥热偏盛，阴虚为本，燥热为标。

消渴虽有在肺、脾（胃）、肾的不同，但常相互影响，如肺燥津伤，津液失于敷布，则脾不得濡养，肾精不得滋助；脾胃燥热偏盛，上可灼伤肺津，下可耗损肾阴；肾阴不足则阴虚火旺，也可上灼肺胃，终至肺燥胃热脾虚肾亏常可同时存在，而多饮、多食、多尿三多症状常可相互并见。

2.病程迁延，久病入络，气阴两伤，络脉瘀阻

若病程迁延，阴损耗气，燥热伤阴耗气而致气阴两虚，脏腑功能失调，津液代谢障碍，气血运行受阻，痰浊瘀血内生。消渴中阴虚的形成已如前述，气虚主要由于阴损耗气，燥热伤气，先天不足、后天失养，过度安逸，体力活动减少所致；痰浊主要由于过食肥甘厚味，损伤脾胃，健运失职，聚湿成痰所致；瘀血主要由于热灼津亏，气滞血瘀、气虚血瘀、阳虚寒凝、痰湿阻络而致。气阴两虚，痰瘀阻络，久病入络导致络病，从而产生络气郁滞、络脉瘀阻、络脉绌急、络脉瘀塞、络脉瘀结、络虚失荣等主要病理变化，而导致多种慢性并发症的发生。

（1）消渴心病：气阴两虚，心之络脉瘀阻则出现胸痹、心痛、心悸、怔忡等心系并发症，上述并

发症病位在心,继发于消渴,因此称为消渴心病。其病机特点是心络郁滞或心络虚滞为发病之本,基本病理环节为心络瘀阻、心络绌急、心络瘀塞。气阴两伤,心络郁滞则气机不畅,故胸中憋闷;若心络虚滞则心痛隐隐,心悸、怔忡、气短、活动后加重;若心络瘀阻则心胸憋闷疼痛,痛引肩背内臂,胸痛以刺痛为特点;若受寒或情志刺激可诱发心络绌急,猝然不通,则见突然性胸闷胸痛发作;若心络瘀塞则气血完全阻塞不通,则突发胸痛,痛势剧烈,不能缓解,伴有大汗淋漓、口唇青紫;若病情进一步发展,心气虚衰,血运无力,络脉瘀阻、津运失常,湿聚为水而见水肿,可伴有心悸、胸闷、呼吸困难、不能平卧。

(2)消渴脑病:肝肾气阴两虚,脑之络脉瘀阻则出现眩晕、中风偏瘫、口僻、健忘、痴呆等脑系并发症,上述并发症病位在脑,继发于消渴,因此称为消渴脑病。其基本病机为肝肾气阴两虚,风痰瘀血阻滞脑络所致,基本病理环节为脑络瘀阻、脑络绌急、脑络瘀塞。若肝肾阴虚,水不涵木,肝阳上亢则头晕目眩;若痰瘀阻滞脑络,脑神失养,则健忘、反应迟钝或痴呆;若脑络绌急,气血一过性闭塞不通,脑神失用则偏身麻木、视物昏花、一过性半身不遂、语言謇涩;若脑络瘀塞,脑神失去气血濡养而发生功能障碍,而见半身不遂,口眼㖞斜,语言謇涩;若病程迁延日久,络气虚滞,络脉瘀阻,肢体筋脉失去气血濡养,则出现肢体瘫软无力,肌肉萎缩等后遗症。

(3)消渴肾病:肝肾气阴两虚,肾络瘀阻则出现尿浊、水肿、腰疼、癃闭、关格等肾系并发症,上述并发症病位在肾,继发于消渴,因此称为消渴肾病。其基本病机以肝肾气阴两虚,肾络瘀滞为发病之本,基本病理环节为肾络瘀阻、肾络瘀结。发病之初,病在肝肾,气阴两虚,肾络瘀滞。肾主水,司开阖,消渴日久,肾阴亏损,阴损耗气,而致肾气虚损,固摄无权,开阖失司,尿频尿多,尿浊而甜;肝肾阴虚,阴虚阳亢,头晕、耳鸣、血压偏高。病程迁延,阴损及阳,脾肾虚衰,肾络瘀阻。脾肾虚衰,肾络瘀阻,水液代谢障碍则水湿潴留,泛溢肌肤,则面足水肿,甚则胸腔积液腹水;阳虚不能温煦四末,则畏寒肢冷。病变晚期,肾络瘀结,肾体劳衰,肾用失司,浊毒内停,五脏受损,气血阴阳衰败。肾阳衰败,水湿泛滥,浊毒内停,变证蜂起。浊毒上泛,胃失和降,则恶心呕吐,食欲缺乏;脾肾衰败,浊毒内停,血液化生无源,则见面色萎黄,唇甲舌淡,血虚之候;水湿浊毒上犯,凌心射肺,则心悸气短,胸闷喘憋不能平卧;肾元衰竭,浊邪壅塞三焦,肾关不开,则少尿或无尿,已发展为关格病终末阶段。

(4)消渴眼病:肝肾亏虚,目络瘀滞,则出现视物模糊,双目干涩,眼底出血,甚则目盲失明等眼部并发症,上述并发症病位在眼,继发于消渴,因此称为消渴眼病。肝肾亏虚,目络瘀滞,精血不能上承于目则视物模糊,双目干涩;病变早期,目络瘀滞,血流瘀缓,眼底可见目之络脉扩张形成葡萄珠样微血管瘤;病变中期,肝肾阴虚,阴虚火旺,灼伤目之血络,血溢脉外则眼底出血,视物模糊;病变晚期,肝肾亏虚,痰瘀阻塞目络,络息成积,目络瘀结,精血完全阻塞,不能濡养于目,则目盲失明。

(5)消渴痹痿:肝肾阴虚,络气虚滞,经脉失养,早期出现肢体麻木,疼痛,感觉障碍,晚期出现肌肉萎缩等肢体并发症,上述症状类似中医学的"痹证""痿证",继发于消渴,因此称为消渴痹痿。肝肾阴虚,络气虚滞,则温煦充养功能障碍,可见下肢麻木发凉;痰浊瘀血瘀阻四肢络脉,不通则痛,故见肢体疼痛、窜痛、刺痛、电击样疼痛;病程日久,肾虚真精亏乏,肝虚阴血不足,肝主筋,肾主骨,络虚失荣,髓枯筋痿,则出现下肢痿软,肌瘦无力,甚则腿胫肉脱,步履全废。

(6)消渴脱疽:肝肾亏虚,肢体络脉瘀阻,则出现肢端发凉,患肢疼痛,间歇跛行,甚则肢端坏疽等足部并发症,上述症状类似于中医学的"脱疽",继发于消渴,因此称之为消渴脱疽。肝肾亏虚,肢体络脉瘀滞,筋脉失养,则肢端发凉,肤温降低;病程进展,肢体络脉瘀阻,血流不畅,则出现患肢疼痛,间歇跛行,肤色黯红;病程日久,肢体络脉瘀塞,气血完全阻塞不通,患肢缺血坏死,肢端焦黑干枯;若肢体络脉瘀阻,气血壅滞,热腐成脓,则出现肢端坏疽,腐黑湿烂,脓水臭秽,甚则腐化筋骨,足残废用。

综上,消渴慢性并发症是消渴日久,久病入络所致,络病是广泛存在于消渴慢性并发症中的病理状态,其病理环节虽有络气瘀滞、络脉瘀阻、络脉绌急、络脉瘀塞、络脉毒结等不同,但是"瘀阻"则是其共同的病机。因此,从络病论治消渴慢性并发症,应以通为用,化瘀通络是其重要治则,在消渴慢性并发症中,络病常是络虚与络瘀并存,治疗当以通补为宜。

3.病变后期,阴损及阳,阴阳俱虚

消渴之本在于阴虚,若病程迁延日久,阴损及阳,或因治疗失当,过用苦寒伤阳之品,终致阴阳俱虚。若脾阳亏虚,肾阳衰败,水湿潴留,浊毒内停,壅塞三焦则出现全身水肿,四肢厥冷,纳呆呕恶,面色苍白,尿少尿闭等症;若心肾阳衰,阳不化阴,水湿浊邪上凌心肺则出现胸闷心悸,水肿喘促,不能平卧,甚则突然出现心阳欲脱,气急倚息,大汗淋漓,四肢厥逆,脉微欲绝等危候;若肝肾阴竭,五脏之气衰微,虚阳外脱,则出现猝然昏仆,神志昏迷,目合口张,鼻鼾息微,手撒肢冷,二便自遗等阴阳离决之象。临床资料表明消渴晚期大多因并发消渴心病、消渴脑病、消渴肾病而死亡。

另有少数消渴患者发病急骤,病情严重,迅速导致阴津极度损耗,阴不敛阳,虚阳浮越而出现面赤烦躁,头疼呕吐,皮肤干燥,目眶下陷,唇舌干红,呼吸深长,有烂苹果样气味。若不及时抢救,则真阴耗竭,阴绝阳亡,昏迷死亡。

六、分证论治

(一)辨证思路

1.辨病位

本病病位在肺、胃、脾、肾,日久五脏六腑、四肢五官均可受累。口干舌燥,烦渴多饮,病在肺;多食善饥,多饮多尿,神疲乏力,病在脾胃;尿频量多,尿浊如膏,腰酸耳鸣,病在肾;病久视物模糊,雀目内障,病在肝;胸闷气短,胸痛彻背,病在心;神志昏迷,肢体偏瘫,偏身麻木,病在脑;肢体水肿,腰酸乏力,尿浊如膏,病在脾肾。

2.辨病性

消渴之病性为本虚标实。阴津亏耗为本虚,燥热偏盛为标实。烦渴多饮,多食善饥,大便干结,舌红苔黄,为阴虚热盛;口干欲饮,腰酸乏力,舌胖有齿印,脉沉细,为气阴两虚;口干欲饮,倦怠乏力,舌胖质黯,舌有瘀斑瘀点,为气阴两虚兼瘀血阻络;尿频量多,腰膝酸软,头晕耳鸣,舌红少苔,为肾阴亏虚;饮多溲多,手足心热,畏寒肢冷,为阴阳两虚。

消渴的基本病机是阴虚燥热,以阴虚为本,燥热为标。故治疗以养阴生津,清热润燥为基本原则。治疗应在此基础上,根据肺、胃、脾、肾病位的偏重不同,阴精亏损,阴虚燥热,气阴两虚证候的情况,配合清热生津、益气养阴及润肺、养胃、健脾、滋肾等法为治。病久阴损及阳,阴阳俱虚者,则应阴阳俱补。夹瘀者则宜活血化瘀。合并心脑疾病、水肿、眼疾、痈疽、肺痨、肢体麻木等病证者,又当视具体情况,合理选用补肺健脾、滋养肝肾、益气养血、通络祛风、清热解毒、化瘀除湿等治法。

(二)分证论治

1.阴津亏虚

症舌脉:口干欲饮,尿频量多,形体消瘦,头晕耳鸣,腰膝酸软,皮肤干燥瘙痒,舌瘦红而干,苔薄少或黄或白,脉细。

病机分析:阴津亏虚不足,脏腑失去濡养,脾胃阴虚则见口干欲饮,脾主肌肉,病久则见形体消瘦;后天之本亏虚,则五脏失去精微物质濡养,日久则肝肾亏虚,头晕耳鸣,腰膝酸软,津液不能上达于肺,则见肺燥,肺主皮毛,见皮肤干燥瘙痒;舌瘦红而干,苔薄,脉细均为阴津亏虚之征象。

治法:滋阴增液。

常用方:六味地黄丸(《小儿药证直诀》)加减。生地黄、山萸肉、怀山药、牡丹皮、茯苓、泽泻、麦冬、北沙参。加减:阴虚肝旺,加柴胡、赤白芍、牡丹皮、栀子;阴虚阳亢加天麻、钩藤、赤白芍、菊花、枸杞子、石决明。

常用中成药:六味地黄丸每次 20～30 粒,每天 2 次。滋阴补肾。用于肾阴亏损、头晕耳鸣、腰膝酸软、骨蒸潮热、盗汗遗精、消渴者。杞菊地黄丸每次 1 丸,每天 1 次。滋肾养肝。用于肝肾阴亏的眩晕,耳鸣,目涩畏光,视物昏花者。

针灸:①治法。滋阴生津。②配穴。膈俞、脾俞、胰俞、肾俞、足三里、曲池、太溪。③操作。平补平泻,得气为度,留针 15～20 分钟。④方义。膈俞、脾俞、胰俞、肾俞等背阳穴从阳引阴,使阴生而燥热除,足三里为胃足阳明之合穴,可使气升津生,曲池、太溪泻热益阴。

临证参考:此证型多见于消渴前期,血糖偏高,多见于 40 岁以上的中老年患者,临床症状多不明显,仔细询问才有腰酸乏力,口干等症状,临床需结合舌象和脉象进行辨证。

2.阴虚热盛

症舌脉:烦渴多饮,多食易饥,尿频量多,舌红少津、苔黄而燥,脉滑数。

病机分析:饮食不节,积热于胃,胃热熏灼于肺,肺热伤阴,阴津耗伤,欲饮水以自救,故烦渴多饮;胃主腐熟水谷,今胃热内盛,腐熟力强,则多食易饥;肺主宣发,今肺热内盛,则肺失宣降而治节失职,饮水虽多,但不能敷布全身,加之肾关不固,故而尿频量多;舌红少津、苔黄而燥,脉滑数,均为阴虚热盛征象。

治法:滋阴清热。

常用方:增液汤(《温病条辨》)加白虎汤(《伤寒论》)加减。生地黄、玄参、麦冬、生石膏、知母、葛根、天花粉、黄连、枳实、甘草。加减:胃肠结热,合小承气汤;肝郁化热,合大柴胡汤。

常用中成药:玉泉丸每次 9 g,每天 4 次,3 个月为 1 个疗程。生津消渴,清热除烦,养阴滋肾,益气和中。虚热烦咳,多饮,多尿,烦躁失眠等症。用于因胰岛功能减退而引起的物质代谢、碳水化合物代谢紊乱,血糖升高之糖尿病。麻仁软胶囊每次 3～4 粒,每天 2 次。润肠通便。用于津亏肠燥之便秘。

针灸:①治法。养阴清热。②配穴。膈俞、脾俞、胰俞、肾俞、足三里、曲池、太溪、肺俞、胃俞、丰隆。③操作。平补平泻,得气为度,留针 15～20 分钟。④方义。膈俞、脾俞、胰俞、肾俞等背阳穴从阳引阴,使阴生而燥热除,足三里为胃足阳明之合穴,可使气升津生,曲池、太溪泻热益阴,肺俞生津止渴,胃俞、丰隆泻热通便。

临证参考:此证型多见于消渴血糖明显升高的患者,一般血糖在 13.9 mmol/L 以上,可出现明显的三多一少症状,但目前在城市中三多一少症状并不明显,可能与健康查体早期发现糖尿病有关,而在农村由于缺少健康查体,血糖升高明显,此证型多见。

3.气阴两虚

症舌脉:典型的多饮、多尿、多食症状不明显,口干咽干,神疲乏力,腰膝酸软,心悸气短,舌体胖或有齿印、苔白,脉沉细。

病机分析:消渴日久,阴精亏虚,同时燥热日久伤及元气而致全身五脏元气不足,阴液不足,不能上承口咽而见口干咽干,脾气亏虚则神疲乏力,肾虚无以益其府故腰膝酸软,心气不足则见心悸气短;舌体胖或有齿印、苔白,脉沉细均为气阴两虚征象。

治法:益气养阴。

常用方:生脉散(《医学启源》)加增液汤(《温病条辨》)加减。黄精、太子参、麦冬、五味子、生地黄、玄参。加减:气虚明显者,加党参、黄芪;夹有血瘀证者,加桃仁、红花、丹参、赤芍、牡丹皮等活血化瘀药。

常用中成药:消渴丸每天3次,初服者每次5丸,逐渐递增至每次10丸,出现疗效后,再逐渐减少为每天2次的维持量。滋肾养阴,益气生津,用于多饮,多尿,多食,消瘦,体倦无力,眠差腰痛,尿糖及血糖升高之气阴两虚型消渴症。注:每10丸消渴丸中含有2.5 mg格列本脲,服用本品时禁止再服用磺胺类降糖药。可乐定胶囊每次4粒,每天3次,3个月为1个疗程。益气养阴,生津止渴。用于2型糖尿病。降糖甲片每次6片,每天3次,1个月为1个疗程。补中益气,养阴生津。用于气阴两虚型消渴(2型糖尿病)。

针灸:①治法。益气养阴。②配穴。中脘、气海、足三里、脾俞、肾俞、地机、三阴交。③操作。平补平泻,得气为度,留针15~20分钟。④方义。中脘、气海、足三里、脾俞健脾益气,肾俞、三阴交滋补肝肾。

临证参考:本型多见于血糖控制较好的消渴患者,是临床上消渴最常见的证型,本型多与瘀血阻络证候合并出现,此时大多有消渴早期并发症。临床研究显示,益气养阴,活血化瘀治则不仅可以治疗并发症,而且可以预防并发症。

4.脾虚痰湿

症舌脉:形盛体胖,身体重着,困乏神疲,晕眩,胸闷,口干,舌胖、苔腻或黄腻,脉弦滑。

病机分析:形盛体胖,而肥人多痰湿,故湿浊内盛,湿郁肌肤故身体重着;湿浊内盛日久损伤脾气,故见困乏神疲;湿浊中阻,清阳不升,可致眩晕;消渴久入络,瘀血阻滞,气血运行不畅,阻于胸中则可见胸闷不舒;舌质黯、苔腻或黄腻,脉弦滑,均为湿浊痰瘀征象。

治法:健脾化湿。

常用方:六君子汤(《校注妇人良方》)加减。党参、白术、茯苓、生甘草、陈皮、半夏、砂仁、泽泻、瓜蒌。加减:化热加小陷胸汤。

针灸:①治法。健脾化痰。②配穴。足三里、脾俞、胰俞、丰隆、中脘。③操作。平补平泻,得气为度,留针15~20分钟。④方义。中脘、胰俞、足三里、脾俞健脾益气,丰隆化痰。

临证参考:本证型多见于消渴早期及消渴并发症期,消渴早期空腹血糖或餐后血糖偏高,但达不到糖尿病诊断标准,辨证以体胖,苔腻,倦怠为主要辨证依据,在消渴并发症期多见于消渴腹泻和消渴肾病,辨证以苔腻,舌胖为主要辨证依据。

5.阴阳两虚

症舌脉:小便频数,夜尿增多,浑浊如脂膏,甚至饮一溲一,五心烦热,口干咽燥,神疲乏力,耳轮干枯,面色黧黑,腰膝酸软,畏寒肢凉,阳痿,下肢水肿,舌淡,苔白,脉沉细无力。

病机分析:阴阳互根互用,病程日久,阴损及阳,造成阴阳两虚。阴阳两虚,肾之固摄失常,则见小便频数,夜尿增多,甚至饮一溲一;大量水谷精微下泄,则尿如膏脂;肾开窍于耳,五色主黑,肾阴阳两亏,可见耳轮干枯,面色黧黑;肝肾同源,肾阴阳两虚致肝主筋功能受到影响,则腰膝酸软,阳痿;肾损及脾,脾运化失司,则见神疲乏力,下肢水肿;肺主皮毛,卫阳不足则见畏寒肢凉;舌淡,苔白,脉沉细无力亦为阴阳亏虚的征象。

治法:滋阴补阳。

常用方:金匮肾气丸(《金匮要略》)加减。附子、肉桂、熟地、山萸肉、怀山药、牡丹皮、茯苓、泽泻。加减:阴虚明显者加生地黄、玄参、麦冬;阳虚明显者加重肉桂附子用量,选加鹿茸、仙茅、淫羊藿等;阳虚水泛者,合用真武汤。

常用中成药:金匮肾气丸每次20～30粒,每天2次。温补肾阳,化气行水。用于肾阳虚之消渴,腰膝酸软,小便不利,畏寒肢冷。

针灸:①治法。滋阴补阳。②配穴。气海、关元、中脘、足三里、地机、肾俞、脾俞、三阴交、尺泽。③操作。均用补法,得气后留针30分钟。阳虚寒盛者灸气海、关元、中脘各5壮。④方义。气海、中脘、关元为腹阴之穴,从阴引阳,壮阳补虚,肾俞、三阴交补益肝肾,足三里、地机、脾俞、尺泽助脾胃之运化,肺之输布,诸穴相配,共奏健脾温肾,调补阴阳之功效。

临证参考:本证型多见于消渴并发症的中晚期阶段,常见于消渴肾病、消渴眼病、消渴心病、消渴脱疽、消渴痹痿等多种并发症同时并见,临床治疗应根据各并发症的轻重程度,在调补阴阳的基础上,结合辨病遣方用药。

(三)兼夹证

1.血瘀

临床表现:肢体麻木或疼痛,下肢紫暗,胸闷刺痛,中风偏瘫,或言语謇涩,眼底出血,唇舌紫暗,舌有瘀点瘀斑,或舌下青筋显露,苔薄白,脉弦涩。

病机分析:消渴日久入络,气阴两虚,气虚无力推动血行,阴虚则血失化源,而致瘀血阻络。瘀阻于肢体,则见肢体麻木或疼痛,下肢紫暗;阻于清窍,则见中风偏瘫,或言语謇涩;阻于目络,则见眼底出血;阻于胸胁,则见胸闷刺痛;血瘀之象在舌脉则表现为舌有瘀点瘀斑,或舌下青筋显露,脉弦涩。

治法:活血化瘀。

(1)常用方:桃红四物汤(《医宗金鉴》)加减。桃仁、红花、丹参、生地黄、当归、赤芍、牡丹皮。

(2)常用中成药:丹七片每次2片,每天2～3次。活血化瘀。用于血瘀气滞,心胸痹痛,眩晕头痛,经期腹痛。亦适用于消渴见血瘀证表现者。复方丹参滴丸每次10粒,每天3次。活血化瘀。理气止痛。用于胸中憋闷,心绞痛。亦适用于消渴见血瘀证表现者。苦碟子注射液:40 mL加入0.9%氯化钠注射液250 mL中,静脉滴注,每天1次,14天为1个疗程。苦碟子注射液适用于消渴瘀血闭阻者。

临证参考:血瘀证病机贯穿于消渴始终,随着消渴病程的延长,血瘀证的表现也越来越重,血瘀证常常与气阴两虚和阴阳两虚证同时并见,活血化瘀治法常常贯穿于消渴治疗的始终,临床上单独运用活血化瘀法比较少,常与益气养阴、健脾化痰、调补阴阳等治法配合使用。

2.气滞

临床表现:胸闷不舒,喜叹息,以一呼为快,胁腹胀满,急躁易怒,或情志抑郁,口苦咽干,脉弦。

病机分析：消渴日久，痰浊、瘀血内生，阻碍气机；肝体阴而用阳，肝阴虚导致肝用失司，失于疏泄，肝郁气滞，可见胸闷不舒，胁腹胀满，喜叹息，以一呼为快，口苦咽干；肝主情志，肝郁则急躁易怒，或情志抑郁；脉弦亦为肝郁气滞的征象。

治法：疏肝理气。

（1）常用方：四逆散（《伤寒论》）加减。柴胡、赤白芍、枳实、生甘草。

（2）常用中成药：逍遥颗粒每次 1 袋，每天 2 次。疏肝健脾，养血调经。用于肝气不舒所致胸胁胀痛，头晕目眩，食欲缺乏。

临证参考：气滞也是消渴最常见的兼夹证候之一，可见于消渴前期、消渴期和消渴并发症期，在消渴前期和消渴期以肝郁化热多见，而在消渴并发症期以肝郁脾虚为多见，临床研究证实，疏肝理气可以改善临床症状，同时可以降低血糖。

七、西医治疗

（一）糖尿病教育

糖尿病患者通过糖尿病教育应该掌握以下知识：糖尿病的危害，糖尿病控制的目标，个体化的饮食和运动方案。自我血糖检测，对检测结果的解释，如何根据血糖结果调整饮食、运动和胰岛素用量。尿糖和尿酮体的检测及意义。口服药物和胰岛素知识。糖尿病急、慢性并发症的防治，血管病变的危险因素。足部、皮肤、口腔护理。妊娠和生病期间的对策。与糖尿病防治有关的卫生保健系统和社会资源的利用。糖尿病教育可采用集体讲课、个别指导、录像、实物展示等多种方式。

（二）饮食控制

糖尿病饮食是糖尿病治疗的基础，应提倡低盐低脂高膳食纤维膳食，要求在规定热量范围内做到主食粗细搭配，副食荤素搭配，不挑食，不偏食。饮食治疗应个体化。除了要考虑到饮食治疗的一般原则外，还要考虑到糖尿病的类型、生活方式、文化背景、社会经济地位、是否肥胖、治疗情况、并发症和个人饮食的喜好。

膳食总热量的 20%～30% 应来自脂肪和油料，其中少于 1/3 的热量来自饱和脂肪，单不饱和脂肪酸和多不饱和脂肪酸之间要达到平衡。碳水化合物所提供的热量应占总热量的 55%～65%，应鼓励患者多摄入复合碳水化合物及富含可溶性食物纤维素的碳水化合物和富含纤维的蔬菜。蛋白质不应超过需要量，即不多于总热量的 15%。限制饮酒。食盐限量在 6 g/d 以内，尤其是高血压患者。

（三）运动治疗

运动治疗的原则是适量、经常性和个体化。以保持健康为目的的体力活动一般为每天至少30 分钟中等强度的活动，如慢跑、快走、骑自行车、游泳等。但是，运动项目要和患者的年龄、健康状况、社会、经济、文化背景相适应，即运动的项目和运动量要个体化。应将体力活动融入日常的生活中，如尽量少用汽车代步和乘电梯等。

运动治疗是糖尿病的基础治疗，但对于合并糖尿病肾病、视网膜病变、神经病变、冠心病、下肢血管病变等并发症的患者应进行轻中度运动为宜，过度运动可能导致病情加重。另外，运动中应随时防止低血糖发生。

（四）药物治疗

目前糖尿病治疗药物包括口服药和注射制剂两大类。

口服降糖药主要有促胰岛素分泌剂、非促胰岛素分泌剂、二肽基肽酶-4 抑制剂(DPP-4 抑制剂)和钠-葡萄糖共转运蛋白 2 抑制剂(SGLT-2 抑制剂)。

注射制剂有胰岛素及胰岛素类似物、胰高血糖素样多肽-1 受体激动剂(GLP-1 受体激动剂)。

1.口服药物

(1)促胰岛素分泌剂:促进胰岛素分泌,主要包括磺胺类和格列奈类。

磺胺类药物:包括格列苯脲、格列齐特、格列吡嗪、格列喹酮等。该类药物通过促进胰岛 β 细胞分泌胰岛素来控制血糖,使用不当可导致低血糖,特别是在老年患者和肝、肾功能不全者;也会使体重增加。该类药物适用于与二甲双胍或与其他降糖药物联合使用控制血糖。使用时的注意事项包括肾功能轻度不全者可选用格列喹酮;依从性不好者建议选择每天一次服用的药物。

格列奈类药物:包括瑞格列奈、那格列奈。该类药物通过增加胰岛素分泌发挥降糖作用,用法同磺胺类药物。此类药物吸收后起效快、作用时间短。使用不当可导致低血糖,但低血糖的发生率和程度较磺胺类药物轻。

(2)非促胰岛素分泌剂:包括二甲双胍类、噻唑烷二酮类和 a-糖苷酶抑制剂。

二甲双胍:对正常人几乎无作用,而对糖尿病患者降血糖作用明显,不影响胰岛素分泌,减少肝脏葡萄糖的输出,有轻度的减轻体重作用,可减少心血管疾病、死亡发生的风险和预防糖尿病前期发展为糖尿病。

二甲双胍是当前糖尿病指南推荐治疗 2 型糖尿病的一线用药,可单独使用或和其他降糖药物联合使用。二甲双胍单独使用不导致低血糖。

噻唑烷二酮类药物:常用药物有罗格列酮、吡格列酮。该类药物可以通过增加胰岛素的敏感性来改善血糖。不良反应包括体重增加、水肿、增加心力衰竭风险。单独使用时不导致低血糖,与胰岛素或促泌剂联合使用可增加发生低血糖的风险。噻唑烷二酮类药物可以与二甲双胍或与其他降糖药物联合使用治疗 2 型糖尿病的高血糖,尤其是肥胖、胰岛素抵抗明显者。

a-糖苷酶抑制剂药物:包括阿卡波糖、伏格列波糖。适用于以碳水化合物为主要食物成分、餐后血糖明显升高的患者。其作用机制为抑制碳水化合物在小肠上部的吸收,可降低餐后血糖、改善空腹血糖。使用时通常会有胃肠道反应。

DPP-4 抑制剂:主要通过增加胰岛素分泌改善血糖。目前国内上市的有沙格列汀、西格列汀、维格列汀、利格列汀、阿格列汀 5 种。可单药或联合使用以治疗 2 型糖尿病。单用不增加低血糖风险,也不增加体重。

SGLT-2 抑制剂:通过抑制肾脏对葡萄糖的重吸收、促进葡萄糖从尿中排泄达到降血糖目的,兼具减体重和降血压作用,还可以降低尿酸水平、减少尿蛋白排泄、降低甘油三酯等。单药或联合使用以治疗2 型糖尿病。单用不增加低血糖风险。

主要有达格列净、坎格列净、恩格列净。达格列净和恩格列净餐前餐后服用均可,坎格列净需在第一次正餐前口服。

该类药物除了有较强的降糖作用外,还有很强的独立于降糖作用之外的减少 2 型糖尿病患者心血管疾病、心力衰竭和肾衰竭发生风险的作用。

2.注射药物

(1)胰岛素:可分为常规胰岛素、速效胰岛素、中效胰岛素、长效胰岛素和预混胰岛素。根据患者的具体降糖需求选择不同的胰岛素。胰岛素的常见不良反应为低血糖和体重增加,接受长期注射胰岛素的患者还可出现皮下脂肪增生和萎缩。对胰岛素过敏少见。

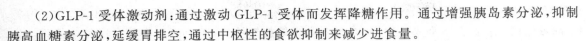

(2)GLP-1受体激动剂:通过激动GLP-1受体而发挥降糖作用。通过增强胰岛素分泌,抑制胰高血糖素分泌,延缓胃排空,通过中枢性的食欲抑制来减少进食量。

目前国内上市的GLP-1受体激动剂有艾塞那肽、贝那鲁肽、利拉鲁肽、度拉糖肽,均需皮下注射使用。

临床试验结果显示利拉鲁肽和度拉糖肽有独立于降糖作用之外的减少2型糖尿病患者发生心血管病变风险的作用。

肥胖或超重的2型糖尿病患者在饮食和运动不能满意控制血糖的情况下,应首先采用非胰岛素促分泌剂类降糖药物治疗。非肥胖或超重的2型糖尿病患者在饮食和运动不能满意控制血糖的情况下,可首先采用胰岛素促分泌剂类降糖药物或α-糖苷酶抑制剂。当采用一种口服降糖药物治疗血糖控制不达标时,可采用两种或3种不同作用机制的口服降糖药物进行联合治疗。在口服药联合治疗的情况下血糖仍控制不满意,可在口服药基础上开始联合使用胰岛素或换用胰岛素。严重高血糖的患者应首先采用胰岛素降低血糖,减少发生糖尿病急性并发症的危险性。

(五)血糖监测

血糖监测的结果可被用来反映饮食控制、运动治疗和药物治疗的效果并指导对治疗方案的调整。血糖控制良好或稳定的患者可采用快速血糖仪,应每周监测一天或两天,血糖控制不理想的患者应适当增加监测次数。HbA1C可反映过去2~3个月的血糖控制情况,血糖控制达到目标的糖尿病患者应每年检查2次HbA1C,血糖控制未达到目标或治疗方案调整后的糖尿病患者应每3个月检查1次HbA1C。在血糖超过16.7 mmol/L(300 mg/dL)时,均应进行常规的尿酮体监测。

综上,现代医学采用饮食、运动基础上的口服药和胰岛素治疗,对多数糖尿病患者可以有效控制,疗效肯定。目前中医治疗的优势主要体现在:①改善临床症状,很多患者在西医治疗下即使血糖控制良好,仍存在乏力、口干、饥饿感强烈、腰酸、视物模糊、性情急躁等临床症状,中医治疗可以很好地解决这些问题,从而改善患者的生活质量。②部分存在严重胰岛素抵抗的肥胖患者即使联合使用多种降糖药,血糖仍难以满意控制,给予中药治疗可以控制体重,改善胰岛素抵抗,起到辅助降糖作用。③活血通络可以减少或延缓糖尿病慢性并发症的发生。④中医干预糖尿病的最大优势还体现在针对糖尿病慢性并发症的治疗上,具体内容详见"变证"部分。

八、急证处理

糖尿病急性并发症包括糖尿病酮症酸中毒、非酮症高渗性昏迷和低血糖昏迷,病情危重,需中西医结合抢救。

(一)糖尿病酮症酸中毒

1.西医治疗原则

立即用胰岛素纠正代谢紊乱,输液补充血容量,纠正电解质紊乱,消除诱因。目前多采用小剂量胰岛素静脉滴注方法。

(1)第1阶段治疗:患者于静脉取血测血糖、电解质、CO_2CP、尿素氮后(有条件者同时测血pH和血气分标),立即开放静脉,先静脉滴注0.9%氯化钠注射液,在0.9%氯化钠注射液内加入短效胰岛素,剂量按每小时4~6 U,若1小时计划输液1 000 mL,则于500 mL液体内加短效胰岛素2~3 U,以此类推。持续静脉滴注每2小时复查血糖,根据血糖下降情况进行调整。

血糖下降幅度超过胰岛素滴注前水平的30%,或平均每小时下降3.9~5.6 mmol/L可继续按原量滴注。若血糖下降幅度小于滴注前水平30％，则说明可能伴有抗胰岛素因素，此时可将RI剂量加倍。若血糖下降速度过快，或患者出现低血糖反应，则可分别轻重采取相应处理。当血糖下降至≤13.9 mmol/L时则转为第2阶段治疗。

（2）第2阶段治疗。和第1阶段比主要有两点改变：将原输液的0.9％氯化钠注射液改为5％葡萄糖或5％葡萄糖生理盐水；胰岛素用量则按葡萄糖与胰岛素的比例加入输液瓶内，即根据患者血糖下降情况每2～4 g葡萄糖给1 U的短效胰岛素维持静脉滴注。按此浓度持续点滴使患者血糖维持在11 mmol/L左右，一直到尿酮体转阴，尿糖（＋）时可以过渡到平日治疗，改为皮下注射，但应在停静脉滴注胰岛素前1小时，皮下注射一次RI，一般注射量为8 U以防血糖回跳。

此外还要补液、补钾、给碱性药，以及消除各种诱因和积极治疗各种并发症等。

2.中医学治疗

（1）气阴两虚：口渴多饮，尿频量多，极度疲乏，心悸，舌红少苔，脉细数。

治法：益气养阴，清热生津。

常用方：生脉散（《医学启源》）合增液汤（《温病条辨》）加减。

太子参、麦冬、五味子、生地黄、玄参、南沙参、石斛、生黄芪、知母、枳实、茯苓。

（2）燥热入血：口渴多饮，尿频量多，体倦乏力，脘痞食欲缺乏，恶心欲吐，头目眩晕，大便干结，舌黯红、苔白腻或黄腻，脉弦滑。

治法：清热和血，祛湿化浊。

常用方：黄连解毒汤（《外台秘要》）合增液汤（《温病条辨》）加减。

黄连、黄芩、生地黄、玄参、天花粉、苍术、佩兰、赤芍、酒军、枳实、茯苓、黄芪、怀山药。

（3）热闭清窍：头痛烦躁，烦渴引饮，呼吸深大，有烂苹果气味，甚则嗜睡昏迷，尿少色黄，舌质红绛或黑褐少津，脉细数。

治法：清热开窍。

常用方：清宫汤（《温病条辨》）加减。

西洋参、犀角磨冲、生地黄、玄参、天冬、淡竹叶、黄连、莲子心、丹参、石菖蒲、郁金。

（4）阴竭阳脱：目眶凹陷，昏迷，目呆口张，气少息促，面唇苍白或青紫，汗出如油，四肢厥冷，舌青紫，脉微欲绝。

治法：益气固脱。

常用方：四逆加人参汤（《伤寒论》）加减。

红参、附片、干姜、麦冬、五味子、山萸肉、生龙骨、生牡蛎、炙甘草。

（二）非酮症性高渗性糖尿病昏迷

1.西医治疗

立即大量补液纠正高渗脱水，补充胰岛素降低血糖，纠正电解质紊乱——补钾，积极治疗并发症消除诱因。

（1）立即补液，以尽快恢复患者的血容量，纠正脱水高渗状态。

（2）胰岛素治疗用法同糖尿病酮症酸中毒。

（3）补钾：同糖尿病酮症酸中毒。

（4）积极治疗并发症。

2.中医学治疗

(1)阴津亏损:口渴多尿,倦怠乏力,大便干结,表情淡漠,反应迟钝,唇舌干红,皮肤干燥,缺乏弹性,脉象虚数。

治法:滋阴增液。

常用方:增液汤(《温病条辨》)加减。

细生地黄、麦冬、玄参、沙参、天花粉、葛根。

(2)热闭清窍:高热神昏,烦躁谵语或昏睡不语,便结溲赤,口唇干裂,皮肤干燥,舌质绛,苔黄燥,脉细滑数。

治法:清热凉血,醒神开窍。

常用方:清营汤(《温病条辨》)加减。

犀角粉冲、生地黄、玄参、麦冬、莲子心、黄连、丹参、金银花、连翘、酒军、赤芍。

(3)阴竭阳脱:面色苍白,昏聩不语,目眶下陷,舌苔干裂,四肢厥冷,血压下降,尿少或尿闭,脉微欲绝。

治法:回阳救逆。

常用方:四逆加人参汤(《伤寒论》)加减。

红参、山萸肉、麦冬、附子、干姜、炙甘草。

(4)对糖尿病高渗性昏迷并发动静脉血栓时可静脉点滴丹参注射液;并发脑血管意外,可静脉点滴清开灵注射液有较好的疗效。

(三)低血糖昏迷

治疗要点:如果无意识障碍,可让患者少量进食即可或含服糖块;如出现轻度意识障碍,可给予口服葡萄糖溶液,或静脉补充葡萄糖;如出现昏迷,则应立即静脉推注50%的葡萄糖,在持续静脉滴注葡萄糖。

九、变证治疗

(一)消渴肾病

发病之初,病在肝肾,气阴两虚,络脉瘀结。病程迁延,阴损及阳,脾肾虚衰。病变晚期,肾体劳衰,肾用失司,浊毒内停,五脏受损,气血阴阳衰败,变证蜂起。水湿浊毒上犯,凌心射肺可致心衰;浊邪壅塞三焦,肾关不开,则少尿或无尿,发展为关格。

1.肝肾气阴两虚,肾络瘀滞

临床表现:腰膝酸软,疲乏无力,头晕目眩,怕热,便干,双目干涩,视物模糊,舌体胖,舌质黯,或有瘀斑瘀点,苔白。脉象:弦细数。

治法:滋补肝肾,益气养阴,化瘀通络。

常用方:山萸肉、枸杞子、生黄芪、太子参、首乌、生地黄、丹参、川芎、谷精草。

2.脾肾两虚,肾络瘀阻

临床表现:腰膝酸疼,神疲乏力,纳少腹胀,面足水肿,畏寒肢冷,夜尿多。舌体胖有齿印,舌质淡暗或有瘀斑瘀点,苔白。沉细无力。

治法:温肾健脾,益气活血。

常用方:仙茅、淫羊藿、白术、生黄芪、当归、川芎、丹参、猪苓、茯苓、芡实、金樱子、熟大黄。

269

3.气血阴阳俱虚,肾络瘀结,浊毒内停

临床表现:腰膝酸疼,神疲乏力,面色萎黄,唇甲色淡,心悸喘憋,尿少水肿,纳呆呕恶,大便秘结。舌体胖,舌质黯淡无华,苔厚腻。脉象:沉细无力。

治法:益气养血,化瘀散结,通腑泻浊。

常用方:生黄芪、当归、卫矛、莪术、瓜蒌、大黄。

(二)消渴痹痿

肝肾阴虚,络气虚滞,经脉失养,早期出现肢体麻木,疼痛,感觉障碍,晚期出现肌肉萎缩,甚则腿胫肉脱,步履全废等并发症,因继发于消渴,故称为消渴痹痿。

1.分证论治

(1)气血两虚,络脉失荣:步履欹侧,或站立不稳,两足如踩棉花,手足指趾麻木,甚或手指不能摄物,肌肤不仁,触之木然,腓肠触痛,肌肉瘦瘪,且觉无力,张力减退。舌胖嫩红,边有齿痕,苔薄净,脉濡细。

治法:益气养血,调和营卫。

常用方:黄芪桂枝五物汤(《金匮要略》)合当归补血汤(《内外伤辨惑论》)加减。

生黄芪、当归、白芍、桂枝、白术、川牛膝、木瓜。

(2)气阴两虚,络脉瘀阻:始觉足趾发冷,渐次麻木,年经月累,上蔓至膝,渐及上肢,手指麻木,甚或痛如针刺,或如电灼,拘挛急痛,或如撕裂,昼轻夜重,轻轻抚摸,即觉疼痛,肌肤干燥,甚或皲裂,乏力,口干喜饮,大便干燥,四末欠温。舌黯红,舌体胖大,苔薄而干或少苔,脉弦细或数。

治法:益气养阴,活血通络。

常用方:生黄芪、生地黄、山萸肉、丹参、鬼箭羽、赤芍、狗脊、牛膝、木瓜、枸杞、当归、全蝎、蜈蚣。

(3)肝肾亏虚,络虚风动:腰尻腿股剧烈疼痛,犹如刀割电灼,无时或休,入夜尤甚,腿股无力,张力低下,肌肉萎缩,久坐之后,未能站立。腰酸腿软,头晕耳鸣,骨松齿摇,舌淡,少苔或有剥裂,脉弦细无力。

治法:滋补肝肾,益精填髓。

常用方:狗脊、续断、牛膝、木瓜、杜仲、熟地黄、当归、枸杞子、菟丝子、丹参、赤白芍、制龟甲、地龙。

2.其他治疗

(1)中成药:丹参注射液20 mL溶于0.9%氯化钠溶液250 mL中,静脉滴注,每天1次。

(2)按摩:双下肢按摩可促进局部血液循环,改善症状,但用力应轻柔,或局部穴位按摩,取双侧足三里、环跳、委中、承山、三阴交、涌泉穴,每次15分钟,每天1~2次,具有滋养肝肾,疏通脉络,调畅气血的功能。

(三)消渴眼病

糖尿病日久,耗气伤阴,气阴两虚,瘀阻目络;或阴损及阳,致阴阳两虚,目络阻滞,痰瘀互结,而导致目络受损,以眼底出血、渗出、水肿、增殖、视物模糊、视力下降为主要临床表现。本病病位在目,主要涉及肝、脾、肾等脏腑;病性为本虚标实,虚实夹杂,寒热并见。在治疗上以益气养阴,滋养肝肾,阴阳双补治其本;通络明目,活血化瘀,化痰散结治其标。

临证要整体辨证与眼局部辨证相结合。首当辨全身虚实、寒热,根据眼底出血时间,酌加化瘀通络之品。早期出血以凉血化瘀为主,出血停止两周后以活血化瘀为主,后期加用化痰软坚散结之剂。

1.分证论治

(1)气阴两虚,脉络瘀滞:多饮、多尿、多食症状不典型,口咽干燥、神疲乏力、少气懒言、眠少汗多、大便干结,或头晕耳鸣或肢体麻木、舌体胖、舌淡红、苔薄白或舌红少苔、中有裂纹、脉细或细而无力。眼症:视力减退,视网膜病变多为单纯型的Ⅰ～Ⅱ期(如见或多或少的视网膜微血管瘤。并有小点片状出血或黄白色硬性渗出)。

治法:益气生津,化瘀通络。

常用方:生脉饮(《内外伤辨惑论》)加减。

生黄芪、太子参、麦冬、五味子、枸杞子、菊花、丹参、当归。

(2)肝肾阴虚,脉络瘀阻:多饮、多尿、多食症状不明显,口干乏力、心悸气短、头晕耳鸣、腰膝酸软、肢体麻木或双下肢微肿、大便干燥与稀溏交替出现、舌体胖嫩、舌色紫暗或有瘀斑、脉细乏力或细涩。眼症:视物模糊,或视物变形,或自觉眼前黑花漂移,甚至视力严重障碍,视网膜病变多为单纯型或由单纯型向增殖型发展(Ⅱ～Ⅳ期),如见,或多或少的视网膜微血管瘤,新旧杂陈的点片状和火焰状出血,黄白色的硬性渗出及白色的棉絮状斑,或黄斑水肿渗出,视网膜新生血管等。眼底出血多时可融合成片,或积聚于视网膜前,或形成玻璃体积血。

治法:滋补肝肾,化瘀通络。

常用方:杞菊地黄丸(《医级》)加减。

枸杞子、菊花、熟地黄、山萸肉、怀山药、茯苓、泽泻、牡丹皮、丹参。

(3)阴阳两虚,痰瘀阻络:面色苍黄晦暗、气短乏力、腰膝酸软、畏寒肢冷、颜面或下肢水肿、食欲缺乏、大便溏泻或溏泻与便秘交替、夜尿频数、浑浊如膏、舌淡苔白、脉沉细无力。眼症:视力严重障碍。甚至盲无所见。视网膜病变多为增殖型(Ⅳ～Ⅵ期,眼底所见同前)。

治法:阴阳双补,逐瘀散结。

常用方:右归饮(《景岳全书》)加减。

附子、肉桂、鹿角胶、熟地黄、山萸肉、枸杞子、怀山药、菟丝子、杜仲、当归、淫羊藿、鬼箭羽、穿山甲、瓦楞子、浙贝、海藻、昆布、三七。

2.其他疗法

(1)中成药:明目地黄丸水蜜丸每次6g,小蜜丸每次9g,大蜜丸每次1丸,每天2次。滋肾,养肝,明目。用于肝肾阴虚,目涩畏光,视物模糊等。石斛夜光丸每次5片,每天3次。清除湿热,利尿排石。用于肝肾两亏,阴虚火旺,内障目暗,视物昏花等。

(2)针灸:对于糖尿病视网膜病变1～3级,出血较少者,可慎用针刺疗法,取太阳、阳白、攒竹、足三里、三阴交、光明、肝俞、肾俞等穴,可分两组轮流取用,每次取眼区穴1～2个,四肢及背部3～5个,平补平泻。

(3)电离子导入:采用电离子导入的方式,使中药制剂直接到达眼部的病灶组织,从而促进视网膜出血、渗出和水肿的吸收,具有方法简便、创伤小、作用直接等特点。

(四)消渴脱疽

糖尿病日久,耗气伤阴,五脏气血阴阳俱损,肌肤失养,血脉瘀滞,日久化热,灼伤肌肤和/或感受外邪致气滞、血瘀、痰阻、热毒积聚,以致肉腐骨枯所致。病情发展至后期则阴损及阳,阴阳两虚,阳气不能敷布温煦,致肢端阴寒凝滞,血脉瘀阻,发为脱疽。

临证辨治要分清标本,强调整体辨证与局部辨证相结合,注意扶正与祛邪并重。内治法重在整体辨证,结合局部辨证;外治法以局部辨证为主。

1.分证论治

(1)湿热毒盛,络脉瘀阻:患趾腐黑湿烂,脓水色败臭秽,坏疽有蔓延趋势,坏死部分向近心端扩展并累及旁趾,足部红肿疼痛,边界不清,甚者肿及小腿,可伴有发热。舌质黯红或淡、苔黄腻,脉沉滑。

治法:清热利湿,解毒通络。

常用方:四妙丸(《成方便读》)加减。

苍术、黄柏、牛膝、薏苡仁、草薢、金银花、生地黄、白花蛇舌草、蒲公英、川连、红花、忍冬藤、赤芍、牡丹皮、丹参。

(2)气阴两伤,络脉瘀毒:患足红肿消退,蔓延之势得到控制,患趾干黑,脓水减少,臭秽之气渐消,坏死部分与正常组织界线日趋清楚,疼痛缓解,口干,乏力,舌胖,质黯,苔薄白或薄腻,脉沉细。

治法:益气养阴,祛瘀托毒。

常用方:托里消毒散(《外科正宗》)加减。

生黄芪、太子参、丹参、白花蛇舌草、鹿衔草、麦冬、五味子、白术、桃仁、红花、地龙、川芎、丝瓜络、忍冬藤。

(3)气血两虚,络脉瘀阻:截趾创面脓腐已去,腐化筋膜组织减少,并逐渐内缩,新生肉芽红润,上皮新生,疮面渐收,足部无红肿疼痛,全身情况平稳。

治法:益气养血,化瘀通络。

常用方:生黄芪、当归、太子参、丹参、鹿衔草、鸡血藤、茯苓、山萸肉、红花、地龙、川芎、丝瓜络。

2.其他疗法

(1)局部处理:局部清创的方法有一次性清法和蚕食清法两种。一次性清法适应于:生命体征稳定,全身状况良好;湿性坏疽(筋疽)或以湿性坏疽为主,而且坏死达筋膜肌肉以下,局部肿胀明显、感染严重、血糖难以控制者。蚕食清法适应于:生命体征不稳定,全身状况不良,预知一次性清创难以承受;干性坏疽(脱疽)分界清楚者或混合型坏疽,感染、血糖控制良好者。

(2)外敷药:①湿热毒盛期。疮面糜烂,脓腔,秽臭难闻,肉腐筋烂,多为早期(炎症坏死期),宜祛腐为主,方连九一丹等。②正邪纷争期。疮面分泌物少,异味轻,肉芽渐红,多为中期(肉芽增生期),宜祛腐生肌为主,方选红油膏等。③毒去正胜期。疮面干净,肉芽嫩红,多为后期(瘢痕长皮期),宜生肌长皮为主,方选生肌玉红膏等。

(3)中药浸泡熏洗:①清化湿毒法。适用于脓水多而臭秽重、引流通畅者,药用土茯苓、马齿苋、苦参、明矾、黄连、重楼等煎汤,温浸泡患足。②温通经脉法。适用于阳虚络阻者,药用桂枝、细辛、红花、苍术、土茯苓、黄柏、百部、苦参、毛冬青、忍冬藤等煎汤,温浸泡患足。③清热解毒、活血化瘀法。适用于局部红、肿、热、痛明显,热毒较甚者,药用大黄、毛冬青、枯矾、马勃、元明粉等煎汤,温浸泡患足。中药浸泡熏洗时,应特别注意引流通畅和防止药液烫伤。

(五)消渴阳痿

糖尿病日久,肝脾肾受损,气血阴阳亏虚,阴络失荣导致宗筋不用而成。本病的病位在宗筋,主要病变脏腑为肝、脾、肾。病理性质有虚实之分,且多虚实相兼。

1.分证论治

(1)肾阳不足:阳痿阴冷,精薄精冷,头晕耳鸣,面色㿠白,精神萎靡,腰膝酸软,畏寒肢冷,短气乏力,舌淡胖润或有齿痕,脉沉细尺弱。

治法:温补肾阳。

常用方:右归丸(《景岳全书》)加减。

鹿角胶、附子、肉桂、熟地、菟丝子、当归、杜仲、怀山药、山萸肉、枸杞子。

(2)心脾两虚:阳痿不举,精神不振,心悸气短,乏力自汗,形瘦神疲,夜寐不安,胃纳不佳,面色不华,舌质淡,脉沉细。

治法:补益心脾。

常用方:归脾汤(《济生方》)加减。

黄芪、白术、茯神、龙眼肉、人参、木香、当归、远志、甘草、酸枣仁。

(3)湿热下注:阳痿茎软,阴囊潮湿,臊臭或痒痛,下肢酸困,小便短赤,舌苔黄腻,脉濡数。

治法:清热利湿。

常用方:龙胆泻肝汤(《医方集解》)加减。

龙胆草、黄芩、栀子、泽泻、车前子、当归、柴胡、生地黄、薏苡仁、甘草。

加减:阴部瘙痒、潮湿甚加地肤子、蛇床子。

(4)肝郁气滞:阳痿失用,情志抑郁或易激动,失眠多梦,腰膝酸软,舌黯苔白,脉沉弦细。

治法:疏肝理气,兼以活血。

常用方:四逆散(《伤寒论》)加减。

柴胡、枳实、枳壳、当归、白芍、蜈蚣、甘草、佛手、刺猬皮。

(5)气滞血瘀:阳痿不举,龟头青黯,或见腰、小腹、会阴部位刺痛或不适,舌质紫暗或有瘀斑瘀点,脉弦涩。

治法:行气活血,化瘀起痿。

常用方:少腹逐瘀汤(《医林改错》)加减。

小茴香、干姜、延胡索、当归、川芎、肉桂、赤芍、生蒲黄、五灵脂。

2.其他疗法

(1)中成药:五子衍宗丸水蜜丸每次 6 g,小蜜丸每次 9 g,大蜜丸每次 1 丸,每天 2 次。补肾益精。用于肾虚精亏所致的阳痿不育、遗精早泄等。参茸丸水蜜丸每次 5 g,大蜜丸每次 1 丸,每天 2 次。滋阴补肾,益精壮阳。用于肾虚肾寒,腰腿酸痛等。

(2)针灸:①取穴神阙、气海、关元、肾俞、命门、百会、太溪、足三里。前三穴用灸法,余用针刺施以补法,使腹部穴热感传至阴部。②主穴取大赫、命门;配穴取足三里、气海、关元。操作采用"探刺感传法",随意轻微使捻转,使针感传向阴茎;取"烧山火"补法,作龙眼推使,完毕,左手拇、食指用力夹住针柄上端,不使针向回松动,以右手拇指指甲从上向下刮动针柄。退针时,用左手拇、食指向下轻压,待针下松弛时,右手将针快速撤出,急速揉按针孔。③主穴取中极、归来、大赫;配穴取风池、内关。操作:针刺中极、归来、大赫时,需使针感传至尿道;针刺风池时,应是针感放射至整个头部。适用于各型患者。若命门火衰者,加腰阳关、命门、关元;心脾受损者,加脾俞、足三里、神门;肝气郁结者,加肝俞、太溪、阳陵泉;惊恐伤肾者,加心俞、志室、神门;湿热下注者,加足三里、膀胱俞、丰隆。

（六）消渴汗证

糖尿病泌汗异常病位在皮肤腠理，病位虽在表，却是体内脏腑功能失调的表现。病性为本虚标实。汗出过多主要为气虚不固或热逼汗出；汗出过少则主要为阴津亏虚。

1.分证论治

（1）阴阳失调：上半身多汗，下半身少汗或无汗，怕冷又怕热，失眠多梦，每遇情绪波动时，常易自汗，甚则汗出淋漓，舌黯苔白，脉沉细。

治法：调和阴阳。

常用方：桂枝加龙骨牡蛎汤（《伤寒论》）加减。

桂枝、白芍、五味子、龙骨、牡蛎、浮小麦、炙甘草。

（2）脾肺气虚：心胸头面汗出，进食尤甚，面色㿠白，气短乏力，心悸健忘，纳呆便溏，舌质淡嫩，脉象虚弱。

治法：补益脾肺，固表止汗。

常用方：玉屏风散（《丹溪心法》）加减。

黄芪、白术、防风、党参、黄精、炙甘草、生龙牡。

（3）心肾阴虚：心胸汗出，虚烦失眠，心悸健忘，头晕耳鸣，咽干舌燥，腰膝酸软，多梦遗精，骨蒸潮热，小便短赤，舌红苔白，脉象细弱。

治法：补益心肾，敛阴止汗。

常用方：六味地黄丸（《小儿药证直诀》）加减。

山萸肉、熟地、怀山药、茯苓、牡丹皮、泽泻、五味子、银柴胡、陈皮。

2.其他疗法

（1）中成药：玉屏风颗粒每次 5 g，每天 3 次。益气，固表，止汗。用于表虚不固，自汗恶风等。知柏地黄丸水蜜丸每次 6 g，小蜜丸每次 9 g，大蜜丸每次 1 丸，每天 2 次。滋阴降火。用于阴虚火旺、潮热盗汗等。

（2）外治：以麻黄根、牡蛎火煅，与赤石脂、龙骨共为细末，以绢袋储存备用。将皮肤汗液擦干后，以此粉扑之。

（孔玉霞）

第二节　肥　　胖

肥胖是指以体内膏脂堆积过多，体重异常增加为主要临床表现的一种病证，常伴有头晕乏力、神疲懒言、少动气短等症。

肥胖病早在《内经》中就有记载，《素问·阴阳应象大论》有"肥贵人"及"年五十，体重，耳目不聪明"的描述。《灵枢·逆顺肥瘦》记载了"广肩腋项，肉薄厚皮而黑色，唇临临然，其血黑以浊，其气涩以迟"的证候。

《素问·奇病论》中认为本病的病因是"喜食甘美而多肥"。《灵枢·卫气失常》将肥胖病分为"有肥，有膏，有肉"三种证型。

在此基础上，后世医家认识到肥胖的病机还与气虚、痰湿、七情及地理环境等因素有关。如

《景岳全书·杂证谟·非风》认为肥人多气虚,《丹溪心法》《医门法律》则认为肥人多痰湿。

在治疗方面,《丹溪心法·中湿》认为肥胖应从湿热及气虚两方面论治。《石室秘录·肥治法》认为治痰须补气兼消痰,并补命火,使气足而痰消。此外,前人还认识到肥胖与消渴、仆击、偏枯、痿厥、气满发逆等多种疾病有关。《女科切要》中指出:"肥白妇人,经闭而不通者,必是痰湿与脂膜壅塞之故也。"

现代医学的单纯性(体质性)肥胖病、继发性肥胖病(如继发于下丘脑及垂体病、胰岛病及甲状腺功能低下等的肥胖病),可参考本节进行辨证论治。

一、病因病机

肥胖多由年老体弱、过食肥甘、缺乏运动、先天禀赋等病因,导致气虚阳衰、痰湿瘀滞形成。

(一)年老体弱

中年以后,阴气自半,脏气功能减退;或过食肥甘,脾之运化不及,聚湿生痰;或脾虚失治,阳气衰弱,久之损及肾阳,而致脾肾阳虚,脾虚不能运化水湿,肾虚不能化气行水,水湿痰浊内停,浸淫肌肤而成肥胖。

(二)饮食不节

饮食不节,或暴饮暴食,或饥饱失常,损伤脾胃,中焦失运,积热内滞;或嗜食辛辣煎炸之品,助阳助火,心肝火旺,横犯中土,胃热偏盛则食欲亢进,脾失健运则水湿不化;或喜食肥甘厚腻,困遏脾气,湿聚成痰,留滞机体而成肥胖。或妇女孕期产后,脾气不足,过食鱼肉,营养过剩,加之活动减少,运化不及,食物难消,水湿停积,脂膏内生,留滞肌肤,亦容易发生肥胖。

(三)运动缺乏

喜卧好坐,缺乏运动,气血运行不畅,脾胃呆滞,运化失常,不能布散水谷精微及运化水湿,致使湿浊内生,蕴酿成痰,化为膏脂,聚于肌肤、脏腑、经络而致肥胖证候。

(四)先天禀赋

禀赋不同,体质有异。若阳热体质,胃热偏盛者,食欲亢进,食量过大,脾胃运化不及,易致痰湿膏脂堆积,而成肥胖。

此外,肥胖的发生与性别、地理环境等因素都有关,由于女性活动量少于男性,故女性肥胖者较男性为多。

肥胖之病位主要在脾与肌肉,而与心、肺、肝、肾有关。肾虚不能化气行水,易酿水湿痰浊;心肺功能失调,肝失疏泄,亦每致痰湿瘀滞。病机总属气虚阳衰,痰湿偏盛,膏脂内停。

肥胖之病性属本虚标实之候。本虚多为脾肾气虚,标实为痰湿膏脂内停,临床常有偏于本虚及标实之不同。虚实之间常可发生转化,如食欲亢进,过食肥甘,湿浊积聚体内,化为膏脂,形成肥胖,但长期饮食不节,可损伤脾胃,致脾虚不运,甚至脾病及肾,导致脾肾两虚,从而由实转虚;而脾虚日久,运化失司,湿浊内生,或土塞木郁,肝失疏泄,气滞血瘀,或脾病及肾,肾阳虚衰,不能化气行水,而致水湿内停,泛溢于肌肤,阻滞于经络,使肥胖加重,从而由虚转实或呈虚实夹杂之证。

二、诊断

(一)症状

体重超出标准体重{标准体重(kg)=[身高(cm)−100]×0.9}(Broca 标准体重)20%以上,

或体质指数[体质指数＝体重（kg）/身高（m）^{2}]（正常为 18.5～23.9）超过 24 为超重，≥28 为肥胖。排除肌肉发达或水分潴留因素，即可诊断为本病。男性腰围≥90 cm、女性腰围≥85 cm 为腹部肥胖标准。轻度肥胖仅体重增加 20％～30％，常无自觉症状。中重度肥胖常见伴随症状，如神疲乏力，少气懒言，气短气喘，腹大胀满等。

（二）检查

肥胖患者一般应做相关检查，如身高、体重、血压，血脂，空腹血糖、葡萄糖耐量试验、血清胰岛素、皮质醇，抗利尿激素，雌二醇、睾酮、黄体生成素，心电图、心功能、眼底及微循环，以及 T_3、T_4、TSH、头颅X线摄片或头颅、双肾上腺 CT 扫描等测定，以排除内分泌功能异常引起肥胖的可能性。

（三）世界卫生组织的肥胖诊断标准

世界卫生组织（WHO）最近制定了新的肥胖诊断标准，新的肥胖症诊断标准把体质指数（BMI）为 25 以上者定为肥胖。内脏脂肪型肥胖的诊断标准是，经 CT 检查内脏脂肪面积达 100 cm^2 以上者。

WHO 规定，BMI 把体重划为 6 类，BMI＜18.5、18.5～25.5、25.5～30、30～35、35～40、≥40，分别定为低体重、普通体重、肥胖 1、2、3、4 度。

肥胖症的诊断，首先 BMI 达 25 以上，如合并有与肥胖有关联的健康障碍 10 项（2 型糖尿病、脂质代谢异常、高血压、高尿酸血症、冠心病、脑梗死、睡眠呼吸暂停综合征、脂肪肝、变形性关节炎、月经异常）中的 1 项以上，即可诊断为肥胖症。

作为预测合并危险因子的指标，已明确用腰围做指标。WHO 的标准是因肥胖而伴有危险因子增加者，男性为 94 cm，女性为 80 cm 以上。

三、鉴别诊断

（一）水肿

水肿严重时，体重亦增加，也可出现肥胖的伴随症状，但水肿以颜面及四肢水肿为主，严重者可出现腹部胀满，甚至全身皆肿，与本病症状有别。水肿经治疗病理性水湿排出体外后，体重可迅速减轻，降至正常，而肥胖患者体重减轻则相对较缓。

（二）黄胖

黄胖由肠道寄生虫与食积所致，以面部黄胖肿大为特征，与肥胖迥然有别。

四、辨证

本虚标实为本病之候。本虚有气虚、阳虚之别，标实有痰湿、水湿及瘀血之异，临证当辨明。本病有在脾、在胃、在肾、在肝、在心、肺的不同，临证时需详加辨别。

肥胖病变与脾胃关系最为密切，临床症见身体重着，神疲乏力，腹大胀满，头沉胸闷，痰多者，病变主要在脾。若食欲旺盛，口渴恶心者，病变在胃；症见腰膝酸软疼痛，动则气喘，嗜睡，形寒肢冷，夜尿频多，下肢水肿，病在肾；若心烦善怒，失眠多梦，病在心、肝；症见心悸气短，少气懒言，神疲自汗，病在心、肺。

（一）胃热滞脾

证候：多食易饥，形体肥胖，脘腹胀满，面色红润，心烦头昏，嘈杂，得食则缓，舌红苔黄腻，脉弦滑。

分析:胃火亢盛则消谷善饥,多食,嘈杂,得食则缓;食积气滞中焦则脘腹胀满;脾失健运,痰湿内停则形体肥胖;胃火上冲扰心则面色红润,头昏心烦;舌红苔黄腻,脉弦滑为湿热内盛之象。

(二)痰湿内盛

证候:形盛体胖,身体重着,肢体困倦,胸膈痞满,痰涎壅盛,头晕目眩,口干而不欲饮,嗜食肥甘厚味,神疲嗜卧,苔白腻或白滑,脉滑。

分析:痰湿内盛,充斥肌肤则形盛体胖,内阻气机则胸膈痞满,痰涎壅盛,上蒙于头则头晕目眩;湿困脾阳,则身体重着,肢体困倦,神疲嗜卧;痰湿中阻,津不输布则口干而不欲饮;苔白腻或白滑,脉滑为痰湿内盛之象。

(三)脾虚不运

证候:肥胖臃肿,神疲乏力,身体困重,胸腹胀闷,四肢轻度水肿,晨轻暮重,劳累后明显,饮食如常或减少,既往多有暴饮暴食史,小便不利,大便秘结或溏薄,舌淡胖,边有齿印,苔薄白或白腻,脉濡细。

分析:脾气虚弱,运化失健,水湿流溢肌肤,则肥胖臃肿,四肢轻度水肿,晨轻暮重;气虚则神疲乏力,劳则耗气,则诸症劳累后明显;湿困中焦则身体困重,胸腹胀闷;津液不布则饮食偏少,便秘;水湿趋下则小便不利,便溏;舌淡胖,边有齿印,苔薄白或白腻,脉濡细为气虚湿盛之象。

(四)脾肾阳虚

证候:形体肥胖,颜面水肿,神疲嗜卧,气短乏力,腹胀便溏,气喘自汗,动则更甚,形寒肢冷,下肢水肿,小便昼少夜频,舌淡胖,苔薄白,脉沉细。

分析:脾肾阳虚,不能化气行水,水液泛溢肌肤则形体肥胖,颜面水肿,下肢水肿;阳气不足则神疲嗜卧,气短乏力;肾阳不能温煦脾阳,水谷不化则腹胀便溏;肾不纳气则自汗气喘,动则更甚;阳虚肢体失温则形寒肢冷;肾阳虚弱则小便昼少夜频;舌淡胖,苔薄白,脉沉细为阳虚之象。

五、治疗

肥胖具有本虚标实的特点,治疗当以补虚泻实为原则。补虚常用健脾益气;脾病及肾,结合益气补肾。泻实常用祛湿化痰,结合行气、利水、通腑、消导、化瘀等法,以祛除体内病理性痰浊、水湿、膏脂、瘀血等。其中祛湿化痰法是治疗肥胖的最常用的方法,贯穿于肥胖治疗过程的始终。

(一)中药治疗

1.胃热滞脾

治法:清泻胃火,佐以消导。

处方:小承气汤合保和丸加减。

前方通腑泄热,行气散结,用于胃肠积热,热邪伤津而见肠有燥屎者;后方重在消食导滞,用于食积于胃而见胃气不和者。两方合用,有清热泻火、消食导滞之功,使胃热除,脾湿化,水谷精微运化归于正化。

方中大黄泻热通腑;连翘、黄连清泻胃火;枳实、厚朴行气散结;山楂、神曲、莱菔子消食导滞;陈皮、半夏理气和胃化痰;茯苓健脾利湿。

若肝胃郁热,症见胸胁苦满,急躁易怒,口苦舌燥,腹胀纳呆,月经不调,脉弦,可加柴胡、黄芩、栀子;肝火旺致便秘者,加更衣丸;食积化热,形成湿热,内阻肠胃,而致脘腹胀满,大便秘结,或泄泻,小便短赤,苔黄腻,脉沉有力,可用枳实导滞丸或木香槟榔丸;湿热郁于肝胆,可用龙胆泻肝汤;风火积滞壅积肠胃,表里俱实者,可用防风通圣散。

2.痰湿内盛

治法:燥湿化痰,理气消痞。

处方:导痰汤加减。

方中半夏、制南星、生姜燥湿化痰和胃;枳实、橘红理气化痰;冬瓜皮、泽泻淡渗利湿;决明子润肠通便;莱菔子消食化痰;白术、茯苓健脾化湿;甘草调和诸药。

若湿邪偏盛者,可加苍术、薏苡仁、防己、赤小豆、车前子;痰湿化热,症见心烦少寐,食少便秘,舌红苔黄,脉滑数,可酌加竹茹、浙贝母、黄连、黄芩、瓜蒌仁等,并以胆南星易制南星;痰湿郁久,壅阻气机,以致痰瘀交阻,伴见舌暗或有瘀斑者,可酌加当归、赤芍、川芎、桃仁、红花、泽兰、丹参等。

3.脾虚不运

治法:健脾益气,渗湿利水。

处方:参苓白术散合防己黄芪汤加减。

前方健脾益气渗湿,适用于脾虚不运之肥胖;后方益气健脾利水,适用于气虚水停之肥胖。两方相合,健脾益气作用加强,以助恢复脾的运化功能,杜生湿之源,同时应用渗湿利水之品,祛除水湿以减肥。

方中黄芪、党参、白术、茯苓、大枣健脾益气;桔梗性上浮,兼补益肺气;山药、扁豆、薏苡仁、莲子肉健脾渗湿;陈皮、砂仁理气化滞,醒脾和胃;防己、猪苓、泽泻、车前子利水渗湿。

若脾虚湿盛,肢体肿胀明显者,加大腹皮、桑白皮、木瓜,或加五皮饮;腹胀便溏者,加厚朴、陈皮、广木香以理气消胀;腹中畏寒者,加干姜、肉桂等以温中散寒。

4.脾肾阳虚

治法:温补脾肾,利水化饮。

处方:真武汤合苓桂术甘汤加减。

前方温肾助阳,化气行水,适用于肾阳虚衰,水气内停之肥胖;后方健脾利湿,温阳化饮,适用于脾虚湿聚饮停之肥胖。两方合用,共奏温补脾肾,利水化饮之功。

方中附子、桂枝温补脾肾之阳,助阳化气;茯苓、白术健脾利水化饮;白芍敛阴;甘草和中;生姜温阳散寒。

若气虚明显,伴见气短,自汗者,加人参、黄芪;水湿内停明显,症见尿少水肿,加五苓散,或泽泻、猪苓、大腹皮;若见形寒肢冷者,加补骨脂、仙茅、淫羊藿、益智仁,并重用肉桂、附子以温肾祛寒。

临床本型肥胖多兼见并发症,如胸痹、消渴、眩晕等,遣方用药时亦可参照相关疾病辨证施治。

(二)针灸治疗

1.基本处方

中脘、曲池、天枢、上巨虚、大横、丰隆、阴陵泉、支沟、内庭。

中脘乃胃募、腑会,曲池为手阳明大肠经的合穴,天枢为大肠的募穴,上巨虚为大肠的下合穴,四穴合用可通利肠腑,降浊消脂;大横健脾助运;丰隆、阴陵泉分利水湿、蠲化痰浊;支沟疏调三焦;内庭清泻胃腑。

2.加减运用

(1)胃热滞脾证:加合谷、太白以清泻胃肠、运脾化滞。诸穴针用泻法。

(2)痰湿内盛证:加水分、下巨虚以利湿化痰。诸穴针用平补平泻法。

(3)脾虚不运证:加脾俞、足三里以健脾助运,针用补法,或加灸法。余穴针用平补平泻法。

(4)脾肾阳虚证:加肾俞、关元以益肾培元,针用补法,或加灸法。余穴针用平补平泻法。

(5)少气懒言:加太白、气海以补中益气。诸穴针用平补平泻法。

(6)心悸:加神门、心俞以宁心安神。诸穴针用平补平泻法。

(7)胸闷:加膻中、内关以宽胸理气。诸穴针用平补平泻法。

(8)嗜睡:加照海、申脉以调理阴阳。诸穴针用平补平泻法。

3.其他

(1)皮肤针疗法:按基本处方及加减选穴,或取肥胖局部穴位,用皮肤针叩刺。实证重力叩刺,以皮肤渗血为度;虚证中等力度刺激,以皮肤潮红为度。2天1次。

(2)耳针疗法:取口、胃、脾、肺、肾、三焦、饥点、内分泌、皮质下等穴。每次选3～5穴。毫针浅刺,中强刺激,留针30分钟,每天或隔天1次;或用埋针法、药丸贴压法,留置和更换时间视季节而定,其间嘱患者餐前或有饥饿感时,自行按压穴位2～3分钟,以增强刺激。

(3)电针疗法:按针灸主方及加减选穴,针刺得气后接电针治疗仪,用疏密波强刺激25～35分钟。2天1次。

六、预防

在药物治疗的同时,积极进行饮食调摄,饮食宜清淡,忌肥甘醇酒厚味,多食蔬菜、水果等富含纤维、维生素的食物,适当补充蛋白质,宜低糖、低脂、低盐,养成良好的饮食习惯,忌多食、暴饮暴食,忌食零食,必要时有针对性地配合药膳疗法。

适当参加体育锻炼或体力劳动,如根据情况可选择散步、快走、慢跑、骑车、爬楼、拳击等,也可做适当的家务等体力劳动。运动不可太过,以防难以耐受,贵在持之以恒,一般勿中途中断。

减肥须循序渐进,使体重逐渐减轻接近或达到正常体重,而不宜骤减,以免损伤正气,降低体力。

(孔玉霞)

第三节 瘿 病

一、概述

瘿病又称瘿瘤,是指颈前结喉两侧或一侧出现逐渐增大的肿块。瘿瘤既是中医内科的一个病名,又是一些疾病的主症或伴随症状。根据其病机和临床表现的不同,瘿瘤可分为以下几类而有其相应的名称,如气瘿、瘿气、肉瘿、瘿痈及石瘿等。

瘿瘤多因情志久伤,导致气郁、痰凝、血瘀或化火,或因水土不良,痰瘀内生,渐积而发。本症多属有形之邪(痰、瘀)结聚肝、心两经的实证,常兼气、阴之虚,或由虚致实。

本症可见于西医学的多种甲状腺及甲状旁腺疾病,常见者有单纯性甲状腺肿、甲状腺功能亢进症、甲状腺腺瘤、亚急性甲状腺炎、甲状腺癌、甲状旁腺功能亢进症等。

二、常见证型

(一)气郁痰结型

结喉两侧或一侧漫肿,边缘不清,肤色如常,按之柔韧圆滑无压痛,或有轻度胀感,精神抑郁或烦躁易怒,胸闷胁胀,或呼吸、吞咽不利,苔白腻,脉弦滑。

(二)痰瘀互结型

颈前肿块质地较硬,凹凸不平,自觉发胀或按之稍痛,呼吸或吞咽障碍,胸闷纳呆,口腻恶心,身重体困,舌淡紫或有瘀点瘀斑,苔白腻,脉弦涩。

(三)肝火挟痰型

颈前肿大按之震颤,或灼热赤痛,怕热多汗,烦躁易怒,心悸易饥,口干口苦,眼突手颤,尿黄便秘,舌红苔黄,脉弦滑而数。

(四)阴虚火旺型

颈前稍肿而质软,心烦失眠,目胀干涩,潮热盗汗,心悸耳鸣,头晕咽干,腰膝酸软,形体消瘦,或眼突手颤,舌红苔少,脉细数。

三、证治纲目

(一)分型诊治

1.气郁痰结型

辨证分析:本型多因情志抑郁或水土不良,气滞痰凝于肝经,结聚于颈前所致。本型瘿瘤的表现由肝气郁结和痰浊结聚两方面症状组成,前者如胸闷胁胀、情志抑郁或烦躁易怒、善太息、颈胀、脉弦等,后者如结喉旁肿物、按之柔韧圆滑、肤色不变、呼吸或吞咽不利、苔白腻、脉滑等。

诊断要素。①八纲:里证,实证,阴证。②病机:肝郁气滞,津停痰聚,痰气结于颈前。

治疗法则:疏肝理气,化痰散结。本症以肝气郁滞为病之本,津停痰聚为病之标,故疏肝与化痰并举,乃标本兼治之法。痰气互结成瘿,故佐以软坚散结。

主方及加减。以加减海藻玉壶汤为主方:海藻15 g,昆布15 g,制半夏10 g,浙贝母10 g,陈皮10 g,青皮10 g,当归10 g,川芎10 g,柴胡10 g,香附10 g,郁金10 g。水煎服。本方柴胡、香附、青皮疏肝理气,为主药;郁金、川芎、当归条畅肝脏的气血,为辅药;半夏、陈皮、贝母燥湿化痰,为佐药;海藻、昆布软坚散结,为使药。若瘿瘤日久质较硬,加牡蛎30 g(先煎),夏枯草15 g,蛤壳粉12 g(包煎);若痰气郁久化热,局部红肿热痛,加金银花15 g,连翘12 g,天葵子12 g。

2.痰瘀互结型

辨证分析:本型亦起于肝失疏泄,气郁既聚津成痰,又滞血成瘀,痰瘀互结所致。因此,本型与上型的主要区别,在于本型多病程日久而见瘀血凝结之象,如颈前肿块明显,边缘清楚,按之质硬而有压痛,面色晦暗,舌紫暗或有瘀点瘀斑等。

诊断要素。①八纲:里证,实证,阴证。②病机:肝郁气滞,导致痰浊、瘀血渐生,并互结于颈前。

治疗法则:化痰祛瘀,行气散结。瘿瘤由痰瘀互结所致,因此化痰祛瘀乃求本之治;气行则津布血运,故佐以行气散结。

主方及加减。以加味活血散瘀汤为主方:当归12 g,赤芍15 g,桃仁10 g,制大黄10 g,川芎

10 g,苏木 10 g,枳壳 10 g,槟榔 10 g,海藻 12 g,浙贝母 10 g,牡蛎 30 g(先煎),制半夏 10 g。水煎服。方中贝母、半夏化痰散结,赤芍、桃仁活血散瘀,共为主药;当归、川芎养血行血,海藻、牡蛎祛痰软坚,为辅药;枳壳、槟榔理气行滞,苏木活血通络,大黄引邪下行,并为佐使药。若血瘀偏重,加三棱 10 g,莪术 10 g,穿山甲 10 g;痰浊偏重,加陈皮 10 g,土贝母 10 g,浮海石 10 g;兼脾气虚,气短乏力,食少便溏,加人参 10 g,白术 10 g,茯苓 12 g。

3.肝火挟痰型

辨证分析:本型多因肝郁化火,灼津成痰,痰火结于颈前所致。本型瘿瘤以肝火亢盛的表现为主,如怕热多汗,烦躁易怒,消谷善饥,口渴心悸,尿黄便秘,舌红苔黄,脉弦数等;又兼痰结之象,如颈前肿块,按之较硬而觉胀,眼胀或突,咽喉不利,苔腻脉滑等。

诊断要素:①八纲:里证,热证,实证,阳证。②病机:肝火炽盛,灼津成痰,痰火结于颈前。

治疗法则:清肝泻火,化痰散结。本型瘿瘤源于肝火挟痰,因此,治以清肝泻火为主,兼化痰浊,痰火去则结散肿消,诸症自失。

主方及加减。以加减柴胡清肝汤为主方:柴胡 10 g,黄芩 10 g,栀子 10 g,连翘 12 g,天花粉 12 g,赤芍 12 g,生地黄 15 g,牛蒡子 10 g,川芎 10 g,甘草 6 g,夏枯草 30 g,黄药子 10 g。水煎服。本方夏枯草、栀子清肝泻火,为主药;柴胡、黄芩清热疏肝,赤芍、连翘凉血解毒,为辅药;天花粉、生地黄清热生津,牛蒡子、黄药子化痰散结,为佐药;甘草泻火兼调和诸药,为使药。若肿块灼痛,连及耳后枕部,或化脓者,加金银花 15 g,板蓝根 15 g,蒲公英 30 g;若肿块日久,坚硬而无热者,加莪术 12 g,丹参 30 g,鳖甲 15 g(先煎);眼突、手颤明显者,加石决明 20 g,钩藤 12 g(后下),蒺藜 12 g;若肿块坚硬如石,凹凸不平,推之不移,加山慈菇 10 g,天葵子 12 g,半枝莲 30 g。

4.阴虚火旺型

辨证分析:本型多因瘿瘤日久伤阴,或素体阴虚火旺,虚火灼津为痰,痰火结聚颈前所致。本型与上型同属热证,但有虚实之异。本型瘿瘤属阴虚火旺,进展缓慢,肿块一般较小而质软,伴五心烦热,盗汗耳鸣,心悸失眠,头晕咽干,两目干涩,眼突手颤,消瘦易饥,舌红少津等阴虚内热见症。

诊断要素。①八纲:里证,热证,虚证,阳证。②病机:阴虚火旺,虚火灼津成痰,痰火结聚。

治疗法则:滋阴降火,化痰散结。本型病机为阴虚火旺,故滋阴降火以拔病之根;瘿瘤乃痰结之征,故佐以化痰散结,则瘿瘤自消。

主方及加减。以加减三甲复脉汤为主方:生地黄 15 g,麦冬 12 g,牡蛎 20 g,龟甲 12 g,鳖甲 12 g,白芍 10 g,炙甘草 4 g,玄参 12 g,知母 10 g,夏枯草 15 g,浙贝母 10 g,黄药子 10 g。水煎服。方中生地黄、龟甲滋阴降火,为主药;玄参、麦冬清热生津,为辅药;夏枯草、黄药子泻肝火、消瘿结,白芍敛阴柔肝,牡蛎、鳖甲、贝母软坚散结,并为佐药;甘草泻火兼调和诸药,为使药。若肝火炽盛,加龙胆草 10 g,栀子 10 g,黄芩 10 g;若肿块坚硬,面唇紫暗,加丹参 20 g,莪术 10 g,川牛膝 12 g;若心悸、汗多、乏力明显,加黄芪 20 g,太子参 15 g,五味子 10 g;若心烦、失眠突出,加酸枣仁 15 g,柏子仁 10 g,远志 10 g。

(二)验方成药

(1)夏枯草 30 g,昆布、牡蛎各 24 g,玄参、白术各 12 g,天葵子、陈皮和橘叶各 9 g,每天 1 剂,水煎服。适用于气郁痰结型。

(2)甲瘤丸:夏枯草、当归、珍珠母、生牡蛎各 30 g,昆布、丹参各 15 g,共研细末,加蜜制丸,每丸重 9 g,每次口服 1 丸,每天 2 次,3 个月为 1 个疗程。适用于痰瘀互结型。

(3)知柏地黄丸,每次口服 9 g,每天 2 次。适用于阴虚火旺型。

(4)阳证,如意金黄散加冷开水调麻油,外敷患处;阴证,阳和解凝膏掺阿魏粉,敷贴患部。

(三)针灸疗法

1.体针

取曲池、合谷、翳风、大椎、风池、天井、天突、气舍等穴,每次 4～5 穴,直刺或斜刺 1～2 寸,隔天 1 次,7 次为 1 个疗程。

2.电针

取气瘿(甲状腺体)、天柱、内关、足三里、神门等穴,电针频率 1～2 赫兹,用规律脉冲。

3.耳针

取内分泌、甲状腺、神门、交感等穴,每天或隔天 1 次。

(孔玉霞)

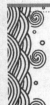

第十章 风湿免疫科疾病的中医诊治

第一节 类风湿关节炎

类风湿关节炎是一种以对称性、慢性、进行性多关节炎为主要表现的自身免疫性疾病。其侵犯的靶器官主要是关节滑膜,滑膜炎可反复发作,而致关节软骨及骨质破坏,最终导致关节畸形及功能障碍。本病可累及多器官、多系统,引起系统性病变,常见有心包炎、心肌炎、胸膜炎、间质性肺炎、肾淀粉样变及眼部疾病等。类风湿关节炎多发于 40～50 岁的中年女性,男女发病率之比为 1∶3 左右。我国发病率为 0.32%～0.36%。

根据类风湿关节炎的临床表现当属于中医学"痹病"的范畴,与"历节""顽痹""尪痹"等相似。对于本病,后世医家逐渐完善其理法方药,如宋代《太平圣惠方》《圣济总录》记载大量治疗本病的方药。明·李梴《医学入门》说:"顽痹,风寒湿三邪交侵……初入皮肤血脉,邪轻易治;留连筋骨,久而不痛不仁者难治,久久不愈。"强调本病的顽固性。万全《保命歌括》言:"须制对症药,日夜饮之,虽留连不愈,能守病禁",是说本病只要坚持对症用药,即使不能治愈,也能控制病情进展,强调本病治疗的长期性。

近年来,随着中医、中西医结合研究的不断深入,本病无论在基础理论研究,还是临床经验的积累方面,均取得了可喜的成果。中医药治疗本病具有自身优势和特点。

一、病因病机

一般将类风湿关节炎的病因病机概括归纳为正气亏虚、邪气侵袭、痰浊瘀血三方面,简称为"虚、邪、瘀"。

(一)正气虚弱

即人体精气血津液等物质不足及脏腑经络组织功能失调。正气亏虚,外邪易侵。《内经》特意强调了"邪之所凑,其气必虚",在《素问·评热病论》中曰:"风雨寒热,不得虚,邪不能独伤人。"故正气不足,诸虚内存,是本病发生的重要内部原因。正虚的主要因素:①禀赋不足,《灵枢·五变》曰:"粗理而肉不坚者,善病痹",即是说先天腠理不密,肌肉疏松者,邪气易侵,而易致痹病;②劳逸失度,《素问·宣明五气》曰:"久立伤骨,久行伤筋",指出了劳累过度,耗伤正气,气血不足,而伤筋骨致痹;③病后产后,气血大亏,内失荣养,外邪易侵,而致本病。唐·昝殷《经效产宝》曰:"产后伤虚,腰间疼痛,四肢少力,不思饮食。"

（二）邪气侵袭

邪气侵袭指六淫之邪侵袭人体。《内经》中多次强调了外邪的致病作用，《素问·痹论》曰"所谓痹者，各以其时重感于风寒湿之气"。《素问·评热病论》则有"不与风寒湿气合，故不为痹"。《灵枢·刺节真邪》也有"邪气者……其中人也深，不能自去"。汉·华佗《中藏经》继承并发展了这一观点，增加了"暑邪"致痹，并首次明确了风寒暑湿为痹病的病因，提出"痹者，风寒暑湿之气中于人，则使之然也"，"痹者闭也，五脏六腑感于邪气……故曰痹"。概括地说明风、寒、湿、热邪是痹病发生发展的外部条件。邪气侵袭的主要因素：①季节气候异常；②居处环境欠佳；③起居调摄不慎。

（三）痰瘀瘀血

瘀血痰浊气滞是痹病的一个重要病理变化，故《素问·痹论》说"痹在于脉则血凝而不流"，《素问·调经论》则说"血气不和，百病乃变化而生"。《素问·调经论》中曰："血气与邪并客于分腠之间，其脉坚大。"《素问·五藏生成》说："卧出而风吹之，血凝于肤者为痹。"《灵枢·阴阳二十五人》曰："切循其经络之凝涩，结而不通者，此于身皆为痛痹，甚则不行，故凝涩。"《素问·平人气象论》说："脉涩曰痹。"以上这些是说患痹之人必有"瘀血"存在，而导致气血壅滞，痹阻经脉。《中藏经》曰："气痹者，愁忧喜怒过多……"，强调情志瘀滞而致痹。宋·陈言《三因极一病证方论》谓："支饮作痹。"明·方贤《奇效良方》则进一步说："支饮为病，饮之为痰故也。"清·董西园提出的"痹非三气，患在痰瘀"是对此病因的最佳概括。痰瘀气滞的主要因素：①七情瘀滞；②跌仆外伤；③饮食所伤。

正气亏虚、邪气侵袭、痰瘀气滞三者关系密切。正虚是类风湿关节炎发病的内在因素，起决定性作用；邪侵是发病的重要条件，在强调正虚的同时，也不能否认在一定条件下，邪气致病的重要性，有时甚至起主导作用；不通（痰瘀）是发病的病理关键。在本病发展变化过程中，病理机制甚为复杂。一般可以出现以下4种情况：①邪随虚转，证分寒热；②邪瘀搏击，相互为患，"不通"尤甚；③邪正交争，虚因邪生，"不通""不荣"并见；④正虚痰瘀，相互为患，交结难解。痹必有虚、痹必有邪、痹必有瘀，凡类风湿关节炎患者体内虚邪瘀三者共存，缺一不可。但不同的患者，虚、邪、瘀三者的具体内容不同、程度不同。虚邪瘀三者紧密联系，相互影响，相互为患，互为因果，形成双向恶性循环，即正虚易感邪，邪不祛则正不安；正虚则鼓动气血无力易致瘀，瘀血不祛新血不生则虚更甚；瘀血阻滞则易留邪，邪滞经脉则瘀血难祛。使类风湿关节炎的临床表现错综复杂，变证丛生。

本病的病性是本虚标实，正虚（肝肾脾虚）为本，邪实、痰瘀为标。基本病机是素体本虚，气血不足，肝肾亏损，风寒湿邪痹阻脉络，流注关节，痰瘀痹阻。本病初起，外邪侵袭，多以邪实为主。病久邪留伤正，可出现气血不足、肝肾亏虚之候，并可因之造成气血津液运行无力，而风寒湿等邪气侵袭，又可直接影响气血津液运行，如此恶性循环，导致痰瘀形成。痰瘀互结终使关节肿大、强直、畸形而致残，不通不荣并现。病位在肢体、关节、筋骨、脉、肌肉，与肝、脾（胃）、肾等脏腑关系密切。病变后期多累及脏腑，可发展成脏腑痹。

二、临床表现

（一）关节表现

类风湿关节炎常表现为对称性多关节炎、持续性梭形肿胀和压痛，常伴有晨僵。受累关节以近端指间关节、掌指关节、腕、肘、肩、膝和足趾最为多见，伴活动受限。最为常见的关节畸形是腕和肘关节强直、掌指关节的半脱位、手指向尺侧偏斜和呈"天鹅颈"样及"纽扣花"样等表现。需细致检查的具体关节包括双手近端指间、掌指关节,双侧腕关节、肘关节、肩关节及膝关节等28个关节,检查内容应包括关节肿胀、触痛、压痛、积液和破坏5个方面。

(二)关节外表现

大约有40%的类风湿关节炎患者有关节外表现。关节外表现的出现,常提示患者预后不佳,其致死率较无关节外表现者高,尤其合并有血管炎、胸膜炎、淀粉样变性和费尔蒂(Felty)综合征患者。类风湿关节炎的关节外表现男女发病相当,可见于各年龄段。

1.类风湿结节

类风湿结节多见于类风湿因子(RF)阳性的患者,其发生率为20%～25%,类风湿结节的出现多反映病情活动及关节炎较重。其表现为位于皮下的软性无定形可活动或固定于骨膜的橡皮样小块物,大小不等,直径数毫米至数厘米,一般数个,无自觉症状,多见于关节隆突部及关节伸面经常受压部位,如肘关节的鹰嘴突、坐骨和骶骨的突出部位、头枕部及手足伸肌腱、屈肌腱及跟腱上。经过积极治疗可短期内消失。

2.血液系统异常

类风湿关节炎患者可出现正细胞正色素性贫血,在患者的炎症控制后,贫血也可以改善。在病情活动的类风湿关节炎患者常可见血小板计数增多。当类风湿关节炎患者合并脾肿大及白细胞计数减少时需考虑Felty综合征,Felty患者也可出现血小板计数减少。

3.肺部病变

类风湿关节炎患者肺部受累很常见,其中男性多于女性。可出现弥漫性肺间质纤维化、肺实质疾病及胸膜炎。肺间质病变是影响患者预后的重要因素,弥漫性肺间质纤维化多发生在晚期患者,出现咳嗽,呼吸困难、气促及右心衰竭表现;X线片可见肺部弥漫性蜂窝状阴影,预后不良。肺实质结节通常无临床症状,多见于RF阳性、滑膜炎较为广泛的类风湿关节炎患者;X线片上可见肺部小结节,可单发或多发。胸膜炎大多临床上没有症状;有症状者可出现胸痛、胸膜摩擦音,可以发生中至大量胸腔积液,胸膜活检可见类风湿结节。

4.心脏病变

心脏病变可表现为心包炎、心肌炎、心瓣膜病变等。其中心包炎最常见,常随原发病的缓解而好转。同时类风湿关节炎本身也是发生心血管病变的独立危险因素。

5.眼部病变

眼部病变常见巩膜或角膜的周围深层血管充血,视物模糊,如干燥性角结膜炎和巩膜外层炎、慢性结膜炎;其他少见的有葡萄膜炎、表层巩膜结节病变和角膜溃疡。

6.神经系统病变

神经受压是本病患者出现神经系统病变的常见原因。最常见的受累神经有正中神经、尺神经和桡神经。末梢神经损害,指、趾的远端较重,常呈手套、袜套样分布,麻木感,感觉减退,振动感丧失。

7.其他

部分患者常伴有乏力、低热、食欲减退等症状。类风湿关节炎可引起肾脏损害,为并发淀粉样病变。但近来认为,既然类风湿关节炎是结缔组织病,其本身引起肾小球肾炎也是可能的。

三、治疗

类风湿关节炎目前尚无特效疗法,治疗的目的是保持关节活动和协调功能,在不同的病期采用不同的疗法,并充分个体化。治疗原则:①抗炎止痛,减轻症状;②控制和减轻病情活动,防止或减少骨关节破坏;③最大限度保持关节功能;④尽量维持患者正常生活和劳动能力。

(一)一般措施

(1)类风湿关节炎急性期由于关节明显肿痛,必须卧床休息,症状基本控制后才能逐渐适度活动。

(2)由于本病病程长,容易反复发作,故在调养中要十分注意生活起居。

(3)急性期过后,应逐渐增加活动锻炼,包括主动和被动活动,并与理疗相结合。

(4)在整个病程中,应避免或去除诱因,如寒冷、潮湿、疲劳、精神刺激、外伤及感染等。

(5)饮食应含有丰富的蛋白质及维生素,增加营养。适宜的膳食调补,对本病的治疗有益。

(二)活动期治疗

活动期多出现在类风湿关节炎早中期,以邪实痹为主,治疗以"祛邪通络"为原则,常运用疏风散寒,清热利湿,行气活血等法。

1.辨证论治

(1)风寒湿痹。

主证:肢体关节疼痛,重着、肿胀、屈伸不利。冬春、阴雨天易作,局部皮色不红,触之不热,遇寒冷疼痛增加,得热痛减,舌质淡,苔白,脉弦。①风偏胜者:疼痛游走不定,或呈放射性、闪电样,涉及多个关节,以上肢多见,或有表证;舌苔薄白,脉浮缓。②寒偏胜者:痛有定处,疼痛剧烈,局部欠温,得热则缓;舌苔薄白,脉弦紧。③湿偏胜者:疼痛如坠如裹,重着不移,肿胀不适,或麻木不仁,以腰及下肢为多见;舌苔白腻,脉濡。

治法:祛风通络,散寒除湿,活血养血。

方药:通痹汤(《娄多峰论治风湿病》)。当归、丹参、海风藤、独活、钻地风各18 g,鸡血藤、透骨草、香附各21 g。若风偏胜者,加防风9 g,羌活12 g,威灵仙15 g;寒偏胜者,加制川乌、制草乌、桂枝各9 g;湿偏胜者,加薏苡仁、萆薢各30 g;风湿痹阻者,以羌活胜湿汤加减;兼气虚者,加黄芪、白术各30 g;兼阳虚者,加淫羊藿、仙茅各15 g;疼痛部位不同,可加引经药。

本证为邪实痹寒证,多见于类风湿关节炎病程的早期,好发于春秋或冬春季节更替之时,多由外感风寒湿之邪,痹阻关节经络所致,病位较浅,多在肌表经络之间,经治后易趋康复。但若体弱,或失治误治易兼见气虚、阳虚之象。患者往往对气候变化敏感,甚则局部肌肉萎缩、关节僵硬等。

(2)风湿热痹。

主证:肢体关节游走性疼痛、重着,局部灼热红肿,或有热感,痛不可触,遇热则痛重,得冷稍舒,口渴不欲饮,烦闷不安,溲黄,或有恶风发热,舌红,苔黄腻,脉濡数或浮数。

治法:疏风除湿,清热通络。

方药:清痹汤(《娄多峰论治风湿病》)。忍冬藤60 g,败酱草、青风藤、老鹳草各30 g,土茯苓21 g,丹参20 g,络石藤18 g,香附15 g。诸药相合,共达疏风除湿、清热通络之目的。若风邪胜者,加防风9 g,羌活18 g,灵仙、海桐皮各15 g;热邪胜者,加生石膏30 g,知母20 g;湿邪胜者,加薏苡仁30 g,萆薢15 g;风热表证者,加金银花15 g,连翘9 g。

本证为邪实痹热证,多见于类风湿关节炎病程的早期,多由外感风湿热之邪,或感风寒湿邪郁久化热,痹阻关节经络所致,病位不深,应积极治疗。若治疗不当,热毒炽盛,病邪深入,治疗困难,故掌握病机,及时施治极为重要。

(3)湿热痹阻。

主证:肢体关节肿胀、疼痛、重着,触之灼热或有热感,口渴不欲饮,身热,舌质红,苔黄腻,脉濡数或滑数。

治法:清热利湿,活血通络。

方药:当归拈痛汤(《医学启源》)。知母、泽泻、猪苓、白术各 20 g,当归、人参、葛根、苍术各 15 g,茵陈、羌活各 12 g,升麻、防风、黄芩各 9 g,炙甘草 6 g。若发热明显者,加生石膏、忍冬藤各 30 g;关节红肿热痛、斑疹隐隐者,加生地、丹皮、元参各 20 g;关节肿胀明显者,加白花蛇舌草、菝葜各 30 g,萆薢 20 g;下肢肿痛明显者,可加川牛膝、木瓜、薏苡仁各 30 g。

本证是类风湿关节炎临床常见证型之一,多见于类风湿关节炎的活动期,治疗时尤应注重清热除湿,热邪虽可速清,而湿邪难以快除,湿与热相搏,如油入面,胶着难愈,故本证可持续时间较长。若失治误治,病延日久,病邪深入,必然殃及筋骨,而致骨质破坏。本方的特点是祛邪为主,且祛邪不伤正,兼扶正通络。临证根据情况适当加减变化,效果突出。

(4)热毒痹阻。

主证:关节红肿热痛,不可触摸,动则疼甚,屈伸不利,肌肤出现皮疹或红斑,高热或有寒战,面赤咽痛,口渴心烦,甚则神昏谵语,溲黄,大便干,舌红或绛,苔黄,脉滑数或弦数。

治法:清热解毒,凉血通络。

方药:清瘟败毒饮(《疫疹一得》)加减。生石膏、生地、犀角(水牛角代替)各 30 g,桔梗、黄芩、甘草各 9 g,丹皮、生栀子、知母、玄参各 20 g,连翘、赤芍各 15 g,竹叶、黄连各 12 g。诸药合用,共奏清热解毒,凉血通络之功。若肿痛者,加防己 20 g,忍冬藤 30 g,桑枝、苍术各 15 g;高热神昏谵语者,加安宫牛黄丸;衄血、尿血者,加藕节炭 20 g,白茅根 15 g,茜草 12 g;有痰瘀化热者,加黄柏 9 g。

本证是类风湿关节炎的急性活动期,此时可配合成药针剂如清开灵注射液、双黄连注射液等清热解毒凉血通络,必要时配合西药如非甾体抗炎药、糖皮质激素等以“急则治其标”。病情稳定后逐步撤减西药,以中药巩固治疗。

(5)寒湿痹阻。

主证:肢体关节冷痛、重着、顽麻,痛有定处,屈伸不利,昼轻夜重,畏冷肢凉,遇寒痛剧,得热痛减,或痛处肿胀,舌质胖淡,舌苔白滑,脉弦紧、弦缓或沉紧。

治法:祛湿散寒,通络止痛。

方药:顽痹寒痛饮(《娄多峰论治风湿病》)。独活、老鹳草、络石藤、黄芪、丹参、鸡血藤各 30 g,当归、醋元胡各 20 g,桂枝 15 g,制川乌、制草乌各 9 g,甘草 10 g。全方共奏温经散寒,通络止痛之效。若偏湿者,加薏苡仁 30 g,防己 15 g;关节畸形者,加炒山甲 9 g,乌梢蛇 15 g,全蝎 12 g 等。

本证为邪实痹寒证,多见于类风湿关节炎病程的早期,好发于春秋或冬春季节更替之时,多由外感风寒湿之邪痹阻关节经络所致,以邪实为主,应积极正确治疗,以免病久体虚,病邪深入。

(6)寒热错杂。

主证:肢体关节疼痛、肿胀,自觉局部灼热,关节活动不利,全身畏风恶寒,舌苔黄白相兼,脉象紧数;或关节红肿热痛,伴见结节红斑,但局部畏寒喜热,遇寒痛增,苔黄或白,脉弦或紧或数;

或关节冷痛,沉重,局部喜暖,但伴有身热不扬,口渴喜饮;或肢体关节疼痛较剧,逢寒更甚,局部畏寒喜暖、变形,伸屈不利,伴午后潮热,夜卧盗汗,舌质红,苔薄白;或寒痹症状,但舌苔色黄;或热痹表现,但舌苔色白而厚。

治法:益气养血,通经活络。

方药:顽痹尪羸饮(《娄多峰论治风湿病》)。黄芪、桑寄生、制首乌、透骨草各 30 g,当归、丹参各 20 g,白术、五加皮各 15 g,淫羊藿、炒山甲各 10 g,乌梢蛇 12 g,甘草 9 g。全方共奏益气养血,通经活络之效。若偏寒者,加桂枝 12 g,制川乌、制草乌各 9 g;偏热者,加败酱草 20 g,丹皮 15 g;气虚重者,用黄芪 30 g;血虚者,加熟地 20 g;关节畸形者,加全蝎 15 g;肌肤麻木者,加丝瓜络 20 g;肌肉瘦削者,加山药 30 g;纳呆者,加炒山楂、炒麦芽各 15 g;不寐者,加炒枣仁 15 g,夜交藤 20 g;痰瘀互结、留恋病所者,可加破血散瘀搜风之土鳖虫、蜈蚣等虫类药。

本证可见寒热并存,其病机复杂,但非寒热之邪并侵,而多由气血不通,壅滞经脉,形成虚实寒热夹杂、错综复杂的状态,为邪实之痹。治疗扶正祛邪、清热散寒兼顾,但以益气养血,活血通络为主。

以上方药,水煎服,每天 1 剂;病情严重者,每天 2 剂。

2.特色专方

(1)乌头汤:乌头 6 g,麻黄、芍药、黄芪、炙甘草各 9 g,白蜜 400 mL。乌头与蜜先煎,然后以水 600 mL,煮取 200 mL,去滓,纳蜜煎中,更煎之,服 140 mL,日 1 剂。温经散寒,除湿宣痹。适用于类风湿关节炎寒湿痹阻证,症见关节疼痛剧烈,每逢阴雨天或值冬季频作,遇寒加剧,得温则减,痛处不红不热,恶寒,舌淡苔白或腻或滑,脉弦紧等。运用乌头汤加味治疗类风湿关节炎患者 64 例,对照组 24 例口服雷公藤总甙片,连服 2 个月。结果治疗组在改善关节疼痛、肿胀、晨僵及功能障碍等方面较对照组明显好转($P < 0.01$)。药理研究表明乌头汤有较明显的抗炎镇痛作用。

(2)白虎加桂枝汤:知母 18 g,石膏 30~50 g,甘草、粳米各 6 g,桂枝 9 g。水煎服,日 1 剂。清热通络,疏风胜湿。适用于类风湿关节炎感寒后日久化热,热象偏重而寒湿未解,或病邪为湿热,但机体阳气偏盛之时,症见关节红肿疼痛,局部畏寒、怕风,口渴喜饮,舌红苔黄腻,脉数有力等。研究表明本方具有镇痛、抗炎、退热的作用。

(3)木防己汤:生石膏 30 g,桂枝 18 g,木防己、杏仁各 12 g,生香附、炙甘草各 9 g,苍术 15 g。水煎服,日 1 剂。清利湿热。适用于类风湿关节炎湿热痹阻证,症见关节红肿疼痛,屈伸不利甚则僵硬、变形。运用加减木防己汤内服治疗类风湿性滑膜炎 216 例,疗程 3 个月,结果显示,临床缓解 144 例,占 66.67%;显效 28 例,占 12.96%;有效 24 例,占 11.11%;无效 20 例,占 9.26%;总有效率为 90.74%。

(4)桂枝芍药知母汤:桂枝、麻黄、知母、防风各 12 g,芍药 9 g,甘草 6 g,生姜、白术各 15 g,附子 10 g。水煎服,日 1 剂。祛风除湿,温经散寒,滋阴清热。适用于类风湿关节炎寒热错杂证,即对于局部或全身辨证寒热不明显,或寒热并存,症见关节局部灼热感而全身畏寒怕风,遇寒疼痛加剧;或关节肿胀畏寒,遇寒加重,但触之局部发热;或上肢热下肢凉,或下肢热上肢凉。张氏运用本方治疗类风湿关节炎患者 28 例,对照组 28 例给予甲氨蝶呤治疗,疗程均为 12 周,结果治疗组有效率明显高于对照组,且晨僵时间、关节疼痛指数、关节功能障碍指数、ESR 均明显较对照组降低或减少($P < 0.05$)。

3.中药成药

(1)雷公藤总贰片:每次 10～20 mg,每天 3 次,饭后服。3 个月为 1 个疗程。祛风解毒、除湿消肿、舒筋通络。用于类风湿关节炎活动期,风湿热瘀,毒邪阻滞者。有抗炎及抑制细胞免疫和体液免疫等作用。本药有一定毒性,服药期间需定期复查血常规、肝肾功能,有生育要求的患者慎用。

(2)正清风痛宁:有效成分为青藤碱。片剂 20 mg,饭前口服,每次 1～4 片,每天 3 次。2 个月为 1 个疗程。针剂每支 2 mL,含盐酸青藤碱 50 mg,开始每次 25 mg,每天 2～3 次,若无不良反应,改为 50 mg,可用肌内注射、局部压痛点、关节穴位、离子导入等方法给药。如出现皮疹,或少数患者发生白细胞计数减少等不良反应时,停药后即可消失。祛风除湿,活血通络,利水消肿。适用于类风湿关节炎风寒湿痹证,症见肌肉酸痛,关节肿胀,疼痛,屈伸不利,麻木僵硬等。具有较强的抗炎、消肿、止痛、免疫抑制与调节作用。

(3)寒痹停片:由马钱子(制)、乳香(制)、没药(制)、生地黄、青风藤、川乌(制)、淫羊藿、草乌(制)、薏苡仁、乌梢蛇等组成。片剂 0.3 g,成人每次 3～4 片,每天 3 次口服,或遵医嘱。温经通络,搜风除湿,补肾壮阳,消肿定痛。用于本病风寒湿痹,腰膝冷痛,屈伸不利者。

(4)湿热痹片:由苍术、川牛膝、地龙、防风、防己、粉萆薢、黄柏、连翘、忍冬藤、桑枝、威灵仙、薏苡仁等组成。每次 6 片,每天 3 次。祛风除湿,清热消肿,通络定痛。用于类风湿关节炎湿热痹阻证,症见肌肉或关节红肿热痛,有沉重感,步履艰难,发热,口渴不欲饮,小便黄等。

(5)香丹注射液:主要成分降香、丹参。20～30 mL 加入 5%葡萄糖注射液 250 mL 稀释后,静脉滴注,每天 1 次,1 个疗程 10～15 天。扩张血管,增进冠状动脉血流量。用于类风湿关节炎血瘀血热者。本药治疗类风湿关节炎具有调节免疫、激活 SOD 活性、降低血黏度的作用。

(6)双黄连注射液:主要成分金银花、黄芩、连翘等。静脉滴注,20～30 mL 加入 5%葡萄糖注射液或 0.9%氯化钠注射液 250 mL 稀释后,静脉滴注,每天 1 次,1 个疗程 10～15 天。清热解毒,适用于本病风湿热痹,发热为主者,可起到加强抗炎和抗病毒作用。

(7)清开灵注射液:主要成分胆酸、珍珠母(粉)、猪去氧胆酸、栀子、水牛角(粉)、板蓝根、黄芩苷、金银花。20～30 mL 加入 5%葡萄糖注射液或 0.9%氯化钠注射液 250 mL 稀释后,静脉滴注,每天 1 次,1 个疗程 10～15 天。清热解毒,化痰通络,醒神开窍。用于类风湿关节炎热毒痹阻者。在退热,止痛,降低红细胞沉降率方面疗效明显。

(8)灯盏花素注射液:主要成分灯盏花素,20～30 mL 加入 5%葡萄糖注射液或 0.9%氯化钠注射液 250 mL 稀释后,静脉滴注,每天 1 次,1 个疗程 10～15 天。用于本病见有瘀象者。灯盏花素具有抗炎止痛,修复微血管病变,提高某些酶活性,改善微血管通透性,改善微循环和组织代谢等功效。

(三)缓解期治疗

缓解期多出现于类风湿关节炎的中晚期,以正虚痹、痰瘀痹为主,多表现为本虚为主或虚实并见。病机特点多为本虚标实、虚实夹杂。故治疗以"扶正为主兼祛邪通络"为原则,标本兼顾,可选用滋补肝肾,益气养血,养阴温阳,健脾益胃等法。

1.辨证论治

(1)虚热证。

主证:四肢关节肿胀、僵硬、疼痛,局部热感,活动不利,发热(自觉发热、五心烦热、头面烘热、骨蒸潮热)或低热不退,颧红,乏力,盗汗,口鼻干燥,咽干咽痛,口干苦欲饮,小便短黄,大便干结,舌质红少津,无苔或薄黄苔,脉细数。

治法:滋阴清热,通经活络。

方药:历节清饮(《娄多峰论治风湿病》)。忍冬藤 60 g,嫩桑枝、晚蚕沙、土茯苓、萆薢、青风藤、丹参、生黄芪各 30 g,香附、怀生地、石斛、知母各 20 g,山栀子 12 g,防己 15 g。全方共奏滋阴清热,通经活络之功。若兼风热表证加连翘 9 g,葛根 20 g;气分热盛者,加生石膏 15 g;湿热盛者,加防己 12 g,白花蛇舌草、薏苡仁、菝葜各 30 g;伤阴者,加麦冬 20 g,玉竹 15 g;若痛不可触近者,加片姜黄 9 g,海桐皮 15 g。

(2)虚寒证。

主证:肢体关节筋骨冷痛,肿胀,抬举无力,屈伸不利,形寒肢冷,四肢欠温,腰膝冷痛喜温,神疲乏力,男子阳痿,女子宫寒,月经后期、痛经,小便频数色白,舌淡胖,苔白滑,脉沉迟无力。

治法:温阳散寒,通络止痛。

方药:阳和汤(《外科证治全生集》)加味。熟地、黄芪、淫羊藿、丹参各 30 g,当归、杜仲各 20 g,鹿角胶 15 g,肉桂、白芥子、姜炭、制川乌、制草乌各 9 g,制附片 3～9 g,麻黄、生甘草各 6 g。全方共奏温阳散寒,通络止痛之效。若风胜者,加防风 9 g,羌活、灵仙各 20 g;寒胜者,加细辛 3～5 g;湿胜者,加炒薏苡仁 30 g,萆薢 20 g,苍术 15 g;阳虚便溏明显者,加巴戟天、补骨脂各 30 g。本证临床以妇女产后感邪所致的类风湿关节炎多见,临床上除温阳散寒外,还应益气养血。

(3)肝肾亏虚。

主证:四肢关节肿胀、僵硬、疼痛,甚则变形,功能受限,伴头晕眼花、耳鸣,形体消瘦,腰膝酸困不适,失眠多梦,男子遗精,女子月经量少等,舌质红或淡红,无苔、少苔或薄黄苔,脉细数。

治法:滋补肝肾,通经活络。

方药:独活寄生汤(《备急千金要方》)。独活 25 g,桑寄生、当归、芍药、熟地各 20 g,茯苓、人参各 18 g,杜仲 15 g,牛膝、川芎、秦艽各 12 g,防风 9 g,肉桂、甘草各 6 g,细辛 3 g。诸药相伍,共奏滋补肝肾,通经活络之功。若寒偏盛者,加细辛 3 g,麻黄 9 g,或加制川乌、制草乌各 9 g;热偏重者,加生石膏 20 g,土茯苓、败酱草各 30 g,丹皮 15 g;风偏胜者,加威灵仙 15 g,重用防风 12 g;湿邪偏盛者,加防己 15 g,蚕沙 12 g,五加皮 10 g;气虚者加黄芪 30 g;关节畸形者,加炒山甲 6 g,乌蛇 15 g,全蝎 12 g;脾虚腹满,食少便溏者,加白术 30～60 g,薏苡仁 30 g,焦三仙各 9～12 g;上肢疼痛明显者,加姜黄、羌活各 15 g;阳虚明显者,加附子 9 g,淫羊藿 10 g,或配服鹿茸。本证多见于类风湿关节炎中晚期,骨质破坏者,遵循"缓则治其本"的原则,滋补肝肾,强筋壮骨,抑制骨质破坏。

(4)气血两虚。

主证:四肢骨节烦疼,僵硬,变形,肌肉萎缩,筋脉拘急,怕风怕冷,手足发麻,神疲乏力,气短懒言,面色淡白或萎黄,头晕目眩,唇甲色淡,心悸,纳呆,多梦或失眠,常伴见腰膝酸软无力、气短,女子月经量少色淡,延期甚或经闭,舌淡无华或舌淡红,苔少或无苔,脉沉细或细弱无力。

治法:益气养血,通阳蠲痹。

方药:黄芪桂枝青藤汤(《娄多峰论治风湿病》)。黄芪 90 g,桂枝 15 g,白芍、青风藤、鸡血藤各 30 g,炙甘草 6 g,生姜 5 片,大枣 5 枚。上药相伍,共奏益气养血,通阳蠲痹之功。若风邪偏盛者,加海风藤 30 g;湿邪偏盛下肢为甚者,白芍用量不宜超过 30 g,去甘草,加萆薢、茯苓各 30 g;寒邪偏盛,冷痛局部欠温,遇寒加重,得温舒者,重用桂枝,加川乌、草乌各 9 g,或加细辛 3 g;痹久兼痰浊内阻,关节肿大,局部有结节或畸形,色淡暗者,加胆南星、僵蚕各 9 g;兼瘀血肢体刺痛,舌质紫暗或有瘀斑者,重用鸡血藤,加山甲珠9g,赤芍12g,丹参30g;气虚甚而乏力少气,倦怠者,可重用黄芪120g,加党参15g;伴畏风自汗者,去生姜,减青风藤、桂枝,加防风9g,白术15g,或加五味子10g,牡蛎20g;血虚心悸,肢体麻木者,重用白芍,加首乌、枸杞各15g;偏阴血虚者,咽干耳鸣,失眠梦扰,盗汗,烦热,颧红,加左归丸治之;肿胀甚者加白芥子、皂角各6g。

本证为正虚痹,多见于类风湿关节炎晚期,病久耗气伤血者。本方以扶正治本为主,临床可根据病情将药物用量加减:如黄芪90～120g,桂枝15～30g,白芍30～60g,青风藤30～45g,鸡血藤15～30g,炙甘草6～9g,大枣5～10枚。临床观察,黄芪用30g左右,疗效多不明显,用至90～120g效果显著,曾在辩证无误的情况下,发现个别患者按方中剂量服2～3剂后,出现头胀痛、目赤、或身痛加重,或腹泻等现象,一般6剂药后,或配佐药或减量续服,上述反应可逐渐消失,故本方黄芪用量宜从30g开始,逐步加大剂量,疗效显著。

(5)气虚血瘀。

主证:肢体关节肌肉刺痛,痛处固定不移,拒按,往往持久不愈,或局部有硬结、瘀斑,或关节变形,肌肤麻木,甚或肌萎着骨,肌肤无泽,面淡而晦暗,身倦乏力,少气懒言,口干不欲饮,妇女可见闭经、痛经,舌质淡紫有瘀斑或瘀点,脉沉涩或沉细无力。

治法:益气养血,活血化瘀。

方药:补阳还五汤(《医林改错》)加减。生黄芪30～60g,当归尾、白术各15g,赤芍、川芎、茯苓、丹参各12g,红花、桃仁各9g,地龙、党参各10g,升麻、桂枝、甘草各6g。诸药合用,共奏益气养血,活血化瘀之功效。若偏寒者,加制附子6g;上肢重者,加桑枝15g,威灵仙12g;下肢大关节肿痛者,加川牛膝15g,川续断、独活各20g,生薏苡仁30g;气虚多汗、心悸者,可合生脉散加减。

(6)痰瘀互结。

主证:关节肿痛变形,痛处不移,多为刺痛,屈伸不利,或僵硬,局部色暗,肢体麻木,皮下结节,面色黧黑,肌肤失去弹性按之稍硬,或有痰核瘀斑,或胸闷痰多,眼睑水肿,口唇紫暗;舌质紫暗或有斑点,苔白腻或薄白,脉弦涩。

治法:活血祛痰,行气通络。

方药:化瘀通痹汤(《娄多峰论治风湿病》)加减。当归18g,丹参、透骨草各30g,鸡血藤21g,制乳香、制没药各9g,香附、延胡索、陈皮各12g,白芥子9g,云茯苓20g。诸药相合,共达活血化痰,行气通络之目的。若偏寒者,加桂枝12g,制川乌9g;偏热者,加败酱草30g,丹皮15g;气虚者,加黄芪30g;血虚者,加首乌、生地各20g;关节畸形者,加炒山甲9g,乌蛇18g,全蝎15g;伴见血管炎、脉管炎患者,合四妙勇安汤以清热解毒,活血养阴,量大力专;臀肘肿胀者,多为淋巴回流阻塞,加莪术,或指迷茯苓丸配以水蛭、泽兰、蜈蚣。本证为痰瘀痹,多见于类风湿关节炎中晚期,病程漫长,久病不愈,正气亏虚,多痰多瘀,痰瘀胶结,难以祛除,又加重病情,形成恶性循环。因此化瘀祛痰应与扶正结合起来,痰瘀才能祛除。

以上各证型若关节疼痛甚者,可选用石楠叶、老鹳草、岗稔根、忍冬藤、虎杖、金雀根等;由于本病顽固难愈,非草木之品所能奏效,故可参以血肉有情之物如蕲蛇、乌梢蛇、白花蛇等外达肌肤,内走脏腑之截风要药,以及虫蚁搜剔之虫类药。

以上方药,水煎服,每天1剂;病情严重者,每天2剂。

2.特色专方

(1)黄芪桂枝五物汤:由黄芪、芍药、桂枝各9g,生姜18g,大枣12枚等组成。功用益气补血,固表温阳,调和营卫,散寒通脉。适用于类风湿关节炎气血亏虚,或日久不愈,脏腑功能衰退,风寒湿之邪乘虚而入,痹阻经络、关节,症见关节肌肉酸痛无力,肢体麻木,筋惕肉瞤,肌肉萎缩,少气乏力,心悸自汗,头晕目眩,面色少华,舌淡胖边有齿印,苔薄白,脉细弱等。

(2)热痹清片:由忍冬藤、黄芪、生地、络石藤、制马钱子等组成。功用益气养阴,清热通络,祛风除湿。虚热证为类风湿关节炎的常见证型,多见于类风湿关节炎中晚期,根据全国名老中医娄多峰教授多年的临床实践及实验研究,创制的热痹清片治疗虚热证类风湿关节炎,取得了显著疗效。

(3)三藤汤:由忍冬藤 20 g,青风藤、海风藤、羌活、独活、怀牛膝、续断、泽泻、泽兰、桑寄生各 15 g,淫羊藿、巴戟天各 12 g,白僵蚕 10 g,地鳖虫 8 g 等组成,功用补肝肾,强筋骨,祛风除湿。适用于类风湿关节炎晚期肝肾亏虚证。每天 1 剂,水煎服,3 个月为 1 个疗程。

(4)活络通痹汤:由伸筋草、透骨草、丹参各 30 g,羌活、独活、秦艽、防风、当归、红花、桂枝、元胡、香附、全蝎、乌梢蛇各 10 g,蜈蚣 3 条,三七 3 g(冲)等组成。功用舒筋通络,活血化瘀,温经散寒,祛湿消肿,理气止痛。一天 1 剂,水煎服。亦可将生药加工成水丸,每次 6～8 g,一天 3 次。若患者病程长,身体虚弱,周身倦怠者,加黄芪、党参、熟地、枸杞子;若患者脾虚厌食,服药后腹中隐隐作痛者,加陈皮、白术、鸡内金、焦三仙;若服药后出现腹泻,加白术、云茯苓、诃子、芡实;若服药后出现咽干、舌燥、口渴、唇裂,加元参、知母、黄芩、石斛;若关节肿胀严重,加茯苓、薏苡仁、防己、草薢以利水渗湿、清热消肿;服药后汗多者,加生龙牡、芡实、麻黄根。

(5)补肾祛寒治尫汤:由川续断、熟地各 12～15 g,补骨脂、骨碎补、淫羊藿、赤芍、白芍、知母、牛膝各 9～12 g,制附片 6～12 g,桂枝 9～15 g,独活 10 g,威灵仙 12 g,麻黄 3～6 g,伸筋草 30 g,松节 15 g,防风、苍术各 6～10 g,炙山甲 6～9 g 等组成。功用补肾祛寒,化湿疏风,活瘀通络,强筋壮骨,用于肾虚寒盛证者。若上肢关节较重者,去牛膝,加片姜黄、羌活各 9 g;瘀血明显者,加血竭 0.7～0.9 g(分冲)、皂角刺 5～6 g,自然铜(醋淬先煎)10 g;兼有低热,或自觉肢体、关节发热者,去淫羊藿,加黄柏 10～12 g(黄酒浸泡 3 小时后捞出入煎),地骨皮 10 g;腰腿痛明显者,去苍术,加桑寄生 15～30 g,加重川续断、补骨脂、牛膝的用量;筋挛节曲,肢体蜷缩者,去苍术、防风、松节,加入生薏苡仁 30 g,木瓜 9～12 g,白僵蚕 6～9 g,加重白芍、桂枝用量;服药数十剂或百余剂,病情约已减轻 2/3,将此汤药 5 剂,共为细末,每服 3～4 g,一天 2～3 次,温黄酒或温开水送服。病程既久,故服药亦需较长时间,才能渐渐见效。

3.中药成药

(1)白芍总苷胶囊:白芍干燥根中的芍药苷、羟基芍药苷、芍药花苷、芍药内酯苷、苯甲酰芍药苷等具有生理功效成分的混合物,总称白芍总苷。其中,芍药苷的含量占总苷的 90％以上。口服,每次 0.6 g(2 粒),每天 3 次,3 个月为 1 个疗程。本品能改善类风湿关节炎患者的病情,减轻患者的症状和体征,并能调节患者的免疫功能。不良反应为大便次数增多。

(2)尫痹片:由生地黄、熟地黄、续断、附子(制)、独活、骨碎补、桂枝、淫羊藿、防风、威灵仙、皂角刺、羊骨、白芍、狗脊(制)、知母、伸筋草、红花等组成。功用补肝肾,强筋骨,祛风湿,通经络。用于类风湿关节炎晚期,症见久痹体虚,关节疼痛,局部肿大、僵硬畸形,屈伸不利者。口服,薄膜衣片一次 4 片,一天 3 次。

(3)益肾蠲痹丸:由骨碎补、熟地黄、当归、徐长卿、土鳖虫、僵蚕(麸炒)、蜈蚣、全蝎、蜂房(清炒)、广地龙(酒制)、乌梢蛇(酒制)、延胡索、鹿衔草、淫羊藿、寻骨风、老鹳草、鸡血藤、葎草、生地黄、虎杖等组成。功用温补肾阳,益肾壮督,搜风剔邪,蠲痹通络。用于类风湿关节炎症见发热,关节红肿热痛、屈伸不利,肌肉疼痛、瘦削,或关节僵硬、畸形者。研究表明,本药具有抗炎、消肿、镇痛,调节机体细胞免疫和体液免疫作用;能降低滑膜组织炎症、减少胶原纤维沉着、修复关节软骨细胞缺损部位等。饭后口服,每次 8 g,疼痛剧烈可加至 12 g,每天 3 次。

(4)黄芪注射液:主要成分黄芪。20～30 mL 加入 5％葡萄糖注射液 250 mL 稀释后,静脉滴注,每天 1 次,1 个疗程 10～15 天。功用益气养元,扶正祛邪,养心通脉,健脾利湿。用于类风湿关节炎气虚、阳虚者。本药治疗类风湿关节炎有提高机体免疫力的作用。

(5)生脉注射液:主要成分红参、麦冬、五味子。20～30 mL 加入 5％葡萄糖注射液 250 mL 稀释后,静脉滴注,每天 1 次,1 个疗程 10～15 天。功用益气养阴,复脉固脱。用于类风湿关节炎气阴两虚者。

(6)红花注射液:主要成分为红花黄色素、红花苷和红花红色素。20 mL 加入 5％葡萄糖注射液或 0.9％生理盐水注射液 250 mL 稀释后,静脉滴注,每天 1 次,1 个疗程 10～15 天。功用活血化瘀、消炎止痛。用于类风湿关节炎有瘀寒征象者。

(舒华丽)

第二节　系统性红斑狼疮

系统性红斑狼疮是自身免疫介导的以免疫性炎症为突出表现的弥漫性结缔组织病,血清中出现以抗核抗体为代表的多种自身抗体和多系统累及是系统性红斑狼疮的两个主要临床特征。本病好发于生育年龄女性,多见于 15～45 岁年龄段,女:男为(7～9):1。

本病因其临床表现多样化,在中医学文献中并无相似的病名,但对其临床表现有类似描述。如对面部红斑及全身皮疹称为阴阳毒、阳毒发斑、蝴蝶斑、日晒疮、鬼脸斑、面游风、血风疮等。若累及周身,称为"周痹",而多关节疼痛属于"痹证",有肾炎、肾功能损害属"水肿",有肝脏损害属"黄疸""胁痛",有心脏损害属"心悸",有胸腔积液者属"悬饮"。红斑狼疮是一个全身性多脏器受损的疾病,很难归于中医学某一独立病证之中,临床时必须根据其主要表现,进行辨证施治。

随着各领域对系统性红斑狼疮基础理论和临床诊断治疗研究的不断深入,其治疗渐达成共识,从疾病的复杂性到治疗过程中许多免疫抑制药物不良反应的发生,更领悟到对该病要重视整体治疗。中医学核心是整体观念与辨证论治,对该病的切入点关键是中医、西医优势互补。危急重症系统性红斑狼疮治疗需依赖西医西药以挽救患者生命,主要用非甾体抗炎药、糖皮质激素和免疫抑制剂等药物治疗本病,而轻中度系统性红斑狼疮或稳定期患者可充分发挥中医中药特色,提高患者生存质量和寿命。

一、病因病机

系统性红斑狼疮发病的内因为先天禀赋不足,体质虚弱,加之七情内伤,劳累过度或久病失养,以致阴阳气血失去平衡,气滞血瘀,经络阻隔,毒邪犯脏而致。这是本病的内在基础。外因为感受外邪,饮食失调,药物诱发,外受热毒之邪侵袭,是导致本病发作的外部条件。

(一)先天不足

本病多有先天禀赋不足,阴阳失调,肾阴亏损。女子体阴而用阳,阴常不足,少女、少妇正值气火旺盛之时,多有阴虚内热,外邪乘虚而入,"邪入于阴则痹",痹阻先在阴分,阴虚为本,如若房事不节,命相火动,水亏于下,火炎于上,阴火消烁,真阴愈亏,病久阴血暗耗,阴损及阳,气阴两虚,时有外感引发,病深则阴阳两虚。

(二)肝肾阴虚

先天肝肾阴虚,阴虚不能制火,以致邪火内生,邪毒又与肝肾不足互为因果,先天阴亏导致后天阳亢,阳亢又进一步灼伤阴津,热毒日盛,阴液益虚,由气入血,致使气血逆乱,阴阳失调。

(三)六淫外伤

风、暑、火、燥等阳邪,阳热亢盛,消灼阴液,是其主要外因,冬春有风寒外袭,由腠理而入,与气血阻滞脉络,化热则伤阴;夏有湿热交阻,盛暑则阳光灼热,暑热由皮肤而入,酿成热毒;秋有燥热伤津,津亏血燥而口眼干燥,瘀滞痹阻则关节酸痛。风寒暑湿燥火,外能伤肤损络痹阻经脉,内能损及气血津液、五脏六腑,无处不至。

本病基本病机是素体虚弱,真阴不足,热毒内盛,痹阻脉络,内侵脏腑。病位在经络血脉,以三焦为主,与心、肝、脾、肾密切相关,可及肺、脑、皮肤、肌肉、关节,遍及全身多个部位脏腑。本病的性质是本虚标实,肝肾阴虚血虚为本,郁热、火旺、瘀滞、积饮为标。本病初病在表,四肢脉络痹阻,先表后里,由表入里,由四肢脉络入内而损及脏腑气血津液。入内由上焦而下,渐至中焦,而后入下焦,由轻渐重,由浅渐深。在表在上焦较为轻浅,入里入下焦病为深重,若表里上下多脏同病,当为重症,如再由下而上,弥漫三焦,五脏六腑俱损,上入巅脑是为危急重症。

二、临床表现

(一)全身表现

系统性红斑狼疮的全身表现缺乏特异性,包括发热、乏力、体重减轻等。在病程中约有80%的患者出现发热,其中多数为高热,体温可持续在39℃,也可为间歇性发热,少数患者出现低热。有80%～100%的患者病程早期出现乏力症状,可早于皮疹、关节肿痛等症状。有60%～70%的患者出现体重下降,病情恶化前体重可迅速下降。

(二)皮肤黏膜表现

皮肤表现是系统性红斑狼疮常见的症状。有55%～85%的患者出现皮肤损害,28%的患者皮损早于其他系统损害,常见的皮肤损害有红斑、光过敏、脱发、雷诺现象、口腔溃疡、荨麻疹、皮肤血管炎等。

(三)骨骼肌肉系统表现

1.关节病变

系统性红斑狼疮的关节病变是疾病活动的表现之一,也是最常见的一种首发症状。研究证实88%～100%的患者可有关节痛或关节炎。关节炎表现为关节肿胀、压痛及活动受限,有时有关节积液。

2.肌腱、肌肉等软组织病变

10%的系统性红斑狼疮患者出现肌腱端病。表现为附着于骨部位的韧带、肌腱或关节囊的炎症,如跟腱炎、跖筋膜炎及上髁炎等。还有少数患者发生自发性肌腱断裂,如髌下韧带、跟腱等。皮下结节在本病的发病率为5%～7%,多见于关节旁,如鹰嘴及掌指关节伸侧。本病约半数患者出现肌肉症状,可分为炎症性肌病及药物相关性肌炎两种情况。系统性红斑狼疮的炎症性肌病常是轻度至中度,表现为四肢近端肌群肌痛、肌压痛和肌无力。血清肌酸磷酸激酶及乳酸脱氢酶等肌酶升高。肌电图为肌源性损害或无明显异常。

（四）肾脏表现

肾脏表现是系统性红斑狼疮最重要的临床表现之一,几乎所有的系统性红斑狼疮患者在病程中均可出现肾脏受累,尿毒症是系统性红斑狼疮患者严重的并发症,也是造成系统性红斑狼疮患者死亡的重要原因。

（五）呼吸系统表现

在系统性红斑狼疮中,呼吸系统受累相当多见,病变侵及胸膜、肺实质、气道、肺血管和呼吸肌等处,其临床表现可有胸痛、咳嗽、呼吸困难等。约半数系统性红斑狼疮患者出现肺及胸膜病变,主要包括胸膜炎、肺间质纤维化、狼疮肺炎和肺血管病变,出现肺部病变的系统性红斑狼疮患者往往预后不佳。

（六）心血管系统表现

心脏病变是系统性红斑狼疮最重要的临床表现之一,具有较高的发病率和病死率。心脏受累的发病率为 $52\%\sim89\%$。系统性红斑狼疮可累及心脏各个部分,包括心包、心肌、心内膜及冠状动脉,可有心包炎、心肌炎、心内膜炎及瓣膜损害等病变。心包炎是系统性红斑狼疮最常见的心脏表现,它可以无症状或有短暂的心包摩擦音,也可以有大量的心包积液,一般是渗出液,很少发展为心脏压塞或缩窄性心包炎,常伴有胸腔积液。

（七）神经和精神表现

系统性红斑狼疮有各种各样的神经精神病变。神经系统的各个部分均可受累,临床表现多种多样,癫痫是中枢神经系统受累最常见的一种表现,甚至是许多患者的首发症状。系统性红斑狼疮患者的精神表现包括精神病、情感障碍、器质性脑病综合征、认知损害、药物反应(特别是糖皮质激素)、生物节律紊乱及自主神经系统紊乱等。系统性红斑狼疮患者的精神表现变化迅速,临床上大约有 40% 的患者以抑郁症状为主,25% 表现为躁狂症,5% 为双相性情感障碍,15% 呈精神分裂症或偏执型精神病,还有 10% 的患者出现急进性谵妄。

（八）血液系统表现

超过半数系统性红斑狼疮患者在病程中出现血液系统异常,以贫血最多见。几乎所有系统性红斑狼疮患者在病程的某一时期均可能出现贫血,贫血的轻重与病程和病情的严重程度有关,多数患者为轻度至中度贫血。白细胞计数减少发生率仅次于贫血。白细胞计数减少与疾病活动、药物治疗、自身抗体及骨髓功能降低有关。血小板计数减少可以是系统性红斑狼疮病情活动的一种临床表现。

（九）消化系统表现

消化系统各个部位均可受累,缺乏特征性,可出现食欲缺乏、恶心、呕吐、腹痛或腹泻、急性腹膜炎、胰腺炎、胃肠道出血、肠坏死、穿孔或肠梗阻等。常有轻度至中度肝大或脾大,肝酶升高及黄疸等。

三、治疗

（一）急性活动期治疗

系统性红斑狼疮活动期应遵循规范化的治疗方案,急性发作者,一般表现为热毒炽盛、邪毒攻心、热邪犯脑等,此期中医辨证以邪实为主,不主张单用中药,尤其是伴有系统损害者,但在应用激素及免疫抑制剂治疗的同时,加用中药治疗可起到强化疗效,减轻毒副作用的双重作用。值得注意的是,对重型狼疮患者,主张用方精简,针对患者最主要的问题,各个击破,切不可囫囵吞枣式地顾及多个症状,这样药效不够,不能使药达病处。

1.辨证论治

(1)气营热盛。

主证:高热不恶寒或稍恶寒,满面红赤,红斑红疹,咽干目赤,口渴喜冷饮,尿赤而少,大便干结,气急喘息,关节疼痛。舌红苔黄,脉滑数或洪数。

治法:清热泻火,凉血祛斑。

方药:三石汤合清瘟败毒饮加减。水牛角、生石膏、滑石、生地黄、鲜芦根各 30 g,玄参、金银花、知母、黄芩、鲜菖蒲、牡丹皮各 15 g,紫草 20 g,赤芍 10 g。高热不退加牛黄粉、羚羊角粉或紫雪散,以加强清热除火之力;关节痛加忍冬藤、桑枝各 15 g 治痹通络,又有清热之力;衄血,尿血加藕节炭、白茅根各 10 g 清热凉血;如有头痛呕吐寒战、舌苔转黄厚,有热毒之象者,加黄连、黄柏、大黄、贯众各 10 g,板蓝根 20 g 等清热解毒。相当于系统性红斑狼疮急性发作期,加用中药治疗可增强疗效。

(2)热毒炽盛。

主证:发病急骤,高热持续不退或弛张热,烦躁,口渴,面赤,面部或手指新发红斑,关节肌肉疼痛。甚者皮肤紫癜,便血,尿血等,或狂躁谵语、神昏惊厥,小便黄赤,大便秘结。舌质红绛,苔黄,脉弦细数或滑数。

治法:清热解毒,凉血消斑。

方药:十八子克斑汤(《李志铭经验妙方》)。羚羊角粉 3 g(冲服,或羚羊丝 10 g,先煎半小时),白花蛇舌草、生石膏各 30 g,救必应、野菊花、金银花、生地黄、丹皮、地丁各 20 g,连翘、赤芍、地龙各 15 g,桔梗 10 g。神昏谵语者,可加安宫牛黄丸或紫雪丹 1 丸,研末冲服;惊厥狂乱者,可加钩藤、僵蚕各 15 g,或珍珠母 30 g;面部红斑明显者,可加茜草、红花各 15 g;鼻衄者,可加白茅根、侧柏炭适量;关节肿痛者,可加海风藤、乌梢蛇、路路通各 15 g;大便干结者,可加火麻仁 30 g,或生大黄 5～10 g(后下);小便短赤者,可加车前草、泽泻各 15 g。相当于系统性红斑狼疮急性发作期,加用中药治疗可尽快缓解症状,减少西药治疗的不良反应。

(3)热郁积饮。

主证:胸闷胸痛,心悸怔忡,时有微热,咽干口渴,烦热不安,红斑丘疹。舌红苔厚腻,脉滑数、濡数,偶有结代。

治法:清热蠲饮,利水渗湿。

方药:葶苈大枣泻肺汤合泻白散加减。葶苈子、桑白皮、生石膏、生地黄、生薏苡仁各 30 g,白芥子、知母、沙参、黄芩、猪苓、茯苓、郁金、枳壳各 15 g,五加皮 20 g,杏仁、甘草各 10 g,大枣 10 枚。体壮实者可用制甘遂末吞服,以攻遂水饮,得泻即可,不宜多用;发热加板蓝根、大青叶 10 g 加强清热之力;畏冷或白痰多者加桂枝 10 g 以通调水道,反佐化饮;心悸、脉结代加玉竹、五味子、丹参各 10 g,龙齿 20 g 养心宁神;咳痰加浙贝母、炙百部 10 g 清肺止咳;气急胸闷加炙苏子、瓜蒌皮、川厚朴各 10 g 宽胸顺气。此证型相当于系统性红斑狼疮引起心脏损害,表现为心包炎、心肌炎、心瓣膜炎及胸膜炎等,在治疗中可加用中药调节改善患者症状。

(4)脑虚瘀热。

主证:头昏头痛,低热不退,口干口渴,甚至神昏谵妄,胡言乱语,躁狂不已,或四肢抽搐,口吐痰涎,皮肤瘀斑。舌质紫暗或有瘀斑,苔黄、脉数而滑。

治法:健脑化瘀,安神定志。

方药:补脑祛瘀方加减。生地黄、何首乌、白蒺藜各 30 g,枸杞子、麦冬、天麻、蔓荆子、赤芍、泽兰、茯苓、半夏各 15 g,知母 20 g,川芎、陈皮、制穿山甲、僵蚕各 10 g,甘草 5 g。头痛严重加全蝎、蜈蚣,白蒺藜加至 60 g;神志不清加安宫牛黄丸;癫痫样抽搐加钩藤、制南星、石菖蒲各 10 g。此证型相当于系统性红斑狼疮引起轻度脑损害,脑电图可以轻度异常改变。

在临床论治中,临床医师着重强调在疾病的治疗过程中要寻找中医治疗的切入点,在急性期使用大量糖皮质激素、免疫抑制剂的过程中,出现各种不良反应的时候,加用中医药治疗,改善患者症状,使患者平稳过渡。具体治疗则需要结合患者年龄、体质、病情及出现的兼夹证等各种状况分别论治。如重型狼疮患者,临床激素治疗量大、疗程长,若出现消化道反应、恶心呕吐、胃痛、腹泻、食欲缺乏等,可加用小半夏加茯苓汤调理脾胃,用药:茯苓、法半夏、白术、陈皮各 10 g,酒黄精、党参各 15 g,临床应用效果颇佳,一般 2～3 剂即可改善患者食欲缺乏等症状情况。又如在应用免疫抑制剂的过程中,患者常出现月经不调、不孕等,辨证应用中药四物汤及失笑散,用药:熟地 15 g,桃仁、五灵脂、蒲黄、当归、白芍、川芎各 10 g,柴胡 3 g,可改善患者月经情况。如出现肝功能有异常,中医辨证可见患者口苦纳呆,两胁胀痛,月经提前,经血暗紫带块,烦躁易怒;或肝脾大、皮肤红斑、瘀斑等,治法可加用大柴胡汤以加强活血养肝,清热退黄,用药:柴胡、郁金、知母、猪苓、枳壳、川楝子、泽兰各 15 g,生地黄、女贞子、黄芩、败酱草、蒲公英、茵陈各 30 g,大黄 10 g,甘草 5 g,大枣 5 枚。如针对合并胸闷气短、失眠多梦的患者,治以益气养阴,安神宁志,用药:天冬、人参、茯神各 15 g,黄芪、当归、白芍、丹参、莲子心各 10 g,柏子仁、远志各 20 g 等。如出现股骨头坏死等,则要提倡活血养血,行瘀通络的治法。总之,在临床辨证中,可见多种情况交织在一起,即使在辨证方面也要掌握主要矛盾,从主要矛盾着手,意虽繁而方药从简。

2.特色专方

(1)犀角地黄汤(《备急千金方》):由犀角(现以水牛角代替)、生地黄、赤芍、牡丹皮等组成。清热解毒、凉血散瘀。用于热毒炽盛证,症见:高热,神志时清时昧,面部红斑加深,皮肤青紫瘀点、鼻衄、出血、舌红,苔黄,脉弦数。

(2)紫雪丹(《太平惠民和剂局方》):由人工麝香、羚羊角、犀角(水牛角代替)、朱砂、滑石,寒水石、磁石、生石膏、玄参、升麻、甘草、青木香、沉香、玄明粉、火硝、黄金、丁香等组成。清热镇痉、开窍。用于狼疮高热或各种感染高热、烦躁,神志不清,语言错乱,舌质红绛,苔黄厚且干。本品为散剂,每次 1.5～3 g,吞服。现中成药中去黄金粉。

(3)清营汤(《温病条辨》):由犀角(现用水牛角代替)、生地黄、玄参、竹叶、金银花、连翘、黄连、丹参、麦冬等组成。清营解毒。用于狼疮或感染引起的高热、神志不清,舌红绛而干。

(4)羚角钩藤汤(《通俗伤寒论》):由羚羊角、桑叶、川贝母、钩藤、菊花、白芍、竹茹、茯神、鲜生地黄等组成。清肝息风。用于系统性红斑狼疮脑损害,出现神昏,手足抽搐,头痛且晕,高热不退。

(5)清瘟败毒饮(《疫疹一得》):由生石膏、生地黄、犀角(以水牛角代替)、黄连、栀子、玄参、黄芩、知母、赤芍、牡丹皮、竹叶、连翘、桔梗、甘草等组成。清热解毒。用于系统性红斑狼疮血管炎合并溃疡感染。

3.中药成药

(1)狼疮丸:由金银花、连翘、丹参、赤芍、蒲公英、白鲜皮、桃仁、红花、蜈蚣等 17 味中药组成。每丸 9 g,日服 2 次,持续 3～5 年。单用狼疮丸者 96 例,有效率 85%,激素加中药者 230 例,有效率92％,对活动期患者,用狼疮丸和激素治疗3～11个月之后停用激素或减量者,有效率72.6％,比单用激素症状控制快,体力恢复较好,很少出现激素不良反应。

(2)青蒿制剂:对盘状红斑狼疮有一定效果。青蒿蜜丸,每丸10 g,每天3次,每次1～2丸。浸膏片,每片0.3 g,约含青蒿生药1 g,每次3～5片,每天2～3次。

(3)复方金养片:有清热解毒功效,用于治疗系统性红斑狼疮和盘状红斑狼疮时,每片0.6 g,每天16～24片,分3次服,4周为1个疗程。

(4)昆仙胶囊:由昆明山海棠、淫羊藿、枸杞子、菟丝子组成,功效补肾通络,祛风除湿。主治系统性红斑狼疮关节肿胀疼痛,屈伸不利,蛋白尿,肢体水肿,结节红斑,皮肤血管炎等,每粒0.3 g,每次2粒,每天3次,口服。

(二)慢性缓解期治疗

系统性红斑狼疮缓解期由于机体自身免疫炎症得到控制,组织、器官损伤处于修复或慢性损伤阶段,此期为患者免疫功能低下,中医辨证以正虚为主,应采用以中药为主,西药为辅的中西医结合治疗方案:中药配合小剂量糖皮质激素或免疫抑制药物,以求组织、器官损伤的修复作用。此阶段患者以阴虚内热为最常见,但阴虚内热常与血热、瘀热相互交结。通过中药内服配合外治法等综合治疗,起到巩固疗效、增强机体抵抗力、延缓病情的进一步发展和防止疾病复发的作用。

1.辨证论治

(1)阴虚内热。

主证:长期低热,手足心热,面色潮红而有暗紫斑片,口干咽痛,渴喜冷饮,目赤齿衄,关节肿痛,烦躁不寐。舌质红少苔或苔薄黄,脉细数。

治法:养阴清热,祛湿除痹。

方药:玉女煎合增液汤加减。生地黄、生石膏、生薏苡仁、忍冬藤、虎杖各30 g,麦冬、玄参、黄芩、知母各15 g,川牛膝、白薇、凌霄花各10 g,生甘草5 g。关节痛者加海风藤、秦艽各15 g,乌梢蛇10 g;低热加青蒿、地骨皮各10 g;口干加石斛、鲜芦根各10 g;脱发加何首乌、熟地黄各10 g,制黄精20 g等。阴虚内热为本病常见证,临证用药不可过用温燥之药以耗津伤液,选药当以护阴为主。两方分别出自《景岳全书》和《温病条辨》,两者合用而辨证加减,功可养阴清热,补泻并投,标本兼顾,使诸症可愈。

根据多年的临床经验,研制中药制剂祛斑养阴颗粒治疗系统性红斑狼疮阴虚内热患者,取得较显著疗效。祛斑养阴颗粒以六味地黄丸为主方,加柴胡、黄芩、益母草、女贞子、僵蚕、八月札而成。六味地黄丸滋肾阴,清虚火,三补三泻,尤适于系统性红斑狼疮患者。系统性红斑狼疮病程长,久病必瘀,经络不通,加柴胡、僵蚕行气活血,通经络;八月札健脾理气,既可解气郁,又可顾护脾胃;系统性红斑狼疮患者多有面部红斑,上焦有热,以黄芩清上焦之热毒;女贞子补益肝肾。诸药合用,共奏滋阴清热、凉血解毒之功效。临床研究证实祛斑养阴颗粒剂结合西药治疗能维持患者疾病稳定,显著改善轻中度疾病活动度患者生存质量,对高疾病活动度患者生存质量也有一定的作用。还证实了祛斑养阴颗粒是治疗阴虚内热型狼疮的有效药物,结合西药对稳定病情起协同作用,能有效地治疗系统性红斑狼疮,更好控制疾病,提高系统性红斑狼疮患者生存质量。

(2)瘀热痹阻。

主证:手足瘀点累累,斑疹斑块暗红,两手白紫相继,两腿青斑如网,脱发,口糜,口疮,鼻衄、肌衄,关节肿胀疼痛,月经延期,小便短赤,有蛋白血尿,却无水肿,低热或自觉烘热,烦躁多怒。苔薄舌红,舌光红刺或边有瘀斑,脉细弦、涩数。

治法:清热凉血,活血散瘀。

方药:生地黄散加减。生地黄、红藤、丹参、积雪草、六月雪、接骨木各30 g,玄参、黄芩、川牛膝、鬼箭羽各15 g,知母20 g,川芎10 g。若肌衄鼻衄,血小板减少,加制首乌、茜草、生藕节、生地榆、水牛角各10 g;雷诺现象严重,寒热错杂者,加麻黄6 g,桂枝、红花各10 g活血通络,温凉并用;闭经加当归、益母草15 g活血通络;关节肿痛,加忍冬藤、岗稔根各10 g清热祛风、活血通络;蛋白尿加杜仲、赤小豆各15 g补肾利水。

(3)气血两亏。

主证:面色无华,甲床苍白,气短无力,头晕目眩,皮肤红斑、瘀斑,甚至鼻衄、月经量多色淡。舌质淡苔薄白,脉细弱或沉细无力。红细胞计数减少为临床突出表现。

治法:益气补血,凉血祛斑。

方药:八珍汤加减。生地黄、熟地黄、何首乌、女贞子、藕节、黄芪各30 g,枸杞子20 g,山茱萸肉、茜草、白术、知母、白芍各15 g,陈皮10 g,生甘草5 g。鼻衄加阿胶、枳壳各10 g,墨旱莲15 g;红细胞计数减少加当归、鹿角片、阿胶各10 g;血小板减少,加羊蹄根、花生衣各10 g,加重何首乌用量;白细胞计数减少,加生黄芪、白术、女贞子各20 g。

(4)脾肾两虚。

主证:面色不华,但时有潮红,两手指甲亦无华色,神疲乏力,畏寒肢冷时而午后烘热,口干,小便短少,两腿水肿如泥,进而腰股俱肿,腹大如鼓。舌胖、舌偏红或偏淡均有齿痕,苔薄白腻,脉弦细、细数或细弱。

治法:滋肾填精,健脾利水。

方药:济生肾气丸加减。生地黄、熟地黄、生黄芪、黑大豆、石龙芮、脱水草各30 g,麦冬12 g,龟甲、猪苓各20 g,白术、泽泻、赤小豆、大腹皮、枳壳、川牛膝各15 g。面色不华,血红蛋白、白细胞下降加黄芪、女贞子、制何首乌各20~30 g;腰膝酸痛加杜仲、川续断、桑寄生15 g;面部潮红加知母、黄芩各10 g;畏冷舌淡,脉细弱,加桂枝、附子各6~10 g;蛋白尿加猫爪草、金樱子、淫羊藿各10 g;胃纳不振,大便溏薄,加山药、芡实、鸡内金、山楂各10 g;头晕头痛,血压升高者,加菊花、钩藤、白蒺藜、天麻各15 g;恶心呕吐,二便俱少者,加大黄、延胡粉、木香、川朴各10 g;已出现慢性肾衰竭、氮质血症或尿毒症,必须及时利尿通便也可用桃仁承气汤灌肠。此型脾肾虚衰为发病根本,损及全身脏腑经络,病程缠绵渐进,日久难复,一般见于狼疮肾炎、慢性肾功能不全。

也可用十八子救斑汤(《李志铭经验妙方》)。由熟附子(黑顺片)10~30 g(需先煎2小时),穿山龙、黄芪各30 g,牛大力、白术各20 g,防风、防己、白豆蔻、山茱萸、丹皮、泽泻各15 g,土鳖虫、怀牛膝各10 g等组成。有温肾壮阳,健脾利水,化瘀散结之功。全身水肿明显者,可加猪苓、茯苓各30 g,肉桂10 g;腹水明显者,可加大腹皮、益母草、车前草各20 g,或茯苓皮、牵牛子各20 g;胸腹胀满者,可加葶苈子、白芥子各15 g,陈皮10 g;肝郁胁痛者,可加柴胡10 g,白芍、郁金各15 g;纳呆食少者,可加藿香、广木香各10 g,鸡内金15 g;小便不利者,可加益母草、车前草各20 g;月经不调者,可加益母草30 g,当归、王不留行各15 g或当归、川芎、桃仁、红花各10 g。

缓解期的治疗中要注意扶正,中药治疗的结果就是要达到调整脏腑的阴阳平衡来恢复人体免疫功能的稳定状态,最大限度地消除抗体,调节免疫功能。尤其在病情控制后,逐渐撤减激素时,一般在泼尼松口服量为10~15 mg时,病情常有复发,以中药为主辨证治疗则上升为主导地位,能调节整体脏腑功能,提高机体免疫力,增强防病能力,可使激素顺利撤减至维持量或停服,继续巩固疗效。同时为达到一个稳定状态,就要从解决患者最基本的兼证开始,不能只顾本病而不顾其他兼证,在这一阶段的治疗中,重在一个"顺"字,把所有病症中出现的症状都一一解决,让所有可以诱发疾病发病的"逆"因素消除,即达到一个阴阳平和的状态。如系统性红斑狼疮患者需长期甚至终身服药,易伤脾胃,且饮食不节、不洁也可造成本病的发作。因此,在治疗中始终要不忘固护脾胃,不但要告诫系统性红斑狼疮患者忌食易使本病发作的辛辣刺激等食物,在治疗上也要注意对脾胃的保护。在治疗时用药尽量精简,勿加重脾胃负担;同时应健脾养胃,遣方时可适当加入神曲、麦芽、陈皮、山楂、鸡内金等;或在患者出现相关胃肠道症状时,及时中药调理,使患者平稳过渡。

2.特色专方

(1)六味地黄丸(《小儿药证直诀》):由熟地黄、山茱萸、山药、泽泻、牡丹皮、茯苓等组成。滋阴补肾。用于系统性红斑狼疮肾阴不足,虚火上炎。症见面部红斑,口腔溃疡,口眼干燥,耳鸣,腰膝酸软,蛋白尿,舌质偏红,苔薄白,脉细弱。

(2)青蒿鳖甲汤(《温病条辨》):由青蒿、炙鳖甲、生地黄、知母、牡丹皮等组成。养阴清热。用于狼疮低热不退,盗汗,口干,心烦,颧红,苔薄,质红,脉细数。

(3)龟鹿二仙胶(《医方考》):由鹿角、龟甲、人参、枸杞子等组成。填补精血,益气壮阳。用于系统性红斑狼疮,红、白细胞计数减少,蛋白尿,腰酸膝软,乏力少气,月经不调,遗精,苔薄白,舌质淡红或偏红,脉细弱。

(4)十八子平斑汤(《李志铭经验妙方》):由青蒿 30 g,鳖甲、玄参、生地黄、山药各 20 g,麦冬、重楼、知母、黄柏、山茱萸、土牛膝、僵蚕各 15 g,柴胡 10 g 等组成。滋阴潜阳,滋养肝肾,清热除邪,健脾疏肝。用于阴虚内热型系统性红斑狼疮。

3.中成中药

(1)正清风痛宁缓释片:主要成分为盐酸青藤碱,功效祛风除湿、活血通络、利水消肿,有抗炎及免疫抑制作用,治疗系统性红斑狼疮关节肿痛、蛋白尿、肢体水肿,每片 60 mg,每次 120 mg,每天 2 次。

(2)雷公藤总甙片:功效祛风解毒、除湿消肿、舒筋通络,有抗炎及抑制细胞免疫和体液免疫等作用,对系统性红斑狼疮及盘状红斑狼疮皮肤病变、关节肿痛、蛋白尿、自身免疫性肝炎有一定疗效。每片 10 mg,每次 20 mg,每天 3 次。

(3)白芍总苷胶囊:是中药白芍的一种提取物,其主要包括芍药苷、轻基芍药苷、芍药花苷、芍药内酯苷及苯甲酯芍药苷等几种成分。用法:每次 2 粒,每天 2~3 次。临床中发现其优势在于可起到稳定病情及护肝降酶的作用,而且不良反应较少偶有软便,减量或停药即可。

(舒华丽)

第十一章 肛肠科疾病的中医诊治

第一节 痔

痔是最常见的肛肠良性疾病。肛垫的支持结构、静脉丛及动静脉吻合支发生病理性改变或移位为内痔；齿状线远侧皮下静脉丛的病理性扩张或血栓形成为外痔；内痔通过丰富的静脉丛吻合支和相应部位的外痔相互融合为混合痔。内痔、外痔和混合痔分别属于中医"内痔""外痔""内外痔"范畴。

一、中医病因病机

(1)饮食不节,脾胃受损,水谷不化,积于大肠。
(2)饮食不节,阴阳不和,关格壅塞,风热之气下冲肛肠。
(3)饮食不节,生湿急热,湿热下注肛门。
(4)妇女多次生产或久泻、久痢、久咳等耗伤气血,使气血亏虚。
(5)房室劳伤或房室不慎。
(6)肛周气血运行不畅,结聚肛门。

二、分类

根据发生部位,痔可分为内痔、外痔和混合痔。发生在齿状线以上的称为内痔,发生在齿状线以下称为外痔,内、外痔相连跨越齿状线者为混合痔,该分类法也是痔的最基本分类方法。

(一)内痔的分类方法

内痔是肛门齿状线以上,直肠末端黏膜下的直肠上静脉丛扩大曲张和充血而形成的柔软静脉团。内痔的主要临床表现是出血、脱出、肛周潮湿、瘙痒,可并发血栓、嵌顿、绞窄及排便困难。目前国内外最为常用的一种内痔分类方法是 Goligher 分类法(表 11-1),该方法根据痔的脱垂程度将内痔分为 4 度,临床上一般根据不同分度来选择相应的治疗方案。

表 11-1　内痔的 Goligher 分类

分度	症状
Ⅰ度	明显血管充血；无痔脱出
Ⅱ度	排便时有痔脱出，排便后可自行还纳
Ⅲ度	排便或久站、咳嗽、劳累、负重时有痔脱出，需用手还纳
Ⅳ度	痔持续脱出或还纳后易脱出，偶伴有感染、水肿、糜烂、坏死和剧烈疼痛

（二）外痔的分类方法

外痔是发生于齿状线以下，由直肠下静脉丛扩张，或直肠下静脉丛破裂，或反复发炎、血流瘀滞、血栓形成、组织增生而成的疾病。急性期以疼痛为主要症状，缓解后有异物感或无明显症状。根据形成原因可分为血栓性外痔、炎性外痔、结缔组织性外痔及静脉曲张性外痔 4 类。

1.血栓性外痔

皮下小血管破裂后，出血在皮下淤积而成，好发于肛缘截石位 3 点、9 点。

2.炎性外痔

肛缘皮赘或皮肤皱襞因炎症刺激形成。

3.结缔组织性外痔

痔内没有或只有较少的曲张静脉，结缔组织增生较明显。

4.静脉曲张性外痔

由齿状线以下的直肠下静脉丛曲张引起，痔体内是曲张淤血的静脉团块。

（三）混合痔

混合痔是内痔和相应部位的外痔血管丛跨齿状线相互融合成一个整体，主要临床表现为内痔和外痔的症状同时存在，严重时表现为环状混合痔脱出。其分类方法众多。将混合痔按其齿状线以下外痔部分的形态和性质进行分类，可体现出其特点，在临床上较为实用。

1.按外痔形态分类

（1）非环状：有一个或多个痔体，分界清晰且不连续，大小均不及肛缘 1/2。

（2）半环状：外痔累及肛缘 1/2 或更多，但非全部。

（3）环状：外痔累及全部肛缘。

2.按外痔性质分类

按外痔性质可分为结缔组织型、静脉曲张性、炎性水肿型。

在混合痔前加入外痔形态和性质的前缀，如环状静脉曲张型混合痔、半环状炎性水肿型混合痔、非环状结缔组织型混合痔，可将其特点充分描述，有利于临床诊治。

三、临床表现

（一）内痔

1.症状

（1）便血：多见于Ⅰ期、Ⅱ期的血管肿型内痔，是内痔早期的最主要的症状，晚期痔体较大者，由于长期反复脱出刺激，表面黏膜纤维化，出血反而减少。内痔的出血可表现为便后擦血、便时滴血或喷射状出血，特点是不与粪便相混，呈鲜红色，便后即自行停止。内痔出血多为间歇性，粪便干燥,疲劳、饮酒、过食辛辣刺激性食物常为诱因。如持续出血数天不止,常可引起不同程度贫血。女性在月经期前后内痔出血容易发作,可能与月经前期盆腔充血有关。

(2)脱出:见于Ⅱ期或更严重的内痔,由于痔核较大,腹腔压力增高和括约肌松弛时可脱出肛外。其中Ⅱ期内痔仅在排便时脱出,便后可自行复位;Ⅲ期内痔排便下蹲或久行久站、咳嗽、劳累、负重时脱出肛外,需手托或长时间卧床休息方能复位;Ⅳ期内痔持续脱出肛外,手托亦不能复位或复位后很快又脱出,甚至可出现嵌顿水肿。

(3)疼痛:单纯内痔不直接引起疼痛,但当内痔发生嵌顿不能还纳,并引起水肿、血栓形成、糜烂坏死时则疼痛剧烈,并常可因恐惧疼痛导致患者大便排出困难,重者甚至小便亦难以排出,属于临床急症。

(4)黏液外溢:进食辛辣、饮酒等可刺激痔黏膜产生慢性炎症,进而出现分泌物,在肛门括约肌松弛时分泌物可溢出肛门。经常性的黏液外溢可刺激肛门皮肤发生湿疹和瘙痒,检查时可见肛门潮湿和肛周皮肤增厚、皲裂、色素脱失等损害。

(5)便秘:出现便血时,患者常因惧怕出血而控制排便,造成大便存留在直肠内,便中水分被过度吸收,导致大便干燥、排出困难。而干燥的大便排出时更易损伤痔黏膜,加重出血,二者互为因果,常导致病情加重。

2.体征

(1)视诊和镜检:内痔出血时行肛门镜检查,常可见痔核呈暗红色,表面糜烂或有出血点。Ⅱ期内痔多属血管肿型,表面粗糙,色鲜红,常有糜烂,质地柔软;Ⅲ、Ⅳ期多属静脉瘤或纤维化型,前者呈丛状隆起,表面光泽,色紫红,后者表面部分因纤维化而呈苍白或灰白色,质地较硬而富有弹性;Ⅳ期内痔嵌顿者,因循环障碍,痔体水肿并可形成黏膜下血栓,表面光泽,外形饱满,呈暗红色或粉红色,出现坏死后颜色加深变暗。

(2)指诊:一般初期内痔肛指指诊时不能触及痔核,但Ⅱ期以上内痔黏膜表面经常受炎症刺激或摩擦刺激而纤维化,此时指诊常可在肛梳区触及黏膜增厚感。如既往行硬化剂注射治疗,可触及遗留的硬结。内痔脱出嵌顿者常有明显触痛。

(二)外痔

1.血栓性外痔

血栓性外痔表现为肛周皮下圆形或近圆形的暗色隆起,局部胀痛和异物感明显,重者影响行走。

2.炎性外痔

炎性外痔表现为局部灼热、肿痛感,走路摩擦后加重,重者行走不利。检查时可见肛缘处痔体红肿饱满、表面光泽,偶可见分泌物,触压痛明显,常伴有血栓形成。

3.结缔组织性外痔

结缔组织性外痔表面褶皱,颜色多与肛周皮肤类似或稍暗,大小不等,形状不规则,质地柔软,可引起肛门异物感。

4.静脉曲张性外痔

静脉曲张性外痔是沿肛缘形成的环状或其他形状的隆起,触之质地柔软。下蹲或做其他引起腹压增加的动作后可加重,多不引起明显症状。

四、诊断

(一)病史

全面了解病史特点是明确诊断、制订正确治疗方案、把握手术时机和排除手术禁忌证的重要措施。在体格检查前,应有针对性地询问以下信息。

1.病情

患者的主诉、诱发因素和发病特点。

2.饮食和生活习惯

水和纤维素的摄入情况,卫生问题,排便的频率和粪便性状,是否有久坐、久蹲等不良生活习惯。

3.既往病史

患者的个人病史和肠道肿瘤家族史,对于直肠出血患者,应重点排查结直肠情况。

4.用药史

重点了解患者当前服药情况,尤其是抗凝血药、降压药和降糖药。

5.孕产史和月经情况

如果患者为女性,应询问孕产史和月经情况。

(二)局部专科检查

1.视诊

视诊检查时患者一般采取侧卧位或膝胸位。视诊内容包括查看肛门外是否有肿物存在及肿物的性质,如确诊为痔,进一步明确是外痔还是脱出的内痔,或是混合痔。

2.指诊

检查内容包括肛门内外肿物的质地、是否有触压痛、齿状线上方黏膜是否有肥厚感、手指所及范围是否有其他异常肿物等。质地较硬且触痛明显者,多伴有炎症或血栓形成;痔黏膜肥厚者多为反复脱出的Ⅲ、Ⅳ期内痔。检查完毕后还要观察指套是否染血及染血的颜色,血色鲜红者可能为痔出血,暗红者则需考虑其他肠道疾病。

3.肛门镜检查

肛门镜可用以观察肛内齿状线以上未脱出内痔的情况,检查内容包括肛门镜插入是否顺利,内痔的大小、位置、黏膜色泽以及是否有糜烂、出血,直肠黏膜是否松弛,肠腔内是否有积血、黏液及其色、质、量。

另外,局部检查时还应注意内痔好发部位,截石位 3 点、7 点、11 点为内痔好发区,也称母痔区,其他部位为继发区,也称子痔区。

(三)辅助检查

辅助检查的目的是明确诊断,排除是否合并其他严重消化道疾病,如炎性肠病和结直肠肿瘤等,同时了解全身基础情况以排除手术禁忌证。

1.大便隐血试验

大便隐血试验作为最简便廉价的筛查手段,推荐常规应用,在知情同意下可推荐行粪便基因检测,该方法是一种无须肠道准备的新型肠癌检测技术,具有无创、方便和精准的优势,已经被纳入国际结直肠癌筛查指南。

2.结肠镜检查

符合以下情况的任何 1 项或多项,需行结肠镜检查。

(1)年龄＞50 岁(近 10 年内未接受过结肠检查)。

(2)有消化道症状,如便血、黏液便及腹痛。

(3)不明原因贫血或体重下降。

(4)曾有结直肠癌病史或结直肠癌癌前病变,如结直肠腺瘤、溃疡性结肠炎、克罗恩病、血吸虫病等。

(5)直系亲属有结直肠癌或结直肠息肉。

(6)有盆腔放射治疗史。

(7)大便隐血试验结果为阳性。

五、鉴别诊断

(一)低位直肠息肉

低位直肠息肉多见于儿童,易出血,出血与大便相混,较大者可脱出肛外。检查时可见息肉体起源于直肠黏膜,附着在肠壁上,位置一般在齿状线上 3～5 cm 处直肠壶腹。数量上以单发为主,带蒂,质坚实,多发时息肉则个体一般较小,呈颗粒状散在分布。

(二)肛乳头瘤

较大的肛乳头瘤可有脱出,急性炎症期能引起肿痛并伴有分泌物,症状上与痔相似,但检查时可见其起源于齿状线部,质略硬,表面黄白色,一般不出血。

(三)直肠黏膜松弛

直肠黏膜松弛多见于老年人或排便久蹲者,严重者可脱出肛外或导致梗阻型便秘,并有便不净感,一般不引起其他明显症状。镜下可见肠内黏膜松弛堆积在肠腔内,表面光滑,无出血。如松弛黏膜反复脱出肛外,指诊时可扪及括约肌收缩力量下降。

(四)直肠癌

直肠癌多发于中、老年人,导致的便血多为脓血,可伴有黏液,呈暗红色或果酱色,早期也可便鲜血。直肠癌患者大便习惯改变,次数增多,伴有里急后重感。检查时病变位置较低者可于指诊时触及,其表面呈菜花状或边缘隆起中央凹陷的溃疡,不光滑,质地硬,活动性差,触之易出血;高位则需肠镜检查。病理检查后可确诊。

(五)肛管恶性肿瘤

肛管恶性肿瘤临床少见,包括肛门移行上皮癌、基底细胞癌、恶性黑色素瘤等,其临床表现不一,凡可疑者,均应行病理检查确诊。

(六)直肠、肛管及肛周良性肿瘤

直肠间质瘤、肛周皮脂腺囊肿、脂肪瘤等良性病变,均可表现为隆起的肿物,但临床特点各不相同,切除后行病理检查可确诊。

(七)肛裂

新发肛裂多伴有便血,齿状线以下肛管皮肤可见新鲜裂口存在。陈旧肛裂亦可引起便鲜血,但多以肛门疼痛为主要临床表现,且疼痛呈周期性,多伴有便秘,局部检查常可见 6 点或 12 点肛管纵行陈旧裂口,其他位置裂口少见。

（八）下消化道出血

非特异性炎症性肠病、肠憩室、息肉病等常伴有不同程度的便血，需行内镜检查或X线钡餐造影检查方可鉴别。

六、中医辨证分型

（一）内痔的辨证分型

1.风伤肠络型

大便带血、滴血或喷射状出血，血色鲜红，大便干结，口干咽燥，肛门瘙痒。舌红，苔黄，脉浮数。

2.湿热下注型

便血色鲜，量较多，肛内肿物外脱、肿胀、灼热疼痛，便干或溏，小便短赤。舌质红，苔黄腻，脉浮数。

3.气滞血瘀型

肿物脱出肛外、水肿，内有血栓形成，甚或嵌顿，表面紫暗、糜烂、渗液，疼痛剧烈，触痛明显，肛管紧缩，大便秘结，小便不利。舌质紫暗或有瘀斑，脉弦或涩。

4.脾虚气陷型

肛内肿物外脱，不易复位，肛门坠胀，排便乏力，便血色鲜或淡，面色少华，头昏神疲，少气懒言，食欲缺乏，便溏。舌淡胖，边有齿痕，舌苔薄白，脉细弱。

（二）外痔的辨证分型

1.气滞血瘀证

肛缘肿物突起，排便时可增大，有异物感，可有胀痛或坠痛，局部可触及硬性结节。舌紫暗，脉弦或涩。

2.湿热下注证

肛缘肿物隆起，灼热疼痛或有滋水，便干或溏。舌红，苔黄腻，脉滑数。

3.脾虚气陷证

肛缘肿物隆起，肛门坠胀，似有便意，神疲乏力，食欲缺乏，便溏。舌淡胖，苔薄白，脉细无力。多见于经产妇、老弱体虚者。

七、中医治疗

（一）内治法

1.内痔

（1）风伤肠络证：此证治法为清热凉血祛风。主方为凉血地黄汤加减。

（2）湿热下注证：此证治法为清热利湿止血。主方为脏连丸加减。

（3）气滞血瘀证：此证治法为清热利湿，祛风活血。主方为止痛如神汤加减。

（4）脾虚气陷证：此证治法为补中益气。主方为补中益气汤加减。贫血较甚时合四物汤。

2.外痔

外痔的证型包括气滞血瘀证、湿热下注证和脾虚气陷证，与内痔的部分证型相同，可选用相同的治法和方药。

(二)外治法

1.坐浴法

坐浴法又称为熏洗法,是使患处直接浸没于药液中的治疗方法。该法自古至今一直广泛应用于肛肠疾病的治疗,在外治法中占有重要的地位。主要适用于痔伴肿痛者,即证属湿热下注或气滞血瘀者,以清热利湿、活血化瘀、消肿止痛为主要治法。

2.敷药法

该法是直接将药物敷于患处,同样适用于肛门局部肿痛,辨证为湿热下注、气滞血瘀者。现临床以中成药为主,常用马应龙麝香痔疮膏、九华膏、如意金黄膏等,也可将具有相同功效的散剂经蜂蜜或麻油调成膏状后外敷,如活血止痛散。

3.塞药法

塞药法是将药物制成栓剂,纳入肛门而达到治疗目的的用药方法。主要用于内痔证属风伤肠络、气滞血瘀或湿热下注者,症见大便带血、血色鲜红,糜烂、渗液、血栓形成,肛门坠胀、灼痛。临床常用中成药如化痔栓等。

现代研究表明,肛门给药与口服给药比较有诸多优点,不但可以防止胃酸和消化酶对药物成分的破坏,而且可避免药物对胃黏膜的直接刺激,为不宜口服药物者开辟了新的给药途径。同时药物直接作用于直肠末端痔局部,被吸收入血后不经肝脏,又减少了对肝脏的刺激,减轻了肝脏负担,效果也能得到更大发挥。因此,栓剂的应用日趋广泛。

4.针灸疗法

中医学在晋代就有针灸治痔的经验和穴位记载,之后历代医家记载有许多治痔的穴位和方法。针灸治痔主要用于缓解出血、脱出、肿痛、肛门下坠等症状,常用穴位有攒竹、燕口、龈交、白环俞、长强、承山等。此外,二白、三阴交、委中、肾俞、大肠俞、命门、气海、昆仑、太冲等穴,也有治痔作用,可辨证选用。

八、预防与调摄

(一)健康宣教

预防痔先必须提高民众对痔及其预防知识的认识。人们往往因认知不足而未建立良好的行为模式,成为痔的易发人群。通过健康宣教提高人们的"治未病"意识,改变人们的行为方式,可减少痔的发生。通过医院、学校、社会等力量进行多途径的健康宣教,普及痔的防治方法,将健康宣教贯穿人们的整个生命周期和多个生活场景。

(二)体质调理

《黄帝内经》云:"正气存内,邪不可干"。体质偏颇是痔发生的内因,预防痔重在培正气、驱邪气。体质调理总的思路是避免加重体质偏颇的因素,利用纠正体质偏颇的条件,以期能达到平和质。

(三)调节生活方式

长期生活不规律、久坐、久蹲、久站、负重久行、过度劳累、房事过度、忍精不射等易致肛周血液回流循环障碍,极易造成静脉充血、曲张、血液淤积。此外,妊娠、不良生活方式可引发盆底肌肉张力下降、收缩力减弱、肛垫下移,诱发痔。

勿久坐、久站、久蹲、负重久行、过度劳累,避免高温高湿的环境,房事有节,适度运动,作息规律等能有效预防痔疮。

(四)饮食调节

饮食不节是痔病的诱因之一,饮食不节可致脏腑功能失调,致气、血、津液的运化失常以及气机升降失常,筋脉横解产生痔病。饮食的量与种类,淀粉、蛋白质、脂肪、纤维素等的比重,水分摄入情况等都能直接影响粪便成分,导致肛肠疾病。长期高脂饮食可引起肠道菌群失调,肠道功能受损,可致便秘、腹泻等。膳食纤维制剂被认为可同时用于便秘以及痔的治疗和预防。

饮食有节利于预防痔病,日常生活中忌过度饮酒,应均衡规律饮食,勿过饥、过饱,勿过度食用辛辣、油腻食品。便秘患者需摄入足够的膳食纤维和水,使用安全的缓泻剂软化大便,正常成人每天饮水应在 1.5～2.0 L。

(五)保持正常排便

不良排便习惯、便秘、腹泻等与痔病的发生、发展密切相关,保持正常排便有助于预防痔的形成。规律排便,无论有无便意应坚持每天定时解大便,每次排便在 5～10 分钟为宜,不憋便,大便质软而成条状为宜。

(六)保持肛门清洁

肛周皮肤及直肠黏膜因粪便、分泌物或其他异物的刺激而损伤,引起皮肤和黏膜出血、感染等,出现痔静脉丛血管内膜炎和血管周围炎,肛周皮肤增生、静脉曲张而成痔病。保持肛门清洁可减少肛周病变,平日需勤换内裤,勤洗肛门,有不适时可行坐浴,时间 10～15 分钟,水温宜在38～42 ℃,宜用细软的纸轻柔擦拭肛门。

(七)运动疗法

适当的体育锻炼可增强人的体质,促进全身血液循环,有利于胃肠道蠕动,改善盆底血液循环,利于大便畅通,利于预防痔病。提肛运动是肛周锻炼的主要方式,能改善肛周血液循环,预防盆底静脉淤血,对肛周和盆底疾病有重要的防治作用。

(八)调情志

情志因素与肛肠疾病的发生有密切关系,其中恐、怒、忧、思最易引发肛肠疾病。忧思过度伤脾,脾虚则气陷,生湿化热,怒伤肝则易生风化热,阻滞气机,恐则气陷。肛肠动力学和精神心理因素相关。压力或抑郁等情绪因素可通过肠-脑轴影响慢性胃肠疾病的自然病程,情志因素可通过神经联系、代谢产物、激素及免疫调节等路径影响肠道功能,从而影响痔的发生。情志因素也可能通过行为途径介导肛肠疾病的发生,如急躁之人易努挣排便损伤肛垫。

医师可运用语言、语气、情态、行为、气质等来改善患者的负性心理和由此产生的躯体不适。运动、与他人交流、自我疏导、远离诱因等方式能对人的情绪及身心状态起有效调节作用,能消除人们紧张、急躁、抑郁等心理,必要时需心理干预或药物治疗。

(王永跃)

第二节 肛 裂

肛裂是齿状线以下肛管皮肤层裂开后形成的缺血性溃疡,呈梭形或椭圆形,绝大多数发生于肛管后正中线上,其次是肛管前正中线上,两侧较少见。肛裂为临床常见的肛门直肠疾病,发病率仅次于痔,多发生于青壮年,20～40 岁是本病的高发年龄段。此病临床上以肛门周期性剧烈疼痛、出血、便秘为主要特点。中医学将本病归属到"痔"的范畴,称为"裂痔""钩肠痔"。

一、中医病因病机

前辈医家不仅在著作中详细描述了肛裂的临床表现,更是分析指出肛裂的发病多由血热肠燥或阴虚津乏引起大便秘结,如厕努挣,导致肛门皮肤裂伤,湿毒之邪乘虚而入皮肤筋络,导致局部气血瘀滞,运行不畅,破溃之处缺乏气血营养,经久不敛而发病。

二、分类

肛裂分类方法较多,目前国内外尚无统一方法,现将主要分类法介绍如下。

(一)二期分类法

1.早期肛裂

早期肛裂又称急性肛裂,病程短,仅在肛管皮肤上有一棱形溃疡,裂口新鲜,底浅,创缘软而整齐,无瘢痕形成,有明显触痛。

2.陈旧性肛裂

陈旧性肛裂又称慢性肛裂,病程长,反复发作,溃疡底深,边缘增厚,质硬不整齐,基底有梳状硬结,裂口上端伴有肛窦炎、肛乳头肥大,下端常伴有潜行性窦道。

(二)三期分类法

1.一期肛裂

一期肛裂肛管皮肤浅表纵裂,创缘整齐、鲜嫩,触痛明显,创面富于弹性。

2.二期肛裂

二期肛裂有反复发作史。创缘有不规则增厚,弹性差,溃疡基底呈紫红色或有脓性分泌物,周围黏膜充血明显。

3.三期肛裂

三期肛裂溃疡边缘发硬,基底紫红有脓性分泌物。创缘上端临近肛窦处肛乳头肥大,创缘下端有前哨痔或皮下瘘形成。

(三)四期分类法

1.初发肛裂(一期)

新鲜肛裂或早期肛裂。肛管皮肤浅表损伤,创口周围组织基本正常。

2.单纯肛裂(二期)

肛管已形成溃疡性裂口,但尚无合并症,无肛乳头肥大、前哨痔及皮下瘘。

3.三联肛裂(三期)

裂口呈陈旧性溃疡,合并肛乳头肥大及前哨痔。

4.五联肛裂(四期)

裂口呈陈旧性溃疡,合并肛乳头肥大、前哨痔、皮下瘘、肛窦炎、裂口基底纤维化。

(四)五型分类法

1.狭窄型

肛门内括约肌呈痉挛状态,肛管紧张缩小,有典型的周期性疼痛。

2.脱出期

因内痔、直肠脱垂、肥大肛乳头等经常脱出肛门,刺激肛管发炎所致肛裂,肛管无明显缩小,疼痛轻。

3.混合型

此型同时具有狭窄型和脱出型两者的特点。

4.脆弱型

因肛周皮肤湿疹、皮炎等引起肛管皮肤皮革化,弹性降低,脆弱易裂,肛管皮肤有多发浅表裂伤。

5.证候型

溃疡性结肠炎、克罗恩病、肛管结核等引起的肛裂属于证候性肛裂,肛管术后创面延迟愈合的裂口亦属此类。

(五)七型分类法

1.急性单纯性肛门撕裂

急性单纯性肛门撕裂是由于外伤造成的单纯性肛管皮肤损伤,呈线条状裂口。

2.亚急性肛裂

亚急性肛裂是指溃疡边缘不整齐,肛门括约肌紧张,呈亚急性溃疡。

3.慢性肛裂

慢性肛裂病程长,溃疡深达肌层,边缘增厚、变硬、不整齐,创面肉芽不良,伴有肛乳头肥大和前哨痔。

4.多发性肛裂

多发性肛裂的肛管皮肤全周有多数放射状、浅表的裂口,肛门皮肤多有瘢痕、肥厚、皮革化、弹性减弱等改变。

5.伴随型肛裂

伴随型肛裂是指伴有脱出性内痔、肥大肛乳头、直肠息肉等脱出肛外,牵拉损伤肛管皮肤,形成溃疡,并引起肛门括约肌紧张、肛管狭窄等。

6.特殊性肛裂

特殊性肛裂指肛管皮肤结核、梅毒、克罗恩病等引起的溃疡。

7.肛门皮肤皲裂

肛门周围皮肤裂伤或肛门周围皮肤病变伴有肛裂。

三、临床表现

(一)疼痛

大便后肛门撕裂样疼痛为肛裂的主要症状。便后数分钟疼痛缓解或消失,称为疼痛间歇期;便后约半小时出现反射性肛门内括约肌痉挛收缩而导致剧烈疼痛,常常持续数小时,使患者坐卧不安,十分痛苦,此称为周期性疼痛。肛门剧烈疼痛使患者恐惧排便,往往恶性循环,加重便秘,进一步又加重肛裂。

(二)便血

便血是肛裂的常见症状。出血量的多少与裂损大小、炎症和创面深浅有关。这主要是由于溃疡底部的静脉丛受损伤所致。肛裂一般出血不多,常有便纸擦拭时带少许鲜血,偶有鲜红色血液点滴而出,也可附于粪便表面,偶可见黏液,但黏液与粪便不相混合。出现在粪便表面的血迹常常于便条中段出现,这主要是由于粪便排出前溃疡面的静脉丛首先受到粪便的压迫暂不出血,一旦压力减少后便可出血,那些便头较硬,后期便条变软的患者该症状尤为明显。便血量较多的患者肛门疼痛常不甚明显,这是由于静脉丛保护溃疡面的原因;疼痛剧烈但便血不多或疼痛、便血均明显的情况,是由于这类患者溃疡面很深,同时损伤了静脉丛及括约肌。

(三)便秘

患者多因排出干硬大便致使肛门裂伤而形成肛裂。引起便秘的原因有很多,如直肠前突、直肠黏膜松弛、肛管狭窄等出口梗阻型原因,也有肠功能紊乱等慢传输原因导致,有二者兼有导致的混合型便秘。患者常因大便时肛门疼痛,从而恐惧排便,减少大便次数,导致粪便滞留直肠时间过长,粪便因水分被过多吸收而干结,从而加剧患者便秘,引起排便时更加剧烈的疼痛,产生恶性循环。为了使大便变软,减少痛苦,患者长期服用泻药形成依赖性,导致肠功能紊乱后又可形成依赖性顽固性便秘。

(四)其他

肛裂其他表现如瘙痒、分泌物、腹泻等。

肛裂溃疡的分泌物,或伴发的肛窦炎、肛乳头肥大等炎症产生的分泌物均可引起肛门瘙痒,女性患者尤为显著。

一般肛裂只有少量血清样分泌物,一旦发生感染,局部可形成肛缘脓肿,分泌物增多且为脓性。

患者在肛门症状发作之前若有一段腹泻的发作病史,不可忽视,这些症状可能是炎性肠病的表现。

四、诊断

(一)诊断要点

依据典型的症状和肛管局部检查,肛裂的诊断并不困难。详细询问病史,患者多有便秘史,且有典型的排便-疼痛-间歇-剧痛的周期性发作。

(二)辅助检查

1.局部视诊

患者宜取胸膝位或侧卧位,牵拉肛缘可见一纵行裂损。早期肛裂色鲜红,底浅,边缘无明显增厚,无前哨痔形成;陈旧性肛裂深达肌层,边缘纤维化,可形成前哨痔。

2.指诊

由于肛门括约肌痉挛,患者一般因疼痛而拒绝指诊,一般患者不宜指诊,或肛内纳入利多卡因等局部麻醉药物后方行指诊。无麻醉下进行肛门指检时,由于肛门括约肌痉挛,手指不易插入肛内,插入肛门后在肛管内可感受到括约肌的张力明显高于正常人。在麻醉下进行肛门指检时,早期肛裂在肛管内可触及边缘稍有凸起的纵行裂口;陈旧性肛裂可触及裂口边缘隆起、肥厚、坚硬,并常能触及肥大肛乳头及皮下瘘管,在肛缘触摸,若两指间有胡豆大小硬结又压痛明显者,是深部有小脓肿的表现。于裂口下端肛缘处挤压肛缘时,若可见脓性分泌物顺裂口下端流出,用粗探针弯成钩状可顺利进入,说明患者已合并窦道。

3.肛门镜检查

一般患者不建议行肛门镜检查,如医师认为患者可能合并其他肛内疾病时,可以利多卡因充分麻醉润滑后进行肛门镜检查。早期肛裂边缘整齐,基底色鲜红;陈旧性肛裂边缘不整齐,基底色深,呈灰白色,裂口上方的肛窦呈深红色,并可见到肥大肛乳头。

4.肛管直肠测压

肛管直肠测压是指利用特制的压力测定器,检测肛管直肠内压力和肛门直肠间存在的某些生理反射,以了解肛门直肠的功能状态。此检查在肛肠科主要用于了解肛管、直肠及盆底肌肉的正常生理功能。对肛裂患者进行直肠测压检查发现,肛裂会使肛管静息压升高,直肠肛管反射和舒张压降低,这与肛管四周肛门内、外括约肌受炎性刺激后组织粘连或肌肉收缩有关。

5.血常规分析

当肛裂患者合并局部感染时,血常规分析可见白细胞计数增高。

五、鉴别诊断

（一）肛管结核性溃疡

溃疡的形状不规则,边缘不整齐,有潜行窦道,底部呈暗灰色并可见干酪样坏死组织,有脓性分泌物,无明显疼痛,无前哨痔形成。溃疡可发生在肛管任何部位。此类患者多有结核病史,分泌物培养可发现结核分枝杆菌,结核菌素皮肤试验阳性。病理可明确诊断。

（二）肛门皲裂

肛门皲裂所致溃疡可发生于肛管任何部位,裂口表浅,仅限于皮下,伴皮肤增厚浸渍,常见多处裂口同时存在。此类患者疼痛轻,出血量少,瘙痒症状明显,无溃疡、前哨痔和肛乳头肥大等并发症,多因肛周皮肤病引起,如肛门湿疹、皮炎等。

（三）肛门皮肤癌

此类溃疡形状不规则,边缘隆起、坚硬,溃疡底部凹凸不平,表面覆盖坏死组织,有特殊臭味。此类患者有可能伴有肛门松弛、肛门失禁,或伴持续性疼痛。病理检查可明确诊断。

（四）克罗恩病肛管溃疡

克罗恩病肛管溃疡位置可位于肛门任何部位,溃疡形状不规则,底深,边缘潜行,常与肛瘘并存,同时伴有贫血、腹痛、腹泻、间歇性低热和体重减轻等克罗恩病的系列特征。

（五）肛管上皮缺损

肛管上皮缺损曾有内痔或其他肛门手术史,肛门无疼痛,或有感觉性失禁现象。肛周有全周或部分环状瘢痕,直肠黏膜外露,常充血、肿胀、糜烂。

（六）梅毒性溃疡

梅毒性溃疡常见于女性患者,初为肛门瘙痒、刺痛,皮肤破损成痂后形成溃疡。溃疡基底色鲜红,无明显疼痛,常伴有少量脓性分泌物,位于肛门两侧的皱褶内,质硬,边缘轻微隆起,伴双侧腹股沟淋巴结肿大。患者常有性病史,分泌物涂片中可见梅毒螺旋体。

（七）软性下疳

软性下疳有多个圆形或卵圆形溃疡同时发生,质软,边缘潜行,底部有灰色坏死组织,常伴有少量脓性分泌物。此类患者排便时肛门疼痛尤为明显,双侧腹股沟淋巴结肿大,在阴茎或阴唇处常可发现相似溃疡。

（八）肛管上皮瘤

肛管上皮瘤为肛管内突起的结节,属于良性肿瘤,顶端皲裂后形成溃疡。若肛缘皮肤受到侵犯,患者会感到剧烈疼痛。肛管上皮瘤硬而固定,检查时可见溃疡边缘不规则突起,溃疡底部呈灰色,有水样分泌物,伴腹股沟淋巴结肿大。病理活检可明确诊断。

(九)溃疡性结肠炎

溃疡性结肠炎所致肛裂裂口一般较表浅,多位于肛门两侧,常伴发肛门周围炎、肛瘘和内痔。患者的主诉一般为脓血便、腹泻、里急后重和左下腹疼痛。

六、中医辨证分型

(一)血热肠燥证

此证大便2～3天1次,质干硬,便时肛门疼痛,便时滴血或手纸染血,裂口色红;腹部胀满,溲黄;舌偏红,脉弦数。

(二)阴虚津亏证

此证大便干结,数天1次,便时疼痛,点滴下血,裂口深红;口干咽燥,五心烦热,舌红,苔少或无苔,脉细数。

(三)气滞血瘀证

此证肛门刺痛明显,便时便后尤甚,肛门紧缩,裂口色紫暗;舌紫暗,脉弦或涩。

七、中医治疗

(一)内治法

1.血热肠燥证

此证治法为清热润肠通便。可选方药为凉血地黄汤合脾约麻仁丸加减。常用药物包括生地黄、当归尾、地榆、槐角、黄连、天花粉、生甘草、升麻、赤芍、枳壳、黄芩、荆芥、大黄、厚朴、杏仁、白芍等。出血较多者,加侧柏炭;大便干硬者,加番泻叶。

2.阴虚津亏证

此证治法为养阴清热润肠。可选方药为润肠汤加减。常用药物包括当归、甘草、生地黄、桃仁等。便头干者,加肉苁蓉;口干较甚,加天花粉、石斛。

3.气滞血瘀证

此证治法为理气活血,润肠通便。可选方药为六磨汤加减。常用药物包括大黄、槟榔、沉香、木香、乌药、枳壳。疼痛剧烈者,加红花、桃仁、赤芍等。

(二)外治法

1.药物疗法

膏药因其富有黏性,敷贴患处能够保护肛裂裂口,避免外来刺激或毒邪感染,依据所选药物的功用不同,可起到提脓祛腐、生肌收口的作用。

外用紫连膏治疗血热肠燥证肛裂患者,可缓解肛裂引起的疼痛、减少便血、缩短便后疼痛持续时间、促进创面愈合,效果良好。

应用裂愈膏治疗气滞血瘀证肛裂,可有效减轻便血症状、便时或便后肛门疼痛、改善便秘,效果肯定且无明显不良反应。

使用葛根软膏治疗肛裂,创口分泌物明显减少,在缓解疼痛和加快创口愈合方面具有明显的优势。

用创灼膏治疗肛裂,可以有效减少出血、缓解疼痛、促进创面愈合、缩短病程。

2.中药熏洗

肛门齿状线是胚胎时内胚层和外胚层的连接处,屏障功能最弱,渗透力强,药物最易穿透皮肤发挥作用。药物外用于肛门,可使局部血管扩张,皮肤充血,血流量增加,促进血液、淋巴循环,加快药物的运转和利用,改善肛裂局部缺血症状。温热作用可加速提高中药活性离子透皮功效,使新陈代谢旺盛,提高组织的再生能力,可缓解疼痛、促进愈合。因此,中药熏洗可用于肛裂的治方。

3.中医挂线法

中医挂线法指采用普通丝线或橡皮筋等挂断瘘管的治疗方法,现亦运用于肛裂治疗中,利用挂线的紧箍作用,促使气血阻绝,肌肉坏死,最终达到切开的目的,亦可起到引流作用,挂线使慢性切割和组织增生同时进行,又因为橡皮筋作为异物产生了局部的炎性粘连,保护肛门功能,避免一次性切开。

4.穴位埋线

穴位埋线是根据不同患者的病情将可吸收缝合线埋入特定的穴位,持续刺激该穴位,可治疗疾病,保健强身。此方法操作简便显效快,创伤及不良反应较少,在临床上得到迅速发展及广泛应用。

八、预防与调摄

(一)肛裂的预防

肛裂是可以预防的,人们通过对大便、饮食、肛周皮肤等进行有效的预防护理,可避免或缓解肛裂。

1.大便护理

排便异常、便秘是造成肛裂的主要原因。人们要保持大便通畅,养成每天排便的习惯,有便意及时排便,发现大便燥结时不可用力排便,可用温盐水灌肠或开塞露注入肛内润肠通便。便秘患者应及时纠正便秘情况,可每天清晨空腹饮温开水一大杯,同时顺时针按揉腹部,每天 3 次,每次 20～30 圈,促进肠蠕动,必要时加服润肠缓泻剂,从而保持大便通畅。

2.饮食护理

肛裂的发生与日常饮食密切相关。做好饮食护理可有效减缓肛裂的发生、发展。日常饮食宜清淡营养,多饮水,避免进食辛辣、刺激、油腻、坚硬不易消化的食物,避免饮酒,可多食用纤维素丰富的新鲜蔬菜水果,如芹菜、菠菜、冬瓜、苹果、西瓜等,忌暴饮暴食,保持大便通畅,避免便秘或腹泻等情况。

3.肛周皮肤护理

肛周皮肤由于位置特殊容易出现肛周潮湿、瘙痒等情况。人们要保持肛周及会阴部清洁,坚持每天便后及睡前温水清洗,养成良好的生活习惯,勤洗澡,勤换内裤,穿着宽松舒适的棉质内裤,便纸应柔软,不宜大力擦拭肛周皮肤,必要时可温水坐浴清洗,避免肛周局部刺激。

4.活动指导

良好的生活习惯有助于减缓肛裂的发生。如发生肛裂后,患者可以进行一些运动强度不大的锻炼,如散步、慢跑、打太极等,保持心情舒畅,促进肠道蠕动。还可以同时进行提肛运动(有规律地往上提收肛门,然后放松,每次 20～30 次,每天 2～3 次),改善局部血液循环,增强肛门括约肌的功能,促进肛周的康复。

(二)肛裂患者的注意事项

1.保持大便通畅和柔软

肛裂患者的调养首先是保持大便通畅和柔软,大便应1~2天1次,若4~5天1次者,由于粪便在结肠、直肠内停留时间较长,水分被重吸收,容易干燥秘结。1天数次,则会因排便刺激加重疼痛和损伤,所以应每1~2天排便1次,粪便以不干不稀为好。肛裂患者绝大多数都伴有习惯性便秘,为使粪便变稀,经常服用泻药,这些泻药都有泻后引起便秘的不良反应,以致肛裂越来越重。防治便秘不能依靠泻药,而要以合理调配饮食为主,饮食要多样化,杂食五谷粗粮、果肉蔬菜,尤其要多食含有丰富纤维素和维生素的食物。

2.晨起定时排便

肛裂患者应养成晨起定时排便的习惯,因为早晨起床后的直立反射和胃结肠反射可促进排便。另外,晨起参加多种体育活动,如做操、跑步、打太极拳、练气功等,可防止便秘,预防肛裂。

3.便后熏洗

便后用温水熏洗坐浴或用祛毒汤、止痛如神汤熏洗,可使肛裂创面保持清洁,这是防治肛裂的重要措施。熏洗时要把肛门浸入药液中,才能洗净肛门污物,使药物进入肛管,起到消炎、止痛、促进裂口愈合的作用。

4.及时治疗

肛裂的治疗一定要早期、及时。早期肛裂一般经内服中药,外用中药祛毒汤等药物熏洗,肛门局部敷药等治疗后,多数能在1~2周愈合;陈旧性肛裂则需施以手术才能根治。因此,一旦发现患有肛裂,应尽早治疗。

(王永跃)

第三节 肛周脓肿

肛周脓肿是直肠肛管周围脓肿的简称,是发生在肛周、肛管、直肠周围组织及其周围间隙的急性化脓性感染。绝大部分肛周脓肿源于肛腺的感染,也有极小部分由其他因素导致。肛周脓肿在任何年龄均可发病,但多见于20~40岁青壮年,男性多于女性,婴幼儿也可发病。肛周脓肿发病多较突然、进展快,可引起患者肛周局部剧烈疼痛,重者还可出现发热等全身症状,脓肿破溃脓出后可形成肛瘘。临床多将其作为一种急症处理,及时、积极的治疗不但能减轻患者痛苦,还可避免病情加重和复杂化。

肛周脓肿属于中医学的"肛痈"范畴,中医学对本病也有不同的称谓,如"脏毒""悬痈""坐马痈""跨马痈"等。

一、中医病因病机

中医学中有关肛痈病因的论述颇多,归纳起来分虚、实两种。

(一)虚证致病

(1)久病极虚,三阴亏损,湿热积聚肛周。

(2)虚劳久嗽,痰火结肿肛门。

（3）劳碌、负重、生产等引起气虚、气陷，致湿热积聚下注。

（二）实证致病

（1）外邪入里化热，下注肛门。

（2）过食膏粱厚味、辛辣醇酒，致使湿热内生，下注积聚肛门。

二、分类

肛周脓肿按发病部位分类是目前中西医临床上应用最广泛的分类方法，包括肛提肌以下脓肿（低位肛周脓肿）和肛提肌以上脓肿（高位肛周脓肿）。肛提肌以下脓肿包括坐骨直肠间隙脓肿，肛管前、后间隙脓肿，低位肌间脓肿和肛门周围皮下脓肿。肛提肌以上脓肿包括骨盆直肠间隙脓肿、直肠后间隙脓肿、高位肌间脓肿、直肠黏膜下脓肿。

（一）坐骨直肠间隙脓肿

坐骨直肠间隙脓肿病变范围较广泛，累及坐骨直肠间隙深部和/或浅部，可在一侧或双侧同时发生。

（二）肛管前、后间隙脓肿

此型临床常见，是肛腺感染扩散到肛管前、后间隙引起。如未及时治疗，可蔓延到与其相通的一侧或两侧坐骨直肠间隙，形成低位的后半马蹄或全马蹄形肛周脓肿，如同时向上蔓延穿透肛提肌侵及直肠后间隙，则形成高位马蹄形脓肿。

（三）低位肌间脓肿

低位肌间脓肿位于齿状线以下肛门内、外括约肌之间，范围局限。可向坐骨直肠、骨盆直肠等扩散。

（四）肛门周围皮下脓肿

肛门周围皮下脓肿病灶表浅，位于肛周皮下，是较常见的一种脓肿，易破溃和治愈。

（五）骨盆直肠间隙脓肿

此型临床上少见，多因坐骨直肠间隙脓肿向上蔓延穿透肛提肌所致，少部分由肛腺感染直接扩散引起。

（六）直肠后间隙脓肿

直肠后间隙脓肿位于直肠后、骶骨前，多因肛管后深间隙脓肿向上扩散穿过肛提肌而形成，也有部分由肛腺感染扩散直接形成。

（七）黏膜下脓肿

黏膜下脓肿位于直肠黏膜下间隙内，位置表浅。主要因肛腺感染引起，小部分由内痔注射不当感染所致。易在肛窦处破溃，部分可扩散至肛周皮下，形成皮下脓肿。

（八）高位肌间脓肿

此型临床上极少见，位于齿状线以上末端直肠的直肠环肌和纵肌之间，常由直肠炎症或直肠损伤并发感染形成，少数由低位肌间脓肿蔓延所致。

三、临床表现

（一）疼痛

疼痛是肛周脓肿最主要的症状，也常是患者就诊的最重要原因。低位肛周脓肿一般在发病初期只引起病灶局部的轻度不适或隐痛，随病情发展，疼痛会逐渐加重，病灶成脓后则呈持续性胀痛或跳痛,并伴有局部灼热感。其中,肛门周围皮下脓肿和低位肌间脓肿所引起的疼痛最为剧烈。单纯的高位肛周脓肿初期疼痛不明显,随着病情发展多有不同程度的肛门和骶尾部酸胀坠痛,可向臀部放射,伴有低位脓肿时,疼痛加重。

(二)肛周肿物

肛周肿物是另一常见的患者主诉,主要见于低位肛周脓肿。发病初期,肿物表现为较小硬结或肿块,成脓后范围扩大,红肿隆起,高出皮肤,质地变软。

(三)排便不畅

疼痛较剧烈时,患者可因惧痛而出现大、小便排出不畅。高位肛周脓肿病灶范围较大时,亦可压迫肠腔,使大便排出不畅,同时伴有持续便意感。

(四)流脓

成脓后挤压脓腔,内口通畅者脓液可自内口流入肠腔后自肛门流出;脓肿溃破后,脓液亦可自溃口流出。脓出后疼痛等不适随之缓解。

(五)发热

发热多见于累及坐骨直肠间隙、骨盆直肠间隙或直肠后间隙的肛周脓肿。以上3类脓肿感染范围相对广泛,感染程度重,因此常可引起发热,并多伴有精神萎靡、周身不适等表现。

四、诊断

(一)诊断要点

一般根据患者有肛周局部疼痛、肿物、流脓以及全身发热、不适等症状,结合局部红肿、压痛、波动感等典型体征,即可做出诊断。但由于脓肿发生位置各异,其临床表现即诊断要点也不尽相同。

1.坐骨直肠间隙脓肿

初期肛周有持续性疼痛、肿胀感,不甚剧烈,局部红肿不明显,肛门指诊可扪及肿块。脓肿形成后肛周局部肿胀跳痛,较剧烈。重者可影响排尿和正常行走,并可伴发热、身倦乏力等全身症状。如脓肿局限于坐骨直肠间隙深部,局部红肿不甚明显;如累及浅部则红肿疼痛显著,肛门指诊有明显触痛和波动感,皮温升高。单侧发病时双侧臀部不对称。

2.肛门前、后间隙脓肿

肛门前、后间隙脓肿以局部红肿疼痛为主要表现。肛门前间隙脓肿红肿部位多位于结石位11点至1点,形成会阴部脓肿后会阴部红肿明显。肛门后间隙脓肿由于肛尾韧带的存在,引起红肿的位置多在5点、7点。其蔓延到与其相通的一侧或两侧坐骨直肠间隙形成半马蹄或全马蹄形肛周脓肿后,出现一侧或两侧臀部红肿,应与单纯坐骨直肠间隙脓肿鉴别。

3.低位肌间脓肿

低位肌间脓肿局部红肿不显,但疼痛较剧烈。肛门指诊时波动感不显。

4.肛门周围皮下脓肿

肛门周围皮下脓肿局部红肿隆起和疼痛明显,且边界较清晰。由于病灶表浅,肛门指诊时波动感明显。

5.骨盆直肠间隙脓肿

骨盆直肠间隙脓肿发病初期症状不显,可表现为骶尾部、直肠内酸胀坠痛,肛门指诊可扪及直肠壁饱满肿胀,伴压痛,肠壁温度较周边正常组织升高。病情发展后逐渐加重,并可出现发热、周身不适等全身症状,严重者出现脓毒症甚至感染性休克。

6.直肠后间隙脓肿

临床表现与骨盆直肠间隙脓肿相似。肛门指诊时可在直肠后壁触及病灶。

7.黏膜下脓肿

黏膜下脓肿主要表现为肛内坠痛。指诊时在齿状线以上可触及直肠隆起和波动感,病灶表面黏膜温度升高。

8.高位肌间脓肿

高位肌间脓肿主要表现为肛内坠痛或其他不适,常有肠道炎性病变。

（二）辅助检查

1.血常规检查

根据白细胞计数及中性粒细胞分类计数,可判断感染的程度是否有不同程度的增加。

2.B超检查

B超检查可以准确地判断脓肿位置及大小、分布。多表现为肛管直肠周围软组织低回声或液性暗区。

3.X线检查

如高位脓肿定位不准确,可先穿刺抽脓,然后向脓腔内注入造影剂进行摄片,有助于了解脓肿的定位。必要时可进一步行 CT、MRI 检查。

4.病理学检查

取脓腔壁组织行病理学检查可进一步明确病变性质。

5.细菌培养

术中行脓液细菌培养和药敏试验,可为后期治疗提供依据。

6.结肠镜检查

结肠镜检查可排除原发性肠病及恶性肿瘤所致的脓肿。

五、鉴别诊断

（一）骶前囊肿

骶前囊肿发生部位在直肠后,骶骨前。触之呈囊性,光滑有分叶,无明显压痛,局部非急性感染期无明显症状。如发生急性感染化脓,可出现骶尾部胀痛、发热等症状,与直肠后间隙脓肿相似。影像学检查骶骨与直肠之间可见肿块,形状规则,多为圆形。

（二）汗腺炎性脓肿

汗腺炎性脓肿是由肛周化脓性大汗腺炎引起,浅在分布于肛门周围皮下,脓肿间相互连通,与慢性窦道并存,不与直肠相通,脓液黏稠呈灰白色,味臭。化脓性大汗腺炎范围广泛,常可累及肛周、臀部及会阴,病变部位皮肤色素沉着、增厚、变硬,并有广泛慢性炎症和瘢痕形成,患者多体质虚弱。

（三）肛周毛囊炎

肛周毛囊炎因毛囊发生化脓性感染而形成,红肿中心位置与毛囊开口一致,其中有脓栓、毛发、毛囊。位置表浅,脓出即愈。

（四）前庭大腺囊肿

前庭大腺囊肿因前庭腺管开口部阻塞,分泌物积聚于腺腔而形成囊肿,囊肿多呈椭圆形,超声检查可确诊。若囊肿小且无感染,患者可无自觉症状;若囊肿大,可感到外阴有坠胀感。若囊肿伴随感染形成脓肿,可出现会阴部红肿疼痛。

(五)肛旁皮脂腺囊肿

肛旁皮脂腺囊肿病程长,一般无皮肤改变,囊肿较大者可见局部皮肤隆起。肿物呈圆形或椭圆形,表面光滑,柔软无压痛,有完整囊壁,内容物呈白色粉粥状,与肛管直肠无关联。急性感染后出现肿胀、疼痛等症状。

(六)坏死性筋膜炎

坏死性筋膜炎由多种细菌混合感染引起,主要累及皮下组织和筋膜。该病虽然发病率不高,但起病急,进展迅速,如不及时正确处理则会危及生命。坏死性筋膜炎发病较隐匿,常为外阴部及肛周的疼痛、红肿,伴有寒战、高热、乏力等全身症状明显。但是这些表现常无特异性,因此发病初期较难与一般的局部感染相鉴别,常被误诊为普通的肛周脓肿而未行适当的治疗。病情继续发展后局部红肿皮肤破溃变黑,广泛坏死后出现感觉麻木,有时产生皮下气体,检查可发现捻发音。病程末期,病变组织液化坏死,味奇臭。

在遇到肛周脓肿时要进行详细的体格检查,特别是对于局部红肿、疼痛等症状不足以解释全身性中毒的患者要考虑到坏死性筋膜炎的可能。

六、中医辨证分型

按照证候不同,肛周脓肿分为以下 3 型。

(一)火毒蕴结型

肛门周围突然肿痛,持续加剧,伴有恶寒、发热、便秘、溲赤。肛周红肿,触痛明显,质硬,表面灼热。舌红,苔薄黄,脉数。

(二)热毒炽盛型

肛门肿痛剧烈,可持续数天,痛如鸡啄,夜寐不安,伴有恶寒发热,口干便秘,小便困难。肛周红肿,按之有波动感或穿刺有脓。舌红,苔黄,脉弦滑。

(三)阴虚毒恋型

肛门肿痛、灼热,表皮色红,溃后难敛,伴有午后潮热,心烦口干,夜间盗汗。舌红,少苔,脉细数。

七、中医治疗

(一)内治法

1.初起阶段

初起阶段指脓肿新发尚未化脓阶段,应以"消法"为治疗原则,"审其症而消之",使病灶及时消散。此阶段大多属火毒蕴结之实证,极少数属阳虚寒凝之虚证。

(1)火毒蕴结证:须治以清热解毒、活血止痛,方用仙方活命饮、黄连解毒汤加减。

(2)阳虚寒凝证:须治以温阳通滞,散寒消结。方用阳和汤等。

2.成脓阶段

成脓阶段指脓肿形成期,此期应以"托法"为治疗原则,"因其势而逐之",使脓肿速溃,透脓外出。此期辨证当属热毒炽盛,包括正盛邪实及正虚毒盛两类。

(1)正盛邪实者,证见局部肿胀高起,疼痛剧烈,脓根收束,色晕分明,剧痛难忍,脉证俱实。

须治以托毒透脓。方用透脓散加减。

（2）正虚毒盛者，证见脓肿平塌、根脚散漫、难溃难腐、疼痛不甚。须治以益气养血，托里透脓。方用托里透脓汤加减。

3.溃后阶段

溃后阶段指脓肿经治疗或自然破溃，脓液流出之后的阶段。治疗主要应以"补"为原则，"益其所不足而敛之"。属阴虚毒恋者应以养阴清热，祛湿解毒为治法。

（1）如溃后脓出不尽、腐肉难除，应予托里透脓汤透脓外出。

（2）如溃后脓尽腐除，需补益气血，以助收口，方可用八珍汤、十全大补汤加减。

（3）属阴虚毒恋证者，需治以养阴清热，祛湿解毒。方可用青蒿鳖甲汤合三妙丸加减。

（二）外治法

1.中药熏洗坐浴

中药熏洗坐浴时，药液成为负离子蒸汽，作用于患处，皮肤黏膜能充分吸收，能降低痛觉，温热作用又能改善局部组织充血水肿。临床运用加味苦参汤坐浴联合挂线疗法治疗高位肛周脓肿可减轻疼痛、促进肉芽生长、缩短恢复时间。肛周脓肿患者术后运用中药熏洗坐浴治疗，可有效减轻术后并发症。

2.中药贴敷疗法

中药贴敷疗法是指将中药制成粉剂或油膏等，施治于病变部位的一种中医外治方法，简单易学且实用。在单纯手术治疗基础上联合清毒百炎消外敷治疗肛周脓肿疗效明显。临床使用消炎膏方敷于患处治疗初期肛周脓肿，可明显促进炎性组织吸收，减轻疼痛。

3.中药灌肠

中药灌肠是将中药药液或散剂掺入水液灌肠，使药力直达病所，具有减少肝肾代谢负担、毒副作用小等特点的一种治疗方法。运用口服中药联合中药液灌肠可明显提高肛周脓肿临床疗效。运用仙方活命饮加减口服、灌肠联合抗生素治疗早期肛周脓肿，疗效显著。

4.针灸治疗

火针疗法是针灸疗法中的一种，临床运用火针疗法治疗肛周脓肿，可达到局部消肿止痛，且愈合良好。对肛周脓肿术后患者创面予以温和灸可缩短创面愈合时间，降低术后水肿与疼痛评分。

八、预防与调摄

（一）调理排便

无论排便秘结还是时时稀溏、腹泻频作，均可导致肛窦炎，引起肛周脓肿。大便秘结时，贮于直肠内的粪便易堵塞肛窦，引起肛窦炎，形成肛周脓肿。同时，大便干结擦伤肛管皮肤或肛窦，也会引起肛周脓肿。腹泻日久、时时稀溏，可使稀便进入肛窦，刺激肛窦产生炎症，从而诱发肛周脓肿。

（二）积极锻炼身体，增强体质

因为工作原因而需要长期久坐或者是久站的人群，容易出现肛周局部血液循环障碍的情况，使得肛周局部的抗病能力下降，最终导致肛周因为感染而出现脓肿。

因此，经常久坐或者是久站的人群，要注意加强个人的日常锻炼，通过坚持锻炼的方式来增强个人的身体素质，提高肛周部位各组织的抗病能力，达到预防肛周脓肿的效果。

(三)多喝水

人体内部各系统组织的新陈代谢都需要足量的水分,机体水分摄入不足会引发多种健康问题。

生活中,不少人会因为水分摄入不足而导致大便过于干燥,而大便干结会加大直肠黏膜摩擦,增大挤压力度,引起直肠黏膜破损出血,容易引起肛窦、肛门腺阻塞,引起感染,从而诱发肛周脓肿。

因此,保证自身每天摄入足量的水分,在一定程度上也可以预防肛周脓肿。

(四)积极治疗肛窦炎和肛乳头炎

采用坐浴、药栓纳肛、口服抗生素或中医中药疗法,防治肛窦、肛乳头炎症深入,甚至化脓而成肛周脓肿。

(五)积极治疗全身疾病

糖尿病以及克罗恩病等全身性疾病的发生、发展,都有可能成为导致肛周脓肿发病的诱因。

因此,如不想受到肛周脓肿的困扰,在受到各种全身性疾病侵害之后,就要通过科学的治疗以及全面的护理来有效改善和控制病情,防止肛周组织受到累及,降低肛周脓肿的发病风险。

(六)养成良好的卫生习惯

对肛门部位做好清洁,勤换内裤,排便后对肛门进行清洗,预防感染性疾病;防止肛门部位受潮受凉,引发感染。

(七)饮食适当

饮食不当是导致肛周脓肿出现的重要因素之一,如饮食过于油腻、辛辣刺激,膳食纤维摄入过少,也容易发生肛周脓肿。

(1)经常食用有清热解毒作用的食品,能缓解肛门局部肿痛、流脓流水等症状。同时选用绿豆粥、芹菜粥、鸡蛋面、素菜粥等,有润肠通便作用。

(2)可多吃水果类,如西瓜、苹果、菠萝、梨等。

(3)多吃富含纤维素的绿色蔬菜,能够清热解毒,缓解肛门局部肿痛以及流脓流水的症状。

(八)不要久坐湿地

在草地、湿土上久坐,肛门部受凉受湿,降低了抗病能力,寒湿之邪容易侵入肛门,引起感染。

(九)早期治疗

一旦发生肛周脓肿,应早期医治,以防其蔓延、扩散。

此外,肛周脓肿存在复发可能,尤其是高位肛周脓肿患者,因此术后仍要格外注意饮食起居等预防调护措施,复查换药,保证术后引流通畅。

(王永跃)

第四节 肛 瘘

肛瘘又称肛门直肠瘘,是发生于肛周皮肤与肛管、直肠之间的慢性、病理性窦道,常因肛周脓肿破溃或切开引流后脓腔逐渐缩小而形成,主要与肛腺感染有关,其特点是以肛门周围硬结、反复肿痛、破溃流脓、潮湿及瘙痒为主症,局部可触及或探及瘘管通向肛内。肛瘘由原发性内口、瘘管和继发性外口组成,病情有蔓延和不规律发展的特性。中医学中称为"肛漏"。

一、中医病因病机

外感六淫之邪,即风、寒、暑、湿、燥、火邪所致;过食醇酒厚味,房劳过度所致;七情内伤,忧思过度所致;局部气血运行不足所致;痔久不愈成瘘;由肛痈发展而来。

二、分类

肛瘘的分类方法较多,Parks 肛瘘分类法按照瘘管走行与肛门括约肌的关系进行分类,经过多年临床实践证明,该分类方法对肛瘘的临床诊治具有较好的指导意义。以此为依据,绝大多数肛瘘可以归入下列 4 型。

(一)括约肌间瘘

主瘘管由内口穿过肛门内括约肌,再经过肛门内、外括约肌间平面到肛周皮肤,部分支管可沿肛门括约肌间平面延伸。

(二)经括约肌瘘

主瘘管由内口穿过肛门内括约肌和肛门外括约肌,经坐骨直肠间隙到达皮肤,瘘管高低决定其累及肛门括约肌的程度。

(三)括约肌上瘘

主瘘管经内口穿过肛门内括约肌,再经肛门括约肌间平面向上越过耻骨直肠肌,然后向下经坐骨直肠间隙到皮肤。

(四)括约肌外瘘

内口位于肛提肌平面的上方,瘘管穿过肠壁及肛门外括约肌深部,然后经坐骨直肠窝到达皮肤。

依据肛瘘治疗的困难程度,可将肛瘘分为复杂性和单纯性肛瘘。复杂性肛瘘包括括约肌外瘘,括约肌上瘘,涉及>30%肛门外括约肌范围的经括约肌瘘,马蹄型瘘,女性患者的前侧经会阴体的肛瘘,合并炎性肠病、放射性肠炎、恶性肿瘤、肛门节制功能不全、慢性腹泻等的肛瘘。单纯性肛瘘包括低位经括约肌肛瘘和涉及<30%肛门外括约肌范围的经括约肌肛瘘等,不包括上述危险因素。相对单纯性肛瘘,复杂性肛瘘治疗困难,容易造成副神经损伤,遗留肛门节制功能障碍,且复发率高。

三、临床表现

(一)局部症状

1.流脓

脓液多少与瘘管大小、长短及数目有关。新形成或炎症急性发作期的瘘管脓多、味臭、色黄而浓稠;经久不愈的瘘管脓液较少或时有时无。若脓液急骤增多,局部肿胀,体温增高,常因肛瘘感染急性加重所致。有的外口排出物中混有少量血液,较宽大的内口瘘管可有粪便或气体排出。

2.硬结

肛缘条索状硬结常为患者的主诉之一。炎症急性发作时外口若封闭,引流不畅时硬结则增大。

3.疼痛

平时疼痛不明显。慢性炎症期脓液积存于管腔内,引流不畅时局部胀痛,并有明显压痛,脓液引流后疼痛可减轻;急性感染期肿胀疼痛剧烈。内盲瘘常见直肠下部和肛门部的灼热不适,排便时伴有疼痛。黏膜下瘘常引起肛门坠胀疼痛并向腰骶部放射。

4.瘙痒

因肛内黏液分泌物的增多或外口周围脓液的刺激常致肛门皮肤瘙痒或湿疹,出现皮肤浸渍、潮红、渗出及皮损,长期刺激可致皮肤增厚呈苔藓样变。

5.排便不畅

一般肛瘘不影响排便,但高位复杂性肛瘘或者马蹄形肛瘘因长期慢性炎症刺激,肛管直肠环纤维化或瘘管环绕肛管,形成半环形或环形条索,影响肛门括约肌的舒张收缩,引起排便不畅。

6.其他表现

当瘘管与膀胱、尿道、子宫、阴道相通时会有其他特殊表现。例如,直肠膀胱瘘时,有部分尿液从肛门外流;直肠阴道瘘时,阴道内可见粪渣。

(二)全身症状

一般肛瘘无全身症状,但高位复杂性肛瘘、结核性肛瘘及克罗恩病肛瘘,因病程长,有的带病数十年,常出现低热、厌食、贫血、身体消瘦、精神萎靡及神经衰弱等症状;若为急性炎症期或再次感染化脓,则出现发热等全身症状。

四、诊断

(一)诊断要点

详细了解病史和症状,并进行体检。依据患者肛周脓肿自行破溃、切开引流或愈合后反复破溃病史,并结合破口与肛门之间皮下触及硬条索、肛门括约肌纤维化等体征,对多数肛瘘可以做出明确诊断。对少部分没有明确肛周脓肿病史的患者,要注意了解其有无合并炎性肠病、糖尿病、结核、获得性免疫缺陷综合征或肛门直肠恶性肿瘤等,以综合分析是否为特殊类型的肛瘘。肛门镜检查可发现对应内口的肛窦基底部有无脓性分泌物排出。对于诊断不明确或需要判断瘘管与肛门括约肌关系时,建议行进一步的辅助检查。

(二)辅助检查

1.肛门视诊

检查时注意肛门外形及病变范围,外口的数目、部位、形态及其周围组织的变化等。

2.肛门指诊

肛指诊是诊断肛瘘的重要检查方法。一般通过此法可了解肛瘘的走向、范围、深浅及复杂程度,肛瘘与肛管直肠、肛门括约肌及邻近器官的关系。

3.肛门镜检查

检查前将肛门镜前端涂润滑剂并缓慢插入,抽出镜芯对好光源后缓缓退镜,边退边观察,了解直肠黏膜的变化。

一般肛瘘患者齿状线区肛窦可充血肿胀,或见有红肿发炎的肛窦及突起的结节。由于扩张肛管,挤压瘘管壁,有时可见脓液自内口溢出。如瘘管注入染色剂,可看到内口着色区。另外,注意肛管及直肠下段有无充血、溃疡、新生物等。

4.探针检查

探针检查的目的在于了解瘘管的走向、曲直、长短、深浅、复杂程度、与肛门括约肌的关系及内口的位置等。

5.隐窝钩检查

隐窝钩检查是检查内口的重要方法。用双叶肛门镜扩开肛门，检查肛窦，发现暗红水肿的肛窦，遂用隐窝钩检查，若能顺利进入说明此隐窝即内口所在，再用探针从外口探入，如和隐窝钩有碰触感即可确定内口。检查时操作应轻柔，避免出现人工假道。

6.管道液体注入检查

(1)注入染色剂检查：将染色剂从肛外口注入瘘管，通过瘘管使内口着色显示内口位置。临床上常用的染色剂为2%的亚甲蓝或2%亚甲蓝与1%过氧化氢混合液。

(2)生理盐水加压注入检查：此法简单易行。肛门镜插入肛内，取注射器抽入适量生理盐水，由外口加压注入，缓慢退镜，注射、查看同时进行，如生理盐水由肛内某处射出或溢出，此处即为内口。

7.肛瘘X线造影检查

肛瘘X线造影检查对于管道较通畅、造影剂易于注入的瘘管或者高位复杂性肛瘘有较好的诊断价值。该方法只能获得平面资料，对显示瘘管形态、走行判断困难，对瘘管附近组织受侵程度不能提供可靠信息。在新的影像学检查手段(如CT三维重建)应用后，其检查诊断意义逐步减小。

8.超声检查

超声检查能够反映各脏器的声学物理特性，能清楚地显示脓腔、瘘管、肛门内括约肌、肛门外括约肌和肛提肌，是一种操作简单、无创、安全、准确率高、可重复的检查手段，早在1986年腔内超声就已经用于肛周脓肿的病理学研究，超声已成为诊断肛瘘的一项成熟可靠的检查技术。目前临床上最常用的方式有肛管直肠腔内超声、肛门内镜超声、三维肛管直肠超声和超声造影。

9.CT检查

对于肛瘘患者常选用盆腔部位螺旋CT进行检查，螺旋CT具有很高的时间和空间分辨力，将扫描的断层CT图像进行三维重建，能清晰的观察肛门括约肌、肛提肌、肛旁、盆腔、盆壁的情况和病变范围，可以对复杂性肛瘘的位置、形态、边缘、长度、分支、有无与直肠相通，以及无效腔和窦道的大小、形态等做立体多角度观察，为手术提供最直观的资料。

10.MRI技术

MRI技术对软组织具有高分辨率，能够直接三维成像，可以较好地显示直肠壁各层次组织结构及肌肉组织。20世纪90年代起开始用于肛瘘的检查，MRI运动伪影少，不仅能清晰的显示肛门内括约肌、肛门外括约肌、肛提肌和耻骨直肠肌的结构，还能充分显示肛瘘的原发管道、继发的深部管道、支管、瘘管走行、内口以及分辨瘘管与周围瘢痕组织。MRI成像还可以检测到是否有脓肿存在，DWI序列和DCE-MRI序列可以用来评估疾病的炎症活动程度，为肛瘘术前准备提供有价值的信息，帮助临床制订手术方案和评估疗效。

由于正常直肠中下段处于闭合或半闭合状态，常规MRI检查难以显示肛管直肠与周围组织结构的关系，通过在直肠腔内放置水囊，使肠管充分扩张，可提高病灶周围组织结构的影像学对比度。在该方法的应用下，MRI检查对肛瘘内口诊断的准确率明显优于术前直肠指诊、三维直肠腔内超声等检测方法。

五、鉴别诊断

(一)骶尾部藏毛窦

1.共同点

破溃后可形成窦道,均有反复破溃流脓、肿痛、瘙痒等症状。

2.鉴别要点

骶尾部藏毛窦常发生于体毛浓密的青壮年男性,好发于 20～40 岁年轻人,是一种位于骶尾骨后方皮下的感染灶。本病于骶尾部存在反复发作的急、慢性脓肿或存在反复溢出分泌物的窦道,其瘘口位置较高,不与直肠相通,多位于骶尾后方臀正中线。术中常发现窦道内毛发,这种毛发全然是游离的,两端尖细,很难发现毛囊。

(二)肛周化脓性汗腺炎

1.共同点

在肛周均有脓肿和窦道形成,窦道外口处常有隆起和脓液。

2.鉴别要点

(1)肛周化脓性汗腺炎是会阴及臀部大汗腺感染后肛周皮肤及皮下组织反复发作并广泛蔓延形成的慢性炎症、小脓肿、复杂性窦道。

(2)病程可持续多年,广泛感染可形成网状窦道瘘口,呈蜂窝状。

(3)瘘管互相通连,一般不与肛管相通,若在肛管附近感染较重,可向肛管壁穿破而形成肛瘘。病变区皮色紫暗,流脓较稠。

(4)在腋窝、耳后、肛门或生殖器部位可见多数黑头粉刺,或有腋臭。

(三)髂骨骨结核

1.共同点

两者均可由感染引起,形成脓肿和窦道。

2.鉴别要点

(1)本病特点是病情隐渐,常见跛行,疼痛多限于患侧臀部,可沿坐骨神经方向放射。

(2)脓肿或窦道可出现在臀部、髋臼窝或股骨大粗隆等处,常感骶髂部疼痛。

(3)检查时在站立位脊柱前弯、后伸及侧弯均受限,并有局部疼痛,但坐位时活动较好。行卧位直腿抬高试验,患侧受限并有局部疼痛。挤压或分离髂骨时患部疼痛,骶髂关节患部有压痛。

(4)患者有结核病史或与结核病患者接触史,可有低热、盗汗、食欲减退、消瘦等中毒症状。结核活动期红细胞沉降率增快。

(5)肛门指诊有时可摸到局部脓肿及压痛。X 线检查对早期诊断很重要,骶髂关节正位及斜位片可见骨质破坏、死骨及空洞形成等。

(四)直肠阴道前庭瘘、直肠阴道瘘及会阴尿道瘘

1.共同点

三者均自瘘管外口,反复流出少量脓液。有时脓液刺激肛周皮肤,有瘙痒感,局部伴有胀痛、红肿症状。

2.鉴别要点

(1)直肠阴道前庭瘘:患者常有阴道或前庭排气、排便、排脓液等症状。炎症刺激引起全身症状及性功能障碍,并可合并低热、阴部疼痛等症状。由直肠内注入亚甲蓝,于阴道内见亚甲蓝染

色可明确诊断。

(2)直肠阴道瘘:在直肠和阴道之间形成的先天性或后天性通道,临床较为少见。主要临床表现为阴道排气、排便,严重时大便不能自控。可由自然分娩、吻合器术后并发症、糖尿病等多种因素造成,一般无法自愈,大部分患者需要手术治疗。

(3)会阴尿道瘘:排尿时有尿液从外口流出。若瘘口较小,或因炎症粘连闭塞,排尿时无尿液流出。因合并感染瘘口有脓液流出时,易误诊为肛瘘。检查直肠内无内口,瘘管与尿道相通,常有外伤史和尿道狭窄。

六、中医辨证分型

(一)湿热下注证

肛周经常流脓液,脓质稠厚,肛门胀痛,局部灼热;肛周有溃口,按之有索状物通向肛内。舌红,苔黄腻,脉弦或滑。

(二)正虚邪恋证

肛周流脓液,质地稀薄,肛门隐隐作痛,外口皮色暗淡,漏口时溃时愈;肛周有溃口,按之质较硬,或有脓液从溃口流出,且多有索状物通向肛内;伴神疲乏力。舌淡,苔薄,脉濡。

(三)阴液亏损证

肛周溃口,外口凹陷,瘘管潜行,局部常无硬索状物,脓出稀薄;可伴有潮热盗汗,心烦口干。舌红,少苔,脉细数。

七、中医治疗

(一)内治法

1.湿热下注证

此证治法为清热利湿。可选方药为二妙丸合草薢渗湿汤加减。常用药物包括草薢、苍术、黄柏、茯苓、薏苡仁、牡丹皮、泽泻、滑石、通草。

2.正虚邪恋证

此证治法为托里透毒。可选方药为托里消毒散加减。常用药物包括人参、当归、川芎、白芍、白术、金银花、茯苓、白芷、皂角刺、甘草、桔梗、黄芪。

3.阴液亏损证

此证治法为养阴清热。可选方药为青蒿鳖甲汤加减。常用药物包括青蒿、鳖甲、知母、生地黄、牡丹皮。肺虚者加沙参、麦冬;脾虚者加白术、山药。

(二)外治法

1.中药熏洗疗法

可选用硝黄洗剂、消肿止痛洗剂、苦参汤等。

2.中药外敷疗法

可选用黄连膏、如意金黄膏、地龙膏等。

(三)非手术治疗

1.抗感染治疗

肛瘘如引起明显坠胀疼痛、局部红肿流脓,或伴发热,提示感染和炎症加重,需抗感染治疗。一般首选的是广谱抗菌药物,大多对致病菌有较好的敏感性,但临床仍需做细菌培养和药敏试验,以提高用药针对性。

2.对症治疗

对症治疗包括对症止痛、降温、补液等。

八、预防与调摄

(一)调节生活方式

为预防肛瘘的发生及术后复发,应当做到以下几点。

(1)养成良好的排便习惯,每天定时大便,保持大便通畅,避免排便时间过长,排便后可冲洗或坐浴保持肛门清洁。

(2)劳逸结合,避免熬夜及长时间重体力劳动,休息可以减轻术后出血及肛门局部症状。

(3)经常做提肛运动,锻炼肛门功能。不吸烟或戒烟能降低肛瘘发生的风险。

(4)提高健康意识,在发现肛瘘时应及时就医,这是防止肛瘘进一步加重的关键。

(5)经常参加户外活动,比如保健操、慢跑、太极拳等,有利于全身血液循环和肌肉功能的加强。

(6)从事久坐、久站岗位的人群,平时要注意变换体位,以免肛门直肠部位长时间受压,影响局部血液循环。

(二)防治相关疾病

(1)积极治疗肛周脓肿及肛周其他疾病,如肛窦炎、直肠肛管损伤、肛裂等易引起肛瘘的疾病。还应积极治疗那些可能会引起肛瘘的全身性疾病,如溃疡性结肠炎、克罗恩病、糖尿病等。

(2)肛瘘术后应防止出血,换药宜认真仔细,防止创口假性愈合,肛瘘不愈。

(3)肛瘘患者应及早治疗,避免外口堵塞后引起脓液积聚,排泄不畅,引发新的瘘管。

(4)防治便秘或腹泻,对预防肛周脓肿有重要意义,因为大便干结容易擦伤肛窦,再加上细菌侵入而感染。腹泻者多半有直肠炎和肛窦炎的存在,可使炎症进一步发展。

(三)饮食方案

养成正确的饮食习惯,饮食清淡并多食富含维生素的食物,忌食用刺激、油腻性食物,少饮酒。

(1)多吃蔬菜水果,如苹果、香蕉、梨、冬瓜、丝瓜、绿豆、萝卜等加强肠蠕动而通利大便。

(2)宜食蜂蜜,每天清晨空腹服蜂蜜 1 杯,其有清热补中,润燥滑肠之效。

(3)忌食有刺激性的食物,如酒类、辣椒、大蒜等辛热之品。因为辛热之品易使肠胃产生湿热,浊气瘀血下注于肛门而使肛瘘复发。

(4)菊花 6 g、白糖 6 g、绿茶叶 3 g,放入茶杯开水冲沏,略闷片刻,淡香清雅,可清热解毒,利血脉,除湿痹,减轻肛瘘肿痛。

(5)久痔便血者,多伴有血虚,宜进食补气生血食物。不宜食用蛋白质丰富的食物。大量食用蛋白质后,一些未消化吸收的残留蛋白质,在肠道细菌作用下,产生大量的气体,易形成肠胀气,使患者腹胀不适,并使肠蠕动减弱,形成便秘,当用力排便或下蹲过久,容易使直肠肛门淤血而发生疼痛、出血,甚至使肛瘘复发。

(王永跃)

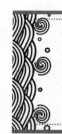

第十二章 骨伤科疾病的中医诊治

第一节 寰枢椎半脱位

一、概述

寰枢椎半脱位是由于寰椎向前或向后脱位，导致上段颈脊髓受压以致患者出现颈肩上肢疼痛，甚至四肢瘫痪，呼吸肌麻痹而死亡。本病在临床上是很多见的，应及时进行诊断处理。寰枢关节旋转性固定属中医学"筋痹""颈小关节错缝"范畴。

寰、枢椎有其解剖和功能的特点。寰椎上方和颅骨底部的枕骨髁组成寰枕关节，担负颅骨，寰、枢椎之间有4个关节，中部及外侧各有2个关节。在中部，齿状突和寰椎前弓中部组成前关节，齿状突和横韧带组成后关节，称为齿状突关节，寰椎外侧由两侧侧块下关节面和枢椎上关节面组成关节突关节。该关节的关节囊大而松弛，关节面较平坦。活动范围较大，椎间无间盘组织，即局部的解剖结构不够坚固，受到外力容易发生寰枢椎半脱位。寰枕关节的活动范围很小，头部前屈、后伸的活动度各10°左右，侧屈约7.5°，头部在寰椎上方无单纯的旋转功能。寰枢关节的主要功能为旋转活动，颈椎的旋转功能由整个颈椎完成。在寰、枢椎中部和外侧关节的协同动作下，头部可向一侧旋转30°左右，第3～7颈椎的旋转功能为60°左右，整个头部通过颈椎的旋转动作可达90°左右。

枢椎齿状突在寰椎前弓中部后方，齿状突后面的横韧带附着于寰椎两侧侧块。寰椎前弓、横韧带及两侧侧块在齿状突周围组成一骨纤维环，加上附于齿状突的翼状韧带及齿尖韧带，可防止齿状突向各方向移位，其中横韧带的结构尤为重要，防止头部前屈位时寰椎向前移位；齿状突上方两侧强韧的翼状韧带向外上方止于枕骨髁内侧面，限制头部过度的旋转和侧屈活动；齿状突尖端的细小韧带和枕骨大孔前缘相连，为脊索遗迹。

二、病因病理

《杂病源流犀烛·筋骨皮肉毛发病源流》指出："筋急之原。由血脉不荣于筋之故也。"说明营卫不和、气血不畅及经脉阻滞为痉挛的主因。《素问·上古天真论》说："肝气衰，筋不能动"。说明肝血不足，筋脉失养，其功能就会出现异常，症见筋急强硬，牵张不利，甚则拘急短缩等。根据本病发病特点，其病因病机概述如下。

（一）风邪外感，颈筋失养

素体气虚或有颈部挫伤迁延不愈者，因风邪易感，导致营卫失调，气血不畅，不能濡养颈筋而发生筋挛、短缩。如果长期痉挛，局部更加气滞血瘀，筋脉更加失养，以致形成恶性循环，而发本病。

（二）肝血不足，筋失充养

中医学认为，"肝主筋，其华在爪""肝气衰，筋不能动"。说明肝藏血、主筋，肝血不足，筋脉失养，其功能就会出现异常，症见项强、筋拘挛短缩等。

三、临床表现

寰椎在枢椎上方，向前、旋转及侧方等半脱位病变，依脱位程度及不同病情可出现以下症状和体征。

（一）全身症状

因为多无外伤史，或只有轻微外伤史。但少数有炎症者可能发热 38～40 ℃，此时应密切注意，防止发生死亡。

（二）局部症状

头痛和出现颈项肌痉挛，颈项部疼痛，并可向肩、臂放射。头部以旋转受限为主要症状。寰椎前脱位时，前弓突向咽部，可表现声音细小和吞咽困难，而枢椎棘突则后突明显可有压痛，如为单侧脱位，头偏向脱位侧，下颌则转向对侧，患者多用手托持颌部。

（三）先天性自发性寰枢椎脱位

脊髓压迫症状轻微，或无症状，或开始是较轻的四肢一过性轻瘫，久之如处理不当也可逐渐加重。也与脱位的局部情况有关，如当游离的齿状突与寰椎一同前脱位或单侧旋转脱位时，脊髓受压较轻，当寰椎单独前脱时，脊髓受压较重。

（四）椎动脉受压

单独寰椎脱位一般无脑部症状，当寰椎脱位使椎动脉弯曲时，或发生部分或完全闭塞时，可出现椎-基动脉供血不全症状。如头痛，头晕，耳鸣，视力模糊等症状。寰椎向前半脱位，位于寰椎横突孔中的椎动脉受到牵扯而引起椎-基底动脉系供血不全，前庭神经核或迷路缺血可引起眩晕症状；大脑后动脉支配的枕叶部视中枢以及眼动脉系缺血，患者可发生视力障碍。

（五）颈髓或延髓损害所引起的症状

颈髓部压迫性病变可引起肢体麻木、力弱或颈肌萎缩等症状和体征；延髓部缺血性病变多累及延髓外侧及前内侧，临床上表现为四肢运动麻痹、构音障碍及吞咽困难等症状。

四、诊断要点

明确的外伤史可与其他原因所致半脱位相鉴别。并需借助 X 线摄片，排除上颈椎其他部位损伤。X 线开口位片主要特征表现是枢椎齿状突与寰椎侧块间距不对称。侧位 X 线片能清楚显示齿状突和寰枢前弓之前距离变化，正常情况下在 3 mm 以内，必要时作 CT 扫描，可以与寰枢椎椎弓骨折及颈椎畸形鉴别。诊断此病的程度需 X 线平片与 CT 扫描相互配合并密切结合临床症状和体征做出正确的诊断。现就要点归纳如下。

（1）成年患者常有头颈部外伤史；儿童在发病前多有头颈部感染病史或外伤史；老年患者可能有病期较久的颈椎类风湿病史。

（2）患者多有颈部疼痛、活动受限等症状，年幼病儿或学龄儿童多呈现斜颈。重症患者可出现肢体麻木或运动麻痹症状。

（3）拇指触诊检查患者后颈部，可发现寰椎或枢椎有旋转移位，寰椎横突或枢椎棘突及患侧寰枢关节部肿胀、压痛。

（4）颈椎侧位片显示寰齿间距增大，寰椎椎管前后径减小；$C_{1\sim2}$开口位片显示齿状突和侧块的间距不等、寰枢关节间隙不平行或有侧方移位等。

由于颈部疾病而发斜颈者居多。本病之斜颈表现为健侧颈筋痉挛，而非患侧痉挛。同时斜颈不能复位。抓住这两点，本病不难诊断。

五、鉴别诊断

（一）落枕

本病与寰枢关节错缝容易混同，病因症状大致相似，但压痛点在肌肉，头旋转俯仰时虽有疼痛，但仍可自行活动。

（二）颈椎脱位与骨折

除颈椎运动障碍外，举头无力是其主症，故每做一动作时，患者必以两手保护其头或用两手捧头缓慢步行，X线拍片可以确诊。

（三）颈椎结核

无明显外伤史，发病缓慢，由轻到重，一般有结核病史和全身症状，如面色苍白，颧红，无力，盗汗，潮热等。好发于学龄儿童，X线拍片，早期不明显，晚期可见骨质破坏。

六、中医治疗

（一）中药内治法

本病中药内治法不能使斜颈恢复，但对缓解颈部疼痛、痉挛有所帮助，是配合非手术治疗的理想方法。

（1）风邪外感，筋脉失养：颈筋失养急性发作期或初期，颈部偏斜，固定不动。同时有恶风或恶寒，发热，汗出，颈项拘挛，咽痛口渴，咳嗽等。舌淡红，苔薄白或薄黄，脉浮缓。

治则：解肌发表，调和营卫。

风热型：银翘散加减：金银花15 g，连翘12 g，薄荷3 g，牛蒡子10 g，荆芥10 g，桑叶10 g，桔梗10 g，芦根30 g，板蓝根10 g，黄芩10 g。

风寒型：桂枝汤加味：桂枝10 g，甘草10 g，白芍10 g，黄芩10 g，生地10 g，干姜6 g。

（2）湿热内阻，清阳不升：筋失充养，斜颈日久，难以复位。同时伴有颈筋挛缩强直，头屈伸不利，上肢麻木，五心烦热，口苦，舌红，苔黄稍腻，脉弦细数。

治则：清热燥湿，升阳祛水。

清燥汤加减：黄连6 g，黄柏10 g，当归12 g，生地12 g，猪苓10 g，泽泻12 g，苍术12 g，茯苓15 g，生黄芪30 g，党参12 g，白术12 g，赤芍12 g，麦冬12 g，甘草6 g。

（二）针灸

（1）大椎、曲池。

（2）风池、合谷、足三里。

(三)整复

在充分了解病情后,方可治疗。一般不用麻醉。

1.手法整复

患者仰卧位,头探出床头,助手两手扳住两肩固定身体,医师用一手托枕部(头后),一手托下颌,使头处于仰位,进行拔伸。不论哪种类型,首先都用此法,拔伸力要大些,在拔伸情况下缓慢地进行头的轻度前后(即俯仰)活动和试探进行旋转活动,活动范围不能太大,以达到骨折和脱位复位,和舒理筋络为目的。病情较轻的寰枢椎半脱位患者可行手法治疗。寰枢椎如有旋转移位,可行轻手法复位治疗。复位后在5～6周内患者需限制颈部活动,后颈、肩部温热敷,定期复查,直至患椎稳定、症状缓解为止。病期较久的病例多有颈肌痉挛,手法治疗较困难者,可作按摩或适当的颈部功能练习,以改善颈部活动范围,便于进一步手法治疗。症状较轻的患者可从事轻工作,预防头颈部外伤,需定期复查,采取适当的治疗措施。寰椎前脱位严重,有重度锥体束损害体征的患者,不宜行手法复位治疗。

2.牵引

《普济方》介绍颈椎骨折脱位用牵头推肩法治疗,让患者仰卧床上,医者坐于患者头前,用双手牵头,用双足踏在患者双肩上并用力向下推,形成相对牵引以复其位。复位后可采用枕颌带牵引,牵引重量2～3 kg,牵引体位要使头过伸位,牵引时间3～4周,撤除牵引后,可用颈托固定,下床活动。

3.固定方法

病情较轻者,复位后不用牵引,可特制一高约12 cm,宽约8 cm,长约20 cm的枕头,放在患者颈后,使头呈过伸位仰卧休养即。2～3周可以离床,换颈托固定之。

(宿春良)

第二节 颈椎管狭窄症

构成颈椎管各解剖结构因发育性及退行性变因素引起一个或多个平面的管腔造成骨性或纤维性狭窄,导致脊髓血液循环障碍、脊髓及神经根压迫症者称为颈椎管狭窄症。颈椎管狭窄症是以发育性颈椎管狭窄为发病基础,颈椎间盘退行性病变及相邻椎体后缘和小关节骨赘形成侧是造成临床症状的诱发因素,从而导致颈椎管径变窄,有效容积减小,产生以脊髓及神经压迫症为临床表现的颈椎疾病。

颈椎骨折脱位、颈椎病、颈椎间盘突出、特发性弥漫性骨质增生、颈椎畸形、颈椎肿瘤、颈椎结核等均可引起颈椎管狭窄,但均已被列为各自独立性疾病,不再统称为颈椎管狭窄症。

一、病因病机

造成颈椎管狭窄的因素,主要有发育性、退变性及动力性,其实动力性也多是由于退变失稳所致。分述如下。

(一)发育性因素

发育性颈椎管狭窄是由于椎弓根、关节突及椎板的发育异常所致。发育性颈椎管狭窄是先天性与发育因素同时存在。由于椎管狭窄,使脊髓周围缓冲间隙减小,在正常的伸屈运动中或轻度退变、轻微的外伤情况下,即可产生对脊髓的反复压迫,出现症状。

(二)退变性因素

在 20 岁即有骨赘发生,但在 50 岁时,颈椎退变加快,骨赘的发生也加快,颈椎骨赘的发生多在椎体的后缘,在骨赘较大时,即可对脊髓构成危害。由于退变,颈椎不稳,从而导致黄韧带肥厚,在椎间盘-黄韧带所构成的轴线上,即可使局部椎管容积明显减小,从而造成对脊髓的压迫。

(三)动力性因素

颈椎管狭窄症不论任何一型,均可对脊髓造成压迫,而在运动时,所有椎管矢状径可进一步减小,同时,黄韧带前凸被嵌压,均可促使脊髓受到机械性压迫,致使脊髓血管血流改变,出现症状。

中医学对本病的认识,大多归属于"痹证""痿证"等范畴。肾精不足、肝肾亏损是其主要病因,但多数是由于年老体衰,筋骨失于濡养,颈椎退变,加之风寒湿邪外侵,或跌打闪挫等诱因而发作为本病。

二、临床表现与诊断

颈椎管狭窄症发病隐渐,病程多持续较久。多数为慢性发病,症状常是在不知不觉中出现;急性发病多有一定诱因,最常见是颈椎过伸性损伤。

首发症状以双上肢或四肢麻木、无力居多,颈部疼痛者少。多数患者可有双上肢无力,双手麻木,握力差,僵硬不灵活,有持物坠落史;或同时伴有双下肢麻木、无力,走路有"踩棉花感",可有"束腰"或"束胸"感,较重者站立及步态不稳,严重者可出现四肢瘫痪,呼吸困难。

颈椎管狭窄症主要是产生颈脊髓压迫症状和体征,颈部多无压痛,颈椎活动受限不明显。四肢及躯干感觉减退,肌力减弱,肌肉萎缩,肌张力增加,步态不稳,行走缓慢,多数患者呈痉挛步态,四肢反射亢进,腹壁反射减弱或消失,病理征以上肢的 Hoffmann 征阳性率最高,严重者可出现髌阵挛、踝阵挛及巴宾斯基征等阳性病理征。

X 线检查:颈椎发育性椎管狭窄主要表现为颈椎管矢状径减小。退行性颈椎管狭窄一般表现为颈椎生理曲度减小或消失,甚至出现曲度反张。椎间盘退变引起的椎间隙变窄,椎体后缘骨质局限或广泛性增生,椎弓根变厚及内聚等。若合并后纵韧带骨化则表现为椎体后缘的骨化影。在侧位片上表现为椎间孔区的骨赘,自上关节面伸向前下方,或自下关节面伸向前上方。

在 X 线片上分别测量椎体和椎管矢状径,对判断是否存在椎管狭窄具有重要价值。颈椎体矢状径是自椎体前缘中点至椎体后缘的距离,椎管中矢状径是自椎体后缘中点至椎板连线之最短的距离。正常成人颈椎管中矢状径:C_1 为 20～34 mm,C_2 为 18～21 mm,$C_{3～4}$ 为 12.0～14.5 mm,$C_{6～7}$ 为 11.0～13.5 mm。北医三院测定结果以 C_4 水平椎管中矢状径平均值最小,认为如矢状径小于 13 mm 称为椎管相对狭窄,小于 10 mm 则属绝对狭窄。

CT:退变性颈椎管狭窄,CT 显示椎体后缘有不规则致密的骨赘,并突入椎管,黄韧带肥厚、内褶或钙化。脊髓萎缩则表现为脊髓缩小而蛛网膜下腔相对增宽。

MRI:主要表现为 T_1 加权像显示脊髓的压迫移位,还可直接显示脊髓有无变性萎缩及囊性变。T_2 加权像能较好地显示硬膜囊的受压状况。

三、治疗

对轻型病例采用非手术治疗可取得满意的临床疗效,只有脊髓损害发展较快、症状较重者需手术治疗。非手术治疗方法有多种,如手法治疗、颈椎牵引、中西药物、针灸、功能锻炼等方法均可选用,其中手法是治疗本病的主要方法,可较快地缓解症状,再配合颈椎牵引、药物等综合治疗,可进一步提高临床疗效。

非手术治疗可一定程度减轻压迫、缓解水肿、减轻神经根刺激、缓解肌肉痉挛、减轻症状或使其消失,但不能从根本上解决椎管矢状径狭窄的问题。非手术治疗的指征:相对狭窄的颈椎管狭窄,即椎管的矢状径在 10 mm 以上,13 mm 以下。在有不太明显的退变存在的情况下,可以进行手法较为轻柔的按摩、理疗,并配合中药及一定的解热镇痛药物。牵引对那些有黄韧带增厚的患者可以暂时缓解压迫,能起到一定的作用。支架通过稳定颈椎而改善患者的症状,可用于早期的颈椎管狭窄症的患者,但其疗效是不持久的。脱水、激素药物及神经营养药物对有急性发作的颈椎管狭窄症的患者及轻型患者有效。常用的方法:20%甘露醇 250 mL 地塞米松 5 mg 静脉滴注,每天 2 次,4~6 天。也可同时应用维生素 B_1、维生素 B_{12}、胞磷胆碱 500 mg 等神经营养药物,加入液体内静脉滴注,每天 1 次。

(一)手法治疗

1.准备手法

准备手法的目的是放松紧张痉挛的颈肩部肌肉,促进局部血液循环,达到舒筋活血,解痉镇痛的目的。患者坐位,术者站在患者身后,在两侧颈项肩背部行点按、扣捏、揉捻、拿散、弹拨、持顺、按摩、推拿、劈叩、震颤等手法,手法要柔和稳重,力量均匀深入,重点是痛点和纤维结节及条索状物。

2.治疗手法

治疗手法的目的是加宽椎间隙,扩大椎间孔,整复小关节的错缝,改变颈椎病变和神经根、脊髓、血管等之间的相对关系,促进颈椎生理曲度的恢复,解除局部软组织粘连,以缓解神经根、脊髓、血管等之间的相对关系,减轻刺激和压迫常用的几种手法如下。

(1)提端摇晃法:患者正坐,术者站在患者背后,双后分别以拇指托住枕部,其余四指托住下颌部,双侧前臂分别压于患者双肩,双手向上托拔颈椎,再将头颈屈曲 15°下缓缓地正反方向回旋颈部各 5 次。保持拔伸状态下分别将颈部过屈和过伸各 3 次。最后将颈椎分别左右旋至最大限度(45°),再加力过旋各 1 次。

(2)侧头摇正法:患者坐位,术者一手拇指按压在错位关节棘突的患侧,另一手扶患者头部,将头向患侧侧屈和向健侧旋转,双手同时用力,压推配合。用于钩椎关节错位或增生。

(3)摇晃转捻法:以右侧为例,先行提端摇晃手法,再用左手托住下颌,将右手抽出,术者左颞顶部顶住患者头部,左肩部顶住患者左额,在牵引状态下用右手拇指沿右侧颈项肌肉自上而下揉捻,同时将患者头部向右后方旋转。

(4)坐位旋转复位法:患者坐位,术者站在患者身后,以右侧为例;术者右肘窝托住患者下颌,左手托住枕部,使颈部前屈 15°,在拔伸状态下将颈部顺时针旋转 5 次,感觉患者肌肉已经放松,将患者头颈右旋至最大限度 45°左右,同时再加力过旋,即可听到弹响声,复原将颈部肌肉稍事放松手法。再行左旋复位一次。注意本手法要点在于手法整个过程是在颈部前屈 15°保持拔伸状态下进行的,要求稳准,旋转适度,不可粗暴,否则有危险。

(5)仰卧旋转法:患者仰卧,肩后用枕垫高,术者坐于床头,一手托住枕部,一手托住下颌,将患者头部向枕上拉起,使颌与床面成 45°,牵引 2 分钟,然后将头向左右旋转和前后摆动数次,最后分别在左右旋转至最大角度时再加力过旋,可听到弹响声。

(6)快速旋转法:患者坐位,术者站于侧方,一手托枕部,一手托下颌,轻轻摇晃头颈数次,然后快速地扶枕手前推,托颌手回拉并迅速撒手,可听到弹响声,左右各 1 次。

(7)扳肩展胸法:患者坐位,术者站在患者身后,左腿屈膝屈髋抬高,以膝抵在 $T_{2\sim3}$ 棘突部,双手分别抱住患者肩部向后上方扳拉,同时左膝前用力,可听到弹响声。

3.放松手法

颈部放松手法同准备手法,根据不同证型,不同部位施以放松手法,以缓解肌肉痉挛,加强肌肉血运,增强关节的灵活性;最后行头部手法,擦额,叩抓头部,揉按头部诸穴:印堂、攒竹、太阳、百会、头维、角孙、风池、风府等,推督脉和手足三阳经等手法。手法隔天 1 次,10 次为 1 个疗程。

(二)中药治疗

1.虚寒证

颈肩上肢放射性疼痛。麻木,起病缓慢,多为隐痛、酸痛,畏风畏寒,遇寒加重,得温则减,舌淡、苔薄白,脉弦浮。治宜祛风散寒、除湿通络。方用蠲痹汤、桂枝加附子汤、独活寄生汤等加减。

2.瘀滞证

多有颈部损伤史,颈肩上肢疼痛如刺或刀割样,痛有定处,颈部活动受限,或伴肿胀,舌暗有瘀斑,苔薄白,脉弦涩。治宜活血化瘀、理气止痛。方用血府逐瘀汤加减。

3.痉挛证

颈肩部疼痛僵硬,痉挛步态,走路不稳,活动不灵,下肢沉重,二便障碍,舌淡、苔白,脉细弱。治宜滋阴养血、益气通络。方用阿胶鸡子黄汤加减。

4.痿软证

椎管狭窄症后期,肢体广泛萎缩,软弱无力,活动困难,舌体胖有齿痕;苔少,脉沉细而弱。治宜滋补肝肾,强壮筋骨。方用补阳还五汤加减。

(三)针灸治疗

取大椎、风池、风府,夹脊穴、列缺、合谷、肾俞、京门等结合痛区取穴,如上肢的曲池、手三里、阳溪、阳谷、少海、缺盆、极泉等;下肢的环跳、承扶、委中、承山、阳陵泉、阴陵泉、足三里、三阴交、悬钟等;头部的百会、头维、角孙、太阳;通天、睛明、承泣、丝竹空、耳门、听宫等穴,可灵活选用。实证用泻法,虚证用补法,留针 20 分钟、隔天 1 次,10 次为 1 个疗程。

(杨 芳)

第三节 肩关节周围炎

肩关节周围炎是指肩关节的周围肌肉、肌腱、韧带、关节囊等软组织的无菌性炎症,以肩关节疼痛和功能障碍为主要特征,简称肩周炎。因好发于中老年人,尤以 50 岁左右年龄人发病率最高,又称五十肩、老年肩;晚期肩部功能障碍又称冻结肩、肩凝症等。

一、病因病理

中医学认为本病多由于年老体弱,肝肾亏损,气血不足,筋肉失养,若受外伤或感受风寒湿邪,导致肩部经络不通,气血凝滞,不通则痛。西医学认为外伤或劳损及内分泌紊乱等原因引起局部软组织发生充血、水肿、渗出、增厚等炎性改变,若得不到有效治疗,久之则肩关节软组织粘连形成,甚至肌腱钙化导致肩关节活动功能严重障碍。

二、诊断要点

(一)主要病史

患者常有肩部外伤、劳损或着凉史。

(二)临床表现

(1)好发于中老年人,尤其是 50 岁左右者,女性多见。

(2)多数为慢性起病,患者先感到肩部、上臂部轻微钝痛或酸痛。

(3)肩部酸痛逐渐加重甚至夜间痛醒,部分呈刀割样痛,可放射到上臂和手。

(4)肩部疼痛早期为阵发性,后期为持续性,甚至穿衣梳头受限。

(5)晨起肩部僵硬,轻微活动后疼痛减轻。疼痛可因劳累或气候变化而诱发或加重。

(6)若身体营养状态不良,单侧起病后可出现双侧性病变,或病痛治愈后又复发。

(三)体征检查

(1)肩部广泛压痛,压痛点位于肩峰下滑囊、肱骨大、小结节、结节间沟,肩后部和喙突等处。

(2)肩关节各方向活动均受限,但以外展、外旋、后伸最明显。粘连者肩关节外展时,出现明显的耸肩(扛肩)现象。

(3)病程长者可见肩部周围肌肉萎缩,以三角肌最为明显。

(四)辅助检查

X 线检查一般无异常。后期可出现骨质疏松,冈上肌钙化,肱骨大结节处有密度增高的阴影,关节间隙变窄或增宽等。

三、鉴别诊断

(一)神经根型颈椎病

主症为颈项部疼痛伴上肢放射性疼痛麻木,肩部无明显压痛点,肩关节活动无异常,椎间孔挤压试验、分离试验、臂丛神经牵拉试验阳性,颈椎 X 线片多有阳性改变。

(二)风湿性关节炎

多见于青少年,疼痛呈游走性,常波及其他多个关节,且具有对称性特点。肩关节活动多不受限,活动期红细胞沉降率、抗链 O 升高,严重者局部可有红肿、结节,抗风湿治疗效果明显。

(三)冈上肌肌腱炎

肩部外侧疼痛,压痛点局限于肱骨大结节(冈上肌止点)处,当患侧上臂外展至60°~120°范围时出现明显疼痛,超过此范围则无疼痛。

(四)项背筋膜炎

主症为项背酸痛,肌肉僵硬发板,有沉重感,疼痛常与天气变化有明显关系,但肩关节活动无障碍,压痛点多在肩胛骨的内侧缘。

四、治疗

本病多能自愈,但时间较长,患者痛苦。其治疗应贯彻动静结合的原则,早期患者以疼痛为主,应减少肩关节活动;中后期以活动障碍为主,以手法治疗为主,配合药物、理疗及练功等方法。

(一)手法治疗

治则为消除疼痛,松解粘连,恢复肩关节活动功能。

(1)按法:点按肩髃、肩井、天宗、缺盆、曲池、外关、合谷等穴。

(2)推法:医者一手抬起患肢前臂,另一手掌指部着力从前臂外侧经肩部向背部推数次。再从前臂内侧向腋下推数次。

(3)揉法:医者一手扶住患肢上臂部,另一手拇指着力按揉上臂和肩部,重点揉肩部。

(4)拨法:医者用拇、示、中指对握患侧三角肌,做垂直于肌纤维走行方向拨动数遍;然后医者一手按拨肩关节痛点,另一手将患肢做前屈、后伸及环转活动。

(5)摇肩法:医者一手扶住患肩,另一手握住前臂远端作环转摇动拔伸。

(6)提拉法:医者立于患者背后,一手扶住健侧肩部,另一手握住患肢前臂远端,从背后向健肩牵拉上提,逐渐用力,以患者能忍受为度。

(7)搓抖法:嘱患者患侧上肢放松,医者双手紧握患侧腕部,稍用力拔伸,做上下波浪状起伏抖动数次,再由肩部到前臂反复搓动数遍,从而结束手法治疗。

(二)中药治疗

1.风寒型

肩部疼痛,关节活动轻度受限,感受风寒后疼痛加重,得温痛减,舌质淡,苔薄白,脉浮紧或弦。治宜祛风散寒,舒筋通络。可用三痹汤或桂枝加附子汤加减。

2.瘀滞型

肩部疼痛或肿胀,入夜尤甚,肩关节活动功能受限,舌有瘀点,苔薄白或薄黄,脉弦或细涩。治宜活血化瘀、行气止痛。可用身痛逐瘀汤加减。

3.气血亏虚型

肩部酸痛,劳累后痛剧;关节活动受限,部分患者伴有肩部肌肉萎缩,舌质淡,苔薄白,脉细弱或脉沉。偏气虚者症见少气懒言、四肢无力,治宜益气舒筋、通络止痛,可用黄芪桂枝五物汤加减。偏血虚者症见头晕眼花、心悸耳鸣等,治宜养血舒筋、通络止痛,可用当归鸡血藤汤加减。外用药常用海桐皮汤熏洗,外贴狗皮膏或奇正消痛贴等。

(三)其他疗法

(1)练功疗法:早期疼痛较重,要适当减少活动。中后期要加强肩关节各个方向的运动,如手指爬墙法、环绕练习法、手拉滑车法等。

(2)针灸疗法:取阿是穴、肩井、肩髃、肩髎、臂臑、条口等穴用温针灸,也可使用热敏灸,疗效较佳。

(3)封闭疗法:醋酸泼尼松龙 25 mg 加 1% 利多卡因 5 mL 行痛点封闭,每周 1 次,3～5 次为 1 个疗程。

(4)穴位注射疗法:在肩部取阿是穴、秉风、天宗、肩髃、肩髎等穴,使用祖师麻、夏天无等注射液注入。每天或隔天 1 次,7～10 次为 1 个疗程,每疗程结束后休息 3～5 天。

（5）物理疗法:可酌情应用各种热疗、中药离子导入治疗等。

（6）小针刀疗法:在肩周痛点行切开剥离法或通透剥离法。

五、预防与调护

（1）急性期以疼痛为主,肩关节被动活动尚有较大范围,应减轻持重,减少肩关节活动;慢性期关节粘连要加强肩部功能锻炼。

（2）平时注意保暖防寒,并经常进行肩关节的自我锻炼活动。

（邢振东）

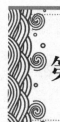

第十三章 常见疾病的中西医结合治疗

第一节 慢性支气管炎

一、概述

慢性支气管炎是气管、支气管黏膜及其周围组织的慢性非特异性炎症,临床上以咳嗽、咳痰为主要症状,每年发病持续 3 个月,连续 2 年或 2 年以上。排除具有咳嗽、咳痰、喘息症状的其他疾病(如肺结核、肺尘埃沉着症、肺脓肿、心脏病、心功能不全、支气管扩张、支气管哮喘、慢性鼻咽炎、食管反流综合征等疾病)。慢性支气管炎在老年人中发病率最高,北方高于南方,山区高于平原,农村高于城市,吸烟者高于不吸烟者,空气污染严重的地方发病率较高。如病情迁延,反复发作者可导致支气管扩张、阻塞性肺气肿及肺源性心脏病等并发症的发生。

本病的主要症状为咳嗽、咳痰,部分患者可出现气喘。在中医学中,早就对慢性支气管炎的临床表现作了不少描述,多属于"痰饮""咳喘"等范畴。

二、病因病理

本病的病因,不外乎外邪侵袭及肺、脾、肾三脏功能低下所致。其急性发病者,多由于人体正气不足,卫外失固,感受风寒或风热之后,以致肺失宣肃而出现咳嗽、咳痰、恶寒或发热、痰白或黄稠,甚则气喘等肺系症状。倘若失治或反复发作,久则肺气日衰,促使机体抗病能力进一步下降,更易感受外邪,以致病情缠绵不已,形成恶性循环。病久由肺累及于脾,继而由脾虚而损及于肾,终至三脏俱虚,导致水液代谢失常,聚而成痰,上渍于肺,阻滞肺络,升降失司,慢性支气管炎遂由此而始;此外,也有因于年老体弱,或起居失常、贪烟嗜酒、情绪郁结、环境污染等因素,而使肺、脾、肾受损,痰饮内生,贮滞于肺,影响其宣降功能,同样可形成本病。

三、诊断

(一)临床表现

1.病史

此病见于临床上有咳嗽、咳痰为主要症状或伴有喘息,每年发病持续 3 个月,并持续 2 年或 2 年以上反复发作而能排除心脏疾病和呼吸道其他疾病的患者。

2.症状

此病可分为单纯型和喘息型两种临床类型,前者主要表现为咳嗽、咳痰;后者除咳嗽、咳痰外,尚有喘息症状。慢性支气管炎临床可分为以下三期。

(1)急性发作期:1周内出现脓性或黏液脓性痰,痰量明显增多或伴有其他炎症表现;或1周内咳、痰、喘症状任何一项加剧至重度。

(2)慢性迁延期:有不同程度的咳、痰、喘症状,迁延不愈;或急性发作期症状1个月后仍未恢复到发作前水平。

(3)临床缓解期:经治疗或临床缓解,症状基本消失或偶有轻微咳嗽少量痰液,保持2个月以上者。

3.体征

慢性支气管炎患者早期可无任何阳性体征;急性发作期两肺下部常可闻及干、湿啰音;喘息型者可闻及哮鸣音;并发肺气肿时则可有肺气肿体征。

(二)实验室检查

慢性支气管炎患者缓解期阶段,血检白细胞数一般无变化;急性发作期或并发肺部急性感染时,血白细胞数及中性粒细胞数增多,喘息型者则见嗜酸性粒细胞增多,但老年人由于免疫力降低,白细胞检查可正常;痰液检查于急性发作期阶段,中性粒细胞可增多,喘息型常见有较多的嗜酸性粒细胞;痰涂片或培养可找到引起炎症发作的致病菌。

(三)特殊检查

1.X线检查

早期常无异常改变;反复发作时可见肺纹理粗乱,严重时可呈网状、条索状、斑点状阴影;如并发肺气肿者则双肺透亮度增加,横膈低位以及肋间隙增宽等表现。

2.支纤镜检查

慢性支气管炎患者一般可见支气管黏膜增厚、充血、水肿等炎性改变,可取分泌物送检涂片或培养检查,以确定有无细菌感染。

3.免疫学检查

慢性支气管炎患者表现为细胞免疫功能低下,尤见于老年患者。由于支气管黏膜受损,分泌型IgA(SIgA)水平下降,故痰中SIgA可明显减少。

4.自主神经功能检查

慢性支气管炎患者往往表现自主神经功能紊乱,以副交感神经功能亢进为主。

5.肺功能检查

慢性支气管炎患者早期多无明显异常,但也有部分患者表现为小气道阻塞征象,如频率依赖性肺顺应性降低;75%肺活量最大呼气流速(V75)、50%肺活量最大呼气流速(V50)、25%肺活量最大呼气流速(V25)、最大呼气后期流速(FEF 75~85)等均见明显降低;闭合气量(CV)可增加。

6.动脉血气分析

早期无明显变化。长期反复发作的慢性支气管炎或并发阻塞性肺气肿的患者,也可有轻度的低氧血症表现。

四、鉴别诊断

(一)肺结核

咳嗽、咯痰无季节性,常随病灶破溃程度及病灶周围炎而加重,往往有低热、盗汗、消瘦和食欲缺乏等结核中毒症状,血沉增高,结核菌素试验为强阳性,X线胸片及查痰找结核菌能明确诊断。

(二)支气管肺癌

支气管肺癌多发生于40岁以上,特别是有多年吸烟史者,咳嗽常呈刺激性,或有少量痰,且痰中多带血,血清唾液酸增高,癌胚抗原(CEA)阳性,X线检查、痰脱落细胞检查、纤维支气管镜检查及CT检查等可以确诊。

(三)支气管扩张症

亦有慢性反复性咳嗽,但常伴有大量脓性痰和反复咯血,胸部听诊多在肺的中下部闻及固定性湿啰音,以单侧为多,并可见杵状指,胸部X线检查见肺纹理粗乱或呈卷发状,支气管造影可获诊断。

(四)支气管哮喘与喘息型慢性支气管炎

临床上有时颇难鉴别,支气管哮喘常有明显的个人及家族过敏史,以发作性哮喘为特征,多有一定的季节性,以秋季发病居多,血中常有IgE升高,发作时两肺满布哮鸣音,应用支气管扩张剂能见效,缓解后可毫无症状和体征,这均有助于两者的鉴别。

五、并发症

本病常可并发肺炎、支气管扩张、阻塞性肺气肿及肺源性心脏病等。

六、中医证治枢要

慢性支气管炎之咳嗽,中医学上多称为"内伤咳嗽"。由于老年多见,病程较长,往往表现为肺、脾、肾俱虚,痰饮伏肺而成,故以健脾益肾、化痰蠲饮为基本治则。如病属急性发作期者,治当祛邪为主,宜以化痰蠲饮治疗,夹寒者,则温化寒痰;夹热者,则清热化痰;兼喘息者,可酌加降气平喘之品。病属缓解期者,一般以补益为主,肺气虚者补肺益气,脾阳虚者健脾助运,肾阳虚者补肾纳气,阴阳俱虚者滋阴助阳。若病属迁延期者,常须扶正祛邪,标本兼顾。

七、辨证施治

(一)风寒束肺

主症:咳嗽咳痰,痰白清稀,或有喘息,伴鼻塞流涕,畏寒发热,头痛,肢体酸疼。舌质淡红,苔薄白,脉紧。

治法:解表散寒,温化痰饮。

处方:三拗汤加减。麻黄5g,杏仁9g,甘草6g,前胡9g,桔梗9g,紫菀9g,款冬9g,荆芥6g,姜半夏9g,陈皮6g。

阐述:本证常见于慢性支气管炎继发感染时。风寒痰饮闭阻肺系,因此以三拗汤解表逐寒,祛痰化饮最为适宜。方中加入荆芥,可增强解表散寒之力,其他诸药均为化痰镇咳之用。如气急痰多者,可酌加苏子、白芥子、茯苓、五味子等;头痛较甚者,可加蔓荆子、川芎、制延胡索等;腹胀食欲缺乏者,则加鸡内金、山楂、麦芽以行滞消食健胃。

(二)风热犯肺

主症:咳嗽咳痰,痰黄黏稠或咳痰不畅,身热口渴,头痛咽干,微恶风寒,或呼吸气粗,便干尿黄。舌质红,苔薄黄,脉浮数或滑数。

治法:清热解表,豁痰平喘。

处方:麻杏石甘汤合银翘散加减。麻黄5 g,杏仁9 g,甘草6 g,生石膏30 g,金银花30 g,连翘12 g,荆芥6 g,薄荷5 g(后下),牛蒡子12 g,竹叶9 g,芦根30 g,桔梗9 g,黄芩12 g,鱼腥草30 g。

阐述:素有慢性支气管炎者,一旦感受风热之邪而引发,往往酿成痰热壅肺而出现肺部炎症,而表现为肺热征象。多数医家认为,患者发病之后,由于正虚邪盛,病情常缠绵难已,且易于发生变证,因此必须迅速而有效地清除邪热,控制感染的进一步扩展。本方组成麻杏石甘汤重在清肺平喘,银翘散则意在疏风散热、解表透邪;为防邪热内传,加用黄芩、鱼腥草以挫病势的深入。

(三)燥热伤肺

主症:干咳无痰,或痰少而黏,咯而不爽,偶有痰血,鼻燥喉痒、口干喜饮,大便干燥,小便黄短。舌质红,苔薄黄而干,脉数或细数。

治法:清热生津,润肺止咳。

处方:沙参麦冬汤加减。南沙参15 g,北沙参15 g,麦冬12 g,玉竹12 g,甘草6 g,桑叶9 g,扁豆12 g,石斛30 g,怀山药15 g,杏仁9 g,枇杷叶12 g,云雾草30 g,金荞麦30 g。

阐述:本型多见于长期吸烟史的慢性支气管炎患者。中医学认为,肺开窍于鼻,外合皮毛,直接与外界相通,故周围环境变化极易影响肺的生理功能,因而六淫之邪不论通过口鼻或皮毛侵袭人体,必内归于肺,从而出现肺系证候,一旦秋季当令燥邪伤肺,最易耗阴灼液而致燥咳不已;至于吸烟的危害,前人早就指出:"久则肺焦",也同样可出现燥热伤肺的症状。因此,在治疗时,显然需要采用育阴润肺、清热止咳之剂,古方"沙参麦冬汤""清燥救肺汤"有一定效果。但养阴生津的方药,有时对本病型的疗效尚欠满意,特别是慢性支气管炎患者,由于病情反复多变,过用养阴则有助湿碍脾之弊,这无疑是临床上用药的一个矛盾。为此往往需酌加扁豆、茯苓、薏苡仁、山药等健脾渗湿之品;同时方中加用金荞麦和云雾草二药以加强其清热止咳的效果。据文献记载,云雾草又名老君须,其味微苦,性辛、凉,民间一向用于止咳有良效,凡表现咽痒干咳者,临床常屡用屡验。对于因长期吸烟所致者,除应用本方治疗外,必须劝阻患者戒烟,则收效尤著。

(四)痰湿阻肺

主症:咳嗽痰多,痰白质稀或黏稠,胸闷气急,肢体困重,纳呆腹胀,大便常溏。舌苔白腻,脉濡滑。

治法:健脾燥湿,宣肺化痰。

处方:苓桂术甘汤合二陈汤加减。炙桂枝6 g,炒白术9 g,茯苓12 g,甘草6 g,陈皮6 g,制半夏9 g,川朴6 g,杏仁9 g,款冬9 g,紫菀9 g,桔梗9 g,七叶一枝花15 g,虎杖30 g。

阐述:此型多因脾虚而致痰湿内盛,上渍于肺,阻塞气道所引起的咳嗽症状,往往于慢性支气管炎迁延期的患者表现最为突出。方中以苓桂术甘汤合二陈汤健脾助运,利湿化饮;加桔梗、川朴、杏仁、紫菀、款冬,意在宣肺化痰、畅通气机;为防痰湿蕴内,日久化热之虑,据多年临床实践经验,适当酌加七叶一枝花、虎杖、金荞麦等清热解毒之品,一则有助于消炎防感染,二则有助于加强化痰止咳的功效。若气喘重者,可酌加麻黄、苏子、降香;神疲乏力,久治不愈者,可加黄芪、党参以扶正祛邪;恶心欲呕、食欲缺乏者,可酌加枳壳、姜竹茹、麦芽、鸡内金等消食止呕等药。总之，本型的治疗重点，首为健脾化湿以杜绝其"生痰之源"，但也必须同时注意宣肺化痰以治标，只有标本兼顾，才能提高其疗效。

（五）肺气虚损

主症：久咳痰白量少，气短，动则尤甚，常自汗出，神疲乏力，懒言声低，易于感冒，畏风，纳少，大便常溏。舌苔薄白，舌淡红，脉细弱。

治法：益气补肺，固表御邪。

处方：补肺汤合玉屏风散加减。党参 15～30 g，黄芪 15～30 g，绞股蓝 15 g，麦冬 12 g，五味子 6 g，炒白术 9 g，防风 6 g，甘草 6 g，桑白皮 12 g，炙苏子 12 g，降香（后下）6 g，当归 12 g。

阐述：本型多见于慢性支气管炎临床缓解期或合并有肺气肿的患者。据近年研究认为，本型的临床表现，既是呼吸功能低下、肺微循环障碍，也是包括免疫等因素在内的机体多种功能的异常。因此，补肺汤合玉屏风散具有益气固表、补肺止咳的作用。据临床与实验观察表明，补肺汤能明显改善肺的通气功能；玉屏风散则具有增强肺的防御能力及抗细菌黏附作用；且能有效地预防感冒，减少慢性支气管炎的复发率。方中绞股蓝一药，为葫芦科多年生草质藤本植物，又名七叶胆，含有人参皂苷以及多种人体所必需的氨基酸和微量元素，对增强机体免疫功能具有较好的效果。早年贵州省曾报道根据民间经验用于治疗慢性支气管炎，经数百例临床验证确有显著的疗效。此外，根据中医气血学说"气行则血行""气虚则血虚"的理论，一旦发生肺气虚损，则随之而来也必然存在有不同程度的血瘀现象，因此方中适当加用当归、降香等养血活血类药，对改善肺的微循环，阻止慢性支气管炎的进一步发展极为有利，值得重视。

（六）脾肾阳虚

主症：咳喘阵作，动则加剧，痰白黏或清稀，量多，腰膝酸软，食欲缺乏乏力，头昏耳鸣，形寒肢冷，夜尿较多，或咳时遗尿，或阳痿早泄，大便多溏。舌质淡或胖嫩，苔薄白，脉细迟。

治法：健脾益肾，纳气化痰。

处方：金匮肾气丸合苓桂术甘汤加减。大熟地 15～30 g，陈萸肉 9 g，怀山药 15 g，五味子 6 g，茯苓 12 g，甘草 6 g，肉桂 5 g，制附子 9 g，淫羊藿 9 g，党参 15 g，黄芪 30 g，炒白术 9 g，姜半夏 9 g，陈皮 6 g。

阐述：本型为慢性支气管炎伴有严重肺气肿的缓解期患者，由肺气虚衰而发展至脾、至肾。三脏俱衰的结果，则水液代谢发生障碍，聚而为痰为饮。历来认为，此类患者的治疗必须"温药和之"，一直都主张应用金匮肾气丸或苓桂术甘汤治之。近年，研究表明金匮肾气丸等补肾助阳方药治疗慢性支气管炎缓解期患者，能起到加强机体对各种不良刺激的抵抗力，并能增强免疫机制，促进整个机体的细胞内生化代谢及提高肾上腺皮质功能等良好作用，在合用苓桂术甘汤的基础上加用黄芪、党参、姜半夏、陈皮、五味子、淫羊藿等药，除健脾助运、化饮祛痰外，还可加强温肾纳气作用，有助于改善呼吸功能。此外，如见尿频遗尿者，可加益智仁、芡实、金樱子以固肾缩尿；如气急显著时，可酌加炙苏子、降香以降气平喘；如有血瘀征象较明显者，可加丹参、当归养血活血以改善肺的微循环。

（七）阴阳两虚

主症：咳嗽、咳痰阵作，痰黏白或清稀，时多时少，安静时亦气短，动则尤甚，伴腰腿酸软，怕寒肢冷，头昏耳鸣，夜尿频多，阳痿早泄，口干咽燥，五心烦热，盗汗自汗；舌质黯红，苔少或光剥；脉细。

治法：滋阴助阳，益肺纳肾。

处方：左归丸、右归丸加减。大熟地 15～30 g，怀山药 15 g，陈萸肉 12 g，杞子 12 g，茯苓 12 g，炙甘草 6 g，菟丝子 12 g，制附子 9 g，肉桂 5 g，炙龟甲 12 g，黄芪 30 g，太子参 15 g，麦冬 12 g，五味子 6 g。

阐述：慢性支气管炎反复发作，长期不愈，久则由肺及脾及肾，先为气虚至阳虚，终至阳损及阴，而导致阴阳两虚，此时多见于慢性支气管炎发展至严重阶段，往往有明显的肺气肿征，并可有肺动脉高压及右心室肥大表现。偏阳虚时，以右归丸为主，但不可忽视益气养阴；偏阴虚时，则用左归丸为主，但同样不可忽视健脾助阳。若症见面肢水肿者，可去龟甲、杞子、甘草、麦冬等药，酌加防己、车前草、白术、泽泻以利尿消肿；舌下瘀筋明显者，加川芎、丹参；呼吸困难较甚者，可加苏子、降香。总之，本型的治疗，用药要注意"阴中求阳，阳中求阴"，使之能起到"阴生阳长、阳生阴长"而发挥其"阴平阳秘"的作用。

八、特色经验探要

（一）关于"发时祛邪"

慢性支气管炎急性加重期的患者，是由于感受外邪而引起咳、痰、喘诸症状的发作或骤然加剧，病情较急而重。该阶段患者必须祛邪以治标为主，迅速驱除外邪，防止其由表入里。初起病时，多属风寒袭肺，咳嗽较剧，咯痰由少而转多，此时宜宣肺解表，历来推崇采用三拗汤治疗；但外邪不解，郁而化热时，则应及时随证换方，改以清肺化痰，可应用麻杏石甘汤或桑白皮汤加减均宜。根据多年来的临床摸索，为尽快驱邪外出，可不问寒热类型皆可选加金荞麦、鱼腥草、七叶一枝花、板蓝根、金银花、虎杖、鸭跖草等解毒类药物。实践证明，这对控制病邪的深入发展以及发作期的临床症状颇有效。另外，在宣肺祛邪的同时，必须重用祛痰、止咳类药，如桔梗、桑白皮、云雾草、佛耳草、紫菀、款冬、百部、前胡、浙贝等，特别是桔梗、桑白皮，往往须加大剂量方能有较理想的祛痰作用。过去一些中医书籍曾把桔梗的剂量限定在 3 g 左右，而且认为咳喘患者用桔梗有"令人喘促致死"之弊，但在临床应用中从未发现有这种毒副作用，足见前人的经验也有一定的局限，决不可拘泥。

（二）关于"未发时扶正"

慢性支气管炎的特点是反复发作和相对缓解期相交替。在相对缓解期阶段，由于肺、脾、肾三脏功能低下，机体抗病能力较差，容易复感新邪而使慢性支气管炎病情复发或加重，因此必须重视对其缓解期的治疗。根据中医辨证，此时的临床表现多以"本虚"为主要矛盾，故治疗应注重于"扶正固本"。所谓"本虚"，主要系指气虚及阳虚。气虚的重点在肺，阳虚的重点则在于脾肾，而且前者比后者尤为重要。

以往的一些研究认为，慢性支气管炎的病理基础主要为脾肾阳虚，特别是肾阳虚更是其根本所在，因而常采用补肾方药进行治疗，发现除能改善临床症状外，不仅对肾上腺皮质代谢具有一定的调节作用，而且还能提高机体的免疫功能，并有助于促进病情的好转和恢复。但近年已认识到，肺不仅是一个进行气体交换的呼吸器官，而且还是一个活跃的内分泌器官以及代谢作用旺盛的器官，具有呼吸、代谢与防御等三大作用。因此，临床医师对慢性支气管炎缓解期的患者，往往采用益气活血、健脾补肾法，选用黄芪生脉饮为主方，适当加丹参、降香、当归、甘草、白术、茯苓、怀山药、淫羊藿、补骨脂等进行治疗。这种以益气为本、助阳为辅的治则不仅有助于改善肺功能和机体免疫功能，而且还有助于改善肺的微循环障碍及提高动脉的血氧水平。总之，在扶正固本的治疗中，既不可忽视治肺，也不可忽视治肾，只有互相兼顾，才能提高本病的治疗效果。

（三）治疗小气道病变，截断慢性支气管炎的发生与发展

业已证明，吸烟及环境因素是影响小气道功能的重要原因，也是慢性支气管炎发生与发展的主要因素之一。有学者曾对吸烟和易于感冒而无明显证候可供辨证的患者进行了小气道功能检查，结果发现其流速——容量曲线（V25、V50）及最大呼气后期流速（FEF 75～85）明显降低，表现为小气道通气功能存在有障碍征象。这种慢性支气管炎的早期变化，西医除劝告患者戒烟外，并无良策，但中医则可在微观辨证中以此作为诊断肺气失调或肺气虚损早期变化的一种重要的客观指标。据此，可以采用益肺调气或益气固表的方药，如补肺汤、生脉饮、玉屏风散等进行治疗。据初步的临床观察结果表明，这类方药确具有逆转小气道功能异常的良好作用，特别是对于戒烟后小气道病变时尚难康复的患者，其治疗意义更大。

九、西医治疗

慢性支气管炎急性加重期伴有感染时，中医药效果不满意者，可配合西药治疗。

（一）控制感染

抗菌药物治疗可选用喹诺酮类、大环内酯类、β-内酰胺类或磺胺类口服，病情严重时静脉给药。如左氧氟沙星 0.4 g，每天 1 次；罗红霉素 0.3 g，每天 2 次；阿莫西林 2～4 g/d，分 2～4 次口服；头孢呋辛 1.0 g/d，分 2 次口服；复方磺胺噁唑，每次 2 片，每天 2 次。若能查明致病菌及进行药敏试验，选择有效抗菌药物。

（二）镇咳祛痰

可试用复方甘草合剂 10 mL，每天 3 次；或复方氯化铵合剂 10 mL，每天 3 次；也可加用祛痰药溴己新 8～16 mg，每天 3 次；盐酸氨溴索 30 mg，每天 3 次；桃金娘油 0.3 g，每天 3 次。干咳为主者可用镇咳药物，如右美沙芬、那可丁或其合剂等。

（三）解痉平喘

有气喘者可加用解痉平喘药，如氨茶碱 0.1 g，每天 3 次，或用茶碱控释剂，或长效 β_2 受体激动剂联合糖皮质激素吸入。

（四）其他

缓解期阶段，嘱患者戒烟，避免有害气体和其他有害颗粒的吸入；增强体质，预防感冒；反复呼吸道感染者，可选用转移因子、核酸及菌苗等配合中药扶正固本，以增强机体的免疫功能，对预防感冒及减少慢性支气管炎复发有一定作用。

十、中西医优化选择

众所周知，西医的明显优势在于明确慢性支气管炎的病因、病变部位、病理变化及病情轻重程度等方面，其手段较多，通过现代的生物医学技术，从而能获得非常细致的微观知识；同时，在控制慢性支气管炎继发感染时，可供选择的抗生素种类较多，效果也较可靠；此外，对于有缺氧或酸碱紊乱等表现的患者，在应用吸氧疗法及补充水与电解质等治疗措施之后，能使之获得纠正。但应该指出的是，西药抗生素有些往往会发生变态反应及其他毒副作用；且在慢性支气管炎的预防方面，西医的方法相对地显得较为贫乏，不如中医中药丰富多彩和安全。近年已有不少资料证实，采用冬病夏治，诸如中药扶正固本、针灸、穴位贴敷、割治及兔脑垂体穴位埋藏等均有减轻和预防慢性支气管炎复发的良好效果。根据多年的临床实践，本病发作期截断，以西医抗菌消炎为主，适当辅以清热解毒类中药；有助于增强"菌毒并治"的作用；炎症控制之后则重用中药扶正祛

邪以巩固疗效。另外,中药还具有较好的止咳、祛痰效果,因而在治疗慢性支气管炎时,如能进行中西医结合,取长补短,发挥各自优势,对缩短疗程、减少不良反应、改善临床症状及提高其治疗水平,无疑会起到较好的促进作用。

十一、饮食调护

(1)多食维生素高的食物,如动物肝脏、蛋黄、胡萝卜、南瓜、杏、青椒、西红柿、山楂等。

(2)多饮水利于痰液稀释,清洁气道,>2 000 mL/d。

(3)严禁烟、酒,不宜吃辣椒、胡椒等辛辣刺激之物以及过冷、过热、过咸的食物。黄鱼、带鱼、海蟹等也要少吃。

(刘国庆)

第二节　支气管扩张症

一、概述

支气管扩张症是指支气管在组织解剖结构上呈现不可复原性的扩张和变形。主要以慢性咳嗽、咯大量脓痰和/或反复咯血为特征。除少数先天性支气管扩张外,大多继发于鼻旁窦、支气管、肺部的慢性感染以及支气管阻塞等因素所致。

根据支气管扩张症的临床表现,相当于中医学中的"肺痿""咳嗽""痰饮""咯血""肺痈"等范畴。本病多见于儿童和青年,往往继发于麻疹、百日咳、流行性感冒、肺炎、肺结核等病之后。在呼吸系统疾病中,其发病率仅次于肺结核。

二、病因病理

支气管扩张症的发生与发展主要有以下几个方面。

(一)外邪犯肺

六淫外邪或平素嗜好吸烟,侵袭于肺,壅遏肺气,肺失宣肃,上逆生痰作咳,或咳伤肺络,致使血溢于气道,随咳而出。在六淫外伤中,尤以热邪与燥邪引起咯血之症最为多见。

(二)肝火犯肺

多因情志不遂,肝气郁结,日久则气郁化火,肝火上逆,既可煎液为痰,也易灼伤肺络;或因忽然暴怒伤肝,气逆化火,损伤肺络而出现咯血之症。

(三)肺肾阴虚

肺肾阴虚是因病久而致肾水亏虚,五行金水相生,肾水亏虚必致肺之津液亏虚,日久则肺肾之阴俱虚,水亏则火旺,以致虚火内炽,炼津成痰,甚则灼伤肺络而引起咯血。

(四)气不摄血

多因慢性咳嗽,迁延日久,又逢劳倦过度;或饮食失节,恣酒无度;或情志内伤;或外邪侵袭,更伤正气的情况下,以致正气极度虚衰,血无所主,不循经而外溢入气道,亦会出现咯血症状。

总之,本病的病理环节不外乎火、气、虚、瘀、痰。在临床上,这些病理因素常夹杂互见,且互相影响和转化,致使病情复杂难治。

三、诊断

(一)临床表现

1.病史

患者常有呼吸道慢性感染或支气管阻塞的病史。

2.症状

多数患者有反复咳嗽、咳痰和咯血症状。

(1)化脓性支气管扩张:继发感染时,出现发热、咳嗽加剧、痰量增多、痰黏脓样、有厌氧菌感染时可有恶臭味;痰液收集于玻璃瓶中静置后出现分层的特征:上层为泡沫,下悬脓性成分,中层为混浊黏液,下层为坏死组织沉淀物。反复感染时,往往有呼吸困难和缺氧等表现。

(2)单纯性支气管扩张:患者长期反复咳嗽、咳痰,但无明显继发感染。

(3)干性支气管扩张:患者无咳嗽、咳痰及全身中毒症状,但有反复咯血,血量不等。其病变多位于引流良好的上叶支气管。

(4)先天性支气管扩张:如 Kartagener 综合征,表现为囊状支气管扩张、心脏右位、鼻窦炎和胰腺囊肿性纤维病变。

3.体征

早期或干性支气管扩张可无异常肺部体征,病变重或继发感染时常可闻及下胸部、背部固定而持久的局限性粗湿啰音,有时可闻及哮鸣音,部分慢性患者伴有杵状指(趾)。出现肺气肿、肺心病等并发症时有相应体征。

(二)实验室检查

继发感染时白细胞计数及中性粒细胞比例增加,痰涂片及培养可发现致病菌。结核性支气管扩张时痰结核菌可为阳性。

(三)特殊检查

1.影像学检查

在胸部 X 线平片上患者患侧可有肺部纹理增粗、紊乱,柱状支气管扩张典型表现为轨道征,囊状支气管扩张可见蜂窝状(卷发状)阴影,继发感染时病变区有斑片状炎症阴影,也可以出现液平,且反复在同一部位出现。肺部 CT 检查显示支气管管壁增厚的柱状扩张或成串成簇的囊状改变,已基本取代支气管造影。支气管造影可以明确支气管扩张的部位、形态、范围和病变的严重程度,主要用于准备外科手术的患者。

2.肺功能检查

其变化与病变的范围和性质有一定关系。病变局限,肺功能可无明显改变。一般而言,柱状与梭状扩张,肺功能改变较轻微;囊状扩张对支气管肺组织的破坏较严重,可影响肺功能改变。早期由小支气管阻塞而引起者,往往表现为阻塞性通气功能障碍;随着病变的加剧和小血管的闭塞,可发展至通气/血流比例失调,动静脉分流和弥散功能障碍。对有咯血的患者,肺功能检查应在血止 2 周以上,病情较为稳定时进行。

3.支气管镜检查

当支气管扩张呈局灶性且位于肺段支气管以上时,支气管镜可发现弹坑样改变,可以发现部分患者的出血部位和阻塞原因。

四、鉴别诊断

(一)慢性支气管炎

慢性支气管炎多发生在中年以上的患者,在气候多变的冬、春季节咳嗽、咳痰明显,多为白色黏液痰,感染急性发作时可出现脓性痰,但无反复咯血史。听诊双肺可闻及散在干湿啰音。

(二)肺脓肿

起病急,有高热、咳嗽、大量脓臭痰;X线检查可见局部浓密炎症阴影,内有空腔液平。急性肺脓肿经有效抗生素治疗后,炎症可完全吸收消退。若为慢性肺脓肿则以往多有急性肺脓肿的病史。

(三)肺结核

常有低热、盗汗、乏力、消瘦等结核毒性症状,干湿啰音多位于上肺局部,X线胸片和痰结核菌检查可做出诊断。

(四)先天性肺囊肿

X线检查可见多个边界纤细的圆形或椭圆形阴影,壁较薄,周围组织无炎症浸润。胸部CT检查和支气管造影可助诊断。

(五)弥漫性泛细支气管炎

弥漫性泛细支气管炎多发于40~50岁中年人,有慢性咳嗽、咳痰、活动时呼吸困难,常伴有慢性鼻窦炎,胸片和胸部CT显示弥漫分布的小结节影,血清冷凝集效价增高64倍以上可确诊,大环内酯类抗生素(红霉素、阿霉素、克拉霉素、罗红霉素)治疗有效。

五、并发症

本病的并发症有肺炎、肺脓疡、肺气肿、肺心病和肺性骨关节病。

六、中医证治枢要

本病主要表现为痰热阻肺,热盛伤络,久则乃至气虚血瘀。故其治疗大法是在急性发作阶段,以清热、排痰、止血为主;缓解阶段,则以养阴润肺、益气化瘀为主;对于温燥伤阴药物,应慎用或不用为宜。

本病多数反复咯血,故止血常是其治疗的重心。一般而言,对于支气管扩张咯血者,采用降气止血法较为重要。因肺主气,性善肃降,气有余便是火,气降则火降,火降则气不上升,血随气行,无上溢咯出之患。

支气管扩张咯血四季皆有,但由于季节不同,时令主气各异,且因患者素体阴阳属性各有所偏,虽同为咯血但临床脉证表现不同,因而其治法也不相同。如春季风木当令,肝气升发,平素肝郁之人,感受外邪,表现以肝旺气逆者较为多见;交秋暑热、秋燥之邪易灼伤肺津,阴亏之人感之尤甚,临床阴虚火旺者则较多见;而秋冬天气转冷,感受寒邪郁而化热,表现为肺热亢盛者颇不少见。在治疗上根据气、血、热三者的关系,热偏盛者以清肺泄热,邪去热清,妄行之血可不止而血止;偏阴虚火旺者宜以滋阴降火,阴复火降则血宁;气逆肝旺者治以平肝降气,致使气降火降,血由气摄,咯血遂愈。

七、辨证施治

（一）痰热蕴肺

主症：咳嗽胸闷，痰黄黏稠，咯血鲜红或痰中带血，或有身热，便秘溲赤。舌苔薄黄或黄腻、质红，脉弦滑数。

治法：清热泻肺，凉血止血。

处方：银翘栀芩汤加减。金银花 30 g，连翘 15～30 g，黄芩 12 g，焦山栀 12 g，丹皮 9 g，花蕊石 12 g，白茅根 30 g，七叶一枝花 15 g，天葵子 15 g，金荞麦根 30 g，仙鹤草 30 g，桑白皮 12 g。

阐述：方中金银花、七叶一枝花、天葵子、金荞麦根具有较强的清热解毒、抗感染作用。如痰及呼气有臭味，痰培养有铜绿假单胞菌或厌氧菌感染时，可加用白毛夏枯草 15 g 或鱼腥草 30 g；咳痰不爽和气息粗促时，酌用桔梗 9～15 g、葶苈子 12 g；如咯血量多难止者，可加十灰散 10 g，分 2 次/日冲服。本方组合意在直折病势，但药性多偏于寒凉，对脾胃虚弱的患者，必要时可酌减剂量，或稍佐健脾和胃之品，如鸡内金、炒麦芽、法半夏、薏苡仁、陈皮等。寇焰等应用自拟清热凉血止血中药汤剂辨证论治，以 2 周为 1 个疗程观察疗效，结果能有效止血和缓解临床症状，总有效率达 93.33％。

（二）肝旺气逆

主症：咳嗽阵作，胸胁苦满或隐痛，咯血鲜红，心烦易怒，口苦而干，咳时面赤。舌质红，苔薄黄，脉弦数。

治法：清肝泻肺，降气止血。

处方：旋覆代赭汤合泻白散、黛蛤散加减。旋覆花（包）12 g，代赭石 30 g（先煎），甘草 6 g，桑白皮 12 g，黄芩 12 g，焦山栀 12 g，姜半夏 9 g，藕节 9 g，丹皮 12 g，黛蛤散（包）12 g，仙鹤草 30 g，夏枯草 12 g，花蕊石 12 g（先煎）。

阐述：本型患者多有心情不舒、情志郁怒等诱因，发病时间可在春升阳动季节。临床上常须肺肝同治，目的在于清肝以平其火，降气以顺其肺，凡属肝旺气逆而致咯血者均可用此组方治疗。如胸痛胁胀明显者，加瓜蒌皮 15 g、广郁金 10 g；大便干结者，加生大黄 10 g；少寐者加夜交藤 30 g、合欢皮 15 g；口干咽燥明显者，宜加鲜石斛 30 g、玉竹 15 g 或羊乳 30 g。

（三）气虚失摄

主症：长期卧床不起，体质较为虚弱，久咳不已，痰中带血，或纯咯鲜血，并伴有神疲乏力，头晕气喘，心慌心悸。舌质淡胖，苔白，脉细弱无力等。

治法：益气摄血，宁络止咳。

处方：参冬饮、牡蛎散、宁血汤合方化裁。党参 15～30 g，黄芪 30 g，麦冬 12 g，牡蛎 30 g（先煎），川贝母 9 g，杏仁 9 g，阿胶 15 g（烊冲），北沙参 30 g，仙鹤草 30 g，旱莲草 15 g，生地黄 30 g，白茅根 30 g。

阐述：气虚失摄型支气管扩张咯血临床虽为少数，但往往是病情较为深重且易于发生变证的患者，治疗常须大剂量参芪等益气药并用，方能起到摄血止血的功能。若忽然出现大量咯血、汗出、肢冷、脉微欲绝者，乃属气虚血脱之危候，此时可用独参汤投治，以别直参 10 g 左右煎汤立服，常可见效。待血止及病情稳定时再以益气养血、润肺止咳善后。也可以上方为基础，加上一些健脾理气、凉血活血药，制成膏剂长服，这有助于提高机体免疫功能，增强抵御外邪的能力，减少或抑制支气管扩张症和咯血的复发。

(四)阴虚肺热

主症:咯血停止,但常咳嗽、少痰,或见气短、盗汗、低热,胸膺不舒,口舌干燥,五心烦热。舌质偏红黯,苔薄少或乏津,脉弦细带数。

治法:益气养阴,清肺化瘀。

处方:生脉散合百合固金汤加减。太子参30 g,麦冬12 g,五味子6 g,生地黄15 g,熟地黄15 g,百合12 g,当归12 g,绞股蓝15～30 g,川贝母9 g,甘草6 g,玄参12 g,丹皮12 g,赤芍12 g。

阐述:此多见于支气管扩张症症状的缓解阶段。本方以生脉散益气养阴,用百合固金汤清肺润燥。加上当归、赤芍、丹皮、川贝等药,既可化瘀,又可止咳;如有脾胃虚弱,运化不及,食欲较差者,可减去方中滋腻之药,加用怀山药15 g、鸡内金10 g、谷麦芽各12 g、薏苡仁15～30 g以健脾助运;有明显低热,不一定属阴虚内热,大多数常是由于感染未能控制的缘故,若处理不当,往往有可能再度出现急性复发。因而,有时须选用鱼腥草30 g、七叶一枝花15 g、金荞麦根30 g、虎杖30 g等清热解毒类药以控制感染。但要注意的是,若低热确属阴虚所致者,则可酌用银柴胡9 g、地骨皮15 g、白薇9 g等清虚热类药进行治疗。曹世宏教授根据多年临床经验创立以具有养阴润肺、清热化痰、凉血行瘀的"支气管扩张宁合剂",临床实践证明支气管扩张宁合剂治疗可以明显降低患者白细胞及中性粒细胞总数,减少致炎性细胞因子 IL-8 和 TNF-α 的释放,对中性粒细胞弹性蛋白酶有较好的抑制作用,其治疗组有效率93.33%。

八、特色经验探要

(一)关于"清法"的临床应用

"清法"是中医临床应用于治疗热证以清除热邪的一种重要的治法。"清法"所用的药物,目前常用的分类法大致有两种:一是根据其功能分为清热泻火类药、清热凉血类药、清热解毒类药和清热燥湿类药等四种;其次是按其性味分为苦寒清热类药、甘寒清热类药及咸寒清热类药三种。多年的实践表明,支气管扩张症的病理基础多为阴虚肺热或痰火互结,如因外邪诱发而引起急性发作者,其临床表现一般为实热证,此时常须应用苦寒类药以清热泻火;邪热过甚而致肺气不通者,还可兼用清热通里的大黄等药;若热伤血络,迫血妄行而出现咯血症状者,则宜酌用凉血止血及清热生津之品。但应指出的是,苦寒泻火药和清热通里药过量或久用有败胃伤脾之弊;尤其对久病及脾胃虚弱者,攻伐太过时会导致水与电解质紊乱的可能,故使用这类清热祛邪药,则宜中病即止。此外,对伴有副鼻窦炎和支气管哮喘的支气管扩张症患者,在原有"清法"的基础上适当加用透窍和平喘类药物,对提高其临床疗效可能会起到较好的作用。

至于表现为虚热证者,大多见于支气管扩张症的稳定阶段。此时,阴虚内热的矛盾较为突出,但也可能存在有余邪未尽的情况,除应用益气养阴药外,选用一些甘寒清热药相配伍,对生津润肺以加强清其虚热不无裨益。这类药物虽可长用,但也须警惕滋润太过而引起助湿碍脾的弊端,因而使用时间过久时,酌加理气悦脾药,实属必要。

(二)关于炭药止血的临床运用

炭药首载于《黄帝内经》。自元代葛可久《十药神书》中提出"红见黑则止",一直是中医创制和临床应用炭药止血的理论指导。中药制炭为黑色,是否均能止血?止血中药是否均需制炭?近年的研究认为,大多数止血中药制炭后确有增强止血的作用,如槐米、蒲黄、贯众、茜草等,制炭之后可使出血及凝血时间明显缩短,一些炭药不仅止血效果增强,而且其他方面的作用亦多优于生品,如地榆炭不但收敛止血功效增强,且其抑菌抗感染症及促进病灶吸收等方面的作用均远胜于生品；另有一些原不具有明显止血作用的中药经制炭后也能产生止血效果，如棕榈、荆芥、血余（头发）等，制炭后则能产生良好的止血作用；但也有少数中药制炭后止血作用反而下降者，如当归、旱莲草、侧柏叶、鸡冠花等。由此可见，绝非一切中药制炭后均能达到止血，也并不全与前人"红见黑则止"的理论观点相吻合。至于炭药的止血机制，现代药理实验结果认为其作用往往是多环节、多通道的，据不少学者推测此可能与钙离子、鞣质、微量元素及其他尚未清楚的止血成分有关。

在临床上，支气管扩张所引起的咯血是最常见的血证之一，应用炭药治疗也一直为历代医家所推崇。但本症咯血的原因很多，有寒有热，有虚有实，证候表现也各有不同，因此必须在辨证的基础上，积极吸取现代的研究成果和治疗经验，根据其不同的证型，分别采用具有相应止血作用的炭药，使之能发挥出较佳的止血效果。

（三）关于膏方的应用

膏方是中医的一种重要剂型，具有祛病强身、延年益寿的独特功效。主要适用于久病体虚和伴有慢性疾病而影响气血生化、流通或导致脏腑功能失调者的治疗。其优点较多，不仅药味适口、服用方便，而且药效长而持久，并能起到健脾益气，滋养肺肾的良好作用，同时膏方适应性广，长期服用无明显不良反应，因而深受病家欢迎。多年的临床实践已充分证明，对于长期反复发作的支气管扩张症及伴有咯血的患者，采用膏方治疗尤为适宜。

此外，如无条件制膏者，也可用现成中药膏剂调治，如琼玉膏、二冬膏、枇杷膏，这类清淡之"素膏"具有滋润脏腑之功，却滋而不黏、润而不滞。若用滋而补虚、润而泽脏的阿胶、鳖甲胶、鹿角胶及水陆二仙胶等"荤膏"。由于虑其有胶而碍滞之弊，故用之须注意三点：一是掌握调补与病邪的关系，即攻三补七，还是补三攻七，过于滋腻反而达不到调补的目的；二是"荤膏"初宜量少，或逐年添增，使机体对胶滋膏药有一个适应过程；三是应与疏调气机的中药同用。总之，膏方的调补，以不妨碍祛除病邪，协调脏腑的作用为要。

（四）关于药物穴位注射疗法

近年，周佐涛等对支气管扩张伴咯血患者应用鱼腥草注射液 4 mL 于双侧孔最穴进行注射，每天 1 次，连续 7 天，先后共治疗 49 例患者，其总有效率为 93.88%。因而认为，药物穴位注射治疗支气管扩张咯血有较好的近期效果，不良反应少，且经济方便，可作为本症的辅助疗法而予以研究和推广。

九、西医治疗

（一）控制感染

急性发作阶段应积极使用足量抗生素控制感染，同时应根据革兰染色或细菌培养及药敏试验来选择有效抗生素的使用，甚至考虑支气管镜取标本。支气管扩张由于能致病的病原菌种类多、耐药菌的存在、肺结构破坏等因素造成抗生素选择复杂。常见病原菌为流感嗜血杆菌、肺炎链球菌或口腔混合菌群，可选用氨苄西林、羟氨青霉素或复方新诺明。出现金黄色葡萄球菌可选用耐酶青霉素类或头孢菌素类，囊性纤维化或囊状支气管扩张患者急性发作时，铜绿假单胞菌往往是主要致病菌，通常需要联合用药。耐药假单胞菌可使用具抗假单胞菌活性的 3 代头孢菌素如头孢他啶（1～2 g 每次，每天 2～3 次）、头孢哌酮（1 g 每次，每天 2～3 次）等联合具抗假单胞菌的氨基糖苷类，如阿米卡星、妥布霉素或西索米星等，或选用亚胺培南西司他丁（1.0～1.5 g/d，分 2～3 次静脉滴注），或选 β-内酰胺酶抑制剂的抗生素如替卡西林/克拉维酸、头孢哌酮/舒巴坦(6～9 g/d,分 2～3 次静脉滴注)、哌拉西林/他唑巴坦(9～13.5 g/d,分 2～3 次静脉滴注)等。必要时联合具抗假单胞菌的氨基糖苷类。一般持续用至体温正常,痰量明显减少后 1 周左右,缓解期不用抗生素。

对重症患者一般需静脉用药,雾化吸入抗生素如庆大霉素 3 天能减少痰量,使痰液稀释,从而改善肺功能,用大环内酯类药物如阿奇霉素 500 mg,每周 2 次,连用 6 个月能显著减少急性发作次数,改善机体免疫调节能力。而伊曲康唑可用于变应性支气管肺曲霉病(ABPA)的治疗。

(二)促进排脓

1.体位引流

根据病变部位采取不同体位,将患肺位置抬高,使被引流的支气管开口朝下。同时,可嘱患者做深呼吸及咳嗽,并帮助拍背,以促使痰液之流出。但对于体质十分虚弱及伴有严重心肺功能不全或大咯血的患者则应慎用。

2.祛痰剂

必嗽平 16 mg,每天 3 次,口服;或化痰片 0.5 g,每天 3 次,口服;或氯化铵甘草合剂 10 mL,每天 3 次,口服;或氨溴索片 30 mg,每天 3 次口服;或吉诺通胶囊 300 mg,每天 3 次餐前口服;必要时应用氨溴索注射液静脉注射。

3.支气管扩张剂

部分患者存在支气管反应性增高或炎症的刺激,可出现支气管痉挛,影响痰液排出,故可用雾化吸入异丙托溴铵及特布他林等,或口服氨茶碱 0.1 g,3～4 次/日以助化痰。

4.支气管镜吸痰

如果体位引流痰仍难排出,可经支气管镜吸痰,及用生理盐水冲洗稀释痰液,也可局部注入抗生素。

(三)咯血的处理

1.中等量至大量咯血者的治疗

立即用垂体后叶素 5～10 U 加入 25% 葡萄糖注射液 20～40 mL 中缓慢静脉注射(10～15 分钟注完),注射完毕后则以 10～20 U 加入 10% 葡萄糖注射液 250～500 mL 中静脉滴注 10～20 滴/分钟维持。注射本药时,患者宜取卧位,以免引起晕厥;对伴有严重高血压、冠心病、心力衰竭以及妊娠的患者,须禁用本药治疗。若在用药过程出现血压升高、胸闷不适等表现时则需同时加用硝酸甘油以控制血压及改善心脏供血。

对垂体后叶素禁忌者,可用 0.5% 普鲁卡因溶液 10～20 mL 加 50% 葡萄糖注射液 20 mL 缓慢静脉注射或 0.5% 普鲁卡因溶液 60 mL 加 5%～10% 葡萄糖注射液 500 mL 进行静脉滴注,每天 1～2 次。使用本药止血者宜先做皮试,并须缓慢注射;若注射过快,可致头晕、灼热、全身不适、心悸等不良反应;同时,用量也不宜过大,否则可引起中枢神经系统的毒性反应。

对支气管动脉破坏造成的大咯血经药物治疗无效时可考虑采用支气管动脉栓塞法。

2.小量咯血者的治疗

可选用卡巴克络 5～10 mg 肌内注射,每天 2～3 次,出血缓解后改为口服 2.5～5 mg 每次,每天 3 次;或酚磺乙胺(止血敏)2～4 g 加入 5%～10% 葡萄糖注射液 500 mL 静脉注射,每天 1～2 次;或氨甲苯酸 0.1～0.3 g 加入 5%～10% 葡萄糖注射液 500 mL 静脉注射,每天 2～3 次;或巴曲酶 1 kU 静脉注射或皮下注射。

3.窒息的抢救

立即将患者头部后仰,头低脚高,使躯体与床成 40°～90°角,拍击背部,并迅速吸出气道内的血块。必要时应及时做气道插管或气管切开,呼吸皮囊或呼吸机辅助通气。

(四)外科手术治疗指征

(1)症状明显,病变局限于一叶或一侧肺组织,而无手术禁忌证者。

(2)反复大咯血的患者,如果经内科保守治疗无效而危及生命者,可紧急手术治疗。

(3)如两侧支气管扩张,但主要病变集中在一个肺叶,全身状况和心肺功能良好者,为改善症状,也可考虑进行肺叶切除。但是对两侧广泛支气管扩张或年老体弱、心肺功能不全者不宜手术治疗。

十、中西医优化选择

支气管扩张症的治疗重点是控制感染、排痰及止血,同时要预防和减少其复发。

对于支气管扩张症的急性发作阶段,西医治疗的明显优势是能多途径给药,经过药敏试验所选择的抗生素能较有效地控制感染;一旦出现水、电解质紊乱,则能及时地进行输液及纠正水、电解质失调;中度、重度咯血者,其止血效果较快而可靠;因血块堵塞气管而引起窒息时,可及时作气管插管或气管切开。但过多地应用抗生素,往往易产生胃肠功能失调,出现细菌的耐药性或二重感染,甚至有时会发生变态反应。近几年来,中西医结合的临床和实验研究的结果证明,多数抗生素只有抑菌及杀菌作用,对由细菌所产生的毒素,特别是革兰阴性杆菌溶解后产生的内毒素所引起的毒血症状,抗生素无拮抗作用。诚然,中医临床所常用的清热解毒类药物,虽然抑菌和杀菌的效果不强,但却能增强机体的非特异性免疫功能、促进排痰以及不同程度拮抗内毒素的良好作用。为达到治"菌"、治"毒"、治"痰",此时,使用中西两法进行治疗,这时加强控制感染、改善全身中毒症状和缩短疗程,无疑会起到较好的作用。此外,在止血方面,中西医也各有长处和短处。一般来说,中、重度咯血西药常为首选,但如效果不大或有严重并发症时,结合中医药治疗有助于巩固和提高疗效,此为优点;轻度咯血则可先选中医药治疗,多数效果显著,由于是辨证用药,其作用不纯是止血,而且还可能具有通调气血及改善肺微循环等多种作用。

随着症状的缓解,如何防止其再度发作,中医治疗则大有作为。根据本病气阴两虚及瘀热内伏于肺的病理特点,采用益气养阴为主,清肺化瘀为辅;或对于反复发作、病程较长,发展至由肺及脾及肾或阴损及阳时,则治疗应予以健脾益胃,重点是调整阴阳、旺盛生化之源,特别是由于长期间断性咯血或大咯血之后体虚未复及出现贫血征象者,本法尤为适用。本病的治疗也与慢性支气管炎、阻塞性肺气肿和支气管哮喘等呼吸系统疾病一样,总的法则是"急则治标""缓则治本",只是在病情稳定时治疗有所区别,即前者着重于补阳,后者偏重于补阴而已。方剂可选用十全大补汤合麦味地黄汤及酌加冬虫夏草、巴戟天、杜仲、菟丝子、百合、北沙参等进行治疗;若需长期服用,则宜选用膏方剂型较为妥当。

十一、饮食调护

首先要戒烟,以减少烟雾刺激呼吸道;对酒类、辛辣等刺激性较强的食物也要适当加以控制;同时要避免暴饮暴食,因不适当的饮食可导致痰湿内生,对呼吸道来说是一大忌;此外,患者平素饮食以清淡甘凉为主,多食蔬菜、水果或常食绿豆、苡仁等偏凉性食物。

(刘国庆)

第三节 肺 炎

一、概述

肺炎是细菌、病毒、支原体、衣原体、立克次体及真菌等致病微生物的原发性或继发性感染引起的呼吸系统疾病。其临床主要特征为畏寒、高热、咳嗽、胸痛、气急或咯铁锈色痰，甚至出现发绀或休克，多发于冬春两季。

本病属中医"温病"范畴。一般多见于"风温""冬温""春温"，也可见于"厥脱"。

二、病因病理

本病的病因，一为风温之邪，或风寒外束，郁肺化热；二是正气虚弱、卫外不固或素有肺热，一旦感受外邪，则内外相合而发病。

其病理变化，起始阶段邪热尚浅，病在卫分，主要表现为一系列肺卫症状，此时若邪势不甚，且能及时得到清解，则邪从表散，病情转安。如果正虚邪盛或由于失治、误治，肺卫之邪热不解而内传入里，一是顺传于气分，若气分不解则传入营血；一是逆传心包，扰乱心神、蒙蔽清窍。同时，如热毒亢炽，劫阴伤气，还可以发生亡阴厥脱之变，致使病情更趋严重。

三、诊断

(一)临床表现

1.病史

肺炎球菌性肺炎常有受凉、劳累、雨淋等致病因素。金黄色葡萄球菌性肺炎多见于老人与小儿，常继发于流感、麻疹等呼吸道病毒感染或皮肤疮疖等感染。支原体肺炎以儿童及青年人居多。肺炎衣原体肺炎常在聚居场所的人群中流行，如军队、学校、家庭，通常感染所有的家庭成员，但3岁以下的儿童患病较少。病毒性肺炎多发生于婴幼儿及老年体弱者，常有病毒感染病史。军团菌肺炎主要发生于细胞免疫功能低下，如糖尿病、恶性肿瘤、器官移植、肝肾衰竭者。传染性非典型肺炎人群普遍易感，呈家庭和医院聚集性发病，多见于青壮年，儿童感染率较低。

2.症状

症状主要表现为畏寒、发热、咳嗽、咳痰、胸痛、气急等。中毒性或休克型肺炎患者可出现烦躁、嗜睡、意识模糊、面色苍白、发绀、四肢厥冷、少尿、无尿及脉速而细弱等神经系统症状及周围循环衰竭危象。典型的肺炎球菌性肺炎痰呈铁锈色；金黄色葡萄球菌性肺炎痰呈脓性或脓血性；肺炎克雷伯杆菌性肺炎痰呈脓性或棕红色胶冻状；铜绿假单胞菌性肺炎痰呈绿色脓痰；支原体性肺炎可有少量黏痰或血痰；病毒性肺炎咯少量黏痰；军团杆菌性肺炎则咯少量黏液痰或有时有血丝。

3.体征

早期肺部体征无明显异常，重症者可有呼吸频率增快，鼻翼翕动，发绀。肺实变时有典型的体征，如叩诊浊音、语颤增强和支气管呼吸音等，也可闻及湿性啰音。并发胸腔积液者，患侧胸部叩诊浊音,语颤减弱,呼吸音减弱。

(二)实验室检查

肺炎球菌性肺炎、金黄色葡萄球菌性肺炎、肺炎杆菌性肺炎等细菌性肺炎血常规检查白细胞总数增加,中性粒细胞比例显著升高,伴核左移或有中毒颗粒。支原体肺炎和病毒性肺炎血检白细胞数正常或略增多。

痰涂片,肺炎球菌革兰染色为阳性双球菌;金黄色葡萄球菌亦为革兰染色阳性球菌;肺炎克雷伯杆菌及铜绿假单胞菌为革兰染色阴性杆菌。痰培养可确定致病菌。支原体肺炎痰培养分离出肺炎支原体则可确诊。病毒性肺炎痰细胞检查胞浆内可出现包涵体,病毒分离有助于明确诊断。

(三)特殊检查

1.X 线检查

肺炎球菌性肺炎早期 X 线胸片可见均匀的淡影,大叶实变为大片均匀致密阴影,多呈叶、段分布。金黄色葡萄球菌性肺炎早期呈大片絮状、密度不均的阴影,呈支气管播散;在短期内变化很快,迅速扩大,呈蜂窝状改变伴空洞,常伴脓胸或气胸。肺炎克雷伯杆菌性肺炎呈大叶性肺炎样实变,以上叶多见,水平叶间隙下坠,有不规则透亮坏死区。铜绿假单胞菌性肺炎病变较多呈两侧中、下肺野散在性结节状阴影。支原体性肺炎多数呈片絮状肺段性浸润,密度淡而均匀,边缘模糊的阴影,往往由肺门向外延伸,以肺下野为多见。病毒性肺炎 X 线胸片呈斑点状、片状或密度均匀的阴影,也可见有弥漫性结节状浸润,多见于两肺下野。

2.冷凝集试验

约半数支原体性肺炎患者在第 1 周末或第 2 周初开始出现冷凝集试验阳性,至第 4 周达最高峰,滴定效价在 1∶32 以上,有助于诊断,但特异性不强。

3.补体结合试验

70%～80%的支原体性肺炎患者可出现阳性结果[(1∶(40～80)],第 3、4 周达高峰,对诊断具有重要价值。

4.酶联免疫吸附法(ELISA 夹心法)

支气管肺泡冲洗液或尿液检出军团菌可溶性抗原者,有助于军团杆菌性肺炎的诊断。

四、鉴别诊断

(一)肺结核

肺结核多有全身中毒症状,如午后低热、盗汗、疲乏无力、体重减轻、失眠、心悸,女性患者可有月经失调或闭经等。X 线胸片见病变多在肺尖或锁骨上下,密度不匀,消散缓慢,且可形成空洞或肺内播散。痰中可找到结核分枝杆菌。一般抗菌治疗无效。

(二)肺癌

多无急性感染中毒症状,有时痰中带血丝。血白细胞计数不高,若痰中发现癌细胞可以确诊。肺癌可伴发阻塞性肺炎,经抗菌药物治疗后炎症消退,肿瘤阴影渐趋明显,或可见肺门淋巴结肿大,有时出现肺不张。若经过抗菌药物治疗后肺部炎症不消散,或暂时消散后于同一部位再出现肺炎,应密切随访,对有吸烟史及年龄较大的患者,必要时进一步做 CT、MRI、纤维支气管镜和痰脱落细胞等检查,以免贻误诊断。

(三)急性肺脓肿

早期临床表现与肺炎链球菌肺炎相似。但随病程进展,咳出大量脓臭痰为肺脓肿的特征。X 线显示脓腔及气液平,易与肺炎鉴别。

(四)肺血栓栓塞症

多有静脉血栓的危险因素,如血栓性静脉炎、心肺疾病、创伤、手术和肿瘤等病史,可发生咯血、晕厥,呼吸困难较明显,颈静脉充盈。X 线胸片示区域性肺血管纹理减少,有时可见尖端指向肺门的楔形阴影,动脉血气分析常见低氧血症及低碳酸血症。D-二聚体、CT 肺动脉造影(CTPA)、放射性核素肺通气/灌注扫描和 MRI 等检查可帮助鉴别。

(五)非感染性肺部浸润

还需排除非感染性肺部疾病,如肺间质纤维化、肺水肿、肺不张、肺嗜酸性粒细胞增多症和肺血管炎等。

五、并发症

严重败血症或毒血症患者易发生感染性休克,胸膜炎、脓胸、心包炎、脑膜炎和关节炎等。肺脓肿、肺气囊肿和脓胸。心力衰竭、呼吸衰竭、中毒性脑病、感染性休克、败血症和水电解质紊乱等。肺脓肿最常见,其次为脓胸、胸膜肥厚。严重病例可伴发感染性休克,甚至有因脑水肿而发生脑疝者。

六、中医诊治枢要

肺炎系因温热之邪袭肺所致,故其治本以清邪热为主,治标以化痰瘀为主,标本必须兼顾。邪在卫气者,宜以清热解毒、透表散邪为法;邪毒入营血或上扰神明者,应以解毒凉血、清营开窍为要;如正不胜邪,致使热毒内陷,阴竭阳脱,肺气欲绝时,亟当回阳救阴,益气固脱以解其急;如邪热炽盛,热结于肠胃,以致腑气不通,大便秘结者,则及早予以通腑泄热,急于存阴为治。

七、辨证施治

(一)邪犯肺卫

主症:恶寒,发热,咳嗽,口渴,头痛或头胀,胸痛,倦怠。舌苔薄白或微黄,舌边红,脉浮数。

治法:疏风散热,宣肺化痰。

处方:桑菊饮加减。桑叶 9 g,菊花 9 g,甘草 6 g,薄荷(后下)6 g,芦根 30 g,杏仁 9 g,浙贝母 15 g,前胡 12 g,桔梗 9 g,瓜蒌皮 15 g,牛蒡子 9 g,竹叶 9 g,防风 6 g。

阐述:肺炎为风温之邪致病,初起邪在肌表,可以本方疏风散热。但若病势较重,服之发热不退,可用金银花 30 g、连翘 15 g、黄芩 12 g、鱼腥草 30 g、金荞麦 30 g;如反增烦渴、高热,则酌加生石膏 30 g、知母 9 g,以阻断邪热进退,防其传里生变。温邪致病,传变最快,往往还来不及治疗,就已出现卫气证候并见,因此临床上决不可拘泥于"到气才可清气"之说,早期就须在疏风解表的同时,酌加清热解毒类药,方能两全。此外,还须注意,凡治风温之证,应以清宣肺气为宜,有咳嗽自不必说,即使没有咳嗽症状,也不能离开清宣肺气之药,因肺气宣通,咯痰易出,治节百脉循行,温热之邪容易外达,此乃避免逆传心包的重要方法之一。所谓未雨绸缪,弭祸于先机。

(二)肺胃热盛

主症:高热不退,剧烈咳嗽,汗出烦渴,呼吸气粗,胸痛便结,咳吐黄痰或铁锈色痰,尿黄赤。

舌红,苔黄燥,脉滑数或洪大。

治法:清热解毒,泻肺化痰。

处方:麻杏石甘汤合清肺饮加减。

生石膏30~45 g,知母12 g,甘草6 g,桑白皮12 g,杏仁9 g,桔梗9 g,鲜芦根30~45 g,枇杷叶12 g,连翘15 g,黄芩12 g,川连3~4.5 g,山栀9 g,竹叶9 g,金荞麦30 g。

阐述:本型临床表现属肺炎进展期阶段,此时往往高热不退,全身中毒症状较为严重,根据温病"热由毒生,毒寓于邪"的观点,若不速除其毒,则热象难退,势必热势愈炽,以致耗伤津液愈甚,尤其是胃津亏耗或肾液劫灼发展到一定限度,则会演变为诸多急候和变证。由此可见,治热治变之要旨在于解毒清热,生津保液。方中石膏、知母、竹叶、甘草为肺胃实热治疗主药。黄连、黄芩、山栀为苦寒泻火、解毒祛邪要药。历来认为温病最易化火伤阴,故在温病尚未化火之前,主张慎用苦寒之品,因苦具燥意,早用有助火劫液之虑。但表现为热毒亢奋者,选用苦寒,同时配合咸寒、甘寒以泻火解毒,实为必要,所谓"有故无殒亦无殒也",适时用苦寒,有利无弊。如腑有结热,大便秘结者,则可酌加生大黄9~12 g、枳实9~12 g、瓜蒌仁12~15 g等以清里通下,使热毒从下出,从而可收"急下存阴"的效果。此外,由于邪热伤肺,清肃失司,故咳嗽、咯痰、胸痛等肺系症状进一步加重,方中之桑白皮、杏仁、枇杷叶、桔梗、芦根、金荞麦等则具有清肺化痰、生津止咳的功效,特别是金荞麦一药,不仅能菌毒并治,而且可散结化瘀,对改善全身中毒症状及防止其炎症扩展有较好的作用;如果痰中带血,可加藕节15 g、仙鹤草30 g等止血之品。

(三)热毒内陷

主症:高热不退,烦躁不安,咳嗽鼻煽,痰中带血,口渴引饮,神昏谵语,惊厥抽搐,呼吸急促。舌红绛无苔或苔黄黑干燥,脉细数或弦数。

治法:清营开窍,凉血解毒。

处方:清营汤或清瘟败毒饮加减。水牛角30~50 g,生地30 g,丹皮12 g,赤芍12 g,金银花30 g,连翘15~30 g,川连5 g,竹叶12 g,生石膏30~45 g,知母12 g,广郁金9 g,石菖蒲9 g,羚羊角片3~5 g(另炖冲入),金荞麦30 g。

阐述:本型证候多见于重症肺炎或并发脑膜炎的患者。凡温毒内陷、逆传心包之时,常出现高热、昏谵、痉厥等中毒症状及神经系统症状,此时的辨治重点除凉血解毒、清热存阴,采用大剂量生地、生石膏、知母、竹叶、黄连、丹皮、金荞麦等药物外,还须注意因"热极生风"及"风痰相煽"而导致扰乱神明的严重局面,如方中之水牛角、羚羊角、广郁金、石菖蒲等尚不足以息风开窍者,则可适当选服安宫牛黄丸、局方至宝丹、紫雪丹等,或用清开灵注射液肌内注射。同时,应予指出的是,肺炎发展至营血分,往往是"热毒"或"火毒"对人体影响的后果,此时人体阴血津液明显耗伤,脏腑的实质损害和功能障碍进一步加重,由于邪热煎熬,阴液亏损,气机阻滞等原因而导致瘀血内生,甚则动血,如方中之赤芍、丹皮等凉血、活血类药仍不足以消弭瘀血时,可酌加丹参15~30 g、桃仁9 g,也可用丹参注射液加入葡萄糖注射液进行静脉滴注。

(四)正虚欲脱

主症:高热突降,冷汗频作,面色苍白,唇青肢冷,呼吸急促,鼻煽神疲,甚则烦躁昏谵。舌质青紫,脉微细欲绝。

治法:益气固脱,回阳救逆。

处方:参附汤加减。别直参9 g,炮附子15 g,麦冬12 g,五味子6 g,龙骨、牡蛎各30 g(先煎),甘草6 g。

阐述：在急性肺炎的病程中，如出现上述临床症状者，为合并中毒性休克之危症。此时须根据中医"急则治标"的原则，及早选用益气养阴固脱、回阳救逆之参附汤及生脉散等方药投治，或选用已经临床与实验研究证明确有快速、明显抗休克作用的中药注射剂，如参附、参麦、参附等注射液进行静脉滴注。另外，必须强调的是，正虚邪盛往往是肺炎较易发生厥脱变证的重要因素，特别是年老体弱者或原有慢性呼吸系疾病的患者，一旦感受温邪则变化最快。因此，在重视扶正的同时，决不可忽视解毒、祛邪、清热的重要作用。不管有无厥脱、昏谵，均须适当应用鱼腥草、金银花、金荞麦等药，予以解毒清热，使之邪去正安。

（五）气阴俱伤

主症：咳嗽，低热，自汗，乏力，动则气短，手足心热，食欲欠佳，舌质淡红，苔薄，脉细数或细软。

治法：益气养阴，清热止咳。

处方：竹叶石膏汤合黄芪生脉饮加减。竹叶 9 g，生石膏 30 g，炙甘草 6 g，怀山药 15 g，麦冬 12 g，党参 15 g，杏仁 9 g，黄芪 15～30 g，五味子 5 g，沙参 30 g，金荞麦 30 g，虎杖 30 g，石斛 30 g，丹参 15 g。

阐述：肺炎恢复阶段，临床表现多属邪去正虚，气阴待复，余热未清状态。此时，应用竹叶石膏汤以清热养阴、益气生津，对促进病情的康复很有裨益。但也不可一味纯补，以致温热之邪死灰复燃，因而宜扶正与祛邪清热兼顾。为此，在竹叶石膏汤的基础上，增加金荞麦、虎杖、杏仁、丹参等药以解毒祛瘀、清宣肺气，加强祛邪作用，有助于提高其治疗效果。

八、特色经验探要

（一）解毒清热方药治疗肺炎的临床意义

"毒"是温病重要的致病因素之一。肺炎属于中医温病范畴，因此肺炎的发生、发展、转归，与"毒"无不相关。根据"毒寓于邪，毒随邪入，热由毒生，变由毒起"的温热病发病学的新观点，治疗肺炎的首要措施是祛邪解毒。近年大量的实验与临床研究证明，中医解毒方药在肺炎等温热病中主要是通过以下三个方面的作用而发挥其治疗效果的。

1.抗菌消炎作用

细菌和病毒感染是肺炎发病的主要原因。目前不少学者认为，解毒清热方药多数具有广谱抗病原微生物活性的作用，而且不同的解毒清热方药合用，还可出现抗菌的协同增效以及延缓耐药性产生等多种药理效果。据多年的临床实践和实验结果显示，解毒清热方药鱼腥草、金银花、板蓝根、大青叶、七叶一枝花、穿心莲、虎杖、黄芩、黄连、败酱草、大黄、蒲公英、白花蛇舌草、野菊花以及清肺汤、清瘟败毒饮对肺部感染性疾病，特别是轻、中度感染的患者，具有较好的抗菌消炎作用。但是，解毒清热方药的缺点是大多数体外抗病原体的有效浓度极高，即使服用较大剂量，在体内也难达到此有效浓度，因此，临床应用于治疗重症肺部感染患者，往往不易获得预期的抗菌效果。

2.增强机体免疫功能

免疫是机体非常重要的抗感染防御机制，对感染的发生、发展、恢复及预后具有显著的影响。肺炎热象的临床表现，既可由于微生物病原的毒害所产生，也可源于感染的变态反应而来。现已清楚，解毒清热方药无论对增强非特异性免疫功能，抑或特异性体液或细胞免疫功能，均有广泛的激活作用，因而既能有效地提高机体的抗感染免疫能力，又能明显提高抑制其变态反应。对此,重庆市中医研究所著名中医急症专家黄星垣研究员认为,这种扶正以祛邪的整体解毒清热功能,较之现代抗生素类药物作用的原理,更具有潜在的开拓意义。

3.对抗细菌毒素的毒害作用

肺炎等温病的热象病理表现,都是病原微生物毒素的毒害反应。这些毒素一方面直接造成机体功能紊乱和组织损害,产生中毒症状;另一方面又能损害机体抗感染防御机制,从而加重感染的严重程度。长期以来,人们一直致力于寻找一种治疗细菌毒素血症的有效方法。开始时都把希望寄托于种类众多的抗生素上,但实验研究表明,目前几乎所有的抗生素不仅没有抗细菌毒素作用,反而因杀灭大量细菌,特别是革兰阴性菌,致使菌体崩解而释放出更多的毒素,引起更严重的临床症状。近年来,在开展中医急症防治的研究中,发现解毒清热方药的解毒药效,不但能有效地解除病原微生物毒素的毒害作用,而且能减轻其对机体组织的损伤及改善感染中毒症状,同时还能保护机体正常的抗感染防御机制,从而阻止感染的扩展。据一些报道认为,解毒清热方药对抗病原微生物毒素的毒害药效,推测其作用机制,可能与抑制毒素的产生,使毒素减毒灭活;对抗毒素所致机体的功能障碍和组织损害;加速机体对毒素的中和及消除等三因素有关。

总之,解毒清热方药除具有明显改善感染引起的毒血症症状外,还能起到稳定线粒体膜、溶酶体膜、保护细胞器官以及对抗内毒素所致脂质过氧化损害等良好作用。此外,最近的进一步研究表明,解毒清热方药并有明显抗内毒素所致的休克和弥漫性血管内凝血的效果。目前比较肯定具有抑菌抗毒双重作用的解毒清热中药有:穿心莲、蒲公英、玄参、板蓝根、鱼腥草、黄连、败酱草等。因此在临床治疗有明显毒素血症表现的重症肺炎时,这些解毒清热药物应属首选。

(二)关于保阴存津的临床意义

伤阴耗液是肺炎等温热病最常见的病理特征。由于伤阴的结果往往会导致各种变证的发生,同时,阴液的耗损程度直接影响到疾病的预后,故前人特别重视阴液的存亡问题,明确指出:"存得一分津液,便有一分生机",因此保阴存津应一直贯穿于温热病治疗的全过程。根据历来各家的临床治疗经验,存阴保津一般采用以下几种治法。

1.清热护阴

温热病的发热高低久暂,直接影响阴液耗伤的轻重程度。现代研究认为,热生于毒,毒生于邪,故清除热毒的关键则在于及时驱邪。在临床上,肺炎初期,邪在于表,治以解表透热,多以银翘散或桑菊饮等辛凉之剂祛除表邪,并重用鲜芦根以养阴清热;如渴甚者,加花粉;热渐入里,可加细生地、麦冬保津存阴;小便短赤者,则加知母、黄芩、栀子之苦寒与麦冬之甘寒合化阴液以治其热。肺炎至进展期,邪在气分,热势炽盛,但伤阴不重者,仍宜祛邪为主,可用白虎汤等方药以清热保津;如见"脉浮大而芤,汗大出,微喘,甚至鼻孔煽者",则加人参以益气生津。

2.通下存阴

热结肠胃,伤阴耗液日重,此时宜采用通腑泄热,使邪热直接排出体外而达到保存津液的目的。前人对温热病早就总结了一条极有成效的治疗经验,就是"下不宜迟""急下存阴",其常用的方剂多以大黄为主药的大承气汤、增液承气汤和宣白承气汤等。但在临床应用清下方治疗肺炎表现为腑实证候时,必须注意患者体质的强弱,正邪虚实状况以及病情的轻重程度,掌握好早期应用指征和急下指征则至关重要。

3.扶正救阴

热毒不燥胃津,必耗肾液,这是温热病邪伤阴的两个主要方面。救胃津肾液则应分别从甘寒生津、咸寒滋阴立法。甘寒生津有五汁饮、沙参麦冬汤、雪梨浆频频饮之;咸寒滋阴可用加减复脉汤、大小定风珠等以复其津液,阴复则阳留,疾病向愈有望。至于"阴既亏而实邪正盛"者,宜祛邪养阴并重,可选用青蒿鳖甲汤、黄连阿胶汤或玉女煎加减投治较为适宜。

与此同时,热盛伤阴之后,在治疗过程中,要注意的问题是:一忌发汗,因汗之必重伤其阴,病不但不解,反张其焰而加重病情,且误汗伤阴,必扰乱神明导致内闭外脱之变。二禁渗利,因热盛伤阴所致小便不利者,若强用五苓、八正之属利尿,势必更耗其阴,火上加油,则致变证丛生。三是不可纯用苦寒,因苦能化燥伤阴,用于治疗温热病无异于炉火添薪,使灼液伤津更为严重,故历来主张用于治疗热证,应与甘寒并进,方不致偾事。四则不可妄用攻下,温病治疗虽认为"下不宜迟",但并非无所禁忌,攻下不当反徒伤正气,甚至引邪深入,发生亡阴之变证。一般而言,凡温病下后脉静,身不热,舌上津回,十数天不大便者。不可再用攻下,这是下后阴液已虚之表现。如果邪气复聚,必须用之,则宜攻补兼施,以防阴竭阳脱的发生。

(三)凉肝息风法的抗痉厥作用

在肺炎发展过程中,由于邪热内入营血,扰乱心神,内动肝风,往往引起神志昏迷、四肢抽搐,甚至肢体厥冷的严重症状而造成不良后果。因此,掌握好痉厥的辨证,及时用药治疗,将有助于临床疗效的提高。在临床上,肺炎发痉大多数见于高热阶段,毒血症状明显或肺炎并发脑膜炎时,此即所谓"热极生风"。但也有时见于肺炎后期,由于精血内损,肝肾阴亏,水不涵木,虚风内动引起。此时,治疗大法非凉肝息风不可,一般可选用羚角钩藤汤,若效果不明显,则宜清营透热、凉肝息风并施,在应用清营汤的基础上加用羚羊角 3～5 g、钩藤 12～15 g,并服紫雪丹,对抗痉厥有较好作用。

九、西医治疗

(一)抗生素治疗

1.肺炎球菌肺炎

首选青霉素 G,用药途径及剂量视病情轻重及有无并发症而定:对于成年轻症患者,可用 240 万～480 万 U/d,分 3～4 次肌内注射或静脉滴注;对青霉素过敏者,或耐青霉素或多重耐药菌株感染者,可用头孢噻肟 2～4 g/d,每天 2～3 次,或头孢曲松钠 2 g/d;氟喹诺酮类药物亦可选用,如左氧氟沙星 0.4～0.5 g/d,莫西沙星 0.4 g/d。

2.金黄色葡萄球菌肺炎

院外感染轻症患者可以选用青霉素 G,240 万～480 万 U/d,分 3～4 次肌内注射或静脉滴注,病情较重或院内感染者宜选用耐青霉素酶的半合成青霉素或头孢菌素,如苯唑西林钠 6～12 g/d,分次静脉滴注,或 4～8 g/d,分次静脉滴注等,联合氨基糖苷类如阿米卡星 0.4 g/d 等亦有较好疗效。阿莫西林、氨苄西林与酶抑制剂组成的复方制剂对产酶金黄色葡萄球菌有效,亦可选用。对于 MRSA 感染者,则应选用万古霉素 1～2 g/d 分次静脉滴注,或替考拉宁首日 0.4 g 静脉滴注,以后 0.2 g/d,或利奈唑胺 0.6 g 每 12 小时 1 次静脉滴注或口服。

3.肺炎克雷伯杆菌性肺炎

常选用第 2、第 3 代头孢菌素,如头孢呋辛 3～6 g/d,头孢哌酮 2～4 g/d,分次静脉滴注或肌内注射,病情较重者可联合氨基糖苷类或氟喹诺酮类。但目前随着 3 代头孢的广泛使用,部分地区肺炎克雷伯杆菌产 ESBLs 多见,常呈多重耐药,故选择时常选用含 β-内酰胺酶的复合制剂,如头孢哌酮舒巴坦钠 4～6 g/d,分 2～3 次静脉滴注,对于危重症患者可选用碳青霉烯类药物,如亚胺培南西司他丁 1.0～1.5 g/d,分 2～3 次静脉滴注。

4.铜绿假单胞菌性肺炎

哌拉西林 2～3 g,每天 2～3 次肌内注射或静脉滴注,或头孢他啶 1～2 g/d,每天 2～3 次,或庆大霉素 16 万～40 万 U/d,分次肌内注射,或环丙沙星 0.4～0.8 g/d,分 2 次静脉滴注。对于顽固或重症病例,可用哌拉西林舒巴坦钠 9～13.5 g/d,分 2～3 次静脉滴注,或头孢哌酮舒巴坦钠 6～9 g/d,分 2～3 次静脉滴注。必要时多种抗生素联合应用以增加疗效。

5.军团菌肺炎

阿奇霉素或克拉霉素 500 mg 静脉滴注或口服,或左氧氟沙星 0.5 g 静脉滴注或口服,或莫西沙星 0.4 g 静脉滴注或口服。

6.肺炎衣原体肺炎

首选红霉素,1.0～2.0 g/d,分次口服,亦可选用多西环素或克拉霉素,疗程均为 14～21 天。或阿奇霉素 0.5 g/d,连用 5 天。氟喹诺酮类也可选用。

7.肺炎支原体肺炎

大环内酯类抗菌药物为首选,如红霉素 1.0～2.0 g/d,分次口服,或罗红霉素 0.15 g,每天 2 次,或阿奇霉素 0.5 g/d。氟喹诺酮类以及四环素类也用于肺炎支原体肺炎的治疗。疗程一般 2～3 周。

8.病毒性肺炎

(1)利巴韦林:0.8～1.0 g/d,分 3～4 次服用;静脉滴注或肌内注射 10～15 mg/(kg・d),分 2 次。连续 5～7 天。

(2)阿昔洛韦:每次 5 mg/kg,静脉滴注,1 天 3 次,连续给药 7 天。

(3)更昔洛韦:7.5～15 mg/(kg・d),连用 10～15 天。

(4)奥司他韦:75 mg,每天 2 次,连用 5 天。

(5)阿糖腺苷:5～15 mg/(kg・d),静脉滴注,每 10～14 天为 1 个疗程。

9.传染性非典型肺炎

一般性治疗和抗病毒治疗同病毒性肺炎。重症患者可酌情使用糖皮质激素,具体剂量及疗程应根据病情而定,甲泼尼龙一般剂量为 2～4 mg/(kg・d),连用 2～3 周。

(二)抗休克治疗

重症肺炎可以并发感染性休克,此时在应用强有力的抗生素同时还需要尽快进行抗休克治疗,使生命体征恢复正常。

1.液体复苏

补充血容量是抗休克的重要抢救措施,一旦临床诊断感染性休克,应尽快积极液体复苏,可先给予右旋糖酐-40 500～1 000 mL,继而补充各种浓度的葡萄糖注射液、林格液或平衡盐液等。最好监测中心静脉压以指导输液,尽快使中心静脉压达到 1.1～1.6 kPa(8～12 mmHg);尿量＞0.5 mL/(kg・h)。

2.纠正酸中毒

动脉血 pH＜7.25 者,可适当应用 5％碳酸氢钠溶液静脉滴注处理。所需补碱剂量(mmol)＝目标 CO_2 结合力－实测 CO_2 结合力(mmol/L)×0.3×体重(kg)。

3.糖皮质激素应用

严重感染和感染性休克患者往往存在有相对肾上腺皮质功能不足,应用肾上腺糖皮质激素,可稳定机体受累部分的细胞膜,保护细胞内的线粒体和溶酶体,防止溶酶体破裂等。对于经足够的液体复苏仍需升压药来维持血压的感染性休克患者,推荐静脉使用糖皮质激素,氢化可的松200～300 mg/d,分3～4次或持续给药。因使用大剂量肾上腺皮质激素,常能引起体内感染的扩散以及水与电解质的紊乱,故休克一经改善,则应尽快撤除。

4.应用血管活性药物

在补足血容量及纠正酸中毒的基础上,若血压仍不能恢复正常范围,休克症状仍为改善者可以给予血管活性药物。多巴胺作为感染性休克治疗的一线血管活性药物,多巴胺兼具多巴胺能与肾上腺素能α和β受体的兴奋效应,在不同的剂量下表现出不同的受体效应。一般先用多巴胺10～20 μg/(kg・min),静脉滴注;如无效可改用去甲肾上腺素0.03～1.5 μg/(kg・min),静脉滴注;如果仍无效则可以考虑加用小剂量血管升压素(0.01～0.04 U/min),无须根据血压调整剂量。必要时,可选用山莨菪碱10～20 mg,每15～30分钟1次,静脉注射;待面色转红、眼底血管痉挛和毛细血管血充盈好转,微循环改善,脉差加大,血压回升后,逐渐延长给药间期。但要注意,血管活性药用药时间不宜超过10小时,休克控制后,应逐渐减缓滴速,乃至撤除。同时,补液应控制速度,不宜过速,以免引起肺水肿。

5.防治心肺功能不全

心力衰竭者,可用毛花苷C 0.2～0.4 mg或毒毛花苷K 0.125～0.25 mg加50％葡萄糖注射液20～40 mL,缓慢静脉注射,若应用后症状不能改善,可以考虑应用多巴酚丁胺2～20 μg/(kg・min)增加心排血量;同时应用祛痰剂以保持呼吸道通畅,呼吸困难及发绀明显者应予吸氧,若吸氧后仍不能纠正低氧血症者应当使用呼吸兴奋剂或者机械通气治疗。

十、中西医优化选择

近年来的临床观察表明,一般轻中度肺炎等急性感染性疾病,中医药的疗效尚属满意。至于对重症肺炎,因中医药的有效剂型单调,急救手段不多,故临床疗效起伏,不够稳定,这显然与具有速效、高效及敏感性强的抗生素相比,难以匹敌。但是,抗生素也有其不足之处,除有过敏、长期应用易引起耐药外,不但无抗细菌毒素作用,而且反因杀灭大量细菌使菌体破裂释放出更多的毒素,引起更加严重的临床症状,甚至增加休克的发生率。解毒清热药虽在抑菌抗感染症方面不及抗生素,然抗细菌毒素作用则独占鳌头。因此,集中中西医两法的治疗特长,相互取长补短,发挥"菌毒并治"的良好作用,无疑有助于提高急性肺炎的临床疗效。

值得指出的是,对于严重的细菌性肺炎,特别是高年体虚或原有宿疾的患者,常常伴有机体免疫功能、非特异抵抗力及适应、代偿和修复能力的低下,此时即使施用高敏感、大剂量的抗生素,也往往难以奏效,但倘能及早合用中医益气养阴方药,则常能取得意料不到的效果。

在休克型肺炎的治疗中,经过补充血容量、纠正酸中毒、重用激素及应用血管活性药物等措施之后,能有效地纠正休克状态;近年虽也有参附注射液、参麦注射液、参附青注射液等抗休克的中药新剂型问世,但效果不如西药治疗来得迅速有力。尽管如此,若在抗休克过程中,配合中医回阳救逆药治疗,也已证明有助于低血压休克的逆转和稳定;同时,对使用西药升压药物而不易撤除者,加用中药后,西药升压药物则较易于减量和撤除,且又无西药的不良反应,这显然是中医药抗休克作用的一大优势和特色。

总而言之,从当前重症肺炎的治疗发展前景和趋势分析,必须把更新急救手段与研制速效、高效的新型制剂结合起来,这样才有可能提高其临床治疗水平。在这方面西医显然居于优势地位,但是由于这些新型抗感染的新制剂,多具有严重的医源性并发症,而且这个问题在短期内还不可能得到有效的解决，所以其优势也会变为劣势。目前已有多种中成药注射剂应用于肺炎，如双黄连注射液、痰热清注射液、炎琥宁注射液等。双黄连注射液药物组成为金银花、黄芩和连翘等，用于外感风热引起的发热、咳嗽、咽痛。适用于细菌及病毒感染的上呼吸道感染、肺炎等。药理作用显示对金黄色葡萄球菌、肺炎球菌、溶血性链球菌、痢疾杆菌等有一定的抑制作用。痰热清注射液的主要成分是黄芩、胆粉、山羊角、金银花和连翘，与头孢曲松钠治疗急性肺炎相比较，痰热清与头孢曲松钠疗效相当，充分说明痰热清注射液具有很好的消炎、抗病毒作用，且用药安全，不良反应小，不易产生抗药性。炎琥宁注射液临床治疗小儿肺炎过程中无论在退热、止咳、促进肺部啰音吸收及 X 线、血象恢复等方面都有较好的效果，而且炎琥宁注射液安全、有效，无明显毒副作用，无耐药性。

十一、饮食调护

肺炎初起，病在肺卫者，可用菊花 10 g 开水冲泡，饮用；高热期间，患者宜素净、水分多、易吸收的食物，如绿豆汤、焦米汤、花露、果汁、蔗浆；热初退，宜低脂、富有营养之软食；由于肺炎后期津液亏耗者，可用甜水梨大者 1 枚，切薄，新汲凉水内浸半日，制成雪梨浆，时时服用，颇有裨益。

肺炎发病过程中，宜忌葱、韭、大蒜、辛辣油腻、油炸、生冷、硬食；同时，应戒烟忌酒，因酒能助热，促使炎症病灶的扩散而致病情加重。

（刘国庆）

第四节　消化性溃疡

一、概述

消化性溃疡指在各种致病因子的作用下，黏膜发生的炎症与坏死性病变，病变深达黏膜肌层，常发生于与胃酸分泌有关的消化道黏膜，其中以胃、十二指肠为最常见，即胃溃疡（gastric ulcer，GU）和十二指肠溃疡（duodenal ulcer，DU），因溃疡形成与胃酸/胃蛋白酶的消化作用有关而得名。

一般认为，人群中约有 10% 在其一生中患过消化性溃疡病，但在不同国家、不同地区，其发病率有较大差异。消化性溃疡病在我国人群中的发病率尚无确切的流行病学调查资料，有资料报道，占国内胃镜检查人群的 10.3%～32.6%。本病可见于任何年龄，以 20～50 岁居多，男性多于女性[（2～5）∶1]，临床上十二指肠溃疡多于胃溃疡，两者之比约为 3∶1。

幽门螺杆菌（Helicobacter pylori，Hp）感染和非甾体抗炎药（non-steroidal anti-inflammatory drugs，NSAIDs）摄入，特别是前者，是消化性溃疡最主要的病因。另外，糖皮质激素药物、抗肿瘤药物和抗凝药的使用也可诱发消化性溃疡病，同时也是上消化道出血不可忽视的原因之一。吸烟、饮食因素、遗传、胃十二指肠运动异常及应激与心理因素等在消化性溃疡病的发生中也起一定作用。其发病机制主要与胃十二指肠黏膜的侵袭因素（aggressive factors）和黏膜自身防御/修复因素（defensive/repairing factors）之间失平衡有关。GU 和 DU 在发病机制上有不同之处，前者主要是防御/修复因素减弱，后者主要是侵袭因素增强。

本病属中医学的胃脘痛范畴,有时表现为吞酸、嘈杂。

二、病因病理

脾胃素虚或长期饮食失调,或精神情绪因素的刺激,寒邪犯胃,病情延久以及药物刺激是本病发生的主要病因。

(一)脾胃素虚或长期饮食失调或寒邪犯胃

素禀脾胃薄弱,先天遗传,加之忧思劳倦伤脾,或因外寒侵袭,过食生冷,饥饱无常,导致脾胃气虚,甚则及阳,以致脾阳亏虚,寒从内生,出现脾胃虚寒之证。进而使胃失温煦,脉络拘急失养,发生溃疡胃痛。

(二)情志因素

如忧思恼怒,焦虑紧张,可使气郁伤肝,肝失疏泄,横逆犯胃,使胃失和降。或加本体脾虚,不能斡旋中气,以致气滞肝、胃、脾,不通则痛。若肝郁化火,郁火暗耗胃阴,可使胃痛变得顽固。

(三)久病入络

胃病日久,久痛入络,气滞导致血瘀,气血失调,胃络失养,使胃痛持续难解,进一步损伤脾胃之气,甚或内生郁火,血瘀损伤胃络,以及气虚失于统摄,均可导致便血,吐血或溃疡反复。

(四)药物刺激

如一些致溃疡药物辛可芬、组织胺、保泰松、利血平、水杨酸盐、吲哚美辛及肾上腺皮质激素等,刺激损害胃体,影响胃气通降及胃之脉络,诱发胃病或溃疡、出血。

(五)饮食偏嗜或七情因素均可化热化火

或胆邪犯胃,或湿热中阻,或痰火内结,使邪热伤络,血败内腐,形成内痈。若加气虚血瘀,不能托毒生肌敛疮,则溃疡难愈,反复迁延。

上述共同的、也是基本的病机为气机不利、血脉瘀阻,气血不通,不通则痛。盖胃为多气多血之府也。但气血不通的原因很多,必先究其所因,伏其所主。此病病位虽在胃,但和肝(胆)、脾关系甚为密切。

三、诊断

(一)临床表现

1.症状

慢性长期反复发生的周期性、节律性上腹部疼痛,应用碱性药物可缓解。腹痛发生与用餐时间的关系认为是鉴别胃与十二指肠溃疡病的临床依据。

胃溃疡疼痛多在餐后1小时内出现,持续1～2小时自行缓解,直至下餐进食后再复现上述节律。十二指肠溃疡疼痛多在两餐之间发生,持续至下餐进食后缓解,有疼痛→进食→缓解的规律,有时疼痛常在夜间。胃十二指肠复合性溃疡或合并有慢性胃炎等其他胃部疾病时可使疼痛无明显规律。近年来,由于抗酸剂、抑酸剂等药物广泛使用,症状不典型的患者日益增多。由于NSAIDs有较强的镇痛作用,NSAIDs溃疡临床上无症状者居多,部分以上消化道出血为首发症状,也有表现为恶心、厌食、食欲缺乏和腹胀等消化道非特异性症状。

2.体征

消化性溃疡缺乏特异性体征。在溃疡活动期,多数患者有上腹部局限性轻压痛;十二指肠溃疡患者压痛点常在右上腹;对于反复慢性失血者可有贫血;部分胃溃疡患者体质较瘦弱,呈慢性病容。

3.并发症

消化性溃疡病的主要并发症为上消化道出血、癌变、穿孔和幽门梗阻,目前后者已较少见,此可能与临床上广泛根除幽门螺杆菌和应用 PPI 治疗有关。慢性胃溃疡恶变的观点至今尚有争议。

(二)内镜检查及胃黏膜组织活检

1.胃镜检查注意事项

检查过程中应注意溃疡的部位、形态、大小、深度、病期以及溃疡周围黏膜的情况,并常规行组织学活检,对不典型或难愈合溃疡,要分析其原因,必要时行超声内镜检查或黏膜大块活检,以明确诊断。

2.胃镜检查优越性

胃镜检查是消化性溃疡检查的金标准,可发现 X 射线检查难以发现的表浅溃疡及愈合期溃疡,并可对溃疡进行分期(活动期,愈合期,瘢痕期),结合直视下黏膜活检,对判断溃疡的良、恶性有较大的价值。同时,内镜可以用于溃疡并发症的治疗,如溃疡大出血时的止血治疗。

3.胃镜检查特征

(1)发生部位:GU 绝大多数发生于胃小弯,特别是胃角或胃角附近,位于胃大弯的溃疡常为恶性溃疡,但也有少数良性溃疡可发生在大弯侧。DU 多发生在球部,前壁比后壁多见,偶尔溃疡见于球部以下部位,称球后溃疡(postbulbar ulcer)。NSAIDs 溃疡以胃部多见,分布在近幽门、胃窦和胃底部,溃疡形态多样。

(2)溃疡形态:溃疡常呈圆形或卵圆形,其表面的炎性渗出物和坏死物形成胃镜可见的特征性白苔。

(3)溃疡大小:GU 的直径一般<2 cm,DU 的直径一般<1.5 cm,但巨大溃疡(GU>3 cm,DU>2 cm)亦非罕见,需与恶性溃疡鉴别。

(4)溃疡深度:有不同的深度,浅者仅超过黏膜肌层,深者则可贯穿肌层,甚至浆膜层。

(5)溃疡数量:胃溃疡多为单个,两个或者两个以上为多发性溃疡(multiple ulcers),胃溃疡合并十二指肠溃疡称复合性溃疡,占 2%~3%。

(6)溃疡分期。

溃疡活动期(A,active stage)。①A1 期:溃疡的苔厚而污秽,周围黏膜肿胀,无黏膜皱襞集中;②A2 期:溃疡苔厚而清洁,溃疡四周出现上皮再生所形成的红晕,周围黏膜肿胀面逐渐消失,开始出现向溃疡集中的黏膜皱襞。

溃疡愈合期(H,healing stage)。①H1 期:溃疡缩小,变浅,白苔边缘光滑,周边水肿消失,边缘再生上皮明显,呈红色栅状,皱襞集中,到达溃疡边缘;②H2 期:溃疡明显缩小,白苔变薄,再生上皮范围加宽。

溃疡瘢痕期(S,scarring stage)。①S1:溃疡苔消失,中央充血,瘢痕呈红色,又称红色瘢痕期;②S2:红色完全消失,又称白色瘢痕期。

4.X 射线钡餐检查

多采用钡剂和空气做双重对比造影技术检查胃和十二指肠。消化性溃疡的 X 射线征象有直接和间接两种,前者是诊断本病的可靠依据,后者的特异性有限。

(1)直接征象:龛影,由于溃疡周围组织的炎症和水肿,龛影周围可出现透亮带;因溃疡部位纤维组织增生和收缩,出现黏膜皱襞向溃疡集中的现象。

(2)间接征象:包括局部痉挛、激惹现象、十二指肠球部畸形和局部压痛等。

另外,75%的溃疡穿孔在腹部 X 射线平片上可见腹腔游离气体。

(三)其他实验室检查

1.Hp 检测

Hp 感染的诊断已成为消化性溃疡的常规检测项目,其方法分为侵入性和非侵入性两大类。

(1)侵入性检查:需做胃镜检查和胃黏膜活检,包括快速尿素酶试验(rapid urease test, RUT)、胃黏膜直接涂片染色镜检、胃黏膜组织切片染色镜检(如 W-S 银染、改良 Giemsa 染色、甲苯胺蓝染色和免疫组化染色)、细菌培养及基因检测方法(PCR、寡核苷酸探针杂交等)。

(2)非侵入性检查:仅提供有无 Hp 感染的信息,包括^{13}C 或^{14}C 尿素呼气试验(urea breath test,UBT)、粪便 Hp 抗原(H.pylori stool antigen,Hp SA)检测和血清及分泌物(唾液、尿液等)抗体检测以及基因芯片和蛋白芯片检测等。

2.粪便隐血试验检查

活动性溃疡患者粪潜血试验可呈阳性,对于判断溃疡有无活动出血有一定意义。

3.胃液分析

GU 患者的胃酸分泌正常或低于正常,部分 DU 患者则增多,但与正常人均有很大重叠,故胃液分析对消化性溃疡的诊断和鉴别诊断价值不大。

四、鉴别诊断

(一)胃的良性溃疡与恶性溃疡的鉴别

胃癌发生的报警信号:①中老年人近期内出现上腹痛伴不明原因上消化道出血;②中老年人出现不明原因的食欲缺乏、贫血或消瘦;③胃溃疡患者疼痛加重,和/或失去节律性,且抗溃疡治疗无效;④胃溃疡患者胃黏膜活检有重度萎缩/肠化/不典型增生;⑤胃溃疡患者出血与贫血不相符。具体鉴别见表 13-1。

表 13-1　胃良性溃疡与恶性溃疡的鉴别

		良性溃疡	恶性溃疡
临床表现	年龄	青中年居多	多见于中年以上
	病史	周期性间歇发作	进行性持续发展
	病程	较长,多以年计	较短,多以月计
	全身表现	轻	多明显,消瘦显著
	制酸药	可缓解腹痛	效果不佳
胃镜检查	溃疡形状	圆形或椭圆形,规则	呈不规则形
	溃疡边缘	呈钻凿样,锐而光滑,充血	凹凸不平,肿瘤状凸起,较硬而脆,可有糜烂出血
	基底苔色	平滑,洁净,呈灰白或灰黄色苔	凹凸不平,污秽苔,出血,岛屿状残存
	周围黏膜	柔软,皱襞常向溃疡集中	呈癌性浸润,增厚,常见结节状隆起,皱襞中断
	胃壁蠕动	正常	减弱或消失

续表

		良性溃疡	恶性溃疡
X线检查	龛影直径	多<2.5 cm	多>2.5 cm
	龛影形状	常呈圆或椭圆形	常呈三角形或不规则形
	溃疡边缘	光滑	不整齐
	龛影位置	胃腔外	胃腔内
	周围黏膜	黏膜纹粗细一致,柔软,龛影四周有炎症性水肿引起的密度较低透明带,溃疡口部常显示1~2 mm的透亮细影,即Hampton线	癌性浸润而隆起成结节状或息肉状,黏膜变厚而不规则,僵硬,皱襞中断,断端杵状、变尖,边缘毛糙,龛影无透亮区,也无Hampton线
其他	胃壁蠕动	正常	减弱或消失
	粪便隐血	活动期可呈阳性,治疗后转阴	多持续阳性
	胃液分析	胃酸正常或偏低	缺酸者较多

(二)溃疡病与胃泌素瘤的鉴别

本病又称 Zollinger-Ellison 综合征,有顽固性多发性溃疡,或有异位性溃疡,胃次全切除术后容易复发,多伴有腹泻和明显消瘦。患者胰腺有非 β 细胞瘤或胃窦 G 细胞增生,血清胃泌素水平增高,胃液和胃酸分泌显著增多。

(三)功能性消化不良

本病可有上腹部不适、恶心呕吐,或者酷似消化性溃疡,但常伴有明显的全身神经症症状,情绪波动与发病有密切关系。内镜检查与 X 射线检查未发现明显异常。

(四)慢性胆囊炎和胆石症

慢性胆囊炎和胆石症多见于中年女性,常呈间歇性、发作性右上腹痛,常放射到右肩胛区,可有胆绞痛、发热、黄疸和 Murphy 征。进食油腻食物常可诱发。B 超检查可以做出诊断。

(五)心绞痛、心肌梗死

本病可表现为上腹疼痛,但多为急性起病,伴有胸闷、心慌等症状,心肌酶谱、肌钙蛋白、ECG 等可鉴别。

(六)克罗恩病继发的上消化道溃疡

克罗恩病为一种慢性肉芽肿炎症,病变可累及胃肠道各部位,以末端回肠及其邻近结肠为主,呈穿壁性炎症,多为节段性、非对称性分布,临床主要表现为腹痛、腹泻、瘘管和肛门病变等。肠镜检查可以明确诊断。

(七)淋巴瘤继发的上消化道溃疡

非霍奇金淋巴瘤的结外侵犯倾向,累及胃肠道部位以小肠为多,其中半数以上为回肠,其次为胃,可表现为腹痛、腹泻和腹块,症状可类似于消化道溃疡。但本病多以无痛性颈和锁骨上淋巴结肿大为首发表现,可出现发热、盗汗和消瘦等全身症状,血常规检查、骨髓穿刺和淋巴结活检可明确诊断。

五、并发症

本病常见的并发症有上消化道出血、穿孔、幽门梗阻、癌变。

六、中医证治枢要

脾胃虚寒在溃疡尤其十二指肠溃疡中最为常见。黄芪建中汤加减,注意配合行瘀、止酸和护膜等,在溃疡治疗和防复发维持治疗方面均有重要价值。

对溃疡的中医治疗,不能满足于胃脘痛已获控制,纠正寒热错杂之偏和调整体质阴阳,对抗溃疡复发具有重要意义。

对溃疡的中医治疗,不能被"疡"所局限,仍必须以辨证为主,适当结合辨病,方能取得较满意效果。

中医学、西医学在治疗上具有各自优势,故取长补短应是临床最佳选择方案。在西医迅速发展的药物治疗学面前,不应忽视中医药的作用。

溃疡作为内在疮疡,要区别是寒疡还是热毒蕴酿成疡。前者宜温补、补托,后者宜解毒、敛疮生肌。实际上前者多见,中医通过调理纠偏,往往可达到"不治疡而疡自愈"的目的。

七、辨证施治

(一)脾胃虚寒

主症:空腹胃痛,得食则缓,胃部怕冷,喜温喜按。气候转冷易诱发胃痛,不敢进生冷。舌质多淡或淡黯,脉细或沉细。

治法:建中温阳止痛。

处方:黄芪建中汤合良附丸。炙黄芪15～30 g,桂枝10 g,白芍10～30 g,炙甘草6 g,生姜3片大枣5枚高良姜10 g,香附10 g,乌贼骨15～30 g,饴糖30 g(冲入)。

阐述:此证临床最常见,除十二指肠溃疡外,还包括十二指肠炎、十二指肠过敏症和球变形等,占80%以上。以上方药改善疼痛症效果明显,每在2～7天内获控制。但对胃脘冷感仅有好转,根除需长期坚持服药,但仍不免有反复,似较西医复发率低。高良姜为止痛要药。白芍根据具体情况增减剂量,如苔白润伴脘痞属寒湿者量宜少,6～10 g即可;如苔少或净,胃痛有拘紧感,可用至15～30 g。饴糖在便溏或湿重时不宜用。乌贼骨为必用之品,加强止酸,即使没有吞酸症。

如血虚面色无华,加当归10 g、党参15 g或参须6 g,取归芍六君子汤意。便溏则不宜用当归。便溏者加煨肉蔻10 g、焦白术10 g和炮姜炭10 g。寒痛重者加荜茇10 g、丁香3 g、川椒6 g和吴茱萸3 g,甚者加附子10～30 g,细辛6 g,止痛效果好。个别也有药后疼痛者,可能与大辛大热刺激溃疡局部末梢神经有关。黑便者加伏龙肝30 g、熟附片10 g、炮姜炭10 g、生地榆15 g、侧柏炭15 g和阿胶10 g。脘腹作胀加木香6 g、甘松10 g和小茴香6 g。外寒诱发者加苏叶10 g、吴茱萸3 g。泛吐清水者加姜半夏10 g、吴茱萸3 g和苏叶6 g。阳虚饮停,辘辘有声,改用苓桂术甘汤加吴茱萸3 g、川椒10 g和姜半夏10～20 g,重用生姜10～15 g。脾胃气虚证明显,但阳虚不著时,可改用香砂六君子汤或归芍六君子汤。不能偏信朱丹溪"痛无补法"之说。"若属虚痛,必须补之"(程钟龄语)。生冷伤脾见脘胀腹痛,可用强中汤或扶阳助胃汤。

(二)脾虚肝郁(热)

主症:胃痛无规律,饭前饭后皆可疼痛,痛连胸胁背,伴脘腹胀、吞酸,脘宇怕冷,但口苦,偶或胃灼热,情绪变化易诱发胃脘痛胀。苔薄白或薄黄,脉弦。

治法:疏肝健脾,行气止痛。

处方：逍遥散、四逆散合柴胡疏肝散合方化裁。①肝气为主：柴胡 10 g，郁金 10 g，白芍 10 g，香附 10 g，青陈皮各 10 g，川芎 10 g，瓦楞子 15～30 g，川楝子 10 g；②脾虚为主：上方酌减 2～3 味，加白术 10 g，茯苓 10 g，党参 10 g；③气郁化热：主方加丹皮 10 g，山栀 10 g，青木香 10 g，川连 3 g，吴茱萸 2 g。

阐述：此证多见于胃溃疡活动期，或伴胃炎、胃肠功能失调、慢性胆道疾病者，女性相对多见。用药要灵活，根据肝郁和脾虚或肝热（包括湿热）的主次调整药物，疗效差别较大，部分原因取决于患者的精神情绪状态。对气郁化火者要注意"火郁发之"原则的运用，取柴胡、川芎、香附、桑叶、丹皮、山栀、薄荷和吴茱萸等，火郁易耗阴，阴耗则肝气易急，故宜酌配白芍、木瓜、枸杞子、稽豆衣、沙参、麦冬和当归等以敛肝柔肝止痛，此时白芍量宜大。止酸用瓦楞子、乌贼骨。气郁日久，久痛入络则夹瘀，轻则脘胁刺痛或隐痛，每用疏肝调气而痛不止，重则舌黯有瘀斑点，宜加延胡索、炙五灵脂和三七粉，一般不用川楝子，因该品含苦楝素，有小毒，能直接刺激胃肠黏膜，导致炎症、水肿，加重溃疡，并可有引起呕吐、腹泻之虞。故有活动性溃疡、脾虚或胃肠功能薄弱者不宜用此药。瘀痛较重，加丹参饮，甚者加手拈散。肝胃火盛，见口臭龈痛便干，加黄芩、生石膏、酒军和蒲公英。若胆火上炎、胆汁逆胃，见呕苦、口苦和泛酸等，如《灵枢》所说"邪在胆，逆在胃"者，当清胆和胃，改用黄连温胆汤、小柴胡汤和旋覆代赭汤化裁以清降之，或选张锡纯的镇逆汤，常选川连、黄芩、柴胡、清半夏、茯苓、竹茹、生赭石、白芍和龙胆草等。兼呕恶，可改用连苏饮小量疏和，如川连 1.5～2 g、白蔻 2～3 g、竹茹 3 g 和苏叶 3 g，有时可收功。在应用疏肝法治疗本证时，要注意"疏肝不忘和胃，理气还防伤阴"和"忌刚用柔"的使用原则，尤其伴有火郁和阴伤者。疏肝而不伤阴的药物有佛手、香橼皮、白蒺藜、枳壳、郁金、木蝴蝶、绿萼梅和醋柴胡等，可供选择。

（三）胃阴不足

主症：胃脘隐痛或灼痛，嘈杂，胃灼热，便干少纳。口干咽燥，易生口疮，舌红或嫩红，或有裂纹，苔少或净，或苔剥，脉细。

治法：和阴止痛。

处方：芍药甘草汤合一贯煎、沙参麦冬汤加减。白芍 15～30 g，生甘草 6～10 g，北沙参 12 g，麦冬 10 g，枸杞子 12 g，当归 10 g，丹参 10～20 g，石斛 10～15 g，玉竹 10～15 g，瓦楞子 15～30 g，青木香 10 g。

阐述：此证在溃疡病中较少见。阴虚证在使用上述方药后，部分患者舌转淡红、嫩红，部分舌质转淡，前者反映了阴虚好转与原有的气虚之本兼见，呈气阴两虚证，宜转手调补气阴，选用太子参、生白术、山药、扁豆、薏苡仁、石斛、玉竹、沙参、麦冬和莲肉等甘平之剂以调补巩固之；后者阴虚好转后呈现素有的气虚、阳虚之本象，在此转化之际，必须药随证变，或养阴与温阳药同用，或甘平剂缓图其功。

阴虚兼气滞，加佛手、香橼皮、白蒺藜和绿萼梅等理气而不燥之品；阴虚夹湿，见舌红苔腻，不可过用辛苦燥，宜芳化淡渗和养阴并用，选用藿香、佩兰、荷梗、冬瓜子、芦根和白芍等；兼呕恶，加赭石、牡蛎、竹茹和芦根以育阴平肝和胃；阴虚虚火内灼，加蒲公英、生地。

（四）气滞血瘀

主症：气滞为主：胃脘胀痛，胀甚于痛，或胀甚则痛，往往兼血瘀征象，如舌质黯滞等；血瘀为主：多呈刺痛，部位固定，舌黯有瘀斑点。

治法：气滞为主，宜行气和络止痛。血瘀为主，和营止痛或化瘀止痛。

处方。①气滞为主：香苏饮合丹参饮加减。香附 10 g，苏梗 10 g，陈皮 6 g，丹参 10～15 g，砂仁 3 g,白檀香 6 g,当归 10 g,延胡索 10 g,枳壳 10 g;②血瘀轻症:桃红四物饮加失笑散、丹参饮化裁。当归 10 g,桃仁 10 g,红花 6～10 g,丹参 10～20 g,赤芍 10 g,川芎 10 g,延胡索 10 g,五灵脂 10 g,香附 10 g,瓦楞子 15～30 g,生蒲黄 10 g,檀香 6 g;③血瘀重症:猬皮香虫汤(董建华教授方)、活络效灵丹合五香丸、手拈散化裁。炙刺猬皮 6 g,九香虫 6 g,延胡索 10 g,五灵脂 10 g,制乳没各 6 g,炮山甲 10 g,赤芍 10 g,当归 10 g,丹参 15 g,香附 10 g,三七粉 3 g(分冲)。

阐述:气滞与血瘀互相影响,每多兼见,要分清气滞与血瘀孰者为主,还要注意血瘀证之轻重。此证临床可单独出现,也可见于其他证型中,故可以与其他治疗法则配伍应用。溃疡病一般均或多或少存在血瘀证。气滞血瘀往往是导致胃脘痛的直接病机,不通则痛,故应重视。瘀血征除了通常人们所了解的之外,下列情况对血瘀证起提示作用:①性情善郁;②"宿有嗜饮,必有蓄瘀";③病程久或久治少效,对理气药反应差;④疼痛无规律,持续时间长;⑤痛而拒按,压痛部位固定而局限;⑥有反复胃出血史或新近便血后仍有胃痛;⑦舌底舌背青筋显露,舌质黯红瘀滞、映紫;⑧只痛不胀;⑨胼胝样溃疡或反复发作的慢性溃疡、复发性吻合口溃疡。

胀痛明显属实者,加三棱、莪术和八月札。脐腹作胀,适当重用枳实、槟榔、全瓜蒌和大腹皮,有较好的通便排气作用。气滞夹湿的加川朴 6～10 g、白蔻仁 3～6 g。

使用活血化瘀药应注意:①化瘀药不宜久用,一旦痛止,当以养血和血、益气健脾法巩固之,如当归、丹参、地黄和党参等;②适当配行气药以加强止痛效果;③化瘀药性多偏润,故有脾虚便溏者可暂缓或少用,或适当选用性温之活血药;④便黑有块夹瘀者,当以祛瘀止血、养血和血为主,具有祛瘀止血作用的药物如:制军、丹皮、花蕊石、蒲黄炭、三七粉、茜草和丹参等,可以选用。

(五)寒热错杂

主症:即脾胃虚弱或虚寒证兼见胃经郁火证。见胃灼热吞酸,但不敢进凉食,喜温喜按。舌多淡胖,苔薄黄或淡黄腻,脉细。本证与脾虚肝郁证有近似处,不同之处是脾虚肝郁证有肝郁征象和痛无规律。此二证在胃溃疡多见,尤其溃疡活动阶段。

治法:辛开苦降,寒热并用。

处方:诸泻心汤、左金丸、连理汤和黄连汤等化裁组方。黄连 3～6 g,熟附片 6～10 g,吴茱萸 1.5～3 g,黄芩 10 g,党参 10 g,干姜 6 g,炙甘草 6 g。

阐述:此证患者多为素体脾胃虚寒,每因气郁、食积、胃酸增多、胆汁反流或伴发胃炎糜烂,或情志因素等诱发。治疗切不可见有胃灼热而过用寒凉,否则痛愈甚,胃灼热反不止,用温阳健脾和中药或酌配川连、左金丸等能较快消除胃灼热感,而于脾寒之本亦有裨益,可注意适当加用止酸剂。温阳药还可选加公丁香、肉桂,寒凉药仅作反佐,少许川连、淡芩即可。胃灼热重者可再加蒲公英,凉而不伤胃。

八、特色经验探要

关于抗溃疡复发的中医思路与方法——初发溃疡,临床无论应用中药还是西药,近愈率高,但停药后复发率都较高,尤其是西药治疗,往往溃疡愈合越快,停药后复发率越高。西咪替丁正规治疗疗程结束后,溃疡于半年内复发率达 30%～50%,有报道甚至高达 60%～90%。目前,不断出现的新的 H_2 受体阻滞剂,虽使复发率有所降低,但仍不能克服这一弱点。有报告,使用法莫替丁治愈溃疡病后再用半量维持,1 年复发率胃溃疡为 12.1%,十二指肠球部溃疡为 14.4%,且无症状复发者多于有症状复发者。制酸剂复发率亦在 50%左右,这是溃疡病临床目前最感棘手的难题。根据有学者实践经验,中药治疗不仅控制症状较理想,药后病情较易稳定,而且复发率较低,后遗症较少。中药为何能取得这样的效果?如何结合西医对溃疡的病因病理认识,在辨证施治的同时,结合辨病治疗,消除部分病因和阻断溃疡病的发病环节,改善胃的内环境,从而达到减少复发的目的?这是一个很有实际意义的课题,是一个值得探讨的问题。有学者认为,减少溃疡复发,在辨证施治或中西医结合治愈溃疡后,还要加强以下几个方面的措施。

(一)健脾温中

脾胃虚寒证在溃疡病,尤其十二指肠溃疡中占有的比重很大。绝大多数虚寒型溃疡在治愈的同时,脾胃虚寒现象如胃部怕凉、不敢进食生食、遇凉易诱发和胃痛胃胀,甚或便溏,舌质淡,脉沉细等有改善或有较明显改善,但难以根除,或仅能暂时根除。这种长期胃病或基于体质、遗传因素造成的病理现象,有学者认为是导致溃疡再发的重要病理基础。了解为何溃疡病几无国籍地域差,均具有冬春或夏秋之交、气候或节气突然转变时容易发生的周期性变化(西医目前对此无法解释)和虚寒型溃疡胃部喜温喜按、得温则舒这种病理现象,将有利于说明这一点。现代医学在阐述溃疡病的病理方面,除了攻击因子外,很重视胃的防护因子。其中,胃黏膜血流减少,或黏膜基底血管痉挛,或血管壁炎性增厚,使管腔变窄,或血管内微血栓形成所导致的胃组织局部供血、供能和供氧不足,使胃的屏障功能减弱,在此基础上,易受攻击因子诸如胃酸、胃蛋白酶和胆汁等的侵袭,这是溃疡发生的重要原因。周期性变化发生在冬春、夏秋之交,而不是发生在秋冬、春夏,就是因为此期天时寒热转变陡剧而不像秋至冬、春至夏那样渐移,气温陡然变化造成溃疡灶局部血管舒缩状态的急剧改变,使血管痉挛,局部缺血,供能不足,从而诱使宿病复发。从这个意义上讲,溃疡应该说是个"寒疡"。当胃部得温得按后,或使用温阳建中健脾方药后,由于局部血循环改善,胃的功能得以振奋,增强胃黏膜的抵抗力,使胃酸等刺激因素对溃疡灶末梢神经的刺激得以松缓或变得无效,从而达到减缓疼痛、促进溃疡修复的目的,这就是中医学说的"血遇寒则凝涩,遇热则淖泽"。黄芪、当归、党参、甘草等尚具有补气托毒生肌的作用,使阴寒瘀毒得以从内而消。

基于上述认识,可以认为仅溃疡的暂时愈合,没有消除"虚寒"这一基本病理状态,仍可能是溃疡复发的"温床",不能认为已经从根本上解决了问题。因此,当健脾温中治愈溃疡后,仍要采用这一法则,继续进行辨病式的巩固治疗(这其实也是辨证)直至彻底纠正之,才能消除溃疡复发的潜在因素,达到"四季脾旺不受邪",增强胃黏膜自身抵抗能力,以防溃疡复发。

(二)制酸

"无酸即无溃疡",这是一个沿用已久的名言。十二指肠溃疡胃酸较正常人高 3~20 倍,在溃疡愈合期高泌酸毫无改变,即使溃疡愈合以后,泌酸仍然很高。胃溃疡的胃酸分泌虽然多不高甚或偏低,但使用制酸剂仍然有效。H_2 受体阻滞剂使用时能有效控制症状,促进溃疡愈合,停药则易复发,正是由于停药后不能继续有效抑酸的结果,因此在溃疡愈合以后,仍要继续使用止酸剂,而不管其有无吐酸、吞酸症状。因为反酸症状的有无与实际胃酸分泌的高低不成正比,无吞酸症者胃酸照样可以很高。这同样也是上述辨证治疗各种证型时必用止酸剂的原因。既要中和胃酸,又要抑其分泌。中药止酸剂的运用要根据虚实寒热,属虚属寒者取乌贼骨、瓦楞子和煅龙牡各 15~30 g,实证热证者多选浙贝母、左金丸等。

(三)活血化瘀

广州中山医学院二附院消化科过去用黄芪建中汤建中健脾,对改善症状效果好,但 X 射线复查溃疡愈合率低(通过对比分析),后来加用活血化瘀药物提高了疗效。他们还进行补脾活血药预防大白鼠实验性胃溃疡的实验,给药组和对照组分别为 25 只动物,结果加用活血药组,在死亡率、溃疡发生率及溃疡面积等方面均较单纯补脾组好。广州中医学院等单位也在临床、实验等方面作了大量研究,认为健脾药加活血药能提高中药愈合率。所以,在辨证的同时加用辨病的活血养血药,如归芍六君子汤、人参养荣丸等,特别是愈后巩固治疗,将能促进溃疡的愈合和减少复发。许多临床、实验资料均证明,溃疡基底及周围的血管血流不畅,导致局部营养、血循障碍,是溃疡发生、发展和复发的重要原因。以下事实也有助于说明这一点:溃疡病者当大量出血后,胃痛自然停止,这当然与血液偏碱性,能中和胃酸有关,但目前西医这样的解释也不尽令人信服。胃癌无胃酸,出血后为何也能缓解原有的胃痛?显然还有别的因素在起作用。有学者认为,应与出血后使瘀血外流,溃疡灶及四周压力骤减有密切关系,犹如疮疖脓肿切开排脓后,瘀血脓浊外流,改善局部血液循环,从而使疼痛顿减的道理一样,起主要作用的并不是排脓后炎症立即消退的结果。中医放血疗法也是出于同样的机制。目前,急性胆囊炎,用通腑法比清热解毒消炎法在止痛、控制炎症方面更具作用,也是因为通过通腑,促进 Oddi 括约肌松弛,胆汁排泄,降低胆囊内压力,从而改善血循环,使炎症更易清除的结果。溃疡愈合阶段,组织纤维化以及溃疡愈合后可能导致的幽门、十二指肠球、胃角和小弯等处的变形,幽门梗阻等病理变化,尤其后者常常是导致溃疡复发的重要原因。这些现象或原因与中医的瘀血现象均有密切联系。活血化瘀药物不仅口服后通过吸收作用于血循环,还可直接接触病灶局部,渗入组织血管、脉络,对减少其后遗症、减少复发将起积极的促进作用。因此,强调活血化瘀作为一个重要的辨病治疗手段,在防溃疡复发方面同样具有实际价值。当然活血化瘀到底在多大程度上降低病灶内压力、改善其局部血液循环,还是需要进一步加以研究的。

(四)敛疮生肌

尽管消化性溃疡不同于肌表溃疡,是神经体液调节机制的失调等内在因素起主导作用,但溃疡的愈合过程,均需要祛腐生肌、促进组织修复、组织的纤维化和瘢痕化。敛疮生肌药在脓排尽后久不收口的外疡中有良好的作用,对内生的、无脓可排的及常伴由脾胃虚寒所致的"寒疡""阴疮"或热毒所致"痈疡"显然也可达到祛腐生肌的作用。锡类散类祛腐生肌药或其他类似散剂在消化性溃疡治疗中所显示的卓效已屡见报道,治愈率达 $64.7\% \sim 89.5\%$。原北京军区总医院(现:陆军总医院)周兰等通过锡类散(每次 $1.2\ g$,一天 2 次)治疗前后的胃酸测定,认为锡类散对胃酸分泌无显著作用,主要是通过增强胃黏膜屏障、加速组织修复而使溃疡愈合的。至于锡类散是否还有促使幽门弯曲菌阴转,改善组织血循环,促进上皮细胞的新生等作用,尚待进一步研究。

消化性溃疡的发病和复发往往是多种因素综合作用的结果,上述分别从辨病的角度探讨了防溃疡复发的几个中医治疗思路和方法,相信这些措施如能综合运用,结合进辨证治疗原则之中,对减少溃疡的复发将有积极的作用。但是综合运用仍要结合体质类型,从辨证的角度有所侧重、有所取舍和灵活变通。例如,活血化瘀药大多属阴柔药,在脾胃虚寒、寒湿内困阶段就很难入选,这时就只能待寒湿证改善后方可逐渐增入。祛腐生肌的锡类散,在溃疡活动期可用,实证、热证也可用,但溃疡愈合后的巩固治疗,尤其是虚寒型者,就不宜应用时间过长。当然如同时加强健脾温中措施,也可使用较长时间。同样,止酸药也存在辨证使用的问题。因此,关键还在于识证,巧妙配伍和灵活变通。这种防复发的辨病治疗,首先必须基于辨证,在符合辨证的前提下,有效综合使用各种辨病治疗方法,相信这样会达到更好的预期效果。

九、西医治疗

(一)治疗目的

缓解症状,促进溃疡愈合,预防并发症,预防复发。

(二)一般治疗

消化性溃疡病是自愈性疾病,在针对可能的病因治疗同时,要注意休息,减少不必要的活动,避免刺激性饮食,但无须少量多餐,每天正餐即可,避免辛辣、过咸食物及浓茶、咖啡等饮料。服用 NSAIDs 者,应尽可能停服,即使患者未服用此类药物,应告诫今后慎用。

(三)抑酸治疗

抑酸治疗是缓解消化性溃疡病症状、愈合溃疡的最主要措施。PPI 是首选药物。药如:奥美拉唑、雷贝拉唑和埃索美拉唑等。

溃疡的愈合特别是 DU 的愈合与抑酸强度和时间成正比。如果抑制胃酸分泌,使胃内 pH 升高$\geq$3,每天维持 18～20 小时,则可使几乎所有十二指肠溃疡在 4 周内愈合。

PPI 制剂作用于壁细胞胃酸分泌终末步骤中的 H^+-K^+-ATP 酶,抑制胃酸作用强,且作用时间持久,消化性溃疡病治疗通常采用标准剂量的 PPI,每天 1 次,早餐前半小时服药。治疗十二指肠溃疡疗程为4周,胃溃疡为 6～8 周,通常内镜下溃疡愈合率均在 90% 以上。新一代的 PPI 抑酸作用更强,缓解腹痛等症状更为迅速。对于 Hp 阳性的消化性溃疡病,应常规行 Hp 根除治疗。在抗 Hp 治疗结束后,仍因继续应用 PPI 至疗程结束。

组胺的效应系统经 H_1 和 H_2 受体介导。H_1 受体位于支气管和小肠平滑肌内,与组胺的致支气管痉挛和小肠平滑肌收缩有关,H_2 受体位于壁细胞上和子宫内,与组胺的致胃酸分泌和子宫收缩作用有关,传统的抗组胺药如苯海拉明,能阻断 H_1 受体,而 H_2 受体只能被特异性 H_2 受体拮抗剂做阻断。H_2-RA 通常采用标准剂量,每天 2 次,疗程同 PPI,但溃疡愈合率低于 PPI,内镜下溃疡愈合率在 65%～85%。

对胃泌素瘤的治疗,通常服用标准剂量的 PPI,但需每天 2 次用药。若 BAO>10 mmol/h,则还需增加剂量,直到理想的抑酸效果为止。

(四)抗幽门螺杆菌治疗

国内已对 Hp 相关性溃疡的处理达成共识:即无论溃疡初发或复发,无论活动或静止,无论有无并发症,均应该行 Hp 根除治疗。

由于 PPI 能增强抗生素杀灭 Hp 的作用,目前推荐的各类根除 Hp 治疗方案中最常用的是以 PPI 为基础的三联治疗方案(PPI、阿莫西林、克拉霉素),三种药物均采用常规剂量,疗程 7～14 天。Hp 根除率在 70%～90%。为提高根除率,在治疗消化性溃疡病时建议采用 10 天疗法。

对于首次根除失败者,应采用二、三线方案进行治疗。常用四联疗法,可根据既往用药情况并联合药敏试验,采取补救治疗措施(PPI＋铋剂＋2 种抗生素)或选用喹诺酮类、呋喃唑酮和四环素等药物,疗程多采用 10 天或 14 天。

序贯疗法治疗幽门螺杆菌感染具有疗效高、耐受性和依从性好等优点。目前,推荐的序贯疗法为 10 天:前 5 天,PPI＋阿莫西林,后 5 天,PPI＋克拉霉素＋替硝唑;或前 5 天,PPI＋克拉霉素,后 5 天,PPI＋阿莫西林＋呋喃唑酮。据报道序贯疗法有效率明显优于 7 天或者 10 天常规疗法,且不良反应无明显增加。但对序贯疗法国内仍需积累更多的临床经验。

抗 Hp 治疗后复查:抗 Hp 治疗后,确定 Hp 是否根除的试验应该治疗完成后$\geq$4 周时进行。

用基于尿素酶的试验(RUT、UBT)进行检测时,至少在复查前 1 周停用 PPI 或者 H_2-RA,以免影响检测结果,见表 13-2。

表 13-2 常用抗酸分泌药物

	药物	每粒剂量	治疗溃疡标准剂量	根除 Hp 标准剂量
PPI	奥美拉唑	20 mg	20 mg,每天 1 次	20 mg,每天 2 次
	兰索拉唑	30 mg	30 mg,每天 1 次	30 mg,每天 2 次
	雷贝拉唑	10 mg	10 mg,每天 1 次	10 mg,每天 2 次
	泮托拉唑	40 mg	40 mg,每天 1 次	40 mg,每天 2 次
	埃索美拉唑	40 mg	40 mg,每天 1 次	40 mg,每天 2 次
H_2-RA	西咪替丁	400 mg 或 800 mg	400 mg,每天 2 次;或 80 mg,睡前 1 次	
	雷尼替丁	150 mg	150 mg,每天 2 次;或 300 mg,睡前 1 次	—
	法莫替丁	20 mg	20 mg,每天 2 次;或 40 mg,睡前 1 次	—

(五)胃黏膜保护剂

对老年人消化性溃疡病、巨大溃疡和复发性溃疡,在抗酸、抗 Hp 治疗同时,建议应用胃黏膜保护剂,这些药物或可在黏膜表面形成保护层,或可中和胃酸吸附胆汁,或可增加黏液的分泌,或可改善黏膜血流促进细胞再生,从而提高消化性溃疡病的愈合质量,减少溃疡的复发率。药物主要有以下三种。

硫糖铝(sucralfate):通过黏附覆盖在溃疡表面而阻止胃酸、胃蛋白酶侵袭溃疡面,同时可促进内源性前列腺素合成,主要用于 GU 的治疗。不良反应为便秘。常用剂量为 1.0 g,一天 3 次。

枸橼酸铋钾(colloidal bismuth subcitrate,CBS):本药除了具有硫糖铝的作用外,尚有较强的抗 Hp 作用,主要用于根除 Hp 联合治疗。不良反应为舌苔发黑以及黑便。常用剂量为 110 mg 一天 4 次。

米索前列醇(misprostol):本药可能是通过干扰壁细胞内的环磷酸腺苷(cAMP)的生成起作用,主要用于 NSAIDs 相关性溃疡的预防。不良反应为腹泻,前列腺素可引起子宫收缩,故孕妇忌服。常用剂量为 200 μg,一天 4 次。

(六)NSAIDs 溃疡的治疗

非甾体抗炎药可以消耗组织内贮存的前列腺素,抑制黏膜的碳酸盐分泌,干扰上消化道运动,从而使黏膜发生糜烂出血,甚至溃疡。

单纯的 NSAIDs 相关性溃疡停服 NSAIDs 后,可用常规抗溃疡方案进行治疗。如不能停服 NSAIDs 的患者,则应选用 PPI 进行治疗,而常规剂量的 H_2-RA 效果不佳。

PPI 是防治 NSAIDs 溃疡的首选药物。通过高效抑制胃酸分泌作用,显著改善患者的胃肠道症状、预防消化道出血、提高胃黏膜对 NSAIDs 的耐受性等作用,并能促进溃疡愈合。PPI 疗程与剂量同消化性溃疡病。H_2-RA 仅能预防 NSAIDs 十二指肠溃疡的发生,但不能预防 NSAIDs 胃溃疡的发生。

伴有 Hp 感染的 NSAIDs 相关溃疡,一般认为长期服用 NSAIDs 前根除 Hp 可降低 NSAIDs 相关溃疡的发生率;已发生溃疡停用 NSAIDs 者应根除 Hp 治疗;已发生溃疡而仍需服用 NSAIDs 者,根除 Hp 不能加快 PPI 治疗溃疡的愈合。

胃黏膜保护剂(如米索前列醇)可增加前列腺素合成、清除并抑制自由基作用,对 NSAIDs 溃疡有一定的治疗作用。

(七)消化性溃疡病并发出血的治疗

消化性溃疡病合并活动性出血的首选治疗方法是内镜下止血,建议 24～48 小时急诊内镜,并应同时静脉使用 PPI。PPI 通过抑制胃酸分泌,提高胃内 pH,降低胃蛋白酶活性,减少对血凝块的消化作用,提高血小板的凝集率,从而有助于巩固内镜的止血效果。如大量出血,内科保守治疗无效者,应尽早行外科手术治疗。

(八)消化性溃疡病并发幽门梗阻的治疗

首先采取禁食、胃肠减压,经强有力的抑酸治疗大多能缓解。如长期的幽门梗阻系因反复的溃疡瘢痕挛缩导致,为外科性梗阻,需手术治疗。部分患者胃窦部溃疡恶变也会导致幽门梗阻,胃镜下活检可帮助诊断,同时亦应采取外科手术治疗。

(九)消化性溃疡病并发穿孔的治疗

若 X 射线腹部平片见到膈下游离气体时,可明确为并发溃疡穿孔,应及早行胃肠减压并请外科会诊,出现休克时应积极抗休克治疗,为手术争取条件。

(十)消化性溃疡病癌变的治疗

消化性溃疡病癌变尽快手术根除治疗。

十、中西医优化选择

客观地说,中西医学对溃疡病的治疗各有所长。近年来,治溃疡西药不断涌现,服用方便,疗效较肯定。目前,常用的是 H_2 受体阻滞剂,或饮食疗法加抗酸剂,或黏膜保护剂。有人提出,以呋喃唑酮作为第一线药加以首选,呋喃唑酮虽然报道效果较好,但不良反应如头晕、恶心和胃部不适往往限制它的应用范围,部分患者较难坚持,疗效也未得到医学界公认。

中医药以辨证为主,结合辨病,较一般止酸解痉剂效果好,近期溃疡愈合率接近 H_2 受体阻滞剂和呋喃唑酮。对一些顽固的、迁延难愈的溃疡也能使部分获得根治,几无不良反应。据报道,中医药治疗溃疡的近愈率在 $50\%～90\%$ 不等,总有效率可达 90% 以上。中药治疗的特点是症状改善快且较稳定,临床印象是溃疡病一旦经中医药治愈,复发率较低。部分经短期治疗后永无复发,推测可能系由辨证施治,调整人体内平衡,促进内环境包括胃内环境的恒定,从而阻断致溃疡因素的一些环节,增强或调整胃的功能,提高黏膜抵抗力,从而促进其溃疡愈合和减少复发。它的主要缺点是疗程较西药治疗时间长,治愈率和复发率具有双盲对照、经严格科研设计的、说服力强的大宗资料不多,因此尚难作出确切肯定的评价,但肯定中西医结合治疗较单纯中医药或西医药为优。其结合途径大致可选择。

(1)对西药正规治疗欠佳者改用中医药。反之,中医药效果不理想的改用西医药,或中医辨证施治加西药。

(2)中医药辨证施治的同时,加西医正规治疗,疗程结束后由西药半量维持治疗,同时间断配服中药,可能起到相加和减少复发作用。

(3)西医正规治疗的同时,用中药减少西药的不良反应,并增强西药的抗溃疡作用。如呋喃唑酮配合运用中药,不仅可使呋喃唑酮疗程顺利进行,而且中药本身也有抗溃疡和调脾胃的功效。

(4)虚寒型十二指肠溃疡,不管中药还是西药,治愈后不管是否用西药维持,要坚持中药温建中阳、活血化瘀作为巩固治疗,可减少复发、提高胃肠功能和改善全身状况。

(5)西医内科治疗无效的顽固性溃疡,如线形溃疡、术后吻合口溃疡、胼胝样溃疡等,应积极采用中医药治疗,部分可获愈,如仍不愈合,再考虑手术治疗。

(6)中西药物组成复方,各取所长,从多途径达到制酸、解痉、消炎和促进溃疡愈合,起到综合协同、增强效果作用。如用痢特灵加 204 片(延胡索、海螵蛸和枯矾),报道治愈率达 90%,有效率达 100%。第一军医大学(现南方医科大学)张万岱对中西药结合组用生胃宁(含甘珀酸钠、呋喃唑酮和中药),中药组按中医辨证分型治疗,西药组用甘珀酸钠治疗。结果中西药结合组总有效率、治愈率(100%、80% 和 68%)明显高于中药组(94.11%、54.9%)和西药组(98.3%、68.3%),且平均治疗天数较中药组少 9.8 天,较西药组少 2 天。动物实验也取得相似效果。由于大多数西药治愈溃疡后复发率高,而中药对巩固疗效能显示其优越性,故在有效控制溃疡,加速愈合后,通过中西药最佳配伍后的继续巩固治疗,可减少复发,这将是溃疡病今后研究的一个重要方向。

(7)溃疡并发上消化道出血,对中小量出血者应采用以中药为主,或中西医结合治疗。对大量出血者应以西医抢救为主,可考虑适当配合中药。合并功能性幽门梗阻者,应以中药和胃止呕、温化痰饮为主,配合西药调节水、电解质和酸碱平衡、胃肠减压及支持疗法。合并亚急性或慢性穿孔者,应以充分的手术准备为后盾,积极采用中药为主或中西医结合治疗。

(8)符合手术指征,只要在排除胃癌的前提下,仍应尽可能积极采取中医药治疗。也就是说,溃疡手术指征的制定,要在充分考虑中医药潜能的基础上进行,这样也许可使部分患者免除手术之苦。

十一、饮食调护

溃疡病急性发作期:严格限制对胃黏膜有机械性刺激的食物如生、硬食物和化学性刺激食物和药物,包括辛辣刺激性食物、烈酒、酸性饮食、浓茶、咖啡以及易致溃疡的化学药物,以保护胃黏膜。给予适量蛋白质和糖,脂肪量可稍高,尽可能补充各种维生素,但属虚寒者不宜吃梨、柿等凉性水果。采用对胃液分泌作用较弱的食品和不含植物纤维的食物,如牛奶、牛奶大米粥、鸡蛋羹、蛋花汤、藕粉、蜂蜜、杏仁霜和果汁等。限制肉汤、鸡汤和鱼汤,因含氮高能强烈刺激胃液分泌,增加胃的代谢负担。清淡饮食,易予消化,每天进餐 6～7 次。每隔 2 小时进餐 1 次。使食物常与胃酸结合,以缓解症状,促进溃疡愈合。

好转愈合期:逐渐过渡到锻炼性饮食,日餐 5～6 次。主食可用烤馒头片、面包干、大米粥、细面条和面片等,蛋白质、糖、脂肪量和盐可适当增加。

恢复期:日进餐 4～5 次。仍以清淡饮食和易消化饮食为主,忌煎炸厚味及辛辣刺激性食物,避免采用强烈促进胃液分泌的食物如酒、咖啡、汽水及芹菜、茴香、青葱和辣椒等,忌用能加重胃负担的含嘌呤较多的豆类、动物内脏和菠菜等。食疗方可采用:花生米 50 g、鲜牛乳 200 mL 和蜂蜜 30 mL。将花生米浸清水中 30 分钟,取出捣烂,将牛乳先煮开后倒入捣烂的花生米,再煮开,取出待凉,加入蜂蜜。每天睡前 1 次服用。

(刘国庆)

第五节 慢 性 胃 炎

一、概述

慢性胃炎(chronic gastritis)是由各种病因引起的胃黏膜慢性炎症。慢性胃炎分为非萎缩性胃炎和萎缩性胃炎两类,按照病变部位分为胃窦胃炎、胃体胃炎和全胃炎。有少部分是特殊类型胃炎,如化学性胃炎、淋巴细胞性胃炎、肉芽肿性胃炎、嗜酸细胞性胃炎、胶原性胃炎、放射性胃炎、感染性(细菌、病毒、霉菌和寄生虫)胃炎和 Ménétrier 病。

本病分属于中医的"痞""痞胀""胃脘痛"等多种病证范畴。

二、病因病理

脾胃禀赋不足,或久病脾胃内伤,或长期饮食不节或不洁,过食生冷,偏食酒茶辛辣,饥饱失宜,或年高体衰者脾胃功能减退,胃的黏膜老化,或药物所伤,均可导致脾胃气虚,运化失司,无力运转气机、水湿,进而导致气滞,痰湿内阻,并由此促进血瘀的形成。气虚日久可致阳虚,阳虚则生寒,湿从寒化则生寒湿,湿邪郁久可化热而成湿热,脾胃气虚,无力消磨谷食,则成食积。

七情刺激,尤其"思则气结""忧思伤脾""怒则伤肝",恼怒忧思使肝气郁结,横犯胃府,均可影响肝的疏泄和胃气升降,导致肝胃气滞或肝胃不和之征。脾胃已虚,肝旺则更受其犯,可导致肝郁脾虚,肝脾不和证。肝郁化火化热,夹湿犯胃,可导致肝胃郁热或中焦脾胃湿热。郁火或湿热伤阴耗津,又易导致阴虚。

体瘦质燥之性,或邪热久病耗阴;或过用苦燥、香燥之品;或偏嗜辛辣炙煿、烟酒过量;或老年人胃的分泌功能减退,阴津亏耗;或肝胃郁火与湿热伤阴耗津,胃失濡润,均可导致胃阴不足证。阴虚则生内热;阴虚润降失司,影响通降功能;或阴虚脉络枯涩、营阴不畅。从而导致阴虚内热、阴虚气滞、阴虚血瘀等证。阴虚络热,尚可迫血妄行。津不化气,或气不化津,故有时与气虚并见,甚至阴损及阳,形成气阴两亏或阴阳两虚证。

肝郁气滞日久,或久病胃络痹阻,或气虚不能行血,或阴虚、营阴不畅,或平素嗜酒,情志久郁,或血证后留瘀为患,均可形成血瘀或气滞血瘀证。

在脾阳虚基础上,可因情志郁结化热,或外邪化热、湿热犯中,或胃酸、胆汁、辛辣、辛热药物等刺激,或痰湿蕴久化热,形成寒中有热,寒热错杂,虚实并见之象。

慢性胃炎初病在胃在肝,久病多在脾;初病在气,久病可入络;初病多实,久病转虚或虚中夹实。

慢性浅表性胃炎多热,多湿热,多气滞;萎缩性胃炎多气虚,多气阴两虚,多虚中夹实。虚实之间,气虚与阴虚、阳虚之间,以及实邪与实邪之间,诸如气、瘀、痰、湿、寒、热、积等,均存在先后、因果或并存的关系,使慢性胃炎在证候表现上呈现出错综复杂状态。

三、诊断

(一)临床表现

由幽门螺杆菌引起的慢性胃炎多数无症状;有症状者表现为非特异性的消化不良,如上腹痛或不适、上腹胀、早饱等,此外,也可出现食欲缺乏,嗳气,泛酸,恶心等,这些症状的有无及严重程度与慢性胃炎的内镜所见及组织病理学改变并无肯定的相关性。

胃黏膜有糜烂者可伴有上消化道出血;自身免疫性胃炎患者可伴有贫血,在典型恶性贫血时除贫血外还可伴有维生素 B_{12} 缺乏的其他临床表现。

(二)内镜诊断

1.内镜下分类

胃炎内镜诊断的命名很不统一,而且分歧较大。悉尼分类将胃炎的胃镜诊断分为 7 种:充血渗出性、平坦糜烂性、隆起糜烂性、萎缩性、出血性、反流性和皱襞增生性胃炎。国内 2006 年慢性胃炎共识意见将内镜下慢性胃炎分为非萎缩性(浅表性)胃炎和萎缩性胃炎两大基本类型,同时存在平坦糜烂、隆起糜烂、出血、粗大皱襞或胆汁反流等征象,则诊断为非萎缩性胃炎或萎缩性胃炎伴糜烂、胆汁反流等。

(1)萎缩性胃炎:萎缩性胃炎内镜下可见黏膜红白相间,以白为主,黏膜呈颗粒状,黏膜血管显露,色泽晦黯,皱襞细小。内镜下萎缩性胃炎有两种类型,即单纯萎缩性胃炎和萎缩性胃炎伴增生。单纯萎缩性胃炎主要表现为黏膜红白相间,以白为主,皱襞变平甚至消失,血管显露;萎缩性胃炎伴增生主要表现为黏膜呈颗粒或结节状。

(2)非萎缩性胃炎:非萎缩性胃炎内镜下可见红斑(点状、片状和条状)、黏膜粗糙不平、出血点(斑)等基本表现。

(3)特殊类型胃炎:特殊类型胃炎的分类与病因和病理有关,包括化学性胃炎、放射性胃炎、淋巴细胞性胃炎、肉芽肿性胃炎、嗜酸细胞性胃炎及其他感染性疾病等。

2.病变分布范围描述

内镜下慢性胃炎可分为胃窦炎、胃体炎、全胃炎胃窦为主或全胃炎胃体为主。

3.特殊类型内镜的运用

色素内镜与放大内镜结合,能清楚看到胃小区和胃小凹的结构,对胃黏膜的结构观察得更为精细。据研究报道,慢性胃炎普通内镜检查与组织学诊断的符合率为 38%,而放大内镜则为 82.4%。

(三)病理诊断

1.活检取材

根据病变情况和需要,建议取 2~5 块活检组织。一般胃角部萎缩和肠化较严重,亦是异型增生的好发部位。活检除取胃窦黏膜外,还可取胃角和胃体下部小弯处,有助于估计萎缩和 H.pylori 感染范围。

2.病理诊断报告

病理诊断应包括部位分布特征和组织学变化程度,有病因可循的要报告病因。胃窦和胃体炎症程度相差二级或以上时,加上"为主"修饰,如"慢性(活动性)胃炎,胃窦为主"。

3.萎缩性胃炎的诊断标准

只要慢性胃炎的病理活检显示固有腺体萎缩即可诊断为萎缩性胃炎,而不管活检标本的萎缩块数和程度。

4.慢性胃炎

有5种组织学变化分级（幽门螺杆菌、活动性、慢性炎症、萎缩和肠化），分成无、轻度、中度和重度四级（0、＋、＋＋、＋＋＋）。分级方法用下述标准，与新悉尼系统的直观模拟评分法（visual analogue scale）并用，病理检查要报告每块活检标本的组织学变化。

（1）幽门螺杆菌：观察胃黏膜黏液层、表面上皮、小凹上皮和腺管上皮表面的幽门螺杆菌。①无：特殊染色片上未见幽门螺杆菌；②轻度：偶见或小于标本全长1/3有少数幽门螺杆菌；③中度：幽门螺杆菌分布超过标本全长1/3而未达2/3或连续性、薄而稀疏地存在于上皮表面；④重度：幽门螺杆菌成堆存在，基本分布于标本全长。肠化黏膜表面通常无幽门螺杆菌定植，宜在非肠化处寻找。

对炎症明显而HE染色切片未见幽门螺杆菌的，要做特殊染色仔细寻找，推荐使用较简便的Giemsa染色，也可按各病理室惯用的染色方法。

（2）活动性：慢性炎症背景上有中性粒细胞浸润。①轻度：黏膜固有层有少数中性粒细胞浸润；②中度：中性粒细胞较多存在于黏膜层，可见于表面上皮细胞、小凹上皮细胞或腺管上皮内；③重度：中性粒细胞较密集，或除中度所见外还可见小凹脓肿。

（3）慢性炎症：根据黏膜层慢性炎症细胞的密集程度和浸润深度分级，两可时以前者为主。①正常：单个核细胞每高倍视野不超过5个，如数量略超过正常而内镜下无明显异常，病理可诊断为基本正常；②轻度：慢性炎性细胞较少并局限于黏膜浅层，不超过黏膜层的1/3；③中度：慢性炎性细胞较密集，不超过黏膜层的2/3；④重度：慢性炎性细胞密集，占据黏膜全层。计算密度程度时要避开淋巴滤泡及其周围的小淋巴细胞区。

（4）萎缩：萎缩指胃固有腺减少，分为两种类型。①化生性萎缩：胃固有腺体被肠化或假幽门化生腺体替代；②非化生性萎缩：胃黏膜层固有腺体被纤维组织或纤维肌性组织替代，或炎性细胞浸润引起固有腺体数量减少。

萎缩程度以胃固有腺减少各1/3来计算。①轻度：固有腺体数减少不超过原有腺体的1/3；②中度：固有腺体数减少介于原有腺体的1/3～2/3之间；③重度：固有腺体数减少超过2/3，仅残留少数腺体，甚至完全消失，局限于胃小凹区域的肠化不能算萎缩。

黏膜层出现淋巴滤泡不算萎缩，应观察其周围区域的腺体情况来决定。一切原因引起黏膜损伤的病理过程都可造成腺体数量减少，如取自溃疡边缘的活检，不一定就是萎缩性胃炎。

标本过浅未达黏膜肌层者可参考黏膜层腺体大小和密度以及间质反应情况推断是否萎缩，同时加上取材过浅的评注，提醒临床仅供参考。

（5）肠化。应区分小肠化生和结肠化生：①轻度：肠化区占腺体和表面上皮总面积1/3以下；②中度：肠化区占腺体和表面上皮总面积的1/3～2/3；③重度：肠化区占腺体和表面上皮总面积的2/3以上。AB-PAS染色对不明显肠化的诊断很有帮助。

（6）其他组织学特征：出现不需要分级的组织学变化时需注明，分为非特异性和特异性两类。前者包括淋巴滤泡、小凹上皮增生、胰腺化生和假幽门腺化生等；后者包括肉芽肿、集簇性嗜酸性粒细胞浸润、明显上皮内淋巴细胞浸润和特异性病原体等。假幽门腺化生是泌酸腺萎缩的指标，判断时要核实取材部位。胃角部活检见到黏液分泌腺不宜诊断为假幽门腺化生，只有出现肠化生，才是诊断萎缩的标志。

用AB-PAS和HID-AB黏液染色能区分肠化亚型，但肠化亚型对预测胃癌发生危险性的价值仍有争议。小肠型和完全型肠化亚型无明显癌前病变意义,大肠型肠化的胃癌发生危险性增高。

异型增生(上皮内瘤变)是重要的胃癌癌前病变,可分为轻度和重度(或低级别和高级别)两级。

(四)幽门螺杆菌感染

幽门螺杆菌感染后几乎均引起组织学胃炎,长期感染(5～25年)后;部分患者可发生胃黏膜萎缩和肠化。幽门螺杆菌感染与胃黏膜活动性炎症关系较为密切。幽门螺杆菌的清除有利于胃黏膜炎症程度的减轻。根除幽门螺杆菌可使部分患者的消化不良症状得到长期改善,同时可以防止胃黏膜萎缩和肠化的进一步发展,但是否能逆转尚有待更多研究证实。

幽门螺杆菌相关性慢性胃炎有两种突出的类型:全胃炎胃窦为主和全胃炎胃体为主。前者胃酸分泌增加,十二指肠溃疡发生的危险性增加;后者胃酸分泌常减少,胃溃疡和胃癌发生的危险性增加。

(五)实验室检查

1.胃液分析

非萎缩性胃炎胃酸分泌常正常或增高;萎缩性胃炎病变主要在胃窦时,胃酸可正常或低酸;A型萎缩性胃炎(由自身免疫机制引起,炎症主要累及胃体部,泌酸腺弥漫性萎缩,而胃窦黏膜正常或轻度炎症)的胃酸分泌显著降低或无酸,血清胃泌素明显增高。内因子分泌减少,血清抗壁细胞抗体和抗内因子抗体常阳性,可发生恶性贫血。B型萎缩性胃炎是胃窦多灶性炎症,胃酸正常或者轻度降低,血清壁细胞抗体阴性,维生素B_{12}吸收试验正常。

2.疑似自身免疫所致的萎缩性胃体炎

疑似自身免疫所致的萎缩性胃体炎应检测血清胃泌素、维生素B_{12}水平和相关自身抗体(抗壁细胞抗体和抗内因子抗体)等

(1)血清胃泌素:正常值＜100 ng/L。胃窦黏膜萎缩时空腹血清胃泌素正常或降低,胃体黏膜萎缩时中度升高,伴有恶性贫血的胃萎缩患者显著升高,可达1 000 ng/L或以上,甚至＞5 000 ng/L,与胃泌素瘤相似,但胃萎缩患者有胃酸缺乏,而后者是高胃酸。

(2)血清维生素B_{12}浓度和维生素B_{12}吸收试验:正常人空腹血清维生素B_{12}的浓度为300～900 ng/L,＜200 ng/L肯定有维生素B_{12}缺乏。维生素B_{12}吸收试验(Schiling试验)能检测维生素B_{12}吸收情况,维生素B_{12}和内因子缺乏所致的吸收障碍有助于恶性贫血的诊断。

(3)自身抗体:A型萎缩性胃炎的血清PCA常呈阳性,血清IFA阳性率比PCA低,但如胃液中检测出IFA,则很大程度上支持恶性贫血的诊断。

(4)胃蛋白酶原(pepsinogen,PG):反映主细胞的数量,可在胃液、血浆和24小时尿液中测到胃蛋白酶含量,胃酸和胃蛋白酶原分泌量呈平行关系。胃蛋白酶原有Ⅰ型和Ⅱ型两类,PGⅠ只在泌酸腺产生,而PGⅡ则产生于整个胃黏膜。血清胃泌素(G-17)、血清幽门螺杆菌抗体同时检测,可以推测是否患萎缩性胃炎以及萎缩的部位;PGⅠ和G-17降低提示萎缩性胃炎的部位为胃窦和胃体,幽门螺杆菌抗体阳性和G-17降低表明萎缩性胃炎位于胃窦;如PGⅠ降低而G-17很高,无论幽门螺杆菌抗体是否阳性,均提示胃体萎缩。

四、鉴别诊断

(一)功能性消化不良

本病具有和慢性胃炎类似的消化不良症状,如上腹部疼痛、饱胀、嗳气、泛酸、恶心等,但无明显消化系统器质性病变,胃镜检查可资鉴别。

(二)消化性溃疡

消化性溃疡的疼痛具有明显的周期性、节律性及反复发作性,与进食有关,而本病以上腹饱胀为主,疼痛不著,且无明显规律,通过胃镜检查能明确诊断。

(三)胃癌

40 岁以上的患者出现消化不良,如上腹饱胀、嗳气、食欲缺乏等,特别是伴有贫血、消瘦、黑便等要考虑,确诊依靠胃镜检查。

(四)胆囊炎、胆石症

胆囊炎、胆石症多以上腹部或右上腹疼痛为主,伴有腹胀、嗳气等消化不良症状,一般以进食脂肪餐后出现疼痛,向右后背部放射,莫菲征阳性为特点,确诊依靠 B 超诊断。

五、中医证治枢要

慢性浅表性胃炎以实证居多,萎缩性胃炎以虚证和虚中兼实证为多,这是大体状况。临床尚需根据实际症情,审症求治,灵活施治。不宜见"炎"消炎。

胃炎多以痞胀为主症,部分患者并有胃痛和其他不适,胀比痛难治。痞胀的产生与情志忧郁多虑与饮食关系较密切,药治以外,要配合心理、饮食调护。痞要分辨实痞、虚痞加以调治。

萎缩性胃炎的逆转不宜过多依赖所谓辨病治疗,活血化瘀和清热解毒作为主要措施,在大多数情况下是不适宜的。应坚持辨证为主,辅以辨病。只有在症状获得改善,脾胃恢复正常功能状态的前提下,才有可能获得病理的逆转。

中虚气滞证在萎缩性胃炎中占有较大的比重,健脾行气为常用大法,是补为主,还是行气消导为主,补宜温补、平补还是清补,应结合患者体质和具体病情而定。

六、辨证施治

(一)中虚气滞

主症:胃脘痞满堵闷,食后为甚,自觉饭后堆积胃脘,不易下行,或隐痛绵绵,伴纳少乏力,少数可见胃部怕凉,便溏。舌质淡或淡黯,脉细、软、弱。

治法:益气健脾,行气散痞。

处方:香砂六君子汤合黄芪建中汤加减。党参 10~15 g,白术 10 g,当归 10 g,炙黄芪 15 g,陈皮 6 g,半夏 10 g,木香 3~6 g,砂仁 3~6 g,桂枝 6 g,白芍 10 g,鸡内金 6~10 g,甘草 3~6 g。

阐述:本证在萎缩性胃炎中占半数左右,疗效较其他证型好。所谓中虚,实则指脾胃气虚或兼阳虚,不包括脾胃阴虚。治疗一般要求甘温补中,少佐辛散行气,使既能健运中土,又能缓中行气止痛,使气转痞消,中焦阳气得振。不可见胀而一味行气消胀。行气过度,一可以伤脾,二可以暗耗胃阴。即使可收暂时之功,但旋即复胀,盖行散过度复伤其本也。少数患者越行散,胀越甚,此所谓逼气下行。故掌握健脾与调气的药物和剂量比重往往是取效关键。

胃有寒象,脘腹冷痛,可加高良姜 10 g、吴茱萸 2 g;胀重或便干,去参、芪,加槟榔 10~15 g,

全瓜蒌 15～30 g，枳实 10 g，以导气下行；便溏加炮姜炭 6 g、肉桂 3～6 g，去当归；苔腻、纳呆，可去党参、当归、白芍，加川连、藿香、炒建曲；苔黄腻或淡黄腻，去参、术、桂枝，加川连、黄芩、薏苡仁；如痞胀明显，补药暂可不用，以防壅满滞气；胃虚上逆，见呕吐清水或酸水，加吴茱萸 2 g、肉桂 3 g、生姜二片，苏叶 5 g。

(二)肝胃不和

主证：胃脘胀痛，有时连及胁背，嗳气或矢气则舒，病发与情志有关，或伴吞酸，口苦。苔薄或薄黄，脉弦或小弦。

治法：疏肝和胃，行气消胀。

处方：四逆散合柴胡疏肝饮化裁。柴胡 6～10 g，枳壳 10 g，香附 10 g，当归 10 g，白芍 10 g，木香 6 g，延胡索 10 g，佛手 6 g。

阐述：一部分肝胃不和证患者系精神负担重，忧虑过甚所引起，给治疗带来一定困难。本证临床亦较多见。

夹瘀，见舌黯或有瘀斑点，胃痛不易止，疼痛固定或有固定压痛点的，加炙五灵脂 10 g、广郁金 10 g，丹参 15 g，制乳没各 6 g，甚者可加三七粉 3 g（分冲）、九香虫 6 g、炙刺猬皮 6 g；若肝热犯胃，或肝胃气郁化热，见胃脘灼痛、胃灼热、泛酸、口苦、嘈杂、心烦易怒的，则以左金丸合金铃子散加蒲公英、青木香、山栀、丹皮为主，少佐川芎、香附、柴胡、薄荷，取"火郁则发之"之义。若郁火伤阴，或胃阴不足，肝气横逆，见舌红口干，脘胁灼痛等症，去木香、香附等香燥之品，加丹皮、瓦楞子、北沙参、麦冬、广郁金；若肝热犯胃，胃失和降，症见呕恶，心中燥热，便干结，用旋覆花 10 g（包煎）、代赭石 15～30 g、川连 3 g、吴茱萸 2 g、蒲公英 15 g、酒军 6～10 g、炒决明子 30 g 合温胆汤以苦辛通降。邪在胆，逆在胃，见口苦呕苦，胃镜见胆汁反流明显的，多以旋覆代赭汤、黄连温胆汤合小柴胡汤加减化裁。

肝胃不和证在治疗时，要注意有无郁火、阴伤、气虚。有郁火的宜清火散郁，有阴伤的不宜过分疏调气机，有气虚的不宜过用开破，适当加用补气健脾药配芍药甘草汤，使散中有收，柔肝安脾，缓急止痛。

(三)中焦湿热

主症：胃脘疼痛或灼痛痞满，或嘈杂不适，口臭，干呕，胸闷纳呆，口黏苦，有时腹胀便溏，尿黄。苔黄腻，脉濡数。

治法：清化开泄，和中醒脾。

处方：三仁汤合连朴饮加减。川连 3 g，黄芩 10 g，白蔻 3～6 g，清半夏 10 g，山栀 10 g，川朴 8 g，生薏仁 15 g，通草 6 g，茯苓 10～15 g。

阐述：此证多见于浅表性胃炎，与胃炎急性活动期、感受外邪或暴饮暴食、酒食伤胃等有一定关系，辨证正确多能获效。

上方以连、芩、山栀清化湿热；以白蔻、川朴、半夏开泄气机，且能化湿；茯苓、薏仁、半夏和中醒脾化湿，茯苓、通草、生薏仁渗湿于下，且能运脾。全方组成严密。

中焦湿热重者，可加淡竹叶、茵陈、藿香；并见下焦湿热者，加滑石、泽泻；脘痞明显者，加香橼皮、枳壳；大便滞下不畅者，加全瓜蒌、杏仁；有胃痛，可加广郁金及少量桂枝。

(四)阴虚胃热

主症：胃脘隐痛或灼痛，嘈杂似饥，口干心烦，便干纳少。舌红少津，苔薄黄或苔净，或光剥，脉细或细数。

治法:甘凉益胃,清热生津。

处方:叶氏益胃汤合化肝煎、玉女煎,芍药甘草汤加减。北沙参10 g,麦冬10 g,生地10～30 g,白芍10 g,石斛10 g,天花粉10 g,生石膏15～30 g(先下),知母10 g,丹皮10 g,黄连3 g。

阐述:阴虚胃热证在萎缩性胃炎中并不少见。在浅表胃炎中见之不多,多与体质和兼夹的慢性疾病,以及情志化热,外邪化热内侵有关。胃热可加重阴虚,阴虚又易生内热,在治疗上,养阴清热兼顾。治疗原则是清热不用苦燥,养阴不过滋腻。清热较易,但阴虚的恢复有时较慢,在治疗过程中也容易出现新的矛盾。如养阴药过重,容易碍脾滞气,行气药过多又会耗阴,阴虚常与气虚并见,养阴则伤脾等。

兼脘痞气滞的,宜用行气药中之润药,如佛手、绿萼梅、厚朴花、枳壳等,不宜用香燥破气药,以防燥伤阴分,甚至伤络动血;夹湿,见舌红苔腻者,加佩兰、冬瓜子、生薏仁等芳化宣开;舌光红无苔,或兼胃灼热者,去黄连,加玄参、乌梅;纳少恶心者,去石膏、知母、生地、丹皮、天花粉等寒凉药,加竹茹6 g,荷叶6 g,陈仓米10 g,生熟谷芽各10 g;兼有气虚,呈气阴两虚的,症见纳少脘痞、乏力、便溏、舌红或嫩红、舌津少,或口、唇、咽干燥,但不欲饮,脉虚细,去石膏、知母、黄连、天花粉,加生白术、白扁豆、生薏仁、怀山药;胃脘有烧灼感,加吴茱萸2 g,瓦楞子15～30 g,浙贝母10 g;大便干结者,加火麻仁15 g、玄参10 g、决明子30 g。阴虚胃热证改善后,舌质多由红转淡或淡红、嫩红,舌上可生一层薄白苔,此时应逐渐减少甘凉滋阴药,适当以甘平药为主,逐渐恢复胃的润降功能。必要时,养阴药可注意配伍乌梅、枸杞子、女贞子、当归、丹参等以酸甘化阴,养阴和络。使脉充络润,以防出现出血等并发症。

(五)气滞血瘀

主症:胃胀胃痛,部位固定不移。舌质黯或有瘀斑点,脉细弦或细涩。

治法:行气和络,养血和血。

处方:丹参饮、香苏饮合桃红四物汤加减化裁。丹参15 g,当归10 g,白芍10 g,白檀香6 g,砂仁3 g,香附10 g,苏梗10 g,陈皮6 g,红花6 g。

阐述:气滞易致瘀,血瘀多夹气,临床要区别气滞与血瘀的孰主孰从,灵活用药。要注意血中之气药,气中之血药的选用,如当归、香附、延胡索、郁金等。血瘀证的确立参考"消化性溃疡。"

如疼痛明显,加木香6～10 g、延胡索10 g、郁金10 g、三七粉3 g(分冲);如气胀疼痛明显,暂去养血和血药如当归、丹参、红花等,加青皮10 g、木香10 g、三棱10 g、莪术10 g、枳实10 g;夹痰湿,舌黯苔腻,脘宇痞胀刺痛,呈痰瘀互结者,改用半夏10 g、橘皮络各6 g、全瓜蒌15 g、桂枝6 g、当归10 g、桃仁10 g、红花10 g、五灵脂10 g、郁金10 g;平日嗜饮,酒湿伤胃,胃络不和,舌紫黯苔腻,去当归、白芍、丹参,加枳椇子10 g、葛花10 g、茯苓15 g、白豆蔻6 g、半夏10 g;便血或吐血,改用生大黄6～15 g、黄连3 g、阿胶10 g、生地榆15～30 g、炮姜炭6 g、花蕊石10～15 g、三七粉3 g(分冲);疼痛久治不止,考虑久痛入络者,加炙刺猬皮6 g、炮山甲10 g、制乳没各6 g。

(六)寒热错杂

主症:除见上述中虚症状外,兼见胃灼热或泛酸、口苦黏,以胃灼热而恶寒凉饮食为突出表现。苔腻或黄腻,或淡黄腻,脉象细弱。

治法:寒热并用,辛开苦降。

处方:半夏泻心汤、连理汤合左金丸化裁。川连3 g,吴茱萸2 g,半夏10 g,干姜6 g,黄芩6～10 g,党参15 g,甘草3 g。

阐述:寒热错杂证总是在久病脾胃亏虚的基础上,或因情志化火,或因外邪化热入里,或因虚火内灼而引起,虚实寒热并见。因此在药物选择和剂量掌握上要依据寒与热,虚与实的主次进行细心调治。寒重于热,可重用吴茱萸至3～6 g,黄芩减为6 g,黄连减为2 g,取反左金丸意;热重于寒,如系外邪入里,可加柴胡、连翘;如情志化热,可加柴胡、丹皮;如胃酸、胆汁逆胃,可加瓦楞子30 g、代赭石10～30 g、竹茹6 g、枳实10 g、茯苓10 g,取温胆汤意。

脾虚证明显,加焦白术;苔腻口水多,加茯苓15 g、砂仁6 g、炒苍术10～15 g、益智仁10 g;寒痛者,加桂枝10 g、高良姜10 g、荜茇10 g;纳少,加焦神曲12 g、焦白术10 g、砂仁3～6 g。

七、特色经验探要

(一)关于胃炎与"热"的关系探析

近年来,不少临床工作者探讨过胃镜下胃的形态和辨证分型的内在联系,试图以胃镜像为依据,指导临床辨证用药,甚至有人根据胃炎的"炎"字与溃疡的"疡"字,从热从痛论治。

但有学者认为胃的"炎"症与"热"象没有必然的内在联系。慢性胃炎的"炎"多系物理、化学因素所致,如饮酒、吸烟、酸辣食物或过热过烫食物的刺激,药物、胆汁反流等这些非生物性感染因素所致,同时跟年龄也有着密切关系。胃镜下观察到的"炎"症征象,如胃黏膜充血、水肿、分泌物多,甚至黏膜糜烂出血等,临床这些患者却大多以胃脘痞胀隐痛、嗳气、消化不良为主,多数呈肝胃不和、胃气壅滞、气滞血瘀等证,真正属胃火和中焦湿热者并不多见。至于萎缩性胃炎所谓的"炎",镜下黏膜色泽灰白、黏膜变薄或增厚、结节形成,与"热"更难发生联系,临床表现以中虚为主,单纯实证、热证较少见。还有术后胃吻合口周围所见到的黏膜潮红、黯红、绛红等明显充血、糜烂、水肿、渗血等明显"炎"征象,其中相当一部分患者与含胆汁肠液反流有关,这类患者大多表现为形瘦、胃脘隐痛不适,或胃脘痞胀、食后不易消化、纳少便溏,舌黯或淡黯等脾虚气滞兼瘀证或气阴两虚证,少数可见寒热错杂,至于胃热证或肝胃郁热证则少见。再如过去总结过的74例胆汁反流性胃炎患者,镜下均可见胆汁反流自幽门口入胃,窦部黏膜充血、潮红,呈现典型的炎症表现,而临床上属胆热犯胃的只有22例,而与"热"无关的脾胃气虚证和胃阴不足证、气滞血瘀证却有40例,占54%。

以上说明,胃黏膜的炎症与中医辨证中的"热象"并无必然的联系。只有少数情况下,如急性胃炎、化脓性胃炎或慢性胃炎急性活动期,以及胃、幽门部弯曲菌感染明显者,才与生物致病菌感染有一定关系,它们所致的镜下"炎"征象,临床才较多出现胃热或湿热证候,但这类病例在胃炎中只占很少数。此外,慢性浅表性胃炎较之萎缩性胃炎具有热象的相对要多些,胃炎较溃疡,尤其十二指肠溃疡,具有热象者也要多些。因此,有学者认为,胃热证与理化、药物等非生物所致慢性胃炎无明确关系,而与感染性胃炎有一定联系。即使是后者,也还存在体质类型、机体反应性、病程、四时、地理等差别,亦均可以导致虚实寒热的不同结果。因此,胃镜象不能代替中医辨证。"炎"症只能供临床辨证用药参考,而不能作为辨证依据。如妄作辨病用药,过用久用寒凉,必将弊大于利。因此,需要强调以辨证施治为主的原则。

(二)萎缩性胃炎、肠化生、低酸与胃癌的关系及逆转设想

近年研究成果表明,萎缩性胃炎及其伴有的肠化生、细胞异型增生、低酸或无酸与胃癌的发生存在着密切关系。

肠化生亦即肠腺上皮化生,是指正常的胃黏膜上皮被肠型上皮所替代,化生的细胞质内含有大量正常胃黏膜所不应有的小肠细胞内的酶类,如氨基肽酶、5-核酸酶和碱性磷酸酶,化生的肠腺上皮细胞并能吸收一些脂质,使肠腺化生的胃黏膜从原来的分泌功能转变为吸收功能。由于

缺乏乳糜管面使吸收的脂质不能像小肠黏膜那样立即输入血循环,而且滞留在肠腺化生上皮内,胃黏膜又不能有效解毒从而形成致癌物质。萎缩性胃炎常伴有肠化生,有人统计两者并见者占 65.5％,而且随年龄增长而上升。萎缩性胃炎伴肠化生与胃癌的密切联系,屡见于报道,近年采用电镜与组织化学染色等方法,对肠化生的类型进行了深入研究,将肠化生分为完全型和不完全型两种。完全型为小肠型化生,其上皮分化好,是一种常见的黏膜病变,广泛见于各种良性胃病,被认为是炎症反应的结果;而不完全型为结肠型化生。其上皮分化差,在良性胃病中检出率低,而在肠型胃癌旁黏膜中检出率很高,说明结肠化生与肠型胃癌的发生有密切关系,为癌前病变。萎缩性胃炎时,化生的上皮细胞是癌的巢穴,化生程度越重,癌变机会越多。

此外,萎缩性胃炎可伴有黏膜的异型增生(不典型增生),胃黏膜的异型增生是指胃黏膜上皮和腺体的一类偏离正常分化。形态和功能上呈异型性表现的增生性病变。一般认为,恶性肿瘤发生前,几乎均先有异型增生。轻度增生多由炎症引起,可自然逆转,中重度异型增生,是癌的前期病变。

萎缩性胃炎 pH 及亚硝酸盐含量高。在低酸状态下,胃内细菌特别是硝酸盐还原酶阳性菌增多,促使硝酸盐还原为亚硝酸盐,与食物中含氮物质结合成致癌物质 N-亚硝基化合物,被认为是萎缩性胃炎转化癌的一个重要因素。此外由于萎缩性胃炎胃酸缺乏和慢性炎症损害,常可伴发胃的溃疡和息肉,而胃溃疡和胃的腺瘤样息肉亦属胃的癌前病变。当然,由于研究方法不同,萎缩性胃炎癌前病变尚难有一种统一的标准,在病理上应有严格细致的诊断指标。

由上可知,胃癌的发生与萎缩性胃炎及伴有的肠化生、细胞异型增生、胃酸缺乏有明确的关系,这为中医的辨证、辨病治疗提供了线索和依据。中医认为。萎缩性胃炎多正虚和脾胃气阴虚,在正虚的情况下,瘀毒为患,或毒腐成疡,或瘀结成积,或气滞湿聚痰结,最后形成恶性肿瘤。在恶性肿瘤形成前总是有个渐变到突变的转移过程,有人提出"起始"和"启动"两个阶段的肿瘤成因二步学说。中医对癌前病变的治疗,就是通过健脾益气、养阴清热、解毒散结、活血化瘀和酸甘化阴,使渐变过程逆转或阻断。要达到这样的目的,首先必须基于对疾病辨证的认识,即通过辨证施治,协调人体阴阳、气血、邪正,使邪去正复,气血通畅、阴阳调和,脾胃功能正常,这样胃和胃细胞才能有协调的内环境,不仅能抵御致癌物质,而且可以阻断机体起始和启动两个关键步骤,使癌前病变不致发展成癌,或逆转为良性病变。

中医药治疗,一是强调癌前变期的辨证施治,并适当结合活血化瘀、解毒散结、增酸抗癌的辨病中药。而这些所谓抗癌的辨病中药,首先要求熟悉其药性、功效和四气五味,尽量做到基本符合辨证思路,统一有机地组合在辨证处方内,达到既防癌抗癌,又不伤正伤胃气的目的。在抗癌防癌方面有治疗作用的中药有:石见穿、半枝莲、蜀羊泉、白花蛇舌草、龙葵、黄药子、海藻、昆布、威灵仙、半边莲、石打穿、三棱、莪术、全瓜蒌、薏苡仁、紫草、八月札、虎杖、重楼、黄芪、茯苓、乌梅、天冬、山萸肉、天花粉、女贞子等。癌前病变期选用上述药物治疗,从辨证角度需要益气扶脾的,就应首选黄芪、薏苡仁、茯苓等;需要解毒的,就选重楼、半枝莲、龙葵、紫草等;需要行气散结的,就配三棱、莪术、八月札、昆布、海藻、黄药子等:需要活血化瘀的,就配以石打穿、石见穿等;需要酸甘敛津,则配伍乌梅、山萸肉、天冬、天花粉、女贞子等。这样,相信在抑制癌前病变,防止发生胃癌上将起到积极的治疗作用。

八、西医治疗

（一）治疗目标

慢性胃炎的治疗目的是缓解症状和改善胃黏膜组织学，包括炎症、萎缩和肠化等。但萎缩、肠化的逆转尚待进一步研究证实。慢性胃炎消化不良症状的处理与功能性消化不良相同。根除幽门螺杆菌可消除或改善胃黏膜炎症，防止萎缩、肠化进一步发展；无症状、幽门螺杆菌阴性的非萎缩性胃炎无须特殊治疗；对萎缩性胃炎，特别是严重的萎缩性胃炎或伴有异型增生者，应注意预防恶变。

（二）一般治疗

（1）饮食以易消化的软食、半流质为主，减少过于粗糙、浓烈香辛料等刺激性食物的摄入，以及饮酒、浓茶、咖啡等。

（2）做好疾病的宣教，保持良好的心境。

（3）避免使用胃黏膜损害的药物如阿司匹林、吲哚美辛、可的松等。

（三）根除幽门螺杆菌

1.根除对象

国内共识意见推荐根除幽门螺杆菌适用于以下幽门螺杆菌相关性慢性胃炎患者：

（1）慢性胃炎伴有胃黏膜萎缩、糜烂或消化不良症状。

（2）有胃癌家族史。

（3）计划长期使用 NSAIDs。

（4）个人强烈要求治疗者。

2.根除方案

根除方案最常用的是以 PPI 为基础的三联治疗方案（PPI、阿莫西林、克拉霉素），三种药物均采用常规剂量，疗程 7～14 天。幽门螺杆菌根除率在 70%～90%。为提高根除率，在治疗消化性溃疡病时建议采用 10 天疗法。

对于首次根除失败者，应采用二、三线方案进行治疗。常用四联疗法，可根据既往用药情况并联合药敏试验，采取补救治疗措施（PPI＋铋剂＋2 种抗生素）或选用喹诺酮类、呋喃唑酮、四环素等药物，疗程多采用 10 天或 14 天。

序贯疗法治疗幽门螺杆菌感染具有疗效高、耐受性和依从性好等优点。目前推荐的序贯疗法为10 天：前 5 天，PPI＋阿莫西林，后 5 天，PPI＋克拉霉素＋替硝唑；或前 5 天，PPI＋克拉霉素，后 5 天，PPI＋阿莫西林＋呋喃唑酮。据报道序贯疗法有效率明显优于 7 天或者 10 天常规疗法，且不良反应无明显增加。但对序贯疗法国内仍需积累更多的临床经验。

3.意义

根除幽门螺杆菌可改善胃黏膜组织学，对预防消化性溃疡和胃癌等有重要意义，对改善或消除消化不良症状具有费用-疗效比优势。

（四）促胃动力药与胃黏膜保护剂

1.促动力药

伴有上腹饱胀、早饱或恶心等症状，可能与胃排空迟缓有关，酌情选用促动力药如：多潘立酮、马来酸曲美布丁、莫沙必利、盐酸伊托必利等可改善上述症状，并可防止或减少胆汁反流。

2.胃黏膜保护剂

胃黏膜保护剂适用于胃黏膜损害和/或症状明显者,药如硫糖铝、瑞巴派特、替普瑞酮、吉法酯、依卡倍特等,可改善胃黏膜屏障,减轻胆汁反流对胃黏膜屏障的破坏,促进胃膜糜烂愈合,但对症状的改善作用尚有争议。

3.结合胆酸作用的药物

结合胆酸作用的药物适用于伴有胆汁反流者,药如:铝碳酸镁制剂,可以增强胃黏膜屏障功能,并可以胆酸结合,从而减轻或消除胆汁反流所致的胃黏膜损害。

（五）抗酸剂或抑酸剂

抗酸剂或抑酸剂适用于胃黏膜糜烂或者胃灼热、泛酸、上腹部饥饿痛为主要表现的患者,抗酸或抑酸治疗对愈合糜烂和消除症状有效。抗酸剂作用短暂,PPI抑酸作用强而持久,药如奥美拉唑、雷贝拉唑、埃索美拉唑镁等,可根据病情或症状严重程度选用。

（六）抗抑郁药或抗焦虑药

精神因素在功能性消化不良的发病中起一定作用,也与慢性胃炎消化不良症状的发生相关。睡眠差或有明显精神因素者以及消化不良症状常规治疗无效和疗效差者应给予心理疏导或心理治疗,三环类药物黛力新对多种原因引起的抑郁、焦虑状态,功能性胃肠紊乱有较好的调理作用,适用于各型消化不良的辅助治疗,症状明显者可应用帕罗西丁、阿米替林治疗。

（七）抗氧化剂

部分具有生物活性功能的抗氧化维生素（维生素 C、维生素 E、β-胡萝卜素等）和微量元素硒可清除 HP 感染炎症所产生的氧自由基和抑制胃内亚硝胺化合物形成,降低胃癌发生的危险性。

（八）其他药物

（1）维生素 B_{12}：适用于 A 型萎缩性胃炎有恶性贫血者。

（2）叶酸：具有预防胃癌的作用,可能与改善萎缩性胃炎有关。

（3）茶多酚、大蒜素：亦具有一定的预防胃癌作用。

九、中西医优化选择

由于对慢性胃炎的病因未完全搞清,故西医药尚缺乏特效治疗。目前只能限于对症处理,而对症的疗效也欠理想,如稀盐酸既不能增加胃酸,又不能减少因胃酸低,细菌过多繁殖引起的腹胀、腹泻。碱性药物对部分患者可改善症状,但对已经偏低的胃酸分泌是否有不良影响? 抗生素尚不能完全解释其作用机制,因为慢性胃炎并非主要由生物致病菌所致,而且疗效也不够理想。因此慢性胃炎的治疗主要冀于中医。

中医辨证施治,对消除胃症状,除了极少数,如顽固性胃胀、胃灼热外,大多有良好的效果,而且对改善脾胃消化功能,有较明显的效果。在辨证施治基础上基本控制症状后,再以适证的中成药如三九胃泰、香砂养胃丸、香砂六君子丸等进行巩固治疗,可使胃炎逐渐趋于稳定,减少复发,增强胃抵御饮食不慎和寒冷等诱因的促发作用。而且辨证中药对机体整体也起到很好的调整、调理作用。萎缩性胃炎经过中医药治疗,部分患者可获病理逆转,尽管尚缺少严格的科学对比观察,如活检部位、块数、前后的可比性等,但萎缩性胃炎经中药治疗是可以逆转的,这是客观事实,已有为数甚多的临床资料报道。中医药辨证施治和周到的配伍处方,可能对胃炎病因中的多方面起综合协调作用。因此,对慢性胃炎主张以中医辨证施治为主,汤剂与成药配合或交替使用,只有在效果不理想时,才考虑配合西医药治疗。

十、饮食调护

饮食调护的主要原则是少食多餐,稀软易消化,清淡而富于营养,避免辛辣炙煿、肥腻、煎炸和生冷食物,饮食不过烫,忌浓茶、浓咖啡,忌烟酒。一般应根据患者的饮食习惯和经验,在注意上述饮食调护原则前提下,总结出适合自己的饮食规律。

清淡易消化的食物有:大米粥、玉米粥、细挂面、稀藕粉、黄豆芽、西红柿、菠菜、香菇、木耳、豆浆、豆腐脑、鸡蛋羹、鹌鹑蛋、牛奶、烂牛肉、鹌鹑、兔肉、鱼肉等。

可结合体质类型和辨证特点选择适宜的食物,如属脾胃气虚或脾胃阳虚的,可食用面粉制品如豆蔻馍等;蔬菜类如圆白菜、蒜苗、胡萝卜、韭菜等;肉类如鸡肉、羊肉等。肉类以清炖、清蒸等方法为主,少用熏烤、油炸的烹调方法。如素体阴虚内火,胃阴不足者,可多进食些蔬菜水果,主食可食用小米粥、大米小米混合粥,蔬菜如黄瓜、茄子、冬瓜、藕等,肉类如猪肉、鸭肉、鹅肉、蟹、虾等。胃酸缺乏的,可多食酸梅、山楂等,也可饮醋。便秘者可多食用芹菜、豆芽菜、黄花菜、竹笋、茭白、海带、银耳、蜂蜜等含粗纤维丰富,或具有养阴润燥功能的食品。

(刘国庆)

第十四章 常见疾病的针灸治疗

第一节 面 瘫

面瘫是以口眼㖞斜为主要症状的一种疾病。多由络脉空虚,感受风邪,使面部经筋失养,肌肉纵缓不收所致。

西医学的周围性面神经炎属于本病范畴。

一、辨证

本病以口眼㖞斜为主要症状。起病突然,多在睡眠醒后,发现一侧面部麻木、松弛、示齿时口角歪向健侧,患侧露睛流泪、额纹消失、鼻唇沟变浅。部分患者伴有耳后、耳下乳突部位疼痛,少数患者可出现患侧耳道疱疹、舌前 2/3 味觉减退或消失及听觉过敏等症。病程日久,可因患侧肌肉挛缩,口角歪向病侧,出现"倒错"现象。根据发病原因不同可分为风寒证和风热证。

(一)风寒证

多有面部受凉因素,如迎风睡眠,电风扇对着一侧面部吹风过久等。

(二)风热证

多继发于感冒发热之后,常伴有外耳道疱疹、口渴、舌苔黄、脉数等症。

二、治疗

(一)针灸治疗

1.治则

疏风通络、濡养经脉,取手足少阳、阳明经穴位。

2.主穴

风池、翳风、地仓、颊车、阳白、合谷。

3.配穴

风寒加风门、外关;风热加尺泽、曲池。

4.操作

急性期用平补平泻法,恢复期用补法,面部穴可用透刺法,如地仓透颊车,阳白透鱼腰等。

5.方义

本病为风邪侵袭面部阳明、少阳脉络,故取风池、翳风以疏风散邪;地仓、颊车、阳白等穴以疏通阳明、少阳经气,调和气血;"面口合谷收",合谷善治头面诸疾。

(二)其他治疗

1.水针

选翳风、牵正等穴,用维生素 B_1 或维生素 B_{12} 注射液,每穴注入 0.5～1 mL,每天或隔天1次。

2.皮肤针

用皮肤针叩刺阳白、太阳、四白、牵正等穴,使轻微出血,用小罐吸拔 5～10 分钟,隔天1次。本法适用于发病初期,或面部有板滞感觉等面瘫后遗症。

3.电针

选地仓、颊车、阳白、合谷等穴。接通电针仪治疗 5～10 分钟,刺激强度以患者感到舒适、面部肌肉微见跳动为宜。本法适用于病程较长者。

(李紫薇)

第二节　面　　痛

面痛是指以眼、面颊部抽掣疼痛为主要症状的一种疾病。多由于风邪侵袭,阳明火盛、肝阳亢逆、气血运行失畅所致。

西医学的三叉神经痛属于本病范畴。

一、辨证

本病以眼、面颊阵发性抽掣疼痛为主要症状,根据病因不同分为风寒、风热、瘀血面痛。

(一)风寒外袭

疼痛为阵发性抽掣样痛,痛势剧烈,面色苍白,遇冷加重,得热则舒,多有面部受寒因素,舌淡苔白,脉浮紧。

(二)风热浸淫

疼痛阵作,为烧灼性或刀割性剧痛,痛时颜面红赤,汗出,目赤,口渴,遇热更剧,得寒较舒,发热或着急时发作或加重,舌质红,舌苔黄,脉数。

(三)瘀血阻络

面痛反复发作,多年不愈,发作时疼痛如锥刺难忍,面色晦滞,少气懒言,语声低微,舌质紫黯,苔薄,脉细涩。

二、治疗

(一)针灸治疗

1.治则

疏通经脉,活血止痛。以手、足阳明经穴位为主。

2.主穴

百会、阳白、攒竹、四白、迎香、下关、颊车、合谷。

3.配穴

风寒外袭加风门、风池、外关；风热浸淫加大椎、关冲、曲池；瘀血阻络加太冲、血海。

4.操作

毫针刺,用泻法。

5.方义

本方以近部取穴为主,远部取穴为辅,旨在疏通面部筋脉气血,散寒清热,活血通络止痛。

(二)其他治疗

1.耳针

选面颊、上颌、下颌、额、神门等穴,每次取2~3穴,毫针刺,强刺激,留针20~30分钟,约隔5分钟行针1次;或用埋针法。

2.水针

用维生素B_{12}或维生素B_1注射液,或用2％利多卡因注射液,注射压痛点,每次取1~2点,每点注入0.5 mL,隔2~3天注射1次。

（苏　甫）

第三节　痴　呆

痴呆又称呆病,是以呆傻愚笨为主要临床表现的一种神志疾病。早期以善忘为主,病情轻者可见近事遗忘,反应迟钝,寡言少语,日常生活活动部分不能自理等症;病情重者常表现为远事亦忘,时空混淆,计算不能,不识亲人,言辞颠倒,或重复语言,或终日不语,或忽哭忽笑,神情淡漠或烦躁,不欲饮食,或饮食不洁,或数天不知饥饱,日常生活活动完全需他人帮助,甚至不能抵御危险伤害。

中医学的呆病范围十分广泛,现代医学的阿尔茨海默病(老年性痴呆)、血管性痴呆(VD)、额颞叶痴呆、路易体痴呆、帕金森病、亨廷顿病、正常脑压脑积水、脑淀粉样血管病、脑外伤和脑炎后遗症以及癫痫和其他精神性疾病,出现记忆减退、呆傻愚笨、性情改变等符合本病特征者,均可参考本节辨证论治。

中医学的痴呆以呆傻愚笨为主症,与西医的血管性痴呆所表现的由脑血管因素引起的脑循环障碍,脑组织受损导致的一种认知功能缺损的综合征不完全一致,血管性痴呆主要表现为认知、记忆、语言、视空间机能障碍、情感或人格等方面的改变,因此,在针灸临证时,应正确区别两者的异同与联系,在分析其病因病机、辨证规律及借鉴古人针灸治疗经验时,选用正确的方法加以治疗。

一、病因病机新论及辨证探要

(一)传统认识

对中老年痴呆症,传统中医多认为或由痰浊阻窍,或由肝肾不足引起。中青年人的痴呆起于癫狂或痫证之后者,多与痰浊阻窍密切关联。如痫久气血耗伤而积痰内盛;痫久而肝气郁结克伐脾土;或起居、饮食失调使脾胃受伤而致痰湿壅阻,蒙蔽清窍而生本病。肝肾不足者,如老年人病痴呆者,当由久病血亏气弱,心神失养或肝肾不足,脑神不充而成。本病进程缓慢,病理改变以本虚标实为主。其虚在肝肾者,以脑髓不健为主,其虚在脾胃者,多生痰湿、闭阻清窍,还有气虚,运血无力,致使络脉瘀阻。

(二)现代新论

古代"痴呆"病名与西医学的血管性痴呆病并无完全直接的对应关系。现代中医学家对血管性痴呆的病因病机、临床症状进行了深入研究,并已有较深刻地认识。

研究者通过对血管性痴呆的观察发现,在其证候演变发展的过程中,存在三个相对独立的时期,即病情相对平稳的平台期,病情波动期及病情下滑期。三期的病理特征及证候表现各不相同。平台期以肝肾精亏,痰瘀阻络;脾肾不足,痰瘀阻络;肝脾肾虚,痰瘀阻络为常见证候。患者多表现为神情呆滞,反应迟钝,善忘失算,懒动少言,肢体笨拙,舌质暗,脉沉弦。或兼有腰膝酸软,尿频,急迫或尿失禁,头晕昏沉,视物模糊,半身不遂,言语不利以及四肢不温,气短乏力等症。波动期则以风痰瘀阻扰动为主要证候,病理以痰浊瘀阻蒙窍,痰热内扰之实邪亢盛为主要特征,患者表现呆滞明显,头昏沉、嗜睡懒动加重,痰涎增多,口中粘腻不爽流涎,口臭,心烦不寐,或便干便难,苔白腻、黄腻或厚腻,脉滑等,或可见头晕头痛,心烦急躁易怒,舌强肢麻,口中流涎,痰粘,言语不利加重,苔腻,脉滑等。下滑期则以风火上扰,浊毒阻络,或痰浊蒙窍,浊毒阻络,或痰火扰心,浊毒阻络为常见证候。患者表现呆滞加重,双目无神,不识事物,面色晦暗,秽浊如蒙污垢或兼面红微赤,口气臭秽,口中黏涎秽浊,溲赤便干或二便失禁,肢麻、颤动,舌强语謇,烦躁不安甚则狂躁,举动不经,言辞颠倒,苔厚腻,脉浮弦大或弦实有力或脉细数等。

也有研究者认为,脑中血海受损会造成血络瘀滞,轻者血凝痰生,热结毒生,脑络瘀塞,损伤脑腑神机,重者脑气不能束邪,内风统领热邪火毒,窜扰脑络,毒害脑髓,元神受损,神机不用而成痴呆。

还有研究者以虚瘀浊毒立论,提出毒损经脉、脑髓的病机假说,指出血管性痴呆与中风病有共同的体质因素,两者发病机制密切相关,中风后脑络瘀阻,浊毒内生,败坏脑髓,神机失用发为痴呆。

虽然现代医家对病因病机的认识各有不同,但综合起来,认为本病不外乎由虚、风、火、痰、瘀、郁多种因素相互影响为患的疾病。病理变化以虚为本,风、火、痰、瘀、郁为标,是一种本虚标实,虚实夹杂的疾病。血管性痴呆的病位在脑,与五脏相关,肾虚是该病发生发展的根本原因,痰浊停聚和脉络瘀阻化毒为害,产生的"内生之毒"则是本病在发病过程中的基本病理环节,并且贯穿于疾病的始终。因为肾藏精,主骨生髓,脑为髓海,年迈体弱,久病及肾,肾精亏虚,髓海失充,脑萎髓空,脑失所养,神机失用而出现痴呆。因此,血管性痴呆的发病多为久病入络,在肾精亏虚、痰瘀内阻的基础上,虚痰瘀相互影响转化,痰浊阻滞,化热生风,酿生浊毒,败坏脑髓形体,致神胆失用,灵机皆失而成。其发病机制不脱离"年老体衰""发于中风""病变在脑"。此外,毒邪一旦生成,其最大特点是败坏形体,损伤脏腑经络,造成病势缠绵,顽固不愈。

(三)辨证探要

血管性痴呆乃本虚标实之证,临床以虚实夹杂者多见。因而辨证当以虚实或脏腑失调为纲领,分清虚实,辨明主次,明确病变脏腑。

1.辨虚实

本病以虚实夹杂多见,故首应辨明病证的虚实、主次。虚者以神气不足、面色失荣、形体枯瘦、言行迟弱为特征,结合舌脉、兼次症,再分辨属于气血不足或肾精亏虚。实者智能减退、反应迟钝,常兼见痰浊、瘀血的表现。

2.辨脏腑

本病病位主要在脑,又与心、肝、脾、肾密切相关。若年老体衰、头晕目眩、记忆认知能力减退、神情呆滞、齿枯发焦、腰膝酸软、步履艰难,病在脑与肾;若兼见双目无神、筋惕肉瞤、毛甲无华,病位在脑与肝肾;若兼见食少纳呆、气短懒言、口涎外溢、四肢不温、五更泄泻,病在脑与脾肾;若兼见失眠多梦、五心烦热,病在脑与心肾。

3.辨轻重

明辨病情轻重,可以帮助预后。血管性痴呆一般分为轻度、中度、重度。轻、中度患者可见表情呆滞,甚至不定,目光晦暗,言辞颠倒,健忘善感等;重度患者可见举动不强,或傻哭傻笑,不知饥饱,生活自理能力丧失等。

二、古代治疗经验

本证在古代针灸文献中被描述为痴、呆、痴醉、心痴等,与现代临床上的先天性痴呆、阿尔茨海默病、血管性痴呆等病相关。在《琼瑶神书》中已记载:"痴呆之证取气上,复取升阳要升阴,神门提按刮战法,三里取下即安康。"至清末为止,针灸治疗痴呆文献已有数十条。

(一)选穴特点

1.循经选穴

(1)选心经穴。《灵枢·邪客》云,心乃"精神之所舍",《灵枢·本神》曰:"心藏脉,脉舍神。"心血充盈,则神志清晰,思维敏捷,因此古代常用心经穴治疗本证。常用穴为神门、灵道、通里、少冲等。

(2)选用膀胱经穴。脏腑之气输注于膀胱经背俞穴,刺激与五脏相关的背俞穴,可以达到调整心神功能的目的,故常取心俞、肺俞、肾俞及譩譆等穴。

(3)选取肾经穴。肾藏精,主骨生髓,肾精充足,则骨髓生化有源,髓海充盈,则神清气明,思索灵敏,所选穴为大钟、涌泉、照海等。

2.分部选穴

古人治疗本病症多选四肢末部(腕踝以下)穴,且以上肢阴面穴,即手掌部穴为主。在手掌部诸穴中,神门穴的应用远高于其他诸穴,为全身选穴之首。如《流注通玄指要赋》云:"神门去心性之呆痴。"《玉龙歌》道:"神门独治痴呆病,转手骨开得穴真。"而灵道、通里在神门之旁,后溪与督脉相通,故灵道、通里、后溪也被选用。如《针方六集》载,灵道主治"心内呆痴,五痫"。

足阴部与手掌部相对应,故足阴部与手部神门穴相对应的大钟穴也有治呆之效,如《标幽赋》曰:"端的处,用大钟治心内之呆痴。"《针灸大全》载:通里、后溪、神门、大钟相配,治"心性呆痴,悲泣不已",此为取四肢末部穴之例。

在四肢末部诸穴中,少商、中冲、少冲、隐白、涌泉等井穴皆被选用,如《针灸大成》载:手少阴井(少商)配神门治"呆痴忘事,颠狂"。此外,古人又常取心俞等膀胱经的背俞穴及百会、上星等头部之穴,如《类经图翼》载:"痴:心俞、神门。"《循经考穴编》云,"譩譆:窦氏云,癫狂痫痴可针。"《医学入门》云:"心痴呆……上星亦好。"

(二)针灸方法

古人十分重视艾灸的应用,常灸四末以开窍,如《针方六集》取"鬼哭四穴,在手足大指端,去爪甲外侧,用绳缚定,取两指缝内是穴,灸七壮",以治"痴疾呆痴",此四穴即少商、隐白。敦煌《灸法图》载:"灸诸癫狂、呆三十年",取天窗(头顶)、肩井、风门、肺俞、心俞、肾俞、手心、五井、脚五舟(膝部附近)、足心,"二十一处,各灸五百壮",可见其壮数之多,刺激量之大。所选穴位除了井穴等末部穴外,还取头顶穴、背俞穴,以及膝部之穴。对于气血亏损引起的痴呆,古人则灸关元等补益之穴,如《扁鹊心书》载:"神疑病,凡人至中年,天数自然虚衰,或加妄想忧思,或为功名失志,以致心血大耗,痴醉不治,渐至精气耗尽而死,当灸关元穴三百壮,服延寿丹一斤。"

古人亦常用针刺调气法治疗本证,如《琼瑶神书》曰:"痴呆之证取气上,复取升阳要升阴,神门提按刮战法,三里取下即安康。"在针刺中古人还采用补泻之法,如《医学纲目》载,"呆痴:神门(一穴,沿皮向前三分,先补后泻,灸之)、后溪(补生泻成)。"

三、临床治疗现状

(一)痴呆的治疗

1.电针

(1)选穴:主穴选四神聪、本神、百会、神庭、风池。配穴选足三里、太溪、肾俞、悬钟、水沟、命门、神门。

(2)方法:每次选主配穴6～8个,常规针刺,得气并施与补泻后连接 G-6805 电针仪,采用疏密波,频率80～100 Hz,每次治疗 30 分钟,每周 3 次,4 周为 1 个疗程。

2.拔罐

(1)选穴:第七颈椎至骶椎督脉、足太阳膀胱经循行部位。

(2)方法:先在督脉和膀胱经第一侧线上下走罐数次,再留罐于心俞、肾俞、命门5～10 分钟,每周 3 次,4 周为 1 个疗程。

3.艾灸

(1)选穴:百会、大椎。

(2)方法:用点燃的艾条在两穴施予温和灸,以局部皮肤潮红为度,每周 3 次,4 周为 1 个疗程。

(二)血管性痴呆的治疗

1.常用方案

(1)方案一:针刺法。

选穴:神门、百会、神庭、风池、四神聪、太溪、肾俞、命门、大钟、悬钟、足三里。

方法:毫针常规刺法,头部腧穴平补平泻,其余腧穴均用补法,每周 2～3 次,4 周为 1 个疗程。

(2)方案二:电针。

选穴:风池、百会、神庭、四神聪。

方法:双侧风池接一对电极,百会、神庭接一对电极,四神聪前后、左右各接一对电极,选用疏密波,每次 30 分钟,每周 2～3 次,4 周为 1 个疗程。

(3)方案三:头针。

选穴:顶中线、顶颞前斜线、顶颞后斜线。

方法:将 1.5～2.0 寸毫针刺入帽状腱膜下,快速捻转,得气后留针 30 分钟,每周 3 次,3 个月为 1 个疗程。

(4)方案四:艾灸。

选穴:百会、大椎、关元、气海、足三里。

方法:用艾条温和灸,以局部皮肤潮红为度,每周 2～3 次,4 周为 1 个疗程。

(5)方案五:耳针。

选穴:皮质下、顶、颞、枕、心、肝、肾、内分泌、神门。

方法:每次在一侧耳郭选 2～4 穴,采用压丸法,每 3 天更换 1 次,两耳交替进行,可长期进行治疗。

2.血管性痴呆针灸切入点

(1)早期介入,延缓病程:临床研究显示,早期针灸介入可以和调阴阳气血,调整脏腑虚实,化痰祛瘀生髓,故能够减缓疾病发展进程,改善神志愚钝状态。但在临床中发现,治疗期间智力改善明显,停止针灸治疗后病情则会有反复,因此要鼓励患者及家属坚持针灸治疗。

(2)整体调节,改善脑代谢:针灸介入血管性痴呆可以发挥整体调整的优势。由于血管性痴呆属于退行性病变,多发生于中老年人,针灸治疗本病在整体分析患者病理状态的基础上,扶正祛邪,调整五脏,在改善患者智力的基础上,可以同时针对躯体、心理症状进行治疗,因而针灸介入本病可以从整体上改善患者体质,提高患者的生活质量。

血管性痴呆的基础疾病是脑血管病,缺血性损害导致的脑循环、脑代谢障碍是本病主要原因。由于针灸对脑血管的功能及其血液循环有较好的调节作用,改善脑循环、脑代谢,可以缩小脑梗死的面积,促进软化灶内新生毛细血管和胶质细胞增生与修复,减少坏死灶周围区的水肿和炎症反应,因而针灸介入血管性痴呆的治疗具有重要意义。但是实验研究的初步结果也显示,针刺虽然能使缺血区大脑神经元的数量增多,使细胞内 DNA 和 RNA 的含量得到不同程度的恢复,但并不能达到正常水平,说明针刺可能对血管性痴呆病变的早期阶段从细胞核糖核酸分子水平来逆转恶化的病理过程,但是对痴呆程度严重的尤其是晚期患者,针灸尚无确切疗效。

3.针灸治疗思路

随着对痴呆病机认识逐渐深入,病位发生了从"心"到"脑"的变化,因此治疗思路也随着病机的变化而改变,治疗上以调理脑神为主,多选用督脉头部穴位为主,肝脾任督脉和膀胱经穴为辅,再辨证配穴。临床上本病以虚为本,以实为标,多虚实夹杂。因而,针灸治疗当分虚实。虚证者,应配合填精补髓、健脾补肾、益气养血,多取肾经、膀胱经、任脉及脾胃经穴为主;实证者,配合化痰开窍、清心平肝、活血通络、解毒化浊,多取心经、肝经、脾经及任脉穴。

古代对于痴呆的病机认识集中于心肾,因此论治亦可从心、肾入手,调心以治气,补肾以治精,将调心、补肾法作为治疗痴呆的重要法则之一。

在针灸疗法选择上以毫针艾灸为基础,随着现代科学研究的进展,各种不同新疗法也广为应用,如电针、头针疗法的运用,这些针灸疗法不但疗效确切,也发展了针灸理论、丰富了针灸临床内涵。

操作方法可以针灸并用,发挥多种疗法的协同作用,并在针灸治疗同时,重视精神调理和智能训练,以及生活护理。还要重视脑血管病的防治,强调中西医学结合,针灸中药并用,才能进一步提高临床疗效。

4.针灸治疗血管性痴呆的疗效特点

针灸对早期、轻中度的血管性痴呆有提高智力、延缓病情进展的作用。对痴呆程度严重，尤其是晚期患者，针灸尚无确切疗效。

针灸治疗痴呆近年来研究较多，治疗方法多样，研究表明，针灸可以改善大脑皮质功能，通过改善血液循环，增强神经元代谢，尤其对于血管性痴呆（VD），针灸可以明显改善近期症状，恢复VD患者的智能及社会活动功能，而且发现针灸治疗对 VD 患者的血脂、血液流变学、血液生化指标、脑电波等具有一定影响，因此针灸对 VD 的防治确有疗效。在近年进行的系统评价中表明，电针治疗血管性痴呆安全，对改善整体功能和认知功能均较对照组有效，其中电针对整体功能改善的有效性较好。

针灸治疗本病起效一般较慢，效果维持的时间不够长久，治疗该病的总体疗效是在长期治疗的积累中形成的，对于长期坚持治疗的患者，症状改善明显。在临床中发现，治疗期间智力改善明显，停止针灸治疗后病情则会有反复，因此要鼓励患者及家属坚持针灸治疗。

本病继发于脑血管病，因此对于脑血管的预防及控制也尤为重要，因此本病的疗程较长，甚至要终身治疗。

四、研究动态

长期的临床实践和大量的医学文献报道了针灸治疗血管性痴呆确有疗效，2004 年，彭氏等对电针治疗血管性痴呆的系统评价进一步证实针灸对血管性痴呆患者整体功能和认知功能具有改善作用。2005 年，成都中医药大学对针灸治疗血管性痴呆常用治法的循证医学评价结果显示：未检索到针灸治疗血管性痴呆的一级研究证据。从随机对照实验研究结果来看，电针治疗血管性痴呆疗效优于目前常用的西药疗法，最常用的干预措施依次为毫针、电针、综合疗法、穴位注射等，并且电针的疗效优于毫针，而激光电针加电针的疗效又优于电针；最常用的穴位为百会、神庭和四神聪，且经穴和奇穴电针比头穴电针疗效更好。

针对 VD 的发病机制，对于针灸治疗痴呆的疗效评价，主要选用的观察指标是以行为学积分及血液生化为主，如长谷川痴呆量表（HDS）、社会活动功能检查表（FAQ）、认知能力筛选检查（CCSE）、日常生活功能量表（ADL）评分、老年性痴呆评定量表（ADAS）、简易智力状态检查（MMSE），Blessed 痴呆量表（BDS），SOD、LPO、GSH-Px 等自由基三项，以及 TC、TG、HDL-C 等血脂三项、NO 含量、脑电图、脑电地形图、脑血流图、事件相关电位（ERPs）的 P3 成分和经颅多普勒等。

五、展望

迄今，西医治疗痴呆的药物可归纳为 3 类，即脑血管扩张剂、与神经递质有关的药物和亲智能药物等，但据以往报道，疗效不尽如人意。

针灸治疗痴呆具有一定疗效。古代医家虽未提出痴呆病名，但历经千年的中医、针灸实践为痴呆的治疗提供了宝贵经验。目前，治疗方法既有传统的体穴毫针治疗，也出现了穴位注射、头针、耳针、电针等多种中西医结合的新疗法，方法更丰富，针对性更强，针灸治疗痴呆具有很大的发展前途。

但据文献报道，针灸治疗痴呆疗效差异很大。目前，由于病例的纳入标准、疾病严重程度的划分标准以及临床疗效评定标准缺乏统一性，因此难以比较各种治疗方案的优劣。而且，多数临床研究缺乏严密的实验设计,缺乏随访、远期疗效评价。因此,做好血管性痴呆的研究设计,深入探索针灸治疗本病的作用机制,拿出切实可信的临床证据,将是今后研究的重点。

另外,诊断标准的不统一,同样给痴呆(MID)的临床研究带来不利影响,目前虽有人尝试按中医计分方式来确定中风痴呆诊断及划分其严重程度,其结果欲达到同行认可,仍需大量研究支持。

（丁静贤）

第四节　中　风

中风是以半身不遂、肢麻、舌謇,甚至突然昏仆等为主要临床表现的病证,因其发病骤然,变证多端,变化迅速,犹如风之善行而数变,若暴风之急速,故类比而名中风,又称"卒中"。本病发病前多有头晕、头痛、肢体麻木等先兆症状。中风有很高的死亡率和致残率,是近年来危害人类健康和生活质量的主要病种之一。

西医学的急性脑血管疾病属于中风范畴,是一组由各种病因所致的脑部血管性疾病的总称,分为出血性(脑出血、蛛网膜下腔出血)和缺血性(短暂性脑缺血发作、脑血栓和脑栓塞)两大类。据人群监测资料显示,无论是城市或农村,脑血管病近年在死因中的排序呈现明显前移的趋势。从所造成损伤范围的角度看,病损涉及意识、运动、语言、智能、情绪、感觉等多系统。

一、病因病机新论及辨证探要

(一)传统认识

古代有关中风的记述,始见于《黄帝内经》,但"中风"一词最早见于华佗《中藏经》之"病人中风偏枯……"。由于历代医家对中风认识的程度和角度不同,有关中风的病名多达数十个。在病机认识上,经过了漫长的过程,《黄帝内经》时代以外风致病立论,如《灵枢·九宫八风》:"虚邪偏客于身半,其入深,内居营卫;营卫稍衰,则真气去,邪气独留,发为偏枯。"《伤寒论》又根据中风病位的深浅分为中络、中经、中脏和中腑。在宋以前,多主张外风是导致中风发生的原因,从外风立论,认为中风因外感风邪而发病,并随风邪逐渐深入,病情渐重。金元时期对中风病因的认识产生了质的飞跃,从而开创了内风致病的先河;清代医家更明确提出内风为致病的根本原因。总之,古人在认识中风病因病机时经历了漫长的认识过程,从外风说到内风致病,多从风、火、痰、气立论,认为病位主要在肝,而与心脾肾密切相关。

(二)现代新论

脑府立论是现代认识中风病机的新论,传统认识上没有明确的将中风病位定于脑,直至近代,张锡纯在《医学衷中参西录·治内外中风方》中明确指出:"其人薄厥者,言脑中所菀之血,激薄其脑部,以致于昏厥者。"现代医家根据"脑为元神之府"的传统认识,从临床上观察了中风的发生、发展规律,提出中风的两大类症状,肢体运动障碍和神志变化均为脑府功能受损所致。肝肾不足,水不涵木,肝阳上越,夹火、痰、瘀、毒上窜,上犯脑脉,导致脑脉瘀阻或血溢脉外,使"脑络阻滞,神失其用"出现中经络;"窍闭神匿,神不导气"出现中脏腑。如有学者认为中风病位在脑之血脉,由邪气上犯脑之血脉,正气内收,邪气外鼓,营津代谢失常,产生痰瘀,而为出血性中风。有学者在中风的病机认识上强调气血逆乱和气机升降失常的关系,无论体质、劳倦、情志、饮食等诱因,或气虚、阴虚、风火、痰浊、血瘀皆能使"浊邪"上乘清窍,干扰神明,即清浊升降失常,是气血逆乱的本源。也有提出毒邪损伤脑络在出血性中风病急性期的病理机制具有重要作用。总之,现代对于中风病因病机的认识更加完善,认为脏腑功能失调,或多种原因造成风、火、痰、瘀、虚、气六种病理产物或病理因素,在一定外因作用下,互相转化,交互为患而成为中风的发病基础,而脑府功能的损伤,甚至闭阻清窍是中风发生的关键环节。

(三)辨证探要

中风的辨证首先应辨病性,根据发病年龄,起病形式,临床特点结合现代影像学检查结果,以明确是缺血性还是出血性中风。分清中经络还是中脏腑,中经络者病位浅、病情轻,不伴意识障碍;中脏腑者病位深、病情重,伴有意识障碍。一般缺血性中风起病相对较缓,多无意识障碍,以中经络者为主,少数患者可进行性加重而出现意识障碍,移行为中脏腑;出血性中风多发病急骤,重者起病即见神昏,直中脏腑,轻者仅表现为半身不遂等症而无意识障碍。临床应注意判别病位及病机的转化,如急性期中脏腑者,可因邪盛正衰,而成元气败脱之证,或病情好转,而转化为中经络。起病为中经络者,可渐进加重,发展为中脏腑,出现意识障碍。中脏腑可分为闭证和脱证,闭证为邪气内闭清窍,属实证。脱证为五脏阳气外脱,属危候。

临证还应辨病势顺逆,注意观察患者神志及瞳神的变化,根据"神"的变化以判断病势的顺逆。如起病时神清,而逐渐神识昏蒙者,则病势为逆;如发病即神昏,治疗后意识逐渐转清,则病势为顺;或虽见神昏,而正气未衰,瞳神正常,呼吸均匀,脉象实而有力,则尚有转机之势;若昏聩不知,瞳神异常,出现呃逆、呕血、抽搐、高热等变证,则病势凶险,难以救治。

二、古代治疗经验

古代针灸文献中对中风的急性期多描述为卒死、卒中、恶死、忤死、暴厥、昏仆等;对其后遗症则描述为偏枯、偏风、半身不遂、四肢不遂、猥腿风、风痱等。早在晋代《肘后备急方》中已记载:"治卒中急风,闷乱欲死方,灸两足大指下横文中,随年壮。"《脉经》已记载了有关治疗后遗症的内容,其曰"直取阳跷"治"偏枯"。至清末为止,针灸治疗本证文献共达百余条。

(一)选穴特点

1.循经、分部选穴

(1)选头部和手足部穴:本证病位在脑,故多取头部穴,而《灵枢·终始》曰:"病在头者取之足。"因此古人也多取手足部穴。例如,《玉龙赋》曰:"卒暴中风,顶门、百会。"《针灸大全》治疗"中风不省人事,"以申脉为主,配取"中冲、百会、大敦、印堂、合谷"。而《太平圣惠方》载,灸"耳前发际"治疗"半身不遂,"即为取头部穴的实例。上述百会和"耳前发际"正分别处在现代焦氏头针的"感觉区""运动区"的上、下点附近,可见古今临床有不谋而合之处。

(2)选末端穴:在头部和手足部穴中,多取末端穴。因为末端部的神经末梢最为丰富,刺灸之则可产生强烈的感觉,达到醒脑开窍的目的。如《卫生宝鉴》载,治萧氏中风"昏愦""刺十二经井穴,接其经络不通"。又载:"真定府临济寺赵僧判……患中风,半身不遂,精神昏愦,面红颊赤……刺十二经之井穴,以接经络,翌日不用绳络,能步行。"

(3)选任脉胸腹部穴:因为本证常有阴阳气血亡脱的现象,当务之急是补虚固脱。而任脉为生气之原、聚气之会、阴脉之海、妊养之本,其拥有"脐下肾间动气",是"人之生命,十二经之根本",故在补益气血时,多选胸腹部任脉穴。如《扁鹊心书》云:"中风半身不遂,语言謇涩,乃肾气虚损也,灸关元五百壮",即是其例。

就循经选穴而言,本证病位在脑,当多取与脑相关的督脉和膀胱经穴,但统计结果显示,古人最常用的却是任脉穴,因为本证当急以补虚固脱,故任脉为首选经脉,而督脉和膀胱经穴次则分别占第二、三位。此外,胃经穴亦常选用,因其亦有补益气血之作用,常用穴为足三里、厉兑等。

对于中风后遗症,除了上述穴位外,古人还常选四肢阳面关节部穴,因为本证主要表现为四肢运动功能障碍,而阳主动,关节是人体运动的枢纽,关节运动则依赖于肌肉的牵动,故古人常取四肢阳面关节部的穴位以及肌肉丰满处的穴位,包括肩部的肩井、肩髃,上肢部的曲池、手三里、列缺、合谷,下肢部的环跳、风市、阳陵泉、足三里、委中、昆仑等。如《磐石金直刺秘传》载,"中风半身不遂,左瘫右痪,先于无病手足针,宜补不宜泻;次针其有病足手,宜泻不宜补:合谷一、手三里二、曲池三、肩井四、环跳五、血海六、阳陵泉七、阴陵泉八、足三里九、绝骨十、昆仑十一。"就循经选穴而言,古人治疗后遗症以阳经穴为多,其中足少阳经穴最多,阳明经穴其次,膀胱经穴再次。

2.对症选穴

(1)闭证:对于痰、热、风、瘀导致的闭证,选取驱逐邪气之穴。如《针灸大成》载:"凡初中风跌倒,卒暴昏沉,痰涎壅塞,不省人事,牙关紧闭,药水不下,急以三棱针刺手十指十二井穴,当去恶血。"

(2)脱证:对于伤气、失血、亡阴、亡阳的虚脱证,当加取腹部任脉穴,以求补虚固脱之效。《针灸聚英》载朱丹溪治疗"阴虚阳暴绝"的昏仆,"灸气海渐苏,服人参膏数斤愈。"《扁鹊心书》认为"发昏谵语"的少阴证,"乃真气虚,肾水欲涸也""急灸关元三百壮,可保无虞"。

(3)脉络瘀阻:当在肢体末端及大关节部的穴位处予以针灸刺激,以求活血祛瘀之效。值得注意的是,古人还在这些穴位上采用放血疗法来治疗血瘀瘫痪,如《医学纲目》载:"(垣)陕师,郭巨济,偏枯,二指着痹,足不能伸,迎先师治之,以长针刺委中,至深骨而不知痛,出血一二升,其色如墨,又且缪刺之,如是者六七次,服药三月,病良愈。"

(4)阴阳偏盛:当多选躯体及四肢的末端穴,下面"针法灸法"所述的"云岐子大接经法",即属此例。

(5)风邪壅盛:因为风为阳邪,故当多选百会、囟会、风府、风门、曲池、合谷、列缺、委中、三里、十二井穴等驱风之穴。如《名医类案》云:"一人中风,口眼㖞斜,语言不正,口角涎流,或半身不遂,或全体如是……随灸风市、百会、曲池、绝骨、环跳、肩髃、三里等穴,以凿窍疏风,得微汗而愈。"可见古人认为发汗可以疏解内外之风,排出有害代谢产物,故又在阳经穴上通过艾灸发汗来祛风解表,治疗瘫痪。

(6)元气亏虚:当灸神阙、关元、肾俞等腹、背之穴,如《针灸资生经》云:治疗虚损导致"久冷伤惫脏府,泄利不止,中风不省人事等疾,宜灸神阙""予年逾壮,觉左手足无力,偶灸此而愈,后见同官说,中风人多灸此(脐中)"。

(二)针灸方法

1.急性期

对于中风急性期患者,古人常用强刺激、火熨法,以及开闭、固脱之法。

(1)采用强刺激:本证为大脑意识的丧失,故要加强刺激以求醒脑开窍,除了多取敏感度高的末端穴以外,还当运用重刺激手法和直接烧灼法。例如,《肘后备急方》曰:"卒中恶死""令人痛爪其人人中,取醒。"《世医得效方》治"卒厥尸厥",灸"头上百会四十九壮",是以多灸来增加刺激量。

（2）施予火熨法：除了增加刺激强度外，还可增加刺激面积，故古人常用火熨法，选穴多在胁下和脐下。例如将葱白"以索缠如盏许大""其上以熨斗满贮火熨之"（《针灸资生经》）；或"用食盐同茱萸炒，装绢袋内，熨儿脐腹上下"（《奇效良方》）；或曰："莫若用浓醋拌麸炒热，注布袋中蒸熨，比上法尤速"（《济生拔粹》）。

（3）闭者急开之：本证常因痰浊、邪热、风阳、瘀血的内闭，导致经络闭塞、血脉不通，故治疗当急开血脉，驱逐瘀阻。《针灸逢源》云："暴死者名曰中恶，视膝腕内有红筋，刺出紫血，或刺十指头出血。"《肘后备急方》曰："卒中恶死""视其上唇里弦，有青息肉如黍米大，以针决取之"，均为例。

（4）脱者久灼之：本证亦可因气血阴阳的亡脱而致，而艾草辛温味香，用火烧之，则可温煦气血，回阳固脱，而艾灸治疗本证的技术关键是要大剂量的持续灸治，这样方能取效。例如，《针灸资生经》云："有一亲卒中风，医者为灸五百壮而苏。"

2.后遗症期

对于后遗症除了上述方法外，还采用下列针灸方法。

（1）针刺：除了常规针刺术之外，古人针刺还倡导十二经井穴的接经法，元代《卫生宝鉴》一书所载"云岐子大接经法"，即为此法。其包括"从阳引阴"和"从阴引阳"两种方法，前者是依次针至阴、涌泉、中冲、关冲、窍阴、大敦、少商、商阳、厉兑、隐白、少冲、少泽；而后者则是依次针少商、商阳、隐白、少冲、少泽、至阴、涌泉、中冲、关冲、厉兑、窍阴、大敦。因为本证表现出全身性的症状，全身十二经络依次首尾相接，成为周流不息的气血大循环，而其中阴阳经之间的交接点即为各经之井穴，若依次刺激各经之井穴，则能增强全身经络大循环中气血的运行功能，从而达到接气通经、调和阴阳的目的。

古人治疗本证还常用缪刺法，即取健侧穴位进行治疗，如《济生拔粹》曰："治中风手足不随"，针刺"左治右，右治左"。因为本证患侧的经络、神经传导受阻，故可选取健侧的穴位，通过经络的交叉联系，以及机体相应部位的对应关系，来求得疗效。

古人还采用补泻法，本证的针刺操作以泻法为多，如《针灸甲乙经》云，治疗"偏枯不能行""泻在阴跷，右少阴俞，先刺阴跷，后刺少阴"。针刺时也有用"补泻结合"的方法者，如《针灸大成》认为，治疗"阴证中风，半身不遂"，要采用"先补后泻"的方法。《磐石金直刺秘传》则明确提出了补健侧，泻患侧的观点："先于无病手足针，宜补不宜泻；次针其有病足手，宜泻不宜补。"

（2）化脓灸：古代常用灸法治疗本证，如《太平圣惠方》曰："忽中此风，言语謇涩，半身不遂，宜于七处一起下火，灸三壮"，此七穴为百会、耳前发际、肩井、风市、三里、绝骨、曲池。该书又曰："右件七穴，神效极多，不能俱录，依法灸之，无不获效。"该案所用灸法，以"有灸疮为妙"，可见强调了化脓灸的重要性。

因为针刺与艾灸对本证均有良好效果，故若将两者结合，疗效当更佳，如《千金翼方》载："偏风半身不遂，脚重热风疼痛，不得履地，针入四分，留三呼，得气即泻，疾出针，于痕上灸之，良。"

（3）刺血：本证常由脉络瘀阻、风邪壅塞所致，而放血可以祛瘀逐邪，故对本证当有疗效，上述《医学纲目》所载郭巨洛偏枯案云，"以长针刺委中""出血一、二升，其色如墨"，即是此例。

古人还采用艾灸预防中风。北宋初年的《太平圣惠方》记载："凡人未中风时，一两月前，或三五个月前，非时，足胫上忽发酸重顽痹，良久方解，此乃将中风之候也，便急须灸三里穴与绝骨穴，四处各三壮，后用葱、薄荷、桃柳叶四味煎汤，淋洗灸疮，令驱逐风气于疮口内出也，灸疮若春较秋更灸，秋较春更灸，常令两脚上有灸疮为妙。"

三、临床治疗现状

(一)中风的治疗

1.头针

(1)选穴:对侧顶颞前斜线、顶旁1线及顶旁2线。

(2)方法:将毫针平刺入头皮下,快速捻转2～3分钟,每次留针30分钟,留针期间反复捻转2～3次。行针后鼓励患者活动肢体,适用于中风后遗半身不遂的患者。

2.耳针

(1)选穴:选肾、肝、心、皮质下、脑干、枕、额。

(2)方法:以毫针刺入,产生酸胀感,留针40分钟。留针期间,鼓励患者运动,每隔10分钟捻针1次。

3.电针

(1)选穴:根据瘫痪部位,可在头、上肢、下肢部各选两个穴位。

(2)方法:用毫针针刺,得气后加电针,用疏密波,电流强度以患者肌肉微颤为度,每次20分钟。

4.拔罐

(1)选穴:选择患者病变肢体、脏腑背俞穴。

(2)方法:沿患肢三阳经及脏腑背俞穴进行闪罐,每天1～2次。

5.刺络

(1)选穴:尺泽、曲泽、委中、曲泉、丰隆等处瘀滞络脉;神志不清、手指麻木者可选十二井穴或十宣穴。

(2)方法:局部消毒后,将磨利的三棱针刺入瘀滞络脉,使瘀血自然流出,待出血颜色转淡,在针口处加拔火罐,留罐10分钟,每次出血100～200 mL。急性期间隔1周或10天刺血1次,经两次刺血治疗后可相隔1月至3月再行治疗。恢复期或后遗症期1～3月刺血1次。井穴或十宣穴用点刺法出血,每周2～3次。

6.穴位注射

(1)选穴:患肢曲池、外关、肩贞、足三里、三阴交。

(2)方法:用当归注射液2 mL,维生素 B_{12} 500 mg、苯甲醇注射液2 mL。每穴注射1～2 mL,隔天1次,1月为1个疗程。

(二)常用方案

1.方案一

(1)选穴:主穴选内关、水沟、三阴交、极泉、尺泽、委中。肝阳暴亢加太冲、太溪;风痰阻络加丰隆、合谷;痰热腑实加曲池、内庭、丰隆;气虚血瘀加足三里、气海;阴虚风动加太溪、风池;口角㖞斜加颊车、地仓;上肢不遂加肩髃、手三里、合谷;下肢不遂加环跳、阳陵泉、阴陵泉、风市;头晕加风池、完骨、天柱;足内翻加丘墟透照海;便秘加水道、归来、丰隆、支沟;复视加风池、天柱、睛明、球后;尿失禁、尿潴留加中极、曲骨、关元。

(2)方法:内关用泻法;水沟用雀啄法,以眼球湿润为佳;刺三阴交时,沿胫骨内侧缘与皮肤成45°角,使针尖刺到三阴交穴,用提插法;刺极泉时,在原穴位置下2寸心经上取穴,避开腋毛,直刺进针,用提插法,以患者上肢有麻胀和抽动感为度;尺泽、委中直刺,用提插法使肢体有抽动感。

余穴按虚补实泻法操作。

2.方案二

(1)选穴：主穴为颞三针。在偏瘫同侧颞部，耳尖直上入发际2寸处为第一针，以此为中心，同一水平向前、后各移一寸处分别为第二针、第三针。肢体瘫痪加手三针(曲池、外关、合谷)、足三针(足三里、三阴交、太冲)；语言不利加舌三针(上廉泉，上廉泉左右旁开0.8寸为第二、第三针)；痴呆加头智针(神庭、双本神穴)。

(2)方法：毫针平刺入头皮下，快速捻转2～3分钟，每次留针30分钟，留针期间反复捻转2～3次。行针后鼓励患者活动肢体。

3.方案三

(1)选穴：主穴为风府、哑门。上肢选肩髃、曲池、手三里、外关、合谷。下肢选环跳、阳陵泉、足三里、解溪、昆仑。

(2)方法：一般针刺到安全深度时，大多有得气之感，由于没有达到寰枕韧带，因此是安全的。风府、哑门穴每天针刺1次，不留针。其余穴位每次取6～10穴，常规操作，留针30分钟。每6天中间休息1天，再继续治疗。1月为1个疗程。

(三)针灸切入点

针刺治疗中风要早期介入，但在急性期由于病情危重，生命体征很不稳定，必须以中西医综合治疗为主，如降颅压，调理血压，溶栓等，针灸在中风的急性期尽管是一种辅助治疗手段，但非常有意义。由于急性期西医在改善脑循环方面存在困惑，应用扩张血管药可造成"颅内盗血现象"，这给中药、针灸发挥优势留下了空间。针刺可调节脑血管的机能，促进侧支循环，对于药物治疗具有良好的促进作用。因此，急性期针灸介入的意义在于促进脑血液循环，改善脑代谢，并具有一定的脑复苏作用，这对于减轻后遗症有一定的意义。

恢复期是针灸发挥主导治疗作用的重要时机，此期患者病情已稳定，出现了神经功能缺损的表现，西医可用的治疗方法不多，针灸则有明显的优势。针刺可通过中枢和外周神经的调节发挥整体的治疗作用，可增强肌力，协调肌张力，促进肢体运动的康复。针灸通过刺激反射使存活的处于低功能状态的脑细胞代谢活动增强，从而激发其代偿功能，有利于脑功能的重建。吞咽困难尤其是假性延髓性麻痹，西医没有可靠的方法，只能采用鼻饲的被动方法，针刺则可发挥有效的治疗作用，通过刺激使舌咽部肌肉功能恢复协调运动。另外，针灸对于并发症如肩手综合征、中枢性面舌瘫、认知功能障碍、中风后抑郁等具有很好的治疗作用。

(四)针灸治疗思路

中风是针灸临床上最重要的适宜病症之一，居针灸治疗病种之首位。在治疗上积累了大量的经验。尽管中风的病理复杂，临床症状多样，但在恢复期及后遗症期基本上表现为肢体运动障碍、中枢性面舌瘫、吞咽困难，部分患者可出现失语、血管性痴呆等。在治疗上应遵循急则治标，缓则治本或标本同治的原则，急性期采用综合疗法，针灸作为辅助治疗以醒脑开窍为主。恢复期和后遗症期以醒脑调神，疏通经络为基本治疗原则。在选穴上以督脉穴为主调理脑神，结合肢体穴位疏通经络，再根据具体证型和兼证进行灵活选穴。另外，头针是常选用的治疗方法，可取顶颞前斜线、顶颞后斜线(均为瘫对侧)等。

中风的治疗是一个漫长的过程，需要多种疗法配合应用，包括针灸与中西药结合，针灸与康复结合以及综合针灸治疗。综合针灸治疗可采用体针和头针结合，肢体穴位可用电针、穴位注射、艾灸、梅花针叩刺、三棱针点刺出血以及拔罐法。在针灸治疗的同时，配合康复训练是非常重要的,应鼓励患者尽早下床,主动运动,这对于肢体功能的恢复是不可缺少的重要环节。

(五)针灸治疗中风的疗效特点

针灸治疗中风在急性期过后,即恢复期开始时疗效最为明显,此时患者常在针刺后肢体的活动范围有即刻的改善,原来不能运动的肢体可出现活动功能,给患者康复增强了信心,此时应积极鼓励患者下床进行肢体功能活动。在恢复期中疗效比较缓慢,需要多次针灸治疗效果的积累,而在后遗症期疗效非常有限,因此,要不失时机尽早进行针灸治疗。针灸治疗中风的疗效受多种因素影响,主要包括病变性质、部位及病程等。中风后脑损伤的严重程度是影响针灸疗效的最关键因素,患者的脑部损伤越严重,则度过危险期后的康复也较差,针刺疗效就会受到限制。凡有昏迷的中风患者提示脑部损害较重。昏迷时间越长,则病情越重,过了危险期以后的康复也越慢,最后针灸的效果也越差。局灶性脑梗死的针灸疗效优于大面积或多发性的脑梗死,病灶位于脑表浅部(如皮层),比深部(如基底核、内囊)疗效好,尤其是表浅局灶性病灶,如出现单瘫者,针灸疗效最好,这主要与脑表面侧支循环较丰富,而脑实质内部缺乏侧支循环有关;初次发病比再次发病疗效好。神经功能的康复与病程密切相关,病程在 3 个月内,特别是 1 个月之内,针灸常有显著疗效;针灸在 6 个月到 1 年仍有一定疗效,但进展比较缓慢,疗效不及前者。最近国外学者认为 3 年之内仍有进一步恢复的可能,因此,中风患者应早接受针灸治疗,并应长期坚持。一般而言年龄越大,针灸疗效越差,这与患者自身的整体情况和自我康复能力等有密切关系。越灵活的肢体部分的运动功能恢复越难,所以肢体远端功能的恢复比近端为慢,较为灵活的上肢要比下肢的功能恢复为慢。上肢中又以手运动的恢复最难。

针灸配合康复训练是目前较为有效的治疗方法,康复的目的是预防和矫治各类功能障碍,提高和加强躯体控制功能,改善和增进日常生活能力。临床实践证实康复训练对于减轻中风后遗症和降低致残率至关重要,目前主张脑梗死发病的第 2 天就可作肢体被动运动,运动功能康复在病后 3 个月内最快,后 3 个月明显减慢。因此,针灸配合良好的早期康复训练可明显地提高疗效。

四、研究动态

近年来针灸治疗中风的临床报道逐年增多,文献量在针灸治疗各病种中居于首位,临床围绕针灸治疗方案、疗效评价、作用机制等方面开展了大量的研究。

关于针灸治疗中风的临床疗效评价,目前广泛采用国际上通用的神经功能缺损评分、生活质量评价等,国内也制定了中医证候的评价方法,主要应用的方法如下。

(1)在中风病的临床疗效评价中,意识状况评价多采用格拉斯哥昏迷量表(GCS)。

(2)神经功能缺失评价采用美国国立卫生研究院卒中量表(NIHSS)或斯堪的纳维亚卒中量表(SSS),致残程度评价采用格拉斯哥量表(GOS)或牛津残障评分(OHS)。

(3)生活能力采用 Barthel 指数(BI),生存质量(quality of life,QOL)评价则包括健康状况调查简表(SF-36)、生存质量指数(quality of life index,QLI)等。

(4)国内对中风的中医证候疗效评价主要参照国家中医药管理局全国脑病急症协作组制定的《中风病诊断与疗效评定标准》(1995 年)。目前病证结合疗效评价标准的研究工作逐步深入,基于患者报告的临床结局的评价方法已被引入中风病的疗效评价中,将有利于更加全面、客观、准确地评价中医药的临床疗效,明确针灸的疗效优势。

五、展望

针灸治疗中风现代临床积累了丰富的经验,并总结了针灸治疗和选穴的规律,急性期以内科基础治疗为主尽早介入针刺治疗能提高疗效已为大家的共识。中风急性期以针刺为特色的综合治疗方案在多家中医院得到应用,国家"十五"攻关项目研究证实针刺介入可改善患者的神经功能缺损程度。在恢复期和后遗症期以针灸治疗为主,配合康复训练可改善患者的神经功能缺损,减轻致残率。

然而,目前针灸治疗中风病在许多地区尚没有广泛推广,尤其是在西医医院,对于针灸治疗中风了解甚少,使一定数量的中风患者没有能够接受针灸治疗,因此,必须加大推广力度,使更多的患者能尽早接受针灸治疗。针灸治疗中风在临床上还存在一些难点,如针对肢体痉挛性瘫痪的治疗缺乏有效的方案,对中风合并症没有形成系列的规范方案等,因此,今后在临床上要针对中风出现的常见合并症进行针灸治疗方案总结;要挖掘相关的针灸传统治疗方法,并结合现代医学和康复理论,对痉挛性瘫痪进行针灸治疗方法的筛选。目前比较一致的观点均强调康复的重要性,建议尽早对患者进行康复训练,可减轻后遗症。但在康复训练上尚缺乏将中医经络理论的内容与现代整体康复模式有机地结合。要在临床上建立以针灸为特色的"卒中单元",要合理化和程序化进行中风的中西医结合治疗,针对中风的具体情况和发病过程,制定个体化的中西医结合综合治疗方案,并充分发挥针灸的特色。

在中风病的临床疗效评价中,许多研究虽然采用了国际通用的量表,但选用的评价时点和统计方法不正确,导致了临床研究结果的不可信,如对 BI 评分许多研究在 30 天之内使用,在数据处理时错误的作为计量资料进行统计,而不是国际上通用的计数资料的统计方法。此外,目前的疗效评价主要着眼于症状改善和实验室指标,缺少合适的证候疗效评定标准,且各量表使用的时点不尽统一,因此探索包括中医证候在内的多层次、多时点指标评价方法学的研究对建立中风的疗效评价体系具有重大意义。在临床研究方面,尽管针灸治疗中风的报道频次居于首位,但直到目前为止尚缺乏足够的 RCT 证据,今后开展规范的中风病针灸疗效评价和治疗方案优化研究依然是面临的课题,这对于为国际医学界提供科学的证据,进一步推广针灸治疗中风具有重要的意义。

(陈元元)

第五节 落 枕

落枕又称失枕,多因睡眠后出现颈项部疼痛、活动受限等症状,是颈部软组织损伤的常见病,多见以青壮年,男性多于女性。

一、诊断要点

(1)多在睡眠后出现颈项部疼痛,疼痛可连及肩背。
(2)头常歪向患侧,活动受限,颈项不能自由旋转和后顾,旋转时与上身同时转动。
(3)颈项部肌肉僵硬、压痛。

二、病因病机

落枕多因睡眠时枕头过高、过低或过硬,或睡眠时头颈部过度偏转,使颈部肌肉长时间受到牵拉,处于过度紧张状态而发生静力性损伤。由于颈项部肌肉损伤,瘀血痹阻;或由于气血疏通发生障碍,卫外不固,风寒邪气趁虚而入,经筋受风寒而挛缩,发为落枕。

三、辨证与治疗

(一)主症

睡醒后颈项部疼痛,头歪向一侧,转动困难,疼痛连及肩背,颈部肌肉僵硬,压痛明显,局部喜热恶寒。舌苔薄白,脉浮紧;或舌质黯,脉弦。

(二)治则

温经散寒,舒筋活血。

(三)处方

阿是穴、外劳宫、后溪、悬钟。

(四)操作法

先针刺阿是穴、后溪、外劳宫、悬钟,用捻转泻法。在针刺的同时,令患者前后左右和旋转头颈部。局部喜热恶寒者,在阿是穴针刺后拔火罐,起罐后艾灸5分钟;颈项部因于瘀血者,在阿是穴刺络拔罐。

(五)方义

外劳宫又名落枕穴,位于手背侧,第2、3掌骨之间,掌指关节后0.5寸处,是治疗落枕的经验效穴。手太阳经及其经筋分布在肩背部(所属的肌肉主要有:冈上下肌、肩胛提肌、头夹肌等),是动则病不可以顾,肩似拔,臑似折;足少阳经及其经筋循行于颈项部的侧面及耳乳突部位(所属的肌肉主要有斜方肌、胸锁乳突肌等),其病则"颈维筋急",本病多发生在斜方肌、胸锁乳突肌及肩胛提肌。后溪、悬钟分属手太阳经和足少阳经,与局部阿是穴配合应用,远近结合,可达疏通颈项部经络气血,祛邪舒筋通络止痛的效应。

（李　慧）

第六节　颈椎间盘突出症

一、概述

椎间盘由髓核、纤维环和软骨板构成,它的前部较后部高,使脊柱呈生理性前凸。颈椎间盘突出症多由于急性或反复和轻微的外伤而引起。

颈椎的下部负重较大,活动较多,又与相对固定的胸椎相连,故容易劳损而发生退行性改变。纤维环发生退变之后,纤维肿胀变粗,继而发生玻璃样变性。由于纤维环变性而弹性减退,难以承受椎间盘内的张力,产生断裂。当椎间盘受到头部屈伸活动时重力作用、肌肉的牵拉及外伤等影响时,椎间盘则向外膨出破裂,髓核也可经破裂的纤维环裂隙向后突出。

由于椎间盘向椎管突出的位置不同,则产生不同的表现,常见的突出位置有以下三种类型。

(一)侧方突出型

突出的位置在后纵韧带外侧、钩椎关节内侧。该处是颈神经根通过的部位,突出的椎间盘压迫脊神经根而产生根性症状。

(二)旁中央突出型

突出的部位偏于一侧,介于脊神经和脊髓之间。突出的椎间盘可压迫脊神经根和脊髓,产生单侧脊髓和神经根压迫症。

(三)中央突出型

突出部位在椎管中央,脊髓的前方,突出的椎间盘压迫脊髓腹面的两侧,产生脊髓受压的双侧症状。

二、诊断要点

(1)多见于 30 岁以上的中壮年,无外伤使者,起病多缓慢;有外伤史者,起病较急。

(2)颈后疼痛,卧床休息症状好转,活动或咳嗽后症状加重,疼痛向一侧或两侧肩、臂和手部放射。

(3)本病多发生于 C_6、C_7 或 C_5、C_6 椎间盘,颈椎 CT 和 MRI 检查可以帮助确诊。由于椎间盘突出的部位不同,压迫的组织不同,临床表现各不相同。①椎间盘侧方突出:主要症状为,颈部受累神经根的上肢支配区疼痛与麻木。疼痛放射到一侧肩部和上肢;颈部僵硬,颈后肌痉挛,活动受限;在突出部位的棘突间有压痛;颈神经根牵拉试验和椎间孔加压试验阳性;受累神经节段支配区有感觉、运动及反射改变,以及肌力减退、肌肉萎缩等体征。②椎间盘旁中央突出:患者有椎间盘侧方突出的症状、体征;患者有单侧脊髓受压症状和体征,患侧下肢软无力、肌肉张力增强、腱反射亢进、巴宾斯基征阳性。③椎间盘中央突出:主要表现为脊髓受压症状和体征。下肢无力,平衡障碍,严重时可见下肢瘫痪;肌肉张力增高、腱反射亢进、踝阵挛、髌阵挛、巴宾斯基征阳性。

三、病因病机

本病主要位于督脉、手足太阳经、足少阴经。

(一)风寒阻滞

颈项劳损或年老体弱,卫外不固,风寒邪气趁虚入侵颈项,经络闭阻,气血运行不畅而发病。

(二)血瘀气滞

外力损伤头颈部,血溢脉外,瘀血停滞,阻碍经络气血运行而发病。

(三)肝肾亏损

肾主骨藏精生髓,肾虚则精亏,精亏则骨失其养,发为骨痿。肝主筋而藏血,筋附于骨,肝虚则筋失血养而萎软拘紧。

四、辨证与治疗

(一)风寒阻滞

1.主症

颈项疼痛,连及肩背和上肢,手臂麻木,项背喜热恶寒,疼痛与气候变化有关。舌苔薄白,脉紧。

2.治则

散风祛寒,温经通络。

(二)血瘀气滞

1.主症

有明显的损伤史,发病急,颈项部疼痛,痛连肩臂,强迫体位,头项活动受限。舌质暗,脉弦。

2.治则

活血化瘀,通经止痛。

(三)肝肾亏损

1.主症

发病缓慢,反复发作的颈项酸痛,上肢麻痛,劳累后加重,下肢无力、瘫痪、拘紧,腰部酸软,耳鸣,耳聋。舌质淡,脉沉细。

2.治则

调补肝肾,益精柔筋。

(四)治法

1.处方

天柱、阿是穴(颈夹脊穴)、后溪、列缺。

(1)风寒痹阻者:加大椎、外关。

(2)瘀血阻滞者:加膈俞、合谷、太冲。

(3)肝肾亏损者:加肝俞、肾俞、太溪。

(4)上肢疼痛者:加曲池、外关。

(5)上肢及手指麻木者:加外关、少商、商阳、关冲、少泽。

(6)下肢瘫痪、肢体拘禁者:加阳陵泉、悬钟、三阴交、照海。

2.操作法

天柱、阿是穴、后溪、大椎、外关、合谷、太冲、曲池针刺捻转泻法。列缺针刺得气后先用捻转泻法,之后用捻转补法。膈俞刺络拔罐法,用梅花针叩刺出血,再拔火罐。根据麻木的手指选取井穴,然后用三棱针点刺出血。肝俞、肾俞、太溪等穴针刺补法。

3.方义

本病除跌打损伤引起者之外,基本上属于本虚标实的病证,本虚或因于劳伤气血,卫气不固;或由于肝肾亏损,筋骨失养。表实多因于风寒痹阻或瘀血阻滞。本病治疗处方即基于此标本兼顾,颈夹脊穴是一组穴位,多选取压痛的部位(C_5、C_6、C_7),属于局部取穴,具有疏通经络、通经止痛的功效,对颈椎病变有良好效果。天柱属于足太阳经,又位于颈部,是疏通头项部经络、祛风散寒的主要穴位,正如《百症赋》所说:"项强多恶风,束骨相连与天柱。"后溪是手太阳经的输穴,"俞主体重节痛";后溪又通于督脉,可通阳祛邪,疏通项背经气,所以后溪是治疗颈项疼痛和项背疼痛的主穴;列缺是手太阴经络穴,通于手阳明经,针刺泻之,具有宣肺祛邪、疏通经络的作用,多用于头项疼痛的治疗,正如《四总穴歌》曰"头项寻列缺";列缺又通于任脉,任脉下入于肾,足少阴经筋"循脊内挟膂上至项,结于枕骨,与太阳之筋合",故补列缺可助金生水,濡养筋骨,缓解颈项部筋肉的僵硬、疼痛,为治本之法。列缺配后溪,一个调任脉益阴潜阳,濡养筋骨;一个调督脉,通阳祛邪,使任督脉经气畅达,阴阳调和,百病可治。

手指麻木者,病因虽多,但病机总归于气血不调,治疗宗通经接气法,取井穴点刺出血,可获得良好效果。井穴是阴阳经的交会穴,有调达阴阳的作用;阴经属于阴而主血,阳经属于阳而主气;故井穴有调理气血的作用;阴经井穴配五行属于木,应于肝,肝藏血,主疏泄;阳经井穴配五行属于金,应于肺,肺主气,主治节,故井穴可调节气机和气血的运行。井穴点刺出血能行气活血化瘀,是治疗肢体麻木的有效穴位。

阳陵泉是筋之会穴,悬钟是髓之会穴,三阴交是足三阴经交会穴,补之养血益精,濡养筋骨,治疗肢体的拘紧和僵硬。照海是阴跷脉的交会穴,主治肢体的运动,"阴跷为病,阳缓而阴急",善于治疗肢体的僵硬、拘挛。

(李宝华)

参考文献

[1] 杜革术.中医临床诊断与治疗技术[M].西安:陕西科学技术出版社,2022.

[2] 丁学屏.肥胖病的中医辨治[M].北京:人民卫生出版社,2022.

[3] 王常海,车志英.中医诊断学研究[M].济南:山东科学技术出版社,2021.

[4] 李其信,黄娜娜,曾令斌,等.实用中医疾病诊疗学[M].郑州:河南大学出版社,2022.

[5] 王向莹,王诗源.中医基础与疾病辨证[M].哈尔滨:黑龙江科学技术出版社,2021.

[6] 王桂茂.中医辨证诊病轻松学[M].北京:化学工业出版社,2022.

[7] 王淼.肥胖症中医治疗[M].天津:天津科学技术出版社,2021.

[8] 刘志勇.新编中医诊治学[M].郑州:河南大学出版社,2022.

[9] 杨叔禹.糖尿病常见症状中医简明手册[M].北京:人民卫生出版社,2022.

[10] 黄福忠.中医诊治常见疾病[M].成都:四川科学技术出版社,2021.

[11] 张志敏.中医临证验案明理[M].北京:人民卫生出版社,2022.

[12] 李灿东.中医误诊学[M].北京:中国中医药出版社,2021.

[13] 丁照亮.中医临床实用与实践[M].长春:吉林科学技术出版社,2022.

[14] 罗莎.现代中医临床应用[M].西安:陕西科学技术出版社,2021.

[15] 任永昊,孙敏,亓慧博,等.常见病的中医诊断与治疗[M].成都:四川科学技术出版社,2022.

[16] 谢庆斌,徐先涛,王风,等.实用中医临床诊疗学[M].郑州:河南大学出版社,2021.

[17] 张文瑆,滕好秀,滕晓国.中医临证指要[M].兰州:兰州大学出版社,2022.

[18] 周仲瑛.中医内科汇讲[M].北京:中国中医药出版社,2021.

[19] 刘绍贵,廖建萍,刘红宇.中医临证处方手册[M].长沙:湖南科学技术出版社,2022.

[20] 倪青,杨亚男.甲状腺疾病中医诊断与治疗 基础与临床[M].北京:科学技术文献出版社,2022.

[21] 黄泳,钟正.中医诊断速速强记法[M].福州:福建科学技术出版社,2021.

[22] 王文娟.中医针灸临床实践[M].汕头:汕头大学出版社,2022.

[23] 王加志,姚壮.中医常见病辨证调治[M].北京:中国中医药出版社,2022.

[24] 倪青.内分泌代谢病中医诊疗指南[M].北京:科学技术文献出版社,2021.

[25] 王宁,王培华.中医临证处方思维[M].南京:江苏凤凰科学技术出版社,2022.

[26] 周素贞.现代疾病中医特色诊疗学[M].郑州:河南大学出版社,2021.

[27] 颜莉芳.中医疾病诊疗精要[M].郑州:河南大学出版社,2022.

［28］刘书敏.临床常见疾病中医诊疗精粹［M］.济南:山东大学出版社,2022.

［29］谢天心.中医四诊辨证与诸病治疗［M］.北京:华龄出版社,2021.

［30］周洪进.当代名中医验方选［M］.北京:中国医药科学技术出版社,2022.

［31］李瑞凤,王超,王增利,等.临床常见病中医特色辨证治疗［M］.哈尔滨:黑龙江科学技术出版社,2021.

［32］庞国明,朱璞,翟纪功.内分泌疾病中医特色外治256法［M］.北京:中国医药科学技术出版社,2021.

［33］李明,王琳.中医临床能力综合实训［M］.北京:中国中医药出版社,2022.

［34］李桂.中医临床精要［M］.北京:中医古籍出版社,2021.

［35］麦建益,何锦雄,马拯华,等.常见病中医诊断与治疗［M］.郑州:河南大学出版社,2022.

［36］詹根龙,郑云华.自拟保元止痛方联合温针灸治疗寒凝心脉型真心痛的临床观察［J］.中国中医急症,2019,28(5):885-888.

［37］郑春丽,聂兢克,傅心昊.中医治疗脾肾阳虚型肥胖症的临床研究进展［J］.光明中医,2022,37(1):168-171.

［38］林腾龙,陈金海.柴胡疏肝散治疗肝胃不和之痞满证临床观察［J］.中国中医药现代远程教育,2022,20(19):65-66.

［39］俞梦瑾,王昭章,林国辉,等.五色疗法软瘫方治疗虚症神昏的案例分析与理论探讨［J］.临床医学进展,2021,11(1):383-390.

［40］张美珍,史丽伟,杨亚男,等.糖尿病中医治疗思路新探［J］.世界中医药,2022,17(14):2071-2074.